失眠症
中西医诊疗

主编　常学辉　张良芝　何　华

全国百佳图书出版单位
中国中医药出版社
·北 京·

图书在版编目（CIP）数据

失眠症中西医诊疗 / 常学辉 , 张良芝 , 何华主编 .

北京 : 中国中医药出版社 , 2024. 12

ISBN 978 – 7 – 5132 – 9099 – 9

Ⅰ . R749.7

中国国家版本馆 CIP 数据核字第 2024BN3833 号

中国中医药出版社出版

北京经济技术开发区科创十三街 31 号院二区 8 号楼

邮政编码　100176

传真　010-64405721

廊坊市佳艺印务有限公司印刷

各地新华书店经销

开本 710×1000　1/16　印张 26　彩插 0.5　字数 473 千字

2024 年 12 月第 1 版　2024 年 12 月第 1 次印刷

书号　ISBN 978 – 7 – 5132 – 9099 – 9

定价　96.00 元

网址　www.cptcm.com

服 务 热 线　010-64405510

购 书 热 线　010-89535836

维 权 打 假　010-64405753

微信服务号　zgzyycbs

微商城网址　https://kdt.im/LIdUGr

官 方 微 博　http://e.weibo.com/cptcm

天猫旗舰店网址　https://zgzyycbs.tmall.com

如有印装质量问题请与本社出版部联系（010-64405510）

主编简介

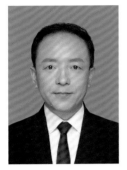

常学辉，男，1975年生，山西省夏县人，医学博士。河南中医药大学脑病研究室主任，三级教授，主任中医师，博士研究生导师。河南省本科高校教学名师，河南省优秀教师，河南省高等学校青年骨干教师，河南省教育厅学术技术带头人，河南省首批中医药拔尖人才，郑州市"优秀教师"，河南中医药大学"教学名师""仲景青年教学名师"。任中国睡眠研究会中医专业委员会常委，河南省睡眠研究会理事，河南省睡眠研究会中医专业委员会副主任委员，河南省中医药学会老年病分会、中医全科分会副主任委员。主持省部级、厅局级课题16项；获河南省科技进步二等奖1项，河南省教学成果二等奖1项，省部级科技进步三等奖2项；发表国家级、核心期刊论文200余篇，主编教材、著作16部；获国家级发明专利18项。擅长失眠、帕金森病、眩晕、头痛、中风病、抑郁症、痴呆等的中医、中西医诊治，尤其擅长内科疑难杂症的中医治疗。

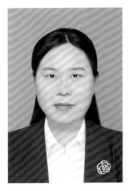

张良芝，女，1975年生，山西省夏县人。河南中医药大学中医学院（仲景学院）三级教授，硕士研究生导师。从事中医教学、临床与科研工作，研究方向为中医常见病证的防治及辨证规律研究。河南省高等学校青年骨干教师。任河南省中医药学会中医诊断分会副主任委员，中华中医药学会中医诊断分会委员，河南省睡眠研究会中医专业委员会常委，河南省中医药学会中医全科分会常委。近年主持及参与国家自然科学基金、省科技攻关、教育教学等课题10余项；参与省级教学质量工程项目3项，厅局级教育科学研究优秀成果10项；获省科技进步二等奖1项、三等奖1项；在国家级等核心期刊发表论文20余篇，主编、参编教材专著8部；获国家级发明专利6项。

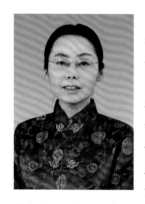

何华，女，1961 年生，主任医师，硕士研究生导师，全国老中医药专家学术经验继承工作指导老师，全国名老中医药专家传承工作室指导老师，第二批全国优秀中医临床人才，河南省中医药管理局"112 跨世纪人才"，教育部学位与研究生教育发展中心评审专家，河南省医学会医疗事故技术鉴定专家，郑州市医学会会诊中心中医内科专业首席专家，河南省干部保健学会干部保健会诊专家，河南省中医院国家中医药管理局"十五""十一五"脑病重点专科原负责人。中华中医药学会亚健康分会和心身医学分会常务委员，中华中医药学会老年病分会和名医学术思想研究分会委员，郑州市中医药学会脑病分会副主任委员，河南中医药大学名医学术思想研究所副所长。从事中医临床工作 40 余年，勤求古训，传承创新，学验俱丰，尤其擅长诊治神经内科病、老年病和内科疑难杂症，疗效独特。发表论文 50 余篇，主编医学专著 10 余部，主持和参与多项科研项目。

前　　言

失眠症是社会流行病和临床常见病、多发病，资料显示，普通人群失眠症年发病率高达 50%。失眠症严重影响患者的工作和学习等社会功能，且呈现慢病化病程，给社会和家庭造成严重的经济负担。

河南省中医院脑病科是国家中医药管理局中医脑病重点专科、河南省睡眠研究会主任委员单位，对睡眠障碍的临床、教学、科研有较好的研究。本书由河南省中医院脑病科、何华全国名老中医药专家传承工作室诸多专家、教授及河南中医药大学脑病专业博士、硕士研究生共同撰写而成。本书以失眠症为研究对象，对失眠症的中西医基础、诊断及临床治疗，尤其是新中国成立以来中医的各种治疗方法、手段进行较为全面、系统的整理，为广大中医、中西医结合临床工作者及医学院校广大师生提供参考。

本书编排体例如下：总体上分为上篇、中篇、下篇。上篇为基础篇，主要包括睡眠生理，失眠症概述、病因病机和诊断；中篇为治疗篇，即失眠症治疗概述，重点介绍失眠症中医、西医治疗，包括药物治疗和非药物治疗；下篇为研究篇，为我院发表的失眠症相关论文，包括基础研究、临床研究、名家经验研究。

本书之所以能顺利脱稿付梓，除了编委会的共同努力外，河南省中医院何华全国名老中医药专家传承工作室、脑病科各位主任及医院有关同事给予了很多关心和帮助，在此致以最诚挚的谢意！在本书编写过程中，我们参考了诸多同行、专家的教材、专著、论文，在此一并感谢！此外，本书的出版依托河南省中医药拔尖人才培养项目（豫中医科教〔2018〕35 号）和何华全国名老中医药专家传承工作室建设项目（国中医药人教函〔2022〕75 号）经费支持。

由于编者水平有限，且时间仓促，不妥和疏漏之处在所难免，敬祈有关学者和广大读者提出宝贵意见，以期再版时修订和完善。

《失眠症中西医诊疗》编委会

2024 年 7 月

目　录

上篇　基础篇

下篇 研究篇

上篇　基础篇

第一章
睡眠生理

睡眠（sleep）是一种自然的反复出现的生理状态，是高等脊椎动物周期性出现的一种自发的和可逆的静息状态，表现为机体对外界刺激的反应性降低和意识的暂时中断。睡眠的一个重要特点是机体可迅速从睡眠状态转换到觉醒状态。本章主要介绍睡眠时机体功能、睡眠如何发生、睡眠功能等生理基本内容。

第一节　睡眠概述

睡眠是人类的主要生理活动之一，人一生中约 1/3 的时间是在睡眠中度过的。睡眠时脑功能状态呈现显著周期性变化，睡眠常被分为不同时期。正常成年人整夜的睡眠较为稳定，体现出特定的睡眠结构。本节将简要介绍人类睡眠分期、睡眠发育特征和不同物种间睡眠的差异。

一、睡眠分期

睡眠分期主要依赖于脑电记录技术的发展。早在 1875 年，英国生理学家 Richard Caton 第一次从家兔和猴脑上记录到电活动。1929 年，德国精神病学家 Hans Berger 首次记录到了人类的脑电波，并发现人类脑电波在睡眠和觉醒状态下存在显著差异，自此人们开始了客观认识睡眠的过程。1953 年，美国芝加哥大学的 Eugene Aserinsky 和 Nathaniel Kleitman 在研究婴儿睡眠时发现，婴儿在安静睡眠后出现周期性快速眼球运动。随之证明快速眼球运动时的脑电波与觉醒时的类似，这一发现明确肯定了人类睡眠存在两种类型，即非快速眼球运动（non rapid eye movement，NREM）睡眠和快速眼球运动（rapid eye movement，REM）睡眠。目前，可以根据多导睡眠图、眼动图和肌电图（electromyography，EMG）手段明确区分 NREM 睡眠与 REM 睡眠。

（一）脑电波分类

根据脑电图记录的脑电频率和幅度的不同，通常可以将其分为 delta（δ）、theta（θ）、alpha（α）、beta（β）和 gamma（γ）五个频率段。

1. delta（δ）节律　频率范围为 0.5~3.5Hz，幅度为 100~200μV，在颞叶、枕叶较显著。δ 节律主要出现在深睡眠或昏迷期。此时，皮质失去感觉输入，即皮质活动与丘脑活动分离。

2. theta（θ）节律　频率范围为 4~7Hz，幅度为 50~100μV，在颞叶、顶叶较显著。θ 节律主要出现在浅睡眠期（NREM 睡眠第 2 期）。

3. alpha（α）节律　频率范围为 8~13Hz，幅度为 30~50μV，在枕叶较显著。α 节律在成人闭眼、放松的觉醒状态下出现。

4. beta（β）节律　频率范围为 13~30Hz，幅度为 30μV，在额叶、顶叶较明显。β 节律主要出现于脑活动活跃状态，如主动思考时。

5. gamma（γ）节律　频率范围 > 30Hz，无特定幅度范围。γ 节律可能与意识和知觉有关，即联系不同脑区的输入信息形成相关的概念，它是皮质 – 皮质和皮质 – 丘脑 – 皮质环路活动的反映。有证据表明，γ 节律起源于快放电型的 γ 氨基丁酸（γ–aminobutyric acid，GABA）能中间神经元。

（二）睡眠分期及其特征

睡眠分为 NREM 睡眠和 REM 睡眠。生理学上，一般习惯根据睡眠深度的不同，将人类 NREM 睡眠细分为以下 4 期。

1. NREM 睡眠 1 期　脑电图中，α 波波幅普遍降低，波形不整，连续性差，后期频率可稍慢，出现低幅 θ 波和 β 波，但以 θ 波为主。本期人对周围环境的注意力已经丧失，处于意识不清醒状态。

2. NREM 睡眠 2 期　在低幅脑电波的基础上，出现周期为 100~300 毫秒、波幅为 100~300μV "纺锤波"（亦称双顶峰波、顶尖波或中央尖波）。本期人全身肌张力降低，几乎无眼球运动。

3. NREM 睡眠 3 期　该期开始出现中或高幅 δ 波，但 δ 波所占比例在 50% 以下。肌张力进一步受抑制。本期受检者睡眠程度加深，不容易被唤醒。

4. NREM 睡眠 4 期　该期 δ 波的波幅进一步增加，频率变慢且不规则，δ

波所占比例超过 50%。本期受检者处于深度睡眠，肌张力低下，难被唤醒。

一般而言，人类 NREM 睡眠 1~2 期称为浅 NREM 睡眠，NREM 睡眠 3~4 期为深 NREM 睡眠，NREM 睡眠 3~4 期又称为慢波睡眠（slow wave sleep，SWS），成年人绝大部分的深 NREM 睡眠出现在上半夜，而下半夜则以浅 NREM 睡眠为主。健康年轻人每天平均睡 8 小时左右，深度 NREM 睡眠的总时间平均不超过"全夜睡眠总时间"的 15%~20%。动物的 NREM 睡眠不被明确区分，整个 NREM 睡眠基本等同于人类慢波睡眠。

REM 睡眠脑电活动的特征与觉醒期相似，呈现低波幅混合频率波及间断出现 θ 波，但 REM 睡眠时眼电活动显著增强（50~60Hz），肌电活动显著下降甚至消失，尤其颈后及四肢肌肉的抑制更显著，呈姿势性肌张力弛缓状态，由此可以与觉醒相区别。根据是否存在眼球运动，REM 睡眠可以分为两种不同类型即时相性 REM 睡眠（以快速眼球运动大量出现为特征）和紧张性 REM 睡眠（不出现快速眼球运动）。

（三）夜间睡眠结构

正常成年人整夜睡眠中 NREM 睡眠和 REM 睡眠交替发生。睡眠是从觉醒状态首先进入 NREM 睡眠，从 1 期开始，1 期持续 3~7 分钟，然后进入 2 期，2 期持续 10~25 分钟，接着进入 3~4 深睡眠期，此期从几分钟到一小时不等。深睡眠期结束后，睡眠又回到 2 期或 1 期（浅睡眠期）。然后转入第一次 REM 睡眠，完成第一个睡眠周期。第一个睡眠周期的 REM 睡眠通常持续时间短暂，为 5~10 分钟。随后又顺序地从 NREM 睡眠开始，从浅（1、2 期）—深（3~4 期）—浅（1、2 期），进入第二次 REM 睡眠。从一个 REM 睡眠至下一个 REM 睡眠平均相隔时间为 90 分钟，婴儿的时间间隔约为 60 分钟。一般成年人每晚有 4~6 个上述周期。在整个夜间睡眠的后半程，深度 NREM 睡眠逐渐减少，REM 睡眠时间逐渐延长。

值得注意的是，除 NREM 睡眠与 REM 睡眠的循环交替外，NREM 睡眠阶段的各期与 REM 睡眠均可以直接转变为觉醒状态。但健康成年人不会直接由觉醒状态进入 REM 睡眠期，而只能先转入 NREM 睡眠期，再进入 REM 睡眠期。

（四）脑电循环交替模式

睡眠中的脑电循环交替模式（cyclic alternating pattern，CAP）是指在

NREM 睡眠期出现的一种周期性脑电变化。1982 年，意大利医师 MG Terzan 等首先提出了"脑电循环交替醒觉反应模式学说"，CAP 不同于美国睡眠医学会（American Academy of Sleep Medicine，AASM）提出的脑电醒觉反应概念，其基本观点是将脑电醒觉反应看作一个动态过程并包含一系列不同的成分。CAP 反映了睡眠生理学与睡眠病理学的微观结构，能够反映睡眠的稳定性。CAP 的判定规则如下：

1. 连续出现 ≥ 2 次的 CAP 周期时，才可判定 CAP。

2. 每个 CAP 周期中包含 A、B 两部分，A 部分为脑电醒觉反应复合体（arousal complex），B 部分为脑电醒觉反应后期（post-arousal interval）。其中，CAP 的 A 部分又分为 3 个亚型。A1 亚型：主要为慢频率脑电波（集团性出现的 K- 复合波和 δ 波），伴有肌电活动和心率、呼吸频率的轻度增加；A2 亚型：慢频率脑电波（集团性出现的 K- 复合波和 δ 波）和快频率脑电波（α 波和 β 波）混合存在，伴有肌电活动和心率、呼吸频率的中度增加；A3 亚型：主要为快频率脑电波（α 波和 β 波），伴有肌电活动和心率、呼吸频率的显著增加。

3.CAP 的判定独立于 R&K 的睡眠分期，但判定前需要进行常规睡眠分期。

4.CAP 中相邻两个 A 部分之间的时间间隔为 2~60 秒，超过 60 秒则应判定为非 CAP。

CAP 主要见于 NREM 睡眠期，不同的 NREM 睡眠期 A 部分成分不同：NREM 睡眠 1 期为间断出现 α 波和连续的颅顶尖锐波；NREM 睡眠 2 期为连续出现 ≥ 2 个的 K- 复合波或 K- 复合波后续 α 波或 β 波；NREM 睡眠 3 期为连续出现的 δ 波。REM 睡眠期的 CAP 仅见于一些重症睡眠疾病者，其 A 部分均为 A3 亚型。

CAP 分析法能够更准确地反映患者的睡眠紊乱程度。NREM 睡眠期 CAP 发生率与年龄呈 U 型曲线关系，年轻人发生率最低，而儿童与老年人发生率均显著增高。CAP 用于分析阻塞性睡眠呼吸暂停低通气综合征（obstructive sleep apnea-hypopnea syndrome，OSAHS）睡眠紊乱时，对于判断入睡期生理状态的不稳定性参与 OSAHS 的病理生理过程有重要意义，而由 A1 向 A3 的过渡过程，是脑电由同步化向非同步化转换的过程，反映了脑由深睡眠向醒觉的移行过程。如严重睡眠呼吸暂停事件后的脑电醒觉反应不仅终止了呼吸暂停事件，也避免了危及患者生命的严重呼吸暂停的发生。原发性失眠患者的 CAP 比例增加，其中在 NREM 睡眠 1 期与 2 期增加尤为明显，但是在 NREM 睡眠 3 期、4 期没有变化。此外，CAP 比例反映觉醒不稳定状态，且与主观感觉睡眠质量呈负相关，CAP 率越高，睡眠质量就越差，可作为主观性失眠的标识。因此，不同的睡眠事件均可诱发脑电活动发生改变，这种变化伴有逐步递增的醒觉反应，可以通过 CAP 进行量化评估。CAP 为进一步提高对于睡眠生理和睡眠紊乱的认识提供了新的途径。

二、睡眠的发育特征

人类睡眠结构与年龄关系密切。胎儿几乎都处于睡眠状态。新生儿最开始为不典型电活动状态，随后出现高波幅混合频率的活动（交替型脑电图），缺乏纺锤波和 α 节律。出生 2~3 个月后交替型脑电图消失，6 个月出现自发 K-复合波，1 岁后，其纺锤波和 α 节律分化良好，可区分 NREM 睡眠的四期变化，从此正式使用 REM 睡眠和 NREM 睡眠的分期。

幼儿在 3~5 岁时，随着大脑皮质结构和功能的发育完善，高幅慢波的脑电活动达到最高比例，NREM 睡眠的 3、4 期成为该年龄段主要的睡眠表现。从儿童到青春期，慢波睡眠和 REM 睡眠逐渐减少，1 期和 2 期睡眠比例逐渐增大。成人深睡眠保持在 15%~20%。从中年起 δ 波开始减少，60 岁后的老年人 NREM 睡眠 4 期睡眠减少，δ 波幅度降低，75 岁以后 4 期睡眠基本消失，老年男性的变化早于同龄的老年女性。有研究推测这种变化与大脑皮质突触密度减少、突触活动下降、代谢率下降有关，代表了中枢神经系统早期老化的生物指标。睡眠老化现象早于其他衰老现象的出现，如白发、面部皱纹等。

在所有物种中，REM 睡眠在生命早期占有重要地位，不论在胎儿还是新生儿期，它是最初的优势状态，在个体发生学上，REM 睡眠被认为是原始睡眠，当 NREM 睡眠与觉醒随着个体成熟而出现时，REM 睡眠时间就减少。在生命中的最初一段时间，婴儿入睡时先进入 REM 睡眠，出生后 3~4 个月这种转化形式消失。婴儿 REM 睡眠时间占总睡眠时间的 50%~60%，以后 REM 睡眠总时间及其占总睡眠时间的百分比随年龄增长而逐渐减少，两岁幼儿 REM 睡眠时间占总睡眠时间的 30% 左右，以后逐渐稳定于 20%~25%，直到老年。健康老年人 REM 睡眠的百分比稍有下降，80 岁以上老年人约为 18%。

REM 睡眠的间隔时间也随年龄发生变化。早产儿 REM 睡眠平均间隔很短，为 40~45 分钟。足月新生儿 REM 期平均间隔为 45~50 分钟，1 岁幼儿 REM 期平均间隔为 50~60 分钟，到 6 岁时，REM 期平均间隔进一步延长，为 60~75 分钟。青春期和青年达到 85~110 分钟，此后无明显变化。

三、睡眠的种系特征

睡眠是动物界共有的生理现象。动物由低级到高级进化的不同阶段中，睡眠的演变过程与脑的进化程度相平行。昆虫、鱼类、两栖类低等动物表现出反复发生的类似睡眠的行为学指标：行为活动静止期维持在某种特定的姿势，接受强烈刺激时姿势迅速发生变化。龟、蛇、蜥蜴类等爬行动物身上发现最初的脑电活动迹象。到了鳄目类宽吻鳄的行为静止期才看到真正的慢波睡眠，记录到高振幅尖波。当动物进化到鸟类时，出现了与哺乳动物类似的 NREM 睡眠与 REM 睡眠周期性交替的睡眠模式，但缺乏 NREM 睡眠的分期和纺锤波。

到了哺乳动物，能明显区别出 NREM 睡眠和 REM 睡眠表现出的周期性交替，鸟类和哺乳动物 REM 睡眠的出现，表明脑干结构的进一步复杂化。哺乳动物 NREM 睡眠的出现，表明其新皮质的进一步发育。在睡眠的行为学定义基础上，哺乳动物睡眠还需附加其他标准：①回到觉醒状态的快速可逆性，使睡眠同昏迷和低体温状态（如冬眠）区别开来。②脑电图的特征性变化，能够准确识别睡眠相关行为和大脑活动。如纺锤波和慢波是哺乳动物 NREM 睡眠的标志。

哺乳动物睡眠时间的种系差异较大，如大洋洲树袋熊考拉的睡眠时间每天长达 22 小时，兔子每天只睡几分钟，印度河豚的睡眠可以以秒计算。哺乳动物每日睡眠时间与体重和单位体重代谢率相关，能量储备低的物种需要更多的睡眠。大型哺乳动物由于体形增大，体表面积与体重比值下降，能量储备较多，以及毛皮厚度增加等因素，因而减少了产热和维持体温的需求，睡眠压力较小。

有研究表明，REM 睡眠在进化进程中出现较晚，并非与 NREM 睡眠同时出现。REM 睡眠的进化体现了物种对环境的适应，不仅表现在对身体和行为特征的良好调节，而且涉及调节后代的数量和幼崽的成熟时间。鲸类是极端的早成熟物种，这样就可以理解为什么鲸类的 REM 睡眠缺失或比例最小。

第二节　睡眠生物学基础

睡眠与觉醒是一个相辅相成的过程，受昼夜节律和机体内稳态的影响。近年来学者研究发现，睡眠不仅受环境因素的影响，还与体内遗传多态性、神经生物学递质有着密切的关系。研究者将遗传学模型——斑马鱼、果蝇、蠕虫应用于睡眠的生物学研究，试图解释睡眠的分子调节机制。现达成共识的主要有以下几大分子调节机制。

一、神经递质和神经肽系统

在中枢神经系统中，突触传递最为重要的方式就是神经递质的化学传递。人体大脑内的神经递质主要分为氨基酸类、生物原胺类、肽类及其他类。氨基酸类神经递质主要包括酪氨酸、甘氨酸、谷氨酸、组胺与乙酰胆碱。生物原胺类主要包括肾上腺素、去甲肾上腺素、多巴胺、5- 羟色胺。肽类神经递质主要包括内源性阿片肽、P 物质、胆囊收缩素、神经加压素、血管升压素、生长抑素、缩宫素和神经肽 Y 等。其他类主要包括核苷酸类、花生酸类及一氧化氮等。睡眠神经递质中较为重要且研究较为热门的主要包括乙酰胆碱、去甲肾上腺素、多巴胺、5- 羟色胺、一氧化氮及组胺等。已有药理学实验证明，侧脑室注射腺苷或腺苷类似物，可以增加睡眠时间、减少觉醒次数。Kalinchuk 等发现一氧化氮对睡眠的调节作用也是通过腺苷起作用。研究证实，在果蝇体内大脑背侧神经元释放的章鱼胺有类似去甲肾上腺素的作用，激活章鱼胺受体而起到促觉醒作用。神经肽在调节睡眠过程中起着重要的作用，其中研究最多也较为热门的就是食欲肽。实验证明侧脑室注射食欲肽 1 或食欲肽 2 可以增加 NREM 睡眠，减少 REM 睡眠和慢波时间。此外，食欲肽系统的损伤可以引起患者出现昏睡综合征，且患者脑内脑脊液食欲肽水平明显降低。另外，神经肽 S、神经肽 Y、褪黑素等都能对睡眠起到一定的调节作用。

二、细胞内信号因子

细胞内信号因子是调节神经递质的重要下游信号分子，因此在睡眠调节过程起着尤为重要的作用。动物实验证实环磷腺苷效应元件结合蛋白可以促进哺乳动物的觉醒，其作用机制与 IL-1、咖啡因、腺苷等睡眠因子关系密切，其中低、中剂量 IL-1 可以诱导生理睡眠的发生，而高剂量的 IL-1 有抑制睡眠的作用。另外，IL-1 可以调控环磷腺苷效应元件结合蛋白 mRNA 的含量。因此认为 IL-1 参与调控睡眠觉醒可能与环磷腺苷效应元件结合蛋白信号通路有关。

三、生物钟基因

生物钟是公认的自然界生物体的时间调节系统机制，具有调节睡眠的作用。在果蝇模型中已经确认的生物钟基因包括 period（per）、timeless（tim）、clock（clk）、cycle（cyc）、double-time（dbt）、vrille（vri）和 cryptochrome（cry）等。目前经典的果蝇生物钟基因模式主要通过"转录 – 翻译 – 逆转录"机制构成的反馈环路调控。

四、免疫调节

近年来不少学者发现，睡眠觉醒与自身免疫能力病理状态有一定的相关性。实验证明，在睡眠剥夺的健康成年人中，促炎性细胞因子、趋化因子（如肿瘤坏死因子 $-\alpha$、IL-1、IL-6、IL-8）的表达均出现上调趋势，并且一定程度上影响突触的可塑性。可以确定的是，IL-1、IL-2、IL-8、干扰素 $-\gamma$ 能够诱导或延长动物的睡眠时间，IL-4、IL-10 有抑制睡眠的作用。

近年来，对睡眠相关调节机制的研究逐渐成为关注的热点，对其作用机制的进一步深入研究也能够为治疗睡眠障碍提供新思路。

第三节　睡眠发生机制

睡眠与觉醒是根据昼夜节律的周期变化，以中枢神经系统为主要驱动力的全身系列生理活动的节律性表现，也是自然界生物常见的基本生命要素，以确保生物体能够更加适应外周环境的变化。昼夜节律，又称为生物钟，是生物体内与时间有关的周期性现象。目前认为，觉醒、NREM 睡眠和 REM 睡眠此三个不同脑功能状态受脑内觉醒发生系统、NREM 睡眠发生系统和 REM 睡眠发生系统控制。觉醒、NREM 睡眠和 REM 睡眠所构成的周期性变化是脑内各相关系统相互作用的动态平衡结果。另外，觉醒与睡眠转换还受昼夜节律过程［即 C 过程（circadian process）］和睡眠稳态过程［即 S 过程（sleep process）］调节。

一、觉醒与睡眠发生系统

（一）觉醒系统

一般认为，觉醒状态的维持与网状结构上行激活系统及其他脑内觉醒系统活动有关。其他觉醒发生系统包括蓝斑核去甲肾上腺素能、背缝核 5- 羟色胺能、黑质多巴胺能、结节乳头体核组胺能神经元和外侧下丘脑区的 orexin 能神经元系统等。

1. 脑干网状结构　网状结构（reticular formation）是由 Dieter 首先提出的，它是指在延髓、脑桥和中脑的被盖区内，神经纤维纵横穿行，相互交织成网状纤维束，束间有各种大小不等的细胞，灰白质交织的结构。网状结构组织学特点是神经元的树突分支多而长，说明这些神经元可以接收和加工来自多方面的传入信息。可以认为，网状结构接受来自几乎所有感觉系统的信息，其传出联系则直接或间接地投射到中枢神经系统各个区域。如发自脑桥嘴侧和中脑网状结构的神经元纤维，经背侧在丘脑、腹侧在下丘脑及基底前脑中继，最终投射到前脑，兴奋大脑皮质。发自尾侧脑桥和延髓的网状结构的神经元也发出纤维投射到脊髓，以促进觉醒期的感觉 - 运动活动。

网状结构大部分神经元的上行和下行投射可能是利用谷氨酸作为神经递质。许多麻醉药物都是通过阻断谷氨酸能传递途径发挥效应，阻断了上行网状激活系统和下行网状 - 脊髓易化系统（reticulo-spinal facilitatory system）。中枢其他觉醒系统释放的递质也会影响谷氨酸能脑干网状结构神经元的活动。

2. 蓝斑核去甲肾上腺素能神经元　蓝斑核（locus coeruleus，LC）位于三叉神经中脑核的腹侧、第四脑室底与侧壁交界处的室底灰质的腹外侧区，在脑桥中上部沿界沟向上伸展到中脑下丘下缘平面。在 LC 的腹外侧有一中型细胞分散分布的区域，称为蓝斑下核（peri-locus coeruleus alpha，peri-LCα）。LC 神经元的轴突分为升、降支，在行程中反复分支，广泛分布于脑及脊髓的各部位。LC 发出的上行神经纤维经前脑、脑干，投射至大脑皮质，促发觉醒。LC 神经元放电活动在觉醒期活跃，NREM 睡眠时减弱，REM 睡眠时停止。

3. 背缝核 5- 羟色胺能神经元　背缝核（dorsal raphe nucleus，DRN）沿脑干的中线分布，从延髓至中脑，有中缝隐核、中缝苍白核、中缝大核、中缝脑桥核、中央上核、中缝背核和线形核等核团。这些神经元的上行纤维主要投射至前脑和皮质，下行纤维则投射到脊髓。

DRN（特别是中缝背核和中央上核）是脑内 5- 羟色胺（5-hydroxytryptamine，5-HT）能神经元分布的主要部位。与去甲肾上腺素（noradrenaline，NA）能神经元一样，DRN 的 5-HT 能神经元放电在觉醒期最为活跃，NREM 睡眠时减弱，REM 睡眠时停止，表明其具有促觉醒的作用。但是，5-HT 能神经元的兴奋似乎与缺乏意识的觉醒状态更相关，诸如动物梳理毛发或是其他一些刻板的节律运动。它们还可能通过抑制促觉醒系统其他核团削弱大脑皮质的兴奋性。应用选择性 5-HT 再摄取抑制剂氟西汀，机体表现出日间思睡、夜晚活动增加、肌张力提高等复杂的生理活动。

4. 中脑多巴胺能神经元 中脑多巴胺（dopamine，DA）能神经元位于黑质致密部、被盖腹侧区和红核后区，其神经纤维投射到纹状体、基底前脑及皮质，对维持觉醒具有一定的作用。

5. 脑桥－中脑乙酰胆碱能神经元 脑干内有两群胆碱（acetylcholine，ACh）能神经元，分别位于脑桥嘴侧和中脑尾侧的背外侧被盖核（laterodorsal tegmental nucleus，LDT）及脚桥被盖核（pedunculopontine tegmental nucleus，PPT）。两者发出的上行纤维与网状结构的投射纤维相伴行，最终向背侧延伸到丘脑及向腹侧延伸到下丘脑和基底前脑，刺激大脑皮质兴奋。LDT 和 PPT 的神经元放电在觉醒时活跃，NREM 睡眠时减弱，REM 睡眠又重新活跃。

6. 下丘脑结节乳头核组胺能神经元 中枢组胺能神经元的胞体集中在下丘脑后部的结节乳头核（tuberomammillary nucleus，TMN），其纤维广泛投射到不同脑区，同时也接受睡眠中枢腹外侧视前区（ventrolateral preoptic area，VLPO）发出的抑制性 GABA 能及甘丙肽（galanin，GAL）能神经纤维支配。TMN 神经元的自发性放电活动随睡眠与觉醒周期而发生频率变化。觉醒时放电频率最高，NREM 睡眠期减缓，REM 睡眠期中止。脑内组胺的释放也呈明显的睡眠觉醒时相依赖性，清醒期的释放量是睡眠期的 4 倍。组胺受体分为 H_1、H_2、H_3 和 H_4 共 4 种亚型。常见的第一代 H_1 受体阻断药有明显的嗜睡作用。阻断 H_1 受体或抑制组胺合成酶降低脑内组胺可诱发睡眠，利用 H_1 受体基因敲除动物，发现 H_1 受体是控制中途觉醒的重要受体，药物阻断 H_1 受体，中途觉醒次数显著减少。下丘脑（orexin）、前列腺素 E_2 受体 4（prostaglandin E_2 receptor 4，EP_4）激动剂、H_3 受体拮抗剂等都可激动组胺系统而引起觉醒。

7. 下丘脑能神经元 orexin（又称 hypocretin）是 1998 年发现的具有促进摄食和促醒作用的神经肽。orexin 神经元位于下丘脑外侧及穹隆周围，数量仅数千个，其纤维和受体分布十分广泛。orexin 的两个单体 orexin A 和 orexin B 均来自前 orexin 原，通过两个 G 蛋白偶联受体（orexin R1 和 orexin R2）发挥作用。研究表明，orexin 能神经元主要密集地投射到 LC、DRN、TMN、LDT 和皮质等，下丘脑侧部的 orexin 纤维也投射到 TMN，能够促进觉醒相关递质的释放，兴奋大脑皮质，减少睡眠，增加与维持清醒。同时，orexin 能神经元作为 VLPO 最大的纤维传入者，通过与 VLPO 的交互联系，在睡眠与觉醒周期的调控中也可能发挥着重要作用。此外，顺行追踪法证明 orexin 神经元直接接受来自视交叉上核的投射。这条通路可能是昼夜节律系统参与睡眠与觉醒周期调节的解剖学基础之一。因此，中枢 orexin 系统对睡眠与觉醒的调控及其周期性变化都起着关键的作用。

8. 基底前脑（basal forebrain） 是指端脑和间脑腹侧的一些结构。广义的基底前脑包括下丘脑视前区和前区、隔核群、终纹床核、斜角带核群、无名质、伏核、嗅结节、嗅皮质和杏仁核群。而新近文献所指的基底前脑主要是指半球前内侧面和基底面的一些靠近脑表面的灰质。

基底前脑 ACh 能神经元对维持大脑皮质的兴奋具有很重要的作用。它们接受来自脑干及下丘脑觉醒系统的纤维投射，进而广泛地投射到大脑皮质。电生理研究显示，基底前脑的 ACh 能神经元在觉醒和 REM 睡眠期活跃，放电频率与脑电 γ 波及 θ 波的强度呈正相关，与 δ 波的强度呈负相关。光遗传学实验证明，选择性兴奋这部分数量不到基底前脑细胞总数 5% 的 ACh 神经元就可以导致小鼠 NREM 睡眠向觉醒或 REM 睡眠转换。由此认为，基底前脑的 ACh 能神经元与觉醒和 REM 的产生有关。

除 ACh 能神经元外，基底前脑还分布有谷氨酸能神经元和少量的 GABA 能神经元，其神经纤维投射到大脑皮质。谷氨酸能、GABA 能及胆碱能皮质投射神经元的节律性放电与节律性 θ 样脑电活动相关。基底前脑非 ACh 能神经元与 ACh 能神经元共同组成了基底前脑中继站，中继从脑干网状结构及觉醒系统其他核团的神经纤维向皮质脑区投射。

综上，脑干网状结构、蓝斑核去甲肾上腺素能神经元、背缝核 5- 羟色胺能神经元、中脑多巴胺能神经元、脑桥 – 中脑乙酰胆碱能神经元、下丘脑 TMN 组胺能神经元、orexin 能神经元和基底前脑等众多脑区和递质系统参与了对觉醒的调控。值得一提的是，脑干和下丘脑的觉醒促进系统之间亦有广泛的纤维联系，最终上行经基底前脑（腹侧通路）和丘脑（背侧通路）达到大脑皮质，发挥其启动和维持觉醒的效应。

（二）NREM 睡眠发生系统

NREM 睡眠发生系统包括下丘脑的腹外侧视前区 VLPO 和下丘脑内侧视前核（median preoptic nucleus，MPN）。其中，VLPO 在 NREM 睡眠发生中占有主导地位。丘脑、基底神经节、边缘系统部分结构和大脑皮质在 NREM 睡眠的诱发和维持方面也发挥一定的作用。另外，脑干内背侧网状结构和孤束核可能存在 NREM 睡眠相关神经元。孤束核主要通过影响与睡眠发生和自主神经功能有关的边缘前脑结构的功能而发挥作用。

1. 下丘脑腹外侧视前区　VLPO 位于下丘脑前部视前区腹外侧，是调节睡眠的关键核团之一。在觉醒转向 NREM 睡眠过程中，VLPO 神经元放电频率增加，VLPO 的兴奋和睡眠量呈正相关。选择性破坏 VLPO，睡眠量下降。

视交叉上核（suprachiasmatic nucleus，SCN）是哺乳动物的昼夜节律中枢，在睡眠觉醒周期中发挥着重要的调控作用。尽管 SCN 至 VLPO 的神经投射很稀少，但最近的研究发现，SCN 发出的神经纤维可通过亚室旁带（subparaventricular zone，SPZ）腹侧中继，投射纤维到下丘脑背内侧核（dorsomedial hypothalamic nucleus，DMH），DMH 进而发出神经纤维投射到 VLPO 及下丘脑外侧 orexin 能神经元，以调节睡眠与觉醒。由此推测，SCN 可能以 DMH 为中转站对 VLPO 传递睡眠节律信号。

2. 基底前脑及视前区 GABA 能神经元　与睡眠促进相关的 GABA 能神经元主要分布在基底前脑、视前区（preoptic area，POA）。例如，基底前脑和 POA 的 GABA 能神经元由背侧投射纤维到下丘脑后侧 orexin 能神经元，下行纤维投射到组胺能神经元和 LC 的 NA 能神经元，促进睡眠。有别于基底前脑的 ACh 能和谷氨酸能神经元，基底前脑及 POA 的 GABA 能神经元在睡眠期放电明显高于觉醒期，在睡眠剥夺后的睡眠恢复期这些神经元的 c-fos 表达明显增加。以上研究提示，基底前脑及 POA 对于促进睡眠具有重要作用。与其他 GABA 能神经元不同，基底前脑及 POA 的 GABA 能神经元活性受很多觉醒性递质的影响。药理学研究显示，NA 可兴奋基底前脑 ACh 能神经元，而抑制非 ACh 能神经元。基底前脑及 POA 的 GABA 能神经的兴奋性在觉醒期被 NA 所抑制，随着 LC 的 NA 能神经元放电减弱，GABA 能神经元去抑制而活化，促进 NREM 睡眠。

3. 丘脑的 GABA 能神经元　1986 年，Lugaresi 等在致死性家族失眠症患者尸检中发现，丘脑前部腹侧核和内背侧核严重退变，而其他脑区仅有轻度退行性改变。由此推断，丘脑前部在睡眠调节中发挥重要作用。NREM 睡眠中的纺锤波起源于丘脑。大鼠和猴的丘脑网状核中大部分是 GABA 能神经元。1990 年，Steriade 和 McCarley 认为 NREM 睡眠 2 期中纺锤波是丘脑网状核中 GABA 神经元与丘脑 - 皮质神经元之间相互作用的结果。从脑干投射到丘脑的 ACh 能神经纤维，可使网状核 GABA 能神经元超极化，并随即阻断纺锤波的发放。大脑皮质是 NREM 睡眠发生的执行机构，深睡期的 δ 波活动的幅度和数量反映大脑皮质的成熟程度，δ 波的出现总是在丘脑 - 皮质神经元超极化时出现，因此任何使丘脑 - 皮质神经元去极化的因素皆可阻断 δ 波。

4.基底神经节、大脑皮质、边缘系统　基底神经节和大脑皮质可能也与睡眠的启动和维持有关。1972年，Villablanca等研究发现，去除动物的皮质和纹状体，完整保留低位脑干和间脑前区，睡眠周期发生异常，NREM睡眠明显减少。此研究提示，基底神经节和大脑皮质在睡眠的诱发和维持方面可能发挥了一定的作用。另外，电刺激尾状核与额叶皮质可引发皮质同步化活动和睡眠发生。毁损双侧前脑皮质可导致睡眠明显减少。破坏尾状核也会使睡眠暂时性下降。神经解剖学研究发现，下丘脑前部、视前区的睡眠相关结构与伏隔核、杏仁体等边缘前脑结构存在着联系。毁损大鼠的内侧伏隔核神经元，可导致NREM睡眠总量减少、频率降低及REM睡眠增加。基底神经节、前脑皮质、边缘系统内相关区域参与NREM睡眠发生和维持机制目前还不清楚，有待进一步研究和证实。

总之，NREM睡眠发生系统主要脑区为VLPO和基底前脑、视前区、丘脑的脑区的GABA和Galanin神经元。但NREM睡眠发生系统尚未最后真正确定，最新的研究提示，GABA能神经元也局限分布于脑干网状结构中。睡眠期的GABA能神经元被选择性活化，进而抑制促觉醒系统的神经元。例如，尾侧延髓网状结构的GABA能神经元及甘氨酸能神经元在REM睡眠期放电活跃，其神经纤维投射到脊髓，抑制脊髓运动神经元。脑干GABA神经元亦在一定程度上参与NREM睡眠的发生。

如上所述，各脑区的GABA被视为主要的促进NREM睡眠发生的递质受体系统，因而，GABA受体成为镇静、催眠和麻醉的主要靶标。常用的催眠药和麻醉药可作用于GABA$_A$受体，增加氯离子通道的开放，产生抑制性突触后电位，抑制觉醒系统的ACh能、NA能神经元；或者作用于GABA$_B$受体（G蛋白偶联受体），与K^+通道相偶联，在突触后膜上通过促进钾离子外流而实现突触后抑制，从而诱发睡眠。

（三）REM睡眠发生系统

REM睡眠启动的关键部位在脑干，尤其是脑桥和中脑附近的区域。通过微电极记录神经元的电位活动，在这些区域鉴定出两类神经元：一类神经元的电位活动在觉醒期间保持静止，而在REM睡眠之前和REM睡眠期间明显增加，称为REM睡眠启动（REM-on）神经元；另一类神经元则恰好相反，在觉醒期间发放频率较高，在NREM睡眠中逐渐减少，而在REM睡眠中保持静止，称为REM睡眠关闭（REM-off）神经元。

REM-on 神经元主要是 ACh 能神经元，分布在脑桥 – 中脑连接部位的 LDT、PPT。另外，peri-LCα 谷氨酸能神经元近年亦被认为是 REM-on 神经元。REM-on 神经元不仅对 REM 睡眠有"启动"作用，引起脑电的去同步化快波，诱发脑桥 – 膝状体 – 枕叶波（ponto-geniculo-occipital，PGO）和快速眼球运动，而且还能通过传出纤维兴奋延髓巨细胞核，后者经腹外侧网状脊髓束兴奋脊髓的抑制性神经元，引起四肢肌肉松弛和肌电的完全静寂。REM-off 神经元主要是 5-HT 能、NA 能神经元，胞体位于脑干（如 DRN、LC），神经纤维向大脑内广泛投射。

现在推测，脑干 REM-off 神经元和 REM-on 神经元之间的交互作用模型可能调节了 REM 睡眠的发生和维持。该学说认为，REM-off 神经元对 REM-on 神经元起着抑制作用，而 REM-on 神经元对 REM-off 神经元起着兴奋作用。但这个模型仅提出了 REM 睡眠产生的大概机制，仍不能清楚阐明 REM 睡眠启动和维持详细机制。

综上所述，在 REM 睡眠的发生和维持机制，以及 REM 睡眠与 NREM 睡眠、REM 睡眠和觉醒状态的相互转化过程中，GABA、胆碱能 REM-on 神经元和 NA、5-HT 能 REM-off 神经元起着十分关键的作用。它们之间存在着相互的纤维联系，彼此影响，构成了一个复杂的网络整体结构。

二、觉醒与睡眠发生系统的调节

觉醒与睡眠的周期转换除了涉及上述觉醒发生系统和睡眠发生系统外，也与脑内其他调节机制的作用有关，这些机制主要包括昼夜节律调节机制和睡眠稳态调节机制。

（一）昼夜节律调节

大量研究揭示，从低等生物到人类都存在昼夜节律起搏器。昼夜节律起搏器的节律性具有内源性的特点，能够独立于外界环境周期而自身维持，其周期接近 24 小时，有生物钟（biological clock）之称，其位相能够受环境信号调节或者重新设定。哺乳动物昼夜节律系统主要集中在中枢神经系统内的某一特定脑区。通过许多睡眠与觉醒周期紊乱患者的病例研究及一些动物的损毁和移植实验，现已明确，昼夜节律过程主要发生于下丘脑前区的 SCN 及其邻近结构，如室旁核（paraventricular hypothalamic nucleus，PVH）、SPZ 和下丘脑内侧核，这些核团的传入、传出通路构成了哺乳动物最主要的昼夜节律中枢。SCN 是哺乳动物最重要的昼夜节律中枢，它参与控制睡眠与觉醒周期等多种节律性活动。昼夜节律信号可从 SCN 传到多个睡眠与觉醒脑区，进而调控睡眠阶段的位相转换及睡眠与觉醒位相的转换。

（二）睡眠稳态调节

哺乳动物睡眠的另一个特征就是其稳态调节。睡眠稳态过程是指在觉醒期，睡眠压力会逐渐增加，产生睡眠负债，为了调节睡眠负债状态，机体会主动进入睡眠状态。睡眠稳态是机体所需要的，它依赖于之前的睡眠与觉醒时间。也就是说，睡眠债在觉醒时增加，在睡眠时消失，从而保持机体处于稳定状态。这种调节保持着睡眠的数量和深度同之前的觉醒之间的平衡，之前的睡眠缺失可以通过延长以后的睡眠来部分补偿，也可通过慢波活动的强化来补偿。此外，睡眠稳态对 NREM 睡眠和 REM 睡眠的影响被认为是不同的，睡眠剥夺后增加的主要是睡眠时间而非睡眠深度，而且主要集中在 NREM 睡眠，而 REM 睡眠时间的延长主要发生在睡眠时间总体延长的情况下。

对睡眠稳态调节机制认识有一个不断提高的过程。最初认为睡眠稳态调节机制与脑能量代谢有关。在觉醒和睡眠周期的交替过程中，伴有脑内能量代谢活动的显著变化。目前观点认为，睡眠稳态调节机制主要涉及内源性睡眠相关物质及睡眠稳态的局部调节。

第四节　睡眠生理功能

人体为什么需要睡眠？这一问题迄今人们尚无最终结论。目前多数观点认为，机体通过睡眠，可以保存能量、促进代谢产物排出、增强免疫、促进生长发育和增强记忆巩固。

一、保存能量

慢波睡眠期人体各种生命活动降到最低程度，基础代谢维持在最低水平，耗能最少，此时副交感神经活动占优势，合成代谢加强，有助于能量的贮存。脑糖原是大脑的主要能量储备物。随着觉醒时间延长，脑糖原水平逐渐降低。睡眠剥夺时，脑糖原水平会进一步降低。睡眠后，脑糖原水平恢复。睡眠中涉及体内热量从内部到外周的重分布。与觉醒状态相比，睡眠时体温主动调节到一个较低水平。在温度不高或寒冷环境下，可观察到成人睡眠启动时直肠温度的降低和皮肤温度的升高。水分蒸发、战栗和皮肤血流量等体温调节方式在睡眠过程中发生相应的变化。在温暖环境中，睡眠启动时会出现出汗速率的增加。NREM 睡眠 1、2 期比 3、4 期出汗的速率要高。人的温度调节反应在 REM 睡眠时受到强烈抑制。在温暖环境下，在 REM 睡眠开始后，蒸发失水快速降低至最低水平，在 REM 睡眠终止时，则又迅速升高。在寒冷环境下睡眠时，战栗仅出现于 NREM 睡眠的 1、2 期而不会出现在 NREM 睡眠的 3、4 期或 REM 睡眠期。当机体准备入睡时，外周血管舒张程度可增加 30%~40%。

二、促进代谢产物排出

2013 年，Xie L 等人对睡眠的功能有了新的发现。白天大脑脑内代谢产物不断积聚，睡眠时大脑可高效清除代谢产物，从而恢复脑活力。大脑内排出代谢产物部位位于细胞间隙，其作用类似淋巴系统。觉醒期间，细胞代谢产生的废物积聚在细胞间液，睡眠时，脑脊液沿着动脉周隙流入脑内组织，与脑内组织间液不停交换，并将细胞间液体的代谢废物带至静脉周隙，随即排出大脑。

三、增强免疫

许多人在发生感染时常会有思睡的现象，充足的睡眠有助于从感染中康复。睡眠状态下免疫系统的生理功能变化通常用睡眠剥夺的方式来研究。长期睡眠剥夺对宿主防御能力的影响很显著。此外，正常人的血浆细胞因子水平与睡眠和觉醒周期相关。

在一定条件下，少量的睡眠剥夺可能与更有效地启动免疫相关。睡眠剥夺可增加肠壁对细菌和细菌产物的通透性，进入体内的少量细菌细胞壁产物如内毒素和肽聚糖，则能激活免疫细胞，从而有效地增强宿主非特异性防御功能。

四、促进生长发育

慢波睡眠期是影响生长激素分泌的主要时期，因此良好的睡眠是保证生长发育的关键。在睡眠的不同时相中，REM 睡眠在进化进程中出现较晚，并非与 NREM 睡眠同时出现。REM 睡眠的进化体现了物种对环境的适应，不仅表现在身体和行为特征的良好调节，而且涉及调节后代的数量和幼崽的成熟时间。出生时较成熟的物种（如羊）其 REM 睡眠百分比低并且已接近成年水平，而出生时尚不成熟的物种（如鼠和猫，需较长时间后天发育），生后其

REM 睡眠百分比很高并且在发育成熟后仍保持较高水平。大量的调查也指出，40%~65% 的 REM 睡眠疾病患者会患上神经退行性疾病，提示 REM 睡眠与神经元的发育高度相关。与此类似，若早期剥夺 REM 睡眠可造成大脑功能的永久性损伤或发育障碍。同时，研究提示，婴儿早期 REM-NREM 睡眠结构异常对其日后神经系统发育状况有预测作用，可能是神经系统发育落后的早期表象。Arditi-Babchuk H 等人的研究也从反面支持了这一观点，足月前觉醒或哭闹多而 REM 睡眠较少的早产儿，其 6 月龄时的智力发展指数较低。

五、增强记忆巩固

记忆过程包括获得（学习）、巩固、存贮与提取几个阶段。睡眠期间也具有获得新信息即学习的能力，例如人在婴儿阶段的 NREM 睡眠期能通过声音和吹气的配对刺激学习获得声音引起的眨眼条件反射。成人 NREM 睡眠期能通过声音和气味的配对刺激学习获得声音引起的吸气条件反射。然而，这种学习的类型是有限的，可能与特定通路在睡眠中的活动能力有关。

近年来睡眠的记忆巩固功能取得了一些突破性的进展。实验反复证实，如果努力学习一段时间后，立即进入睡眠状态，对于所学的内容和记忆有加强作用。因此，记忆巩固依赖于学习后的睡眠。各种睡眠剥夺实验也证实睡眠对记忆长期巩固的关键影响。

第二章
失眠症概述

　　失眠是指尽管有适当的睡眠机会和睡眠环境，依然对于睡眠时间和（或）睡眠质量感到不满足，并且影响日间社会功能的一种主观体验。对于成年人，失眠主诉包括睡眠起始或维持困难，常常伴随夜间长时间觉醒、睡眠时间不充足或睡眠质量差。失眠的日间症状包括疲劳、情绪低落或激惹、躯体不适和认知损害。成年人的慢性失眠可能损害社交或职业功能、降低生活质量。儿童的慢性失眠可能导致学习成绩差、注意损害、行为紊乱。在某些患者，失眠也可能引起躯体症状，如肌肉紧张、触痛或头痛。更严重的失眠影响患者的操作、判断和应激反应能力而容易发生事故，以及导致精神疾病和心血管疾病的风险增加。失眠常常伴随或者与内科疾病、精神障碍和其他类型睡眠障碍共病。失眠也可能增加某些物质的使用、滥用或暴露。即使共存疾病如抑郁、焦虑障碍、支气管哮喘、帕金森病等症状明确，若失眠表现非常突出且持续存在成为基本症状；或由其长期性及严重性，引起患者对此产生明显苦恼、焦虑或日间功能受损；或需要相应特殊临床处理时，仍需要单独诊断失眠。

　　需要注意的是，首先，睡眠时间需求量个体差异很大。虽然多数人每天需要睡 7~8 个小时，但有极少数健康人（约 1%）每天睡 5 个小时也感受良好。因此，睡眠时间长度标准很难统一。其次，失眠属于主观症状（特别是日间功能缺损症状），常与客观检查获得的睡眠状况有一定差异，故不能单纯依靠客观检查，如多导睡眠监测（polysomnography，PSG）记录的睡眠潜伏期、睡眠效率、睡眠总时间等数据来决定是否存在失眠。此外，失眠虽发生在夜间，但影响的功能主要表现在日间，所以失眠被视为 24 小时的功能障碍。

第一节　失眠症的概念及分类

一、失眠症的概念

失眠症（insomnia disorder）是以频繁而持续的入睡困难和（或）睡眠维持困难并导致睡眠感不满意为特征的睡眠障碍。失眠症可孤立存在，也可与精神障碍、躯体疾病或物质滥用共病，主要表现为入睡困难和（或）睡眠维持困难。后者包括夜间长时觉醒或醒来早于预期的起床时间。失眠症的主要临床亚型为入睡困难和睡眠维持困难的混合型，少数亚型为其中的单一型。随着时间的推移，不同亚型间可不断变化和交替。

失眠症可伴随多种觉醒时功能损害。常见的觉醒时症状包括疲乏、动力减退、注意力及记忆力下降、易激怒和情绪低落。白天嗜睡也是常见症状。但与白天嗜睡比较，失眠相关性嗜睡往往不伴白天非自主性睡眠发作。

二、失眠症的分类

失眠的分类经历了动态发展过程。1994 年出版的《美国精神疾病诊断和统计手册》第 4 版（DSM-4）提出了失眠既是症状又是疾病的概念，并维持了近 20 年。它将失眠分为原发性、继发性和相关性三类。原发性失眠是指排除了继发性和相关性失眠之后的失眠类型，它通常是指缺少明确病因，或在排除有可能的病因之后仍遗留失眠症状者。继发性失眠是指因躯体疾病、精神障碍、物质滥用等引起的失眠。相关性失眠是指其他原发性睡眠障碍，如睡眠呼吸紊乱、睡眠运动障碍等引起的失眠。基于原发性与继发性失眠分类的观点，2005 年发布的《睡眠障碍国际分类》第 2 版（ICSD-2）更是将失眠分为 11 类：适应性失眠、心理生理性失眠、矛盾性或错误感知性失眠、特发性失眠、精神障碍所致失眠、睡眠卫生不良、儿童行为性失眠、药物或物质诱导性失眠、躯体疾病所致失眠、非器质性失眠（未分类的非物质或已知生理情况引起的失眠）和未分类器质性失眠。ICSD-2 描述的原发性失眠亚型有心理生理性失眠、特发性失眠、不适当睡眠卫生、矛盾性失眠和儿童行为性失眠，并将它们分别作为诊断名称，但在实践中很少能遇到只满足这些类型之一诊断标准的患者。实际上，许多这类描述的诊断标准本身，只代表了失眠的一般性特征（如具有可能干扰睡眠的习惯、低估睡眠时间、条件反射性唤醒的证据），它们对诊断与鉴别不同失眠亚型及这些亚型的各种继发形式并没有帮助。ICSD-2还将儿童失眠和成人失眠分别定义并采用不同的诊断标准。此外，在ICSD-2中对单个睡眠障碍只设定了最高诊断标准，而没有最低诊断标准，所以如果不能满足全部标准，就无法诊断何种睡眠障碍性疾病。由于一些症状与所谓原发性或继发性失眠的相关特征重叠，使鉴别各种失眠类型意义不大。

　　近年比较统一的观点为，即便失眠是"继发"于其他疾病，也常随病程延长而发展为一个独立的临床（失眠）过程，甚至在所谓的"原发"疾病得到控制后，失眠仍然成为一种有临床意义的持续病程。基于这样的观点，2013年发布的DSM-5放弃了对失眠原发和继发性质的强调，将失眠的名称整合为失眠障碍（insomnia disorder）。这种指导思想强调即便失眠伴有非睡眠障碍性精神共病（包括物质使用障碍）、其他内科共病和其他睡眠障碍，仍然与"单纯"失眠使用同一编码（780.52/G47.00）。不过DSM-5强调用此编码要同时编码对应的精神障碍、内科疾病和其他睡眠障碍。也就是说对于满足DSM-4中"继发性失眠"诊断标准的患者要同时给出两个诊断。DSM-5还强调在诊断失眠障碍时，要特别说明失眠是否为发作性（症状持续1~3个月）、持续性（症状持续≥3个月）还是复发性（1年内≥2次发作）。这就意味着可以按照发作持续的时间将失眠分为3类。

　　2014年发布的ICSD-3（以睡眠专家为对象）抛弃了ICSD-2中复杂的失眠分类，将所有慢性失眠归为一个诊断类型，即慢性失眠障碍（chronic insomnia disorder，CID）。将原版本中的适应性失眠诊断为短期失眠障碍（short-term insomnia disorder，STID），而将未分类的非器质性和器质性失眠合并为其他失眠障碍（other insomnia disorder，OID）。这些诊断也适用于那些有或无共生疾病的失眠患者，无论这些共生疾病是否可视为失眠的病因。CID的特征是存在慢性病程伴日间功能损害的睡眠起始和（或）睡眠维持障碍。STID的特征是主诉睡眠与觉醒障碍，但是不能满足CID最小频度和持续时间标准，同时存在具有临床意义的睡眠不满足或觉醒时的功能损害。OID具有非特异性的性质，仅用于那些少见病例，即存在睡眠起始和维持困难，但不能满足CID或STID的诊断标准，有必要受到临床关注的失眠人群。在某些情况下，该诊断是一种临时情况，需要收集更多信息以建立CID或STID的诊断标准。

　　关于失眠亚型，DSM-5分为3种，即睡眠发生性失眠（起始失眠，涉及在睡眠时的启动困难）、睡眠维持性失眠（中段失眠，涉及整夜频繁或长时间觉醒）和末段失眠（涉及提早醒来而不能再入睡）。ICSD-3 仅分为两种失眠亚型，即起始失眠和睡眠维持困难（包括夜间醒来再难入睡，或最后醒来远早于期望起床时间），而没有中段和末段失眠之分。

第二节 失眠症流行病学

失眠和失眠症常常在关于睡眠的文献中混合出现，insomnia 有定义为失眠症状，也有定义为符合诊断标准的精神障碍。失眠的患病率取决于对于失眠的定义和研究人群。从不同国家成人样本的研究获得的普遍公认的结论是人群中大约 30% 的人患有一种或多种失眠症状，包括入睡困难、维持睡眠困难、早醒、不能消除疲劳或睡眠质量差。2005 年美国国立卫生院在专题学术会上指出，失眠的诊断应该增加感到白天功能损害或痛苦，由此失眠的患病率大约降为 10%。然而更严格的诊断标准，比如 DSM-4 包括了失眠症状至少持续 1 个月，并排除另外的睡眠障碍、精神障碍或者由于物质或医疗药物所致的直接的生理效应，以此估计失眠的患病率大约为 6%。该报告关于失眠的危险因素中，年龄和性别是最明确的人口学危险因素，即女性和老年人的患病率增加。但老年人失眠危险度增加的原因尚未完全阐明，推测可能是由于老年人睡眠控制系统功能的部分缺失导致失眠，而老年人躯体疾病的共病对老年人失眠患病率增加有显著性贡献。此外，女性失眠在月经期和更年期出现更多。同时，共患躯体障碍、精神障碍、夜间工作、轮转倒班等都是明显的失眠危险因素，重要的是这些因素并不是单独引起失眠的，而是多因素共同作用引起的失眠。据估计，75%~90% 的失眠是由于共患躯体障碍而导致失眠的危险性增加，例如引起血氧不足和呼吸困难的躯体状况、胃食管反流病、疼痛状态、神经退行性病变等。原发性睡眠障碍和生物节律障碍是最常见的共病现象，从而经常导致失眠。在原发性失眠障碍中，不安腿综合征（restless legs syndrome，RLS）、周期性肢体运动障碍（periodic limb movement disorder，PLMD）和睡眠相关的呼吸障碍，如打鼾、呼吸困难、睡眠呼吸暂停综合征等都存在失眠症状，上述现象在老年人中更常见。老年人中，易发生位相提前综合征导致入睡困难、维持睡眠困难和早醒，而在年轻人当中，熟睡困难常与睡眠位相延迟综合征相关。当然，最常见的失眠相关疾病是精神障碍，估计所有失眠患者中 40% 有精神障碍。其中，抑郁障碍是最普遍的，实际上失眠症状本身就可以是抑郁障碍和焦虑障碍的一个诊断性症状。

中外文献关于失眠的流行病学研究，缺乏系统地对失眠的时间、地区和人群分布的详细界定，对患病率的估计并非来自规范的流行病学调查。由于有限的研究采用的诊断标准、研究样本和方法的不同，结果差异较大。一般认为，失眠症状的发病率为 30%，而失眠综合征的发病率不到 10%。对一般人群的原发性失眠症的患病率调查很少报道，许多报道是对老年人和精神障碍患者的失眠研究，以及对精神障碍共患失眠的现况研究。全美共病调查（the national comorbidity survey，NCS）表明 3/4 的失眠者在一生中至少会共患其他一种精神障碍。瑞典（2008）报告失眠的患病率为 6.8%~9.7%，年发病率为 2.8%。一般认为失眠的患病报告为 30%~45%，其中原发性失眠症的患病率为 1%~10%，而老年人高达 25%。在睡眠障碍诊所中诊断原发性失眠症患者占慢性失眠患者的 15%~25%。中国睡眠研究会对成人最近 1 年失眠主诉调查的患病报告为 38.2%。上海市（2005）对静安区静安寺街道随机抽取的 7 个社区 2304 名符合要求的 60 岁及以上居民，进行睡眠情况调查，失眠患病率为 14.84%（342/2304）。经 logistic 回归分析显示，年龄增长（$OR=1.02$）、女性（$OR=2.20$）、睡前饮酒（$OR=2.98$）、光线（$OR=3.89$）、噪声（$OR=1.95$）、糖尿病（$OR=1.82$）、高血压（$OR=1.49$）、卒中（$OR=1.65$）、骨质疏松（$OR=1.76$）和罹患慢性病个数的增长（$OR=1.43$）均为失眠的危险因素。结论是 60 岁及以上人群失眠患病率较高，失眠的发生与年龄、性别、睡眠习惯、睡眠环境和糖尿病等慢性病有关。北京市（2003）随机抽取城乡 5926 名 15 岁以上居民，采用标准的测量工具，调查显示至少罹患一种失眠的患病率为 9.2%，入睡困难、维持睡眠困难和早醒的患病率分别为 7.0%、8.0% 和 4.9%。年龄大、女性、婚姻状况、有一种严重躯体疾病、罹患一种精神障碍是城乡各类失眠的危险因素。城市样本的教育程度低与各类失眠的发生有明显关联。农村样本的当前吸烟和饮酒者较少报告失眠。城市失业与睡眠维持困难有关联，而在农村则与入睡困难和维持睡眠困难有关联。仅有 5.4% 的失眠者向医生主诉失眠的症状。与此相反，1/3 的失眠者报告使用苯二氮䓬类药物以改善睡眠。

第三节　中医学对失眠症的认识

失眠症是指以经常不能获得正常睡眠为特征的一种疾病，其临床表现主要包括入眠困难，或眠而不酣，时寐时醒，醒后不能再入睡，重者整夜不眠。"失眠"一词最早见于南朝刘义庆《世说新语》，曰："王丞相招祖约夜语，至晓不眠。明旦有客，公头鬓未理亦小倦。客曰：'公昨如是，似失眠'。"在古代中医文献中，历代医家都常把与睡眠障碍相关的病证称为"不寐""不得卧""不得眠""不得睡""目不瞑"等。

"不寐"之名，首见于《难经·六十四难》，临床有轻重之分，轻者入寐困难或寐而易醒，醒后不寐；重者彻夜难眠。"失眠"，《黄帝内经》称为"不得眠""不得卧"，《难经》始称"不寐"。《灵枢·邪客》曰："今厥气客于五脏六腑……不得入于阴……阴虚，故目不瞑。"

一、先秦、两汉时期

睡眠对于人的生活健康有着极大的影响，早在殷商时期就有对于失眠症的认识，其主张"道者静卧"，认为睡眠是极其重要的，不仅是人类需要睡眠，而且各种动物如野鸭、大雁、蛇、鳝、鱼、鳖、昆虫等，它们既要靠食物才能生存，同时又必须依靠睡眠才能生长。对于人体来说，只有睡眠充足，食欲才会旺盛，食物才能消化，药物才能调养形体。例如，睡眠与饮食就好比火与金属一样，没有火，金属无法熔化，而没有睡眠则食物无法消化。因此，一次通宵，其精力很长时间都难以恢复过来。

先秦时期，作为中医学四大经典之一的《黄帝内经》中多以"卧"而称之，如《素问·评热病论》曰："水者阴也，目下亦阴也，腹者至阴之所居，故水在腹者，必使目下肿也；真气上逆，故口苦舌干，卧不得正偃，正偃则咳出清水也。诸水病者，故不得卧，卧则惊，惊则咳甚也。"常以"瞑"而论，《灵枢·邪客》云："阳气盛则阳跷满，不得入于阴，阴虚，故目不瞑。"由此可见，《黄帝内经》将此类病症的命名与最早出现的"不得卧"多相同，同时又在此基础上用"目不瞑""不得眠"来表达。

东汉末年，张仲景所著《金匮要略·血痹虚劳病脉证并治》中提及"虚劳虚烦不得眠，酸枣仁汤主之"。在其著作中，有关此类疾病的称谓以"不得眠"最多，也有以"不得卧""不能卧""不得睡"名称来称谓。如《金匮要略·肺痿肺痈咳嗽上气病脉证治》曰："肺痈，喘不得卧，葶苈大枣泻肺汤主之。"《金匮要略·百合狐蝱阳毒病脉证治》曰："百合病者，百脉一宗，悉致其病也。意欲食复不能食，常默默，欲卧不能卧，欲行不能行，欲饮食，或有美时，或有不用闻食臭时，如寒无寒，如热无热，口苦，小便赤，诸药不能治，得药则剧吐利，如有神灵者，身形如和，其脉微数。"《金匮要略·黄疸病脉证并治》曰："腹满，舌痿黄，躁不得睡，属黄家。"

二、隋唐、宋金元时期

隋代巢元方编著的《诸病源候论》中除了前人提及的关于此类疾病的记载名称，又在此基础上出现诸如眠寐不安、寝卧不安、睡卧不安等。如《诸病源候论》提及"皮蒸，其根在肺，必大喘鼻干，口中无水，舌上白，小便赤如血。蒸盛之时，胸满，或自称得痤热，两胁下胀，大咳，彻背连胛疼，眠寐不安，或蒸毒伤脏，口内唾血"。同文中另提出"四曰肉蒸，其根在脾，体热如火，烦躁无汗，心腹鼓胀，食即欲呕，小便如血，大便秘涩。蒸盛之时，身肿目赤，寝卧不安"。《诸病源候论》又曰："夫食过于饱，则脾不能磨消，令气急烦闷，睡卧不安。"

到了唐代，医学文献又着重于以"不得卧"和"不得眠"来称谓，当然亦有"寝卧不安""起卧不安""卧不安席"等。唐代药王孙思邈在其《备急千金要方》中提到大病后不得眠，同时也论述了疾病与失眠的关系，谈及因心病、肝病、脾病等引起的失眠症。在其后著的《千金翼方》中提出用朱砂、琥珀、紫石英等重镇安神药治疗不得眠。而"失眠"病名首次出现于王焘所撰《外台秘要》中，"夫今诊时行，始于项强敕色，次于失眠发热，中于烦躁思水，终于生疮下痢，大齐于此耳"。王焘认为导致失眠的最常见原因是热病后阴虚耗损，同时也收载了许多可治疗失眠的良方，如乌梅豉汤、半夏茯苓汤、深师小酸枣汤、小品流水汤、延年酸枣饮、大竹叶汤等。

宋金元时期，医家辈出，医著丰富。宋代王怀隐所著《太平圣惠方》中提出"胆虚不得睡者，是五脏虚邪之气干淫于心""治伤寒后，余热在心，恍惚多惊，不得眠睡，宜服茵陈散方"。其多强调心理疾病与失眠症发病有着重要关系。而在同时代许叔微著的《普济本事方》中则指出"今肝有邪，魂不得归，是以卧则魂飞扬若离体也"。其认为肝虚魂离与失眠有着密切关系。金元医家张从正在《儒门事亲》中记载"一富家妇人，伤思虑过甚，二年不寐，无药可疗。其夫求戴人治之。戴人曰：'两手脉俱缓，此脾受之也，脾主思故也。'乃与其夫以怒而激之，多取其财，饮酒数日，不处一法而去。其人大怒汗出，是夜困眠，如此者，八九日不寤，自是而食进，脉得其平"。其根据不同情志的五行属性，创立了以情胜志的心理疗法，提出"思气所至，为不眠"，故以怒治思，为治疗失眠症提供了新思路。

三、明清时期

到了明清时期，医家们在前人研究的基础上逐步对与失眠相关的疾病形成了系统认识。明代医家戴原礼撰著的《秘传证治要诀及类方》专列"不寐"一篇，首次专章论述不寐的病因、病机及证治的理论。如他在《秘传证治要诀及类方》中提出"不寐有二种：有病后虚弱及年高人阳衰不寐；有痰在胆经，神不归舍，亦令不寐。虚者，用六君子汤加炒酸枣仁、炙黄芪各半钱。痰者，宜温胆汤，减竹茹一半，加南星、炒酸枣仁各半钱，下青灵丹"。明代医家张景岳在《景岳全书》中将本病分为有邪和无邪两种类型，提出"不寐证虽病有不一，然惟知邪正二字则尽之矣。盖寐本乎阴，神其主也。神安则寐，神不安则不寐。其所以不安者，一由邪气之扰，一由营气之不足耳。有邪者多实证，无邪者皆虚证"。无邪是指"思虑劳倦惊恐忧疑，及别无所累而常多不寐者，总属真阴精血不足，阴阳不交，而神有不安其室耳"。有邪者又分内邪、外邪，如"凡如伤寒、伤风、疟疾之不寐者，此皆外邪深入之扰也""饮浓茶则不寐，心有事亦不寐者，以心气之被伐也"。他在失眠症的病机、治疗方面都有所总结。明代李中梓在《医宗必读》中做了更详细的论述："不寐之故，大约有五：一曰气虚，六君子汤加酸枣仁、黄芩；一曰阴虚，血少心烦，酸枣仁一两，生地黄五钱，米二合，煮粥食之；一曰痰滞，温胆汤加南星、酸枣仁、雄黄末；一曰水停，轻者六君子汤加菖蒲、远志、苍术，重者控涎丹；一曰胃不和，橘红、甘草、石斛、茯苓、半夏、神曲、山楂之类。大端虽五，虚实寒热，互有不齐，神而明之，存于其人耳。"

清代医家对失眠症的诊治也有了新的突破。如王清任在《医林改错》血府逐瘀汤所治症目下"不眠"症的治疗中记载"夜不能睡，用安神养血药治之不效者，此方若神"，提出了血瘀可以导致失眠症，并以活血化瘀法治疗失眠症的新观点。陈士铎在《石室秘录》中认为"人病心惊不安，或夜卧不睡者，人以为心之病也，谁知非心病，肾病也……欲安心者，当治肾"，拟滋阴降火、交通心肾的治疗方药，提出治疗失眠症应侧重于水火相济、上下同心的主张。叶天士则在《医效秘传》中提出"夜以阴为主，阴气盛则目闭而安卧，若阴虚为阳所胜，则终夜烦扰而不眠也。心藏神，大汗后则阳气虚，故不眠。心主血，大下后则阴气弱，故不眠。热病，邪热盛，神不清，故不眠。新瘥后，阴气未复，故不眠。若汗出，鼻干而不得眠者，又为邪入表也"。叶天士从自己的临床经验出发，就失眠症的中医辨证论治提出了自己的见解。

第三章
失眠症的病因和发病机制

第一节　中医病因病机

中医研究失眠已有几千年历史，关于失眠的病因病机各代医家也是各有所见，主要可归纳为以下几点。

一、阴阳不交

阴阳学说源于《黄帝内经》,《素问·金匮真言论》云："阴中有阴，阳中有阳。平旦至日中，天之阳，阳中之阳也；日中至黄昏，天之阳，阳中之阴也；合夜至鸡鸣，天之阴，阴中之阴也；鸡鸣至平旦，天之阴，阴中之阳也。"天地阴阳的盛衰消长，致使一天有昼夜晨昏的节律变化。人与自然界是统一的整体，人体的阳气随着自然有消长出入的日节律运动，平旦时人体的阳气随自然阳气生发而由里出外，阳气渐长，人起床活动。中午时分人体阳气盛于外部，黄昏则阳气渐消，入夜则阳气潜藏于内，人上床休息，即"阳入于阴则寐，阳出于阴则寤"，正如《灵枢·口问》中所说"阳气尽，阴气盛，则目瞑；阴气尽而阳气盛，则寤矣"，阴阳不交，阴不敛阳，阳不入阴，心神浮越，魂魄妄行，则可见失眠。可见阴阳不交是失眠症的重要病机。

二、营卫不和

营卫不和理论也源于《黄帝内经》，正如《灵枢·营卫生会》中所云"营在脉中，卫在脉外，营周不休，五十而复大会。阴阳相贯，如环无端。卫气行于阴二十五度，行于阳二十五度，分为昼夜，故气至阳而起，至阴而止。故曰：日中而阳陇为重阳，夜半而阴陇为重阴。故太阴主内，太阳主外，各行二十五度，分为昼夜。夜半为阴陇，夜半后而为阴衰，平旦阴尽而阳受气矣。日中而阳陇，日西而阳衰，日入阳尽而阴受气矣。夜半而大会，万民皆卧，命曰合阴，平旦阴尽而阳受气，如是无已，与天地同纪"，即提示我们营气行于脉中，属阴；卫气行于脉外，属阳。营卫之气营运不休，一昼夜周流全身五十周，白天自然界的阳气充盛，人体是营气运营于脉内，卫气循行于脉外，各二十五周，营气荣养于内，卫气温护于外，人体的阳气充盛，人寤而活动；夜间自然界阴气渐盛，人体的营气营运于脉内，卫气入于里循行于阴经和五脏二十五周，卫气和营气阴阳相会，人卧而睡眠休息。《灵枢·大惑论》又载："卫气不得入于阴，常留于阳，留于阳则阳气满，阳气满则阳跷盛，不得入于阴则阴气虚，故目不瞑矣……卫气留于阴，不得行于阳，留于阴则阴气盛，阴气盛则阴跷满，不得入于阳则阳气虚，故目闭也。"可见阴阳不调、营卫不和是失眠的重要原因。到了隋代巢元方在《诸病源候论》中提出"阴气虚，卫气独行于阳，不入于阴，故不得眠"，这是对这一理论的认可，也是发展。后世医家也广泛认同这一理论，并就营气、卫气与失眠的关系进行了一定的阐述，认为失眠可由"营卫之气衰少""卫气不得入于阴"，营卫不和，昼夜节律失调所引起。

三、脏腑功能紊乱

《素问·病能论》云："人有卧而有所不安者，何也……脏有所伤及，精有所之寄，则安。"可见失眠与肝、心、脾、肺、肾皆有关。脏腑功能失调说是对多个脏腑学说的概括。

（一）肝

《血证论》记载："肝病不寐者，肝藏魂，人寤则魂游于目，寐则魂返于肝。若阳浮于外，魂不入肝，则不寐。"《症因脉治》载："肝火不得卧之因，或因恼怒伤肝，肝气怫郁；或尽力谋虑，肝血有伤……则夜卧不宁矣。"肝藏魂，其魂随寐而出入游返于内外，如肝被邪热所扰，气机不发，则魂不入肝，反张于外，神不安居而致不寐。现代医家学者依"亢害承制"理论认为导致失眠的五脏之间存在着制化现象，但其根源均出于肝。从肝论治失眠已成为中医治疗本病的方法之一。宋代许叔微在《普济本事方》中云："平人肝不受邪，故卧则魂归于肝，神静而得寐。今肝有邪，魂不得归，是以卧则魂扬若离体也。"肝为刚脏，主动主升，气郁化火，从而使情志亢奋而难以抑制，则可见失眠、多梦。肝藏魂的功能受影响，魂不内藏，神明被扰，亦可致不寐。

（二）心

《素问·灵兰秘典论》云："心者，君主之官也，神明出焉。"因此，心对其他脏腑的功能活动，也起着主导作用。《灵枢·邪客》又云："心者，五脏六腑之大主也，精神之所舍也。"心主神明的功能正常，则精神健旺，神志清楚；反之，则可致精神神志异常，出现惊悸、健忘、失眠、癫狂等症，足见心与失眠关系密切。凡是能影响心神的原因都可引起失眠，如邪气不足引起心失所养，火热炽盛可扰心或突受惊骇引起心神不安等都是不寐的常见原因。正如《医效秘传》载："心藏神，大汗后则阳气虚，故不眠；心主血，大下后则阴气弱，故不眠。"

（三）胆

胆病不寐，首见于《中藏经》，指出"虚则伤寒，寒则恐畏，头眩不能独卧"，认为胆热则多睡，胆冷则无眠，又指出"心虚则畏人，瞑目欲眠，精神不倚，魂魄妄乱"，为后世从胆腑虚寒论治不寐提供依据。宋代《太平圣惠方》载"夫胆虚不得睡者，是五脏虚邪之气干淫于心。心有忧恚，伏气在胆，所以睡卧不安。心多惊悸，精神怯弱，盖心气忧伤，肝胆虚冷，致不得睡也"，明确指出失眠病机在心胆同病，提示治疗当从心胆同治。明代医家戴思恭的《证治要诀》提出痰在胆经，因胆涎沃心，致心气不足，神不归舍而不寐的病机理论，明确了胆病及心的机制。清代陈士铎的《辨证录》提出胆虚不寐的病机理论，认为少阳胆经，为心肾交接之会，胆气虚怯或胆虚邪侵使心肾交接无由，心肾不交而致不寐，陈士铎对胆虚致失眠的说理，充实了胆病不寐的理论。

（四）脾胃

《素问·逆调论》曰："阳明者，胃脉也，胃者六腑之海，其气亦下行，阳明逆不得从其道，故不得卧也。"《黄帝内经》曰："胃不和则卧不安，此之谓也。"后世医家对此进行了大量的发挥，有学者认为"胃不和则卧不安"是对因饮食不节、肠胃受损、胃气不和而致不寐的病理机制做出的高度概括，尤其指出《黄帝内经》之胃，概括了现代临床的脾、胃、肠三个方面的功能。另外，脾胃不和，胆胃不调，食积、痰火内扰心神也皆可致寝寐不安。在《素问·厥论》中就有记载"腹满䐜胀,后不利,不欲食,食则呕,不得卧",二者讲的道理是一样的,就是指饮食不当,脾胃功能失调可以影响到睡眠。

(五)肺

《素问·病能论》曰:"肺气盛则脉大,脉大则不得偃卧。"失眠与肺的关系首先表现卫气和睡眠的关系,失眠与卫气失常密切相关,一言以蔽之,卫不和则卧不安,从而间接地验证了肺的功能失调可以导致失眠。另有学者认为不寐从肺论治,不外乎两端:首先肺气宣肃失常,水道不通,凝液成痰,或气衰不充,心脉失濡;其次是过悲伤肺,神魂相期。

(六)肾

《素问·评热病论》记载肾风:"诸水病者,故不得卧,卧则惊。"清代《冯氏锦囊秘录》提出"壮年人肾阴强盛,则睡熟而长,老年人阴气衰弱,则睡轻微易知",说明失眠与肾阴盛衰有一定关系。肾的功能异常导致失眠是因为睡眠的正常取决于水火阴阳的协调,而阴阳协调,根在少阴。《冯氏锦囊秘录》指出"夫人之神,寤则栖心,寐则归肾,故寐者,心神栖归于肾舍也……故不寐与健忘两症,虽似心病,实多由乎肾虚也"。肾和失眠的关系在《伤寒论》中论述最多。

由此可见,五脏六腑功能失调都能引起失眠症的发生,并且脏腑相连,还可相互影响,使失眠症更加严重。

四、情志异常

《素问·病能论》云:"人有卧而有所不安者,何也?岐伯曰:脏有所伤及,精有所之寄则卧安,故人不能悬其病也。"五脏藏神,脏为邪淫,神无所藏,魂不守舍,则使人眠睡不安。吴昆在《医方考》中亦云:"忧愁思虑伤心,心伤则苦惊喜忘,夜不能寐。"情志因素往往是通过改变脏腑的正常气机来影响睡眠。古代中医学对于情志失调导致失眠的论述常从思虑伤脾或者情志导致心神被扰、脏腑功能或者阴阳失调方面来说。如《类证治裁》指出:"思虑伤脾,脾血亏损,经年不寐。"《景岳全书》曰:"思虑过分,火炽痰郁而致不眠者多矣。""劳倦思虑太过者,必致血液耗亡,神魂无主,所以不眠。"思虑过度则伤脾,心脾血虚,神魂无主,而致失眠,此类失眠即是因情志异常所诱发。惊恐亦可引起失眠。中医学认为,"惊则气乱"。惊吓过后,气机逆乱,神无所主,且"悲哀怒忧则心动"，心神不宁，神志错乱，导致不寐。《黄帝内经》认为，"恐则气下"，即恐惧伤肾，肾精受伤，不能上承心火，造成心肾不交，扰乱神明而致不寐。

另有一些患者由于先天体质因素，又由于后天失于顾护，使情志异常更为明显，导致脏腑功能失调，气血不畅而失眠。如一些患者先天禀赋不足，形志懦弱，性格多表现为胆怯、自卑、多疑等。形志懦弱之人，又易为七情所伤，长期情志抑郁，久必致肝气郁结，疏泄失常，魂不归肝，而见失眠、多梦等症；或素体肝阳偏亢或肝郁化火，则可见烦恼易怒，火性炎上而扰乱心神则不寐。而劳心之人，久坐久视，致心脾气血两伤，或肝郁犯脾，而成心脾两虚之证。心血不足，心神失养，而见失眠多梦；脾气虚弱，运化失常，或房事过频，伤及肾精，或心阴亏损，或肾阴亏虚，肝肾亏虚，脑髓失充，元神无养，故症见失眠；或素体痰湿偏盛，或阳旺多火，若又为惊疑所触发，痰火内扰，致睡不安稳。

五、其他因素

气血失调是导致失眠的一个重要因素。《难经·四十六难》认为人老不寐的病机是"血气衰，肌肉不滑，荣卫之道涩，故昼日不能精，夜不能寐也"，指出了失眠与气血关系密切。古人有久病必有瘀之说，清代叶天士、王清任等医家更有阐述。"久病必瘀"，血络瘀滞，心脉受阻，心神失养，阳不入阴，神不守舍，而致入眠不易，梦中惊魇，其根蒂在于血瘀，"血气不和，百病乃生"。血瘀的形成，或由寒邪侵犯，血被寒凝，泣而不行所致；或由血熬伤津，津不载血，血液凝结所致；或由痰浊水饮阻遏血脉正常运行而致；或由情志不畅，肝郁气滞，不能行血所致；亦可由外伤肌肉血脉，恶血内留，以及年老体弱，气虚无力推动血行所致等。

另有"百病多因痰作祟"之说。《医宗必读》又将不寐的原因概括为"一曰气虚，一曰阴虚，一曰痰滞，一曰水停，一曰胃不和"五个方面。痰浊为病，常随气上逆，蒙蔽清窍，扰乱心神，使心神活动失常。《景岳全书》曰："痰火扰乱，心神不宁，思虑过伤，火炽痰郁而致不眠者多矣。"《血证论》则提出"肝经有痰，扰其魂而不得寐者，温胆汤加枣仁治之"。痰郁是因肝气不舒所致，情志不畅，肝郁化火，灼津而生；也可因忧思伤脾，脾虚生湿而酿成；或因饮食肥甘厚腻，酿湿而生。最终这个"痰"若是上蒙清窍，则元神被遏，阴阳失调，神失守舍而失眠。

由此可见，历代医家针对不寐多以从心论治阐述为长，近代渐有从痰、从瘀论治之说，当今王翘楚等以肝为切入点，深入研究失眠症临床证候特点，立从肝论治法治疗以失眠为主症及其相关疾病，确有较好疗效。

第二节　西医病因与发病机制

一、病因

引起或促发失眠的原因众多。常见的有以下几方面。

1. **社会心理因素**　生活和工作中的各种不愉快事件，造成个体发生抑郁、焦虑、紧张等应激反应时，往往会表现为失眠。

2. **环境因素**　环境嘈杂、不适光照、过冷过热、空气污浊或异味、居住拥挤或睡眠环境改变等都会导致失眠。

3. **生理因素**　睡前饥饿或过饱、过度疲劳、性兴奋等状态下易失眠。

4. **精神疾病**　几乎各类精神疾病都存在睡眠障碍，尤其焦虑与抑郁障碍。

5. **药物与食物因素**　酒精、咖啡因类、茶叶等兴奋性饮料饮用时间不当或过量，药物依赖和戒断时，或者某些治疗药物的不良反应，如血管紧张素酶抑制剂类降压药导致的咳嗽或中枢兴奋剂（如苯丙胺）的使用等。

6. **睡眠节律变化**　白天和黑夜频繁轮班、跨时区旅行等造成生物钟节律改变。

7. **神经系统疾病和躯体疾病**　这些疾病的病理、生理变化影响睡眠中枢结构，或者疾病致残、疼痛和不适，以及患病后继发的心理情绪变化。例如，帕金森病与甲状腺功能亢进症常导致失眠、类风湿关节炎常由于其疼痛引发失眠。

8. **生活行为因素**　日间休息过多、抽烟、睡前运动过多等，对睡眠产生不利影响。

9. **性格特征**　过于细致的性格特征在失眠发生中也有一定作用。例如，患者对身体健康要求过高、过分关注，对生活和工作谨慎过度，或凡事习惯往坏处想，常处于高度警觉状态者，都容易发生失眠。

二、发病机制

目前解释慢性失眠发生发展的理论基础是"3P"模型（易感因素、促发因素和维持因素）。慢性失眠患者通常具有失眠易感性，即易感因素（predisposing factor），通常包括生物学因素（基础代谢率增高、高反应性情绪、睡眠与觉醒相关性神经递质改变）和心理因素（易紧张或过度沉思默想的倾向）。当促发因素（precipitating factor）出现时，常常导致失眠的发生。促发因素可以来自一般社会因素，如与床伴作息时间不一致，按不合理的作息时间睡眠（育儿、倒班），偶尔的一次熬夜或饮浓茶、咖啡等；也可以是生活应激事件，如家庭或婚姻变故、与人争吵等；还可以由疾病诱发，如外科、内科和精神系统疾病等。多数患者失眠症状可随促发因素的解除而消失（短期失眠）。若促发因素持续不能消除，或发生失眠后的应对处理不当等因素，即维持因素（perpetuating factor），则导致失眠演变为慢性化病程。特别值得关注的维持性因素是患者在寝室或床上从事非睡眠活动（如看电视、阅读、订计划、玩游戏、打电话）、醒着长时间待在床上的倾向、不规则的作息、长时间午睡和反复日间打盹。当失眠持续时，躯体和大脑皮质可逐渐产生过度唤醒（hyperarousal）现象。这种现象会强化慢性失眠。由于下丘脑－垂体－肾上腺皮质系统、交感神经系统的过度激活，患者心率增快、心率变异性和基础代谢率增加，形成生理性过度唤醒。在脑部表现为脑代谢和脑电图功率谱增加，此即皮质性过度唤醒。而情绪和认知性过度唤醒会使患者选择性注意睡眠相关性线索、有意识性入睡和睡眠努力增加。长期失眠本身也可成为慢性应激源，强化下丘脑－垂体－肾上腺轴和交感神经系统的过度激活，导致过度觉醒和失眠的恶性循环。

第四章
失眠症的诊断

第一节　失眠症的中医诊断与鉴别诊断

一、诊断标准

1. 轻者入寐困难或寐而易醒，醒后不寐，连续 3 周以上，重者彻夜难眠。
2. 常伴有头痛、头昏、心悸、健忘、神疲乏力、心神不宁、多梦等症。
3. 本病证常有饮食不节，情志失常，劳倦、思虑过度，病后体虚等病史。

二、鉴别诊断

1. **一过性失眠**　在日常生活中常见，可因一时性情志不舒、生活环境改变，或因饮用浓茶、咖啡和服用药物等引起。一般有明显诱因，且病程不长。一过性失眠不属病态，也不需任何治疗，可通过身体自然调节而复常。

2. **生理性少寐**　多见于老年人，虽少寐早醒，而无明显痛苦，属生理现象。

3. **其他病痛引起的失眠**　若因其他疾病的痛苦而引起的失眠，则应祛除有关病因。

第二节　失眠症的西医诊断与鉴别诊断

一、诊断标准

慢性失眠障碍是指频繁而持续的睡眠起始和维持困难，导致个体对于睡眠时间或质量不满足，并存在白天觉醒期间的功能受损症状。睡眠维持困难包括夜间醒来再难入睡，或最后醒来远早于期望的起床时间。临床上以混合型睡眠困难患者最为多见，单纯性维持困难患者次之，单纯起始睡眠困难患者最少。此外，患者的睡眠主诉可随时间的推移而变化，不是维持不变的。例如，有些患者可由入睡起始困难转为入睡维持困难，反之亦可。也有些患者两种症状在发病初期均可出现，后来演变为保留其中之一者。睡眠质量差、睡后无清醒感等主诉常常伴随于睡眠起始困难和维持困难，注意当其单独作为主诉时，不足以诊断为失眠症。

目前对于慢性失眠症的诊断主要基于患者的主诉或者他人的观察结果。主要有 ICSD-3、DSM-5、ICD-10 等国际公认的诊断标准。

（一）ICSD-3

ICSD-3 包含慢性失眠、原发性失眠、继发性失眠、共病性失眠、入睡和维持障碍等。诊断标准：以下（1）~（6）条均需具备。

（1）存在以下 1 条或多条睡眠异常症状（主诉）：①睡眠起始困难。②睡眠维持困难。③早醒。④在合适的作息时间不能上床睡觉。⑤没有父母或看护人干预无法入睡。

（2）存在以下 1 条或多条与失眠相关的症状：①疲劳或全身不适感。②注意力不集中或记忆力障碍。③社交、家务、职业或学习能力下降。④情绪波动或易激惹。⑤日间瞌睡。⑥出现行为问题：冲动、多动、攻击。⑦兴趣、精力减退。⑧容易出错或发生事故。⑨因过度关注睡眠而焦虑不安。

（3）失眠问题非单纯为无睡眠条件（没有足够的睡眠时间）或睡眠环境不合适所致。

（4）每周至少出现 3 次睡眠紊乱和相关日间症状。

（5）睡眠紊乱和相关日间症状至少持续 3 个月。

（6）睡眠紊乱和相关日间症状不能用其他类型睡眠障碍解释。

（二）DSM-5

1.诊断要点与 ICSD-3 基本相同，除了（1）~（6）条，还包括睡眠紊乱不能归因于某种物质（如滥用毒品或某种药物）的生理效应。

2.急性和短期失眠，即症状持续少于 3 个月，但符合频率、强度、痛苦和（或）损害的全部标准，应被编码为其他特定的失眠障碍。

3.共病性问题的观点基本一致，可独立或共病于精神障碍等。但 DSM-5 特别指出失眠障碍的诊断应该是在失眠足够严重或需要临床关注时，否则没有单独诊断的必要。

4.非恢复性失眠，指虽然有足够的睡眠时间，但醒后感觉差、精神差。此情况如果单独出现，且频率、持续时间、日间不适感和功能损害均符合诊断标准，可诊断为其他特定的失眠障碍或未特定的失眠障碍。

5.严重程度的判定基本一致，均有"arbitrary"。为方便量化，规定主观入睡时间超过 20~30 分钟表示入睡困难；在入睡超过 20~30 分钟后的主观觉醒；早醒的判断上通常认为比预期早至少 30 分钟，在总睡眠时间未达到 6.5 小时之前。此外，DSM-5 指出随着人的年龄的增长，睡眠时间会逐渐减少，睡眠结构亦会发生改变。因此，不是所有睡眠紊乱的人都会出现日间不适感或功能损害，如一些健康老年人。

（三）ICD-10

较以上两种标准，诊断范围相对宽泛。主要包括以下内容：

1.存在入睡困难、睡眠维持困难或者早醒。

2.睡眠紊乱每周出现至少 3 次，持续时间至少 1 个月。

日间专注于失眠，过分担心失眠的后果，睡眠量和质的不满意，引起明显的日间功能障碍且持续 1 个月以上。此条有别于 DSM-5 和 ICSD-3。

二、鉴别诊断

失眠可以作为独立疾病（失眠症）存在，也可以与其他疾病（共病性失眠症）共同存在，或是其他疾病的症状之一，需要区别单纯性失眠症、共病性失眠症或失眠症状。失眠症的鉴别诊断主要包括睡眠障碍、精神障碍、躯体疾病、精神活性物质药物使用等。

（一）与睡眠障碍类疾病的鉴别

1. 昼夜节律失调性睡眠障碍 在国际睡眠障碍分类中，昼夜节律被破坏时，即可引起机体各种生理功能障碍，临床以昼夜节律紊乱即睡眠－觉醒周期的失调最为常见，称为昼夜节律失调性睡眠障碍，指个体睡眠与觉醒的昼夜节律与所处的环境模式不协调而引起的睡眠紊乱。此类疾病易被误认为是失眠或早醒，而给予不适当的治疗。因此，需要与之进行鉴别诊断，其中包括睡眠与觉醒时相延迟障碍、睡眠与觉醒时相提前障碍、非 24 小时睡眠与觉醒节律障碍、不规律睡眠与觉醒节律障碍、时差变化睡眠障碍、倒班工作睡眠与觉醒障碍。其中主要与睡眠与觉醒时相延迟或提前障碍进行鉴别诊断。

（1）睡眠与觉醒时相延迟障碍（delayed sleep-wake phase disorder, DSWPD） 多见于青少年和年轻人，表现为睡眠起始比所期待的晚，因为内源性昼夜节律相对于期望的睡眠时间推迟。当 DSWPD 患者选择社会正常睡眠时间睡眠时，会表现为入睡困难、总睡眠时间减少及日间功能损害。然而当其顺应延迟的内源性昼夜节律而选择迟睡迟起模式时，则入睡几乎没有困难、睡眠时间正常，亦无日间功能损害。表现为入睡困难的失眠症，应当同 DSWPD 相鉴别。失眠症患者无论何时就寝和起床，他们在期望的就寝时间都虽有困倦但难以入睡。此外，失眠症患者的睡眠障碍有夜间差异的改变。

（2）睡眠与觉醒时相提前障碍（advanced sleep-wake phase disorder, ASWPD） 老年人比青年人和儿童多见，表现为睡眠维持困难又早起的失眠症患者，应当与 ASWPD 鉴别。表现为睡眠起始早于所期望的时间，因为个体的内源性昼夜节律比期望的睡眠作息时间提前。然而，当个体选择与提前的内源性昼夜节律一致的早睡早起模式时，总睡眠时间正常。相反，无论他们选择的是何种作息安排，失眠症患者都可能表现为睡眠维持困难和早醒。

2. 不宁腿综合征 除了常产生的睡眠起始及维持困难，患者急切移动肢体和伴随的各种腿部不适感都可与失眠症相鉴别。失眠症患者的失眠症状可以不与不宁腿综合征共病。只有当失眠症状显示在发生时间与不宁腿综合征的其他症状相对独立存在时，或当有效治疗不宁腿综合征后失眠症状仍然存在时，才能诊断为失眠症。

3. 睡眠呼吸障碍 除了在睡眠期间表现有噪声级鼾声和呼吸暂停及日间思睡以外，约 50% 患者会出现失眠症状，尤其女性和老年人，需明确是否存在共病的可能。

4. 睡眠不足综合征 因日间过度思睡、疲劳和夜间睡眠减少等各种原因过度延长的日间工作时间，或有意延迟睡眠，以便从事娱乐或社交活动。在这种情况下，当给其充足的时间睡眠时，他们容易启动并维持睡眠。而失眠症患者尽管有足够的时间睡眠，往往入睡后觉醒时间延长和总睡眠时间缩短。除此之外，失眠症患者通常不伴随客观的日间过度思睡和不经意的日间睡眠发作，但这种情况经常见于睡眠不足综合征患者。

5. 短睡眠 在正常人群中由于个体的差异存在睡眠变异，睡眠持续时间可以差异很大。有些短睡眠患者可能过分关注自己的睡眠持续时间，但与失眠症患者相比，他们没有入睡困难，而且缺乏特征性的日间症状。有些短睡眠患者可能期望或者试图睡得更多些，他们可能通过延长在床上的时间而产生一种类失眠样模式。

6. 环境性睡眠困难 当患者主诉存在干扰睡眠的环境因素时，就不能诊断为失眠症患者。各类环境因素包括噪声、光线、不适温度等均会影响多数人的睡眠。在妊娠威胁或非安全的场所也会干扰睡眠。此外，床伴的鼾声、睡眠期运动异常等也会干扰睡眠。只有当个体在适合睡眠的环境中仍有睡眠困难，或当失眠症状显示独立于环境因素之外时，才能诊断为失眠症。

（二）与精神障碍的鉴别

抑郁症患者可出现情绪低落、兴趣减退、精神运动性迟滞等核心症状，双相情感障碍可出现抑郁和躁狂症状，焦虑症患者除了有典型的焦虑、恐惧、担心外，还常伴有心慌、呼吸加快等自主神经症状。此外，其他的精神障碍也是失眠症常见的原因。

（三）与躯体疾病的鉴别

躯体疾病包括神经系统疾病、内分泌系统疾病、心血管系统疾病、呼吸系统疾病、消化系统疾病、泌尿生殖系统疾病、肌肉骨骼系统疾病等全身各大系统疾病所致的失眠症状。故详细的病史询问、体格检查和相关实验室检查也是必要的。

（四）与其他类的鉴别

精神活性物质或药物包括抗抑郁药物、中枢兴奋性药物、心血管药物、麻醉性镇痛药、平喘药等，以及酒精和烟草等物质均可诱发失眠。精神活性物质和药物的使用也可诱发失眠，故应了解失眠症患者的生活方式、药物使用史，以助于鉴别。

第三节 常用评估量表

临床评估除了病史收集、查体、精神检查和实验室检查外，量表是重要的辅助手段。量表主要有 3 大类，即诊断量表、症状量表和用于某些特定目的的量表，如不良反应量表，用以评定精神药物不良反应的严重程度；社会功能缺损量表用以评定患者的社会适应功能缺陷程度。量表评定的操作方法主要有两种，自评和他评；其中，他评又有观察评定和检查评定两种方法，也可两者结合。检查评定的方法有定式检查、非定式检查和半定式检查。

一、诊断量表

精神医学中的诊断量表是与一定的诊断标准系统相配合，用于诊断各种类型精神障碍的工具。目前国际上常用的诊断标准系统有世界卫生组织（World Health Organization，WHO）编制的《疾病和有关健康问题的国际统计分类》（第 10 次修订版）（ICD-10），美国精神医学会（American Psychiatric Association，APA）编制的《精神障碍诊断和统计手册》（第Ⅳ版）（DSM-Ⅳ）。在中国，有中华医学会精神科分会编制的《中国精神障碍分类与诊断标准》（第 3 版）（CCMD-3）。只有在罹患的疾病符合诊断标准时，方能做出具体的疾病诊断。

WHO 的 ICD-10 配套编制了半定式检查诊断量表——神经精神病学临床评定表（SCAN）和定式检查诊断量表——复合性国际诊断用检查（CIDI）。这两个量表的编制过程也注意到适用美国的 DSM-Ⅳ。美国 First 等（1996）编制的诊断量表——用于 DSM-Ⅳ轴Ⅰ障碍的临床定式检查（SCID）专与 DSM-Ⅳ配套。在中国，陈彦方等（1992）编制的诊断量表——用于精神障碍的诊断量表（DSMD）专与中国的《中国精神障碍分类与诊断标准》（第 2 版）（CCMD-2）、第 2 版修订本（CCMD-2R），以及第三版（CCMD-3）配套。经过现场测试工作中的实践应用，发展成为健康与疾病的定量测试法（RTHD），既适用于 CCMD-3，也适用于 ICD-10 和 DSM-Ⅳ，因此通用性较好。

（一）健康与疾病的定量测试法

健康与疾病的定量测试法（rating test for health and diseases，RTHD）由陈彦方等编制，作为 CCMD-3 的配套诊断量表，由于包含睡眠障碍的有关条目，并可与 ICD-10、DSM-Ⅳ 等诊断标准配套，适用性很广。RTHD 的特点：①规定躯体和精神检查的范围，主要包括躯体症状和精神症状及其强度、频度和持续时间；②规定检测症状的询问方法、躯体和精神检查的顺序和过程；③纳入实验室检查条目；④克服了既往诊断量表难以评定不典型的临床病例的不足，可用于临床实践，并为建立个人健康档案提供良好条件。RTHD 网络版已在宁波市精神卫生中心安装使用，效果良好，本书推荐 RTHD 作为首选诊断量表。

1. 组成 RTHD，即供普通大众应用的健康与疾病定量测试法 – 大众版（rating test for health and diseases–person self rating，RTHD-P），是内容类似 CIDI 的自评量表。RTHD 的临床版（RTHD-C）和科研版（RTHD-R）编排顺序类似精神科病历，具体分为有机联系的两部分，即第一部分的描述部分和第二部分的量表。门诊医生应用 RTHD 临床版（RTHD-C），其描述部分为详细的精神科门诊病历，在用计算机书写病历后，进行量表评定。住院医生应用 RTHD 科研版（RTHD-R），由于是在传统住院大病历的基础上进行量化后形成的诊断量表，并且已经开发成为计算机软件。如果受检者事先完成 RTHD-P 或在门诊完成了 RTHD-C 评定，通过数据共享系统自动传输到 RTHD-R 中，使接诊住院患者的医生，只要在此基础上进一步完成病历和 RTHD-R 评定即可，可节省一半时间和精力。因此，RTHD 既保持传统手写病历详细描述的优点，又有量化后通过数据库对数据进行二次开发和计算机逻辑诊断的特点。

检测表

RTHD-R 的项目分 18 节，具体如下：

第 1 节：健康与疾病的定量测试法（RTHD）指导语；

第 2 节：一般资料；

第 3 节：主诉症状与病程；

第 4 节：现在史、过去史、个人史、家族史；

第 5 节：疾病有关因素；

第 6 节：烟；

第 7 节：酒；

第 8 节：物质滥用或乱用；

第 9 节：躯体健康；

第 10 节：治疗；

第 11 节：外表与一般状态；

第 12 节：感知觉；

第 13 节：思维；

第 14 节：情感；

第 15 节：行为；

第 16 节：社会功能量表（SFRS）；

第 17 节：交谈检查质量；

第 18 节：诊断。

RTHD 的组成已经考虑到适应医学的生物 – 心理 – 社会模式。通过 RTHD 测试，临床医生应能做出轴Ⅰ精神障碍、轴Ⅱ人格特征与人格障碍/改变、轴Ⅲ躯体健康情况与疾病、轴Ⅳ应激源、轴Ⅴ社会功能、轴Ⅵ现状总评、轴Ⅶ诊断轴间关系等七轴诊断。

RTHD 附有计算机软件，医生在完成 RTHD 后，导入逻辑判别系统（LVS），可得到相应疾病的诊断、治疗和护理建议。

2. **评定注意事项**　由经过训练的精神科医生担任。一次评定约需 1.5 小时。评定者应熟记 RTHD 规定，并在评定前熟悉医疗记录（病历等）或询问知情人，尽可能多地掌握有关资料。评定一开始就可从受检者最关心的章节开始。例如，对失眠者先进行第 9 节躯体健康、第 13 节思维和第 14 节情感等项目。根据具体情况，很自然地在临床躯体检查和精神检查过程中与受检者交谈，让受检者感到医生正在为他进行一次全面详细的检查。评定者应熟记全部躯体检查和精神检查项目，不应查阅 RTHD 文本，以免破坏检查气氛。

3. **结果分析和应用评价**　RTHD 经全国量表协作组现场测试结果满意。我们在现场测试中，系统进行 RTHD 与 APA 的用于 DSM–Ⅳ轴Ⅰ障碍的临床定式检查（structured clinical interview for axis Ⅰ DSM–Ⅳ，SCID–Ⅰ）的比较。SCID–Ⅰ的明显缺点之一是编排不符合临床工作习惯，难以为临床医生接受。尤其在交谈检查时，需不断查阅文本，甚至要求照本宣读，往往影响检查交谈的气氛，使受检者常提出以后不再希望进行这类的检查和交谈。RTHD 较好地解决了上述问题。RTHD 适用于各种失眠的临床评估。

（二）用于 DSM-Ⅳ轴Ⅰ障碍的临床定式检查

SCID-Ⅰ是 First 等为 DSM-Ⅳ配套设计的半定式诊断量表。SCID-Ⅱ是用来评定 DSM-Ⅳ轴Ⅱ人格障碍的工具。其中有 10 种诊断见于 DSM-Ⅳ人格障碍部分，作为一种独立诊断工具出版（First et.al.，1996），本节只介绍 SCID-Ⅰ。

1. **组成** SCID-Ⅰ有两种版本，即 SCID-Ⅰ研究版（SCID-IZR）和 SCID临床版（SCID-CV）。前者又分为用于检查患者的 SCID-I/P、用于筛查患者的 SCID-I/P 删节（SCID-I/P/PSYCOTIC SCREEN），以及用于检查非患者的 SCID-Ⅰ-NP 三种。SCID-CV 只包含临床实践中最常见的 DSM-Ⅳ轴Ⅰ障碍的评定。SCID-Ⅰ-NP（非患者版）是对尚未确定研究对象是否患有精神病的研究设计的。

2. **项目评定**

（1）SCID-I/P 的评定流程 在开始检查是否符合某种特殊的 DSM-Ⅳ诊断前，SCID-I/P 先对现有疾病和过去躯体、精神症状发作进行整体回顾。评定需要费时 1.5~2 小时。在 SCID 轴Ⅰ诊断完成后，也可进行轴Ⅱ诊断。对某些患者，SCID 评定可能要分几次进行。

（2）SCID 评定的时间和疾病种类框架 SCID 可确定轴Ⅰ诊断是否曾经存在（曾患病），如果用 SCID 判断现患疾病，其时间界定为 1 个月。但下面这些疾病则不然，SCID 仅能确定是否为现患疾病，包括心境恶劣障碍、广泛性焦虑障碍、躯体形式障碍，以及适应障碍。SCID 评定 DSM-Ⅳ的轴Ⅰ精神障碍诊断时，用终生患病和现患两种表达方式列出。

SCID 没有设置失眠症的评定，因此，本书不推荐使用 SCID 作为原发性失眠和继发性失眠的诊断量表。

（三）复合性国际诊断用定式检查

复合性国际诊断用定式检查（composite international diagnostic interview，CIDI）是由美国 Robins 等编制，自诊断用检查提纲（DIS）发展而成，也可与 ICD-10 配套使用。CIDI 是目前国际公认的适用于非精神卫生专业人员使用的精神障碍流行病学调查工具。使用 CIDI 可以调查精神障碍在不同时间、不同地区和不同人群中的分布，探讨疾病的危险因素及疾病负担和卫生服务的利用，为制定预防控制精神障碍的策略和措施提供科学依据。

由北京医科大学（现北京大学医学部）精神卫生研究所黄悦勤课题组完成

CIDI 的临床信效度测试，可以作为精神障碍流行病学研究的筛查和诊断工具。

CIDI 的重要缺点之一，是询问流程复杂，访谈时间较长，询问程序刻板。像其原型 DIS 那样，CIDI 是为非专业人员设计的，主要用于流行病学调查。对不合作患者不适用。

（四）神经精神病学临床评定量表

神经精神病学临床评定量表（schedules for clinical assessment in neuropsychiatry, SCAN）是 J.K.Wing 在精神状态现状检查第 9 版（PSE-9）的基础上编制而成的半定式诊断量表，是目前 WHO 推荐供精神科医生与 ICD-10 配套使用的诊断量表，国内已有北京大学精神卫生研究所翻译的中译本，本书介绍的 SCAN 为 1992 年版本。

1. 组成　SCAN 由下列 4 部分组成：第一部分为非精神病性症状的评定；第二部分为精神病性症状的评定；第三部分为项目组清单；第四部分为病史资料，以及 SCAN 的症状定义（沿用 PSE-9 的症状定义汇编）。简介如下：评定者由经过训练的精神科医生担任，一次评定需 1.5~2 小时。评定者应在评定前熟悉医疗记录（病历等）或询问知情人。在询问时，应根据具体情况，很自然地用临床精神检查方式与受检者交谈。

2. 结果分析与应用评价　SCAN 是目前应用较广的半定式诊断量表之一。在我国于 1989 年由 14 个单位协作对 1988 年版本也进行了信效度测试。SCAN 的评定包括主要评定期（PS 与 PE）和次要评定期（RE 与 IH），因此注意到疾病不同时期的纵向评定。加之，项目覆盖面广，并注意识别有关症状的病因病理，这无疑提高了量表的效度与适用性。SCAN 不包括 ICD-10 分类中的某些障碍，如 F0 器质性（包括症状性）精神障碍，F6 成人的人格和行为异常，F7 精神发育迟滞，F8 发育障碍，F9 儿童和少年期行为情绪障碍等，以及本书的原发失眠症和继发性失眠症。

二、症状量表

症状量表可分为自评量表和他评量表两类，自评量表主要反映就诊者主观感受到的症状严重程度，他评量表则反映客观评价的症状严重程度。由于失眠者一般有自知力障碍，有求治欲，所以，比较适合采用方便省力的自评量表。如果能将自评和他评相结合，则避免就诊者的主观加重诉述病情的倾向，较准确地评估症状严重程度。症状量表可作为疾病的一般资料，评估有无靶症状及其程度，如定期随访测定可作病情变化的监测指标及反映疗效的指标。常用量表见表 4-1。

表 4-1　常用失眠相关症状量表

量表	缩写	测评方式
匹兹堡睡眠质量指数	PSQI	自评 / 他评
健康与疾病定量测试法 – 大众版	RTHD-P	自评 / 他评
睡眠损害量表	SII	自评 / 他评
睡眠个人信念和态度量表	BASS	他评
儿童睡眠障碍量表	SDSC	他评
临床疗效总评量表	CGI	他评
汉密尔顿焦虑量表	HAMA	他评
汉密尔顿抑郁量表	HAMD	他评
治疗不良反应量表	TESS	他评

（一）匹兹堡睡眠质量指数（Pittsburgh sleep quality index，PSQI）

由美国精神科医生 Buysse 于 1989 年编制。用于评定被试者最近 1 个月的睡眠质量。由 19 个自评条目和 5 个他评条目构成，其中第 19 个自评条目和 5 个他评条目不参与计分，在此仅介绍参与计分的 18 个自评条目。18 个条目组成 7 个成分，每个成分按 0~3 分计分，累积各成分得分为 PSQI 总分，总分范围为 0~21 分，得分越高，表示睡眠质量越差，并可了解患者的睡眠质量、睡眠潜伏期、睡眠持续时间、睡眠效率、服用催眠药情况和白天功能障碍。被试者完成测评需要 5~10 分钟。

检测表

指导语：

下面一些问题是关于你最近 1 个月的睡眠情况，请选择或填写最符合你近 1 个月实际情况的答案。请回答下列问题：

1. 近 1 个月，晚上上床睡觉通常是____点钟。

2. 近 1 个月，从上床到入睡通常需要____分钟。

3. 近 1 个月，通常早上____点起床。

4. 近 1 个月，每夜通常实际睡眠____小时（不等于卧床时间）。

对下列问题请选择一个最适合你的答案：

5. 近 1 个月，因下列情况影响睡眠而烦恼：

5a. 入睡困难（30 分钟内不能入睡）①无；②＜ 1 次 / 周；③ 1~2 次 / 周；④≥ 3 次 / 周

5b. 夜间易醒或早醒 ①无；②＜ 1 次 / 周；③ 1~2 次 / 周；④≥ 3 次 / 周

5c. 夜间去厕所 ①无；②＜ 1 次 / 周；③ 1~2 次 / 周；④≥ 3 次 / 周

5d. 呼吸不畅 ①无；②＜ 1 次 / 周；③ 1~2 次 / 周；④≥ 3 次 / 周

5e. 咳嗽或鼾声高 ①无；②＜ 1 次 / 周；③ 1~2 次 / 周；④≥ 3 次 / 周

5f. 感觉冷 ①无；②＜ 1 次 / 周；③ 1~2 次 / 周；④≥ 3 次 / 周

5g. 感觉热 ①无；②＜ 1 次 / 周；③ 1~2 次 / 周；④≥ 3 次 / 周

5h. 做噩梦 ①无；②＜ 1 次 / 周；③ 1~2 次 / 周；④≥ 3 次 / 周

5i. 疼痛不适 ①无；②＜ 1 次 / 周；③ 1~2 次 / 周；④≥ 3 次 / 周

5j. 其他影响睡眠的事情 ①无；②＜ 1 次 / 周；③ 1~2 次 / 周；④≥ 3 次 / 周

如有，请说明：

6. 近 1 个月，总的来说，你认为自己睡眠质量 ①很好；②较好；③较差；④很差

7. 近 1 个月，你用药催眠的情况 ①无；②＜ 1 次 / 周；③ 1~2 次 / 周；④≥ 3 次 / 周

8. 近 1 个月，你常感到困倦吗？①无；②＜ 1 次 / 周；③ 1~2 次 / 周；④≥ 3 次 / 周

9. 近 1 个月，你做事情的精力不足吗？ ①没有；②偶有；③有时有；④常有

各成分含义及计分方法如下：

Ⅰ. 睡眠质量（subjective sleep quality）

【条目 6】很好 =0，较好 =1，较差 =2，很差 =3

Ⅱ. 入睡时间（sleep latency）

（1）【条目 2】≤ 15 分钟 =0，16~30 分钟 =1，30~60 分钟 =2，＞ 60 分钟 =3

（2）【条目 5a】无（次 / 周）=0， ＜ 1 次 / 周 =1，1~2 次 / 周 =2，≥ 3 次 / 周 =3

（3）成分Ⅱ（入睡时间）得分 = 条目 2 + 5a 计分累加为 0=0，1~2=1，3~4=2，5~6=3

Ⅲ. 睡眠时间（sleep duration）

成分Ⅲ得分=【条目4】＞7（小时）=0, 6~7（小时）=1, 5~6（小时）=2, ＜5（小时）=3

Ⅳ.睡眠效率（habitual sleep efficiency）

（1）床上时间=【条目3】起床时间—【条目1】上床时间

（2）睡眠效率=【条目4】睡眠时间／床上时间×100%

（3）成分Ⅳ得分=睡眠效率＞85%=0, 75%~84%=1, 65%~74%=2, ＜65%=3

Ⅴ.睡眠障碍（sleep disturbance）

【条目5b】至【条目5i】计分：无=0次／周, ＜1=1, 1~2=2, ＞3=3

成分Ⅴ得分=累加5b~5j计分, 累计分0=0, 1~9=1, 10~18=2, 19~27=3

Ⅵ.催眠药物（used sleep medication）

成分Ⅵ（催眠药物）得分=【条目7】计分0次／周=0, ＜1次／周=1, 1~2次／周=2, ≥3次／周=3

Ⅶ.日间功能障碍（daytime dysfunction）

（1）【条目8】计分0次／周=0, ＜1次／周=1, 1~2次／周=2, ＞3次／周=3

（2）【条目9】计分为没有=0, 偶尔有=1, 有时有=2, 经常有=3

（3）成分Ⅶ（日间功能障碍）得分=条目8＋9计分0=0, 1~2=1, 3~4=2, 5~6=3

PSQI总分=（成分）Ⅰ＋Ⅱ＋Ⅲ＋Ⅳ＋Ⅴ＋Ⅵ＋Ⅶ

（二）其他症状量表

1. 健康与疾病定量测试法－大众版（RTHD-P） 是供普通大众对身心健康进行自我测评的量表，包括受检者自评量表、知情人评定量表和医务人员评定量表三种，是由经过培训的医务人员现场督导帮助抑郁发作患者（填写受检者用RTHD-P）及其家属（填写知情人用RTHD-P）分别进行的自评量表。当场再由现场医务人员核对两份自评量表，对评定不一致的条目进行澄清，填写完成医务人员使用的RTHD-P。由此解决了自评量表的信度和效度问题。RTHD-P的84项条目包括一般资料、精神症状、躯体症状和社会功能评定，为精神科医生使用RTHD-R及进一步填写我国的城乡居民健康档案创造了良好条件。

2. 睡眠损害量表（sleep impairment index, SII） 是一个7项目5级评分的量表，用于评估睡眠损害程度，包括对白天功能的干扰程度，失眠引起的苦恼程度,对目前睡眠形式的满意程度及失眠是否对人的影响达到明显程度等。包括患者自评量表、评定量表和配偶评定量表三种。

3. **睡眠个人信念和态度量表**(beliefs and attitudes about sleep scale,BASS) 用于辨别患者入睡前出现在大脑中特别严重影响情绪的非理性思念。由 30 个问题及 5 个分量表组成:包括引起失眠的具体原因、诱发或加重失眠后果的不良原因、对睡眠的不现实期望、对知觉控制减弱的信念与认识及对帮助睡眠的相关方法的不正确信念和认识。

4. **儿童睡眠障碍量表**(sleep disturbances scale for children,SDSC) 用于临床或普通在校儿童的失眠问题。此表由 26 个项目组成 6 个因子,包括睡眠呼吸障碍和过度嗜睡障碍等因子。

5. **临床疗效总评量表**(clinical global impression,CGI) CGI-C(the clinical global impression of change scale)是 Guy(1976)发表的临床医生对病情变化的总体印象量表,后演变出多种版本。该类量表目前已经广泛用于临床病情总体变化和药物试验评定,对多种疾病都适用。一般由医生进行评定。

6. **汉密尔顿焦虑量表**(Hamilton anxiety scale,HAMA) 由 Hamilton 于 1959 年编制。它是精神科临床中常用的量表之一,包括 14 个项目。

(1)项目和评定标准

检测表

HAMA 所有项目采用 0~4 分的 5 级评分法,各级的标准为:0 = 无症状;1= 轻;2= 中等;3= 重;4= 极重。

1)焦虑心境;

2)紧张;

3)害怕;

4)失眠;

5)认知功能;

6)抑郁心境;

7)肌肉系统症状;

8)感觉系统症状;

9)心血管系统症状;

10)呼吸系统症状;

11)胃肠道症状;

12）生殖泌尿系统症状；

13）自主神经系统症状；

14）会谈时行为表现。

（2）评定注意事项

1）应由经过培训的两名医生对患者进行联合检查。采用交谈与观察的方式，检查结束后，两名评定者分别独立评分。做一次评定需10~15分钟。

2）评定的时间范围：入组时，评定当时或入组前一周的情况，治疗后2~6周，以同样方式，对入组患者再次评定，比较治疗前后症状和病情的变化。

3）主要用于评定神经症及其他患者的焦虑障碍症状的严重程度。

4）HAMA中，除第14项需结合观察外，所有项目都根据患者的口头叙述进行评分，同时特别强调受检者的主观体验，这也是编制者的医疗观点。

5）HAMA无工作用的评分标准，但一般可这样评分：①症状轻微；②有肯定的症状，但不影响生活与活动；③症状重，需加处理，或已影响生活活动；④症状极重，严重影响其生活。

7. 汉密尔顿抑郁量表（Hamilton depression scale，HAMD） 是目前临床上应用最普遍的抑郁症状他评量表，具有相当好的一致性，能较好地反映临床症状严重程度，且条目数量适中，有明确的操作用评定标准，简便易行。由于失眠问题、失眠症、焦虑和抑郁常同时存在，故也常需要评定焦虑、抑郁的严重程度。HAMD与HAMA的项目内容有交叉，因而不能据此作鉴别。

HAMD有17项、21项和24项3种版本，应用较广的是17项和24项版本。评定应由经过训练的专业人员进行，由评定员采用交谈与观察相结合的方式，按量表内容对就诊者进行检查后评分，个别项目尚需向家属或病房工作人员收集资料。做一次评定需15~20分钟，这主要取决于患者的病情严重程度及其合作情况，如严重阻滞时，所需时间更长。评定的时间范围一般为评定当时或一周内的情况。

评定结果主要看：

（1）总分　一般的划分线为：HAMD17项版本总分≥24分，可能有严重抑郁；≥17分，可能是轻或中度抑郁；≤7分，没有抑郁症状。

（2）因子分　①失眠/躯体化，由第10、11、12、13、15、17等6项组成；②体重，即第16项；③认知障碍，由第2、3、9、19、20、21等6项组成；④日夜变化，即第18项；⑤阻滞，由第1、7、8、14等4项组成；⑥睡眠障碍，由第 4、5、6 等 3 项组成；⑦绝望感，由第 22、23、24 等 3 项组成。

8. 治疗不良反应量表（treatment emergent symptom scale，TESS）
由美国国家精神卫生研究院（NIMH）编制于 1973 年。在同类量表中，项目最全，覆盖面最广，既包括常见的不良症状和体征，又包括若干实验室检查结果。

（1）项目、定义和评定标准 TESS 原版本要求对每项症状作三方面的评定：①严重度；②症状和药物的关系；③采取的措施。

其中"症状和药物的关系"栏分为：无关；基本无关；可能有关；很可能有关；肯定有关等 5 个等级（量表协作组经应用后，删除了这一栏，规定只有可能或肯定和治疗有关的症状才予以评定）。

"采取的措施"栏，评定针对不良反应所作处理，分成 0~6 分 7 个等级：0 分为不需任何处理；1 分为加强观察；2 分为予拮抗药；3 分为改变剂量；4 分为改变剂量并予拮抗药；5 分为暂停治疗；6 分为终止治疗。

"严重度"栏，评定症状的严重水平（0~4 分）：0 分为无该项症状；1 分为极轻或可疑；2 分为轻度，指不影响功能活动，患者因之稍有烦恼，只有模棱两可的证据证明症状存在，或完全基于患者的报告；3 分为中度，一定程度的功能影响，但对生活无严重影响，患者因而感到不舒服或不安，可直接观察到症状的存在；4 分为重度，严重影响患者的活动和生活。就具体症状而言，有些症状只要肯定存在，其严重度至少达到中度。原版本提出了一份用于成人的严重度评定指南，简介于下（有些项目的评定标准，原版中缺如，由量表协作组补定，以＊号标出）。

（2）评定注意事项

1）用于评定各种精神药物引起不良反应的成年患者。

2）有些症状较轻，难以判断是否系治疗所致，为谨慎起见，宜将可能与治疗有关者也加以评定，并在表格中注明，分析时再定取舍。

3）在评定中发现 B 栏症状和药物的关系，颇难评定，且带主观性。例如，在研究某一新药，要判断某一项症状与该药物的关系，感到十分困难，因而，在实际应用中，仅取 A 栏与 C 栏。

（3）评定

检测表

1）中毒性意识模糊；

2）兴奋激越；

3）情绪抑郁；

4）活动增加；

5）活动减退；

6）失眠；

7）嗜睡；

8）血象异常；

9）肝功能；

10）尿化验异常；

11）肌强直；

12）震颤；

13）扭转运动；

14）静坐不能；

15）口干；

16）鼻塞；

17）视物模糊；

18）便秘；

19）唾液增加；

20）出汗；

21）恶心呕吐；

22）腹泻；

23）血压降低；

24）头昏和头晕；

25）心动过速；

26）血压升高；

27）心电图（ECG）异常；

28）皮肤症状；

29）体重增加；

30）体重减轻；

31）食欲减退和厌食；

32）头痛；

33）迟发性运动障碍（TD）；

34）~36）见说明 a。

说明：

a. 第 34~36 项，供填入未能包括在以上项目中的症状，其严重度按前述基本原则评定。

b. 最后两项为总评。A 为严重度总评（他评或医生评）。B 为痛苦程度总评（患者自评）。均是和同一研究其他患者比较的结果（0~3 分）：无；轻；中；重。

c.TESS 结果，可得到 A 栏和 C 栏的单项分和总分，以及总评的单项分。最常见的统计指标为 A 栏（严重度）的单项分和总分。这些症状可按系统分为行为毒性、化验异常、神经系症状、自主神经症状、心血管系症状和其他症状等 6 类，分别予以统计。

（4）应用评价

1）本量表的优点是包括各系统的症状，可反映全面的不良反应，此外注明该症状与药物的关系，可避免与疾病症状的混淆。

2）在各种评定精神科治疗不良反应的评定量表中，TESS 是较为详细而又实用的一种。

3）此量表是 WHO 协作研究中经常使用的一种不良反应量表。

4）缺点为内容过于庞杂，缺乏针对性。

本书不推荐精神障碍患者使用自评量表，如抑郁自评量表（self-rating depression scale，SDS）和焦虑自评量表（self-rating anxiety scale，SAS）。因为现场测试证实在我国使用时，受检者感到操作困难，不容易掌握，不能客观反映抑郁发作或焦虑发作的有关症状及其严重程度和变化。我们发现即使初中或文化程度更高的自评者也不能正确填写 SDS 或 SAS。尤其对于来自农村的患者填写这类自评量表中的反向提问的问题更是错误连连，而具有精神病性症状或自知力受损的患者也不适宜使用自评量表。为此建议在有条件的场合，使用健康与疾病定量测试法－大众版（RTHD-P）。RTHD-P 是由经过培训的医务人员（一般为临床心理师、护士或医学生）现场督导帮助抑郁发作患者（填写受检者用 RTHD-P）及其家属（填写知情人用 RTHD-P）分别进行的自评量表。再由现场医务人员核对两份自评量表，对评定不一致的条目进行澄清，填写完成医务人员使用的 RTHD-P。由此解决了上述自评量表的信度和效度问题。RTHD-P 的 84 项条目包括一般资料、精神症状、躯体症状和社会功能评定，较好解决了共病情况的症状量表评定问题，为精神科医生使用 RTHD-R 及进一步填写我国的城乡居民健康档案创造了良好条件。

第四节　睡眠检测

由于失眠容易伴发躯体症状，而躯体疾病也常是导致继发性失眠的原因，因此，仔细而合理的实验室检查和特殊检查非常必要。既要获得足够的证据，排除躯体疾病导致或诱发的可能，又要防止医疗资源过度使用。

实验室检查方法很多，应注意在仔细采集病史和查体的基础上，适当选择实验室检查项目。选择实验室检查项目时，要考虑患者的经济能力。适当的实验室检查，可使大部分患者缩小诊断范围和肯定诊断。

一、常规实验室检查

应包括血生化（如血钾、空腹血糖、总胆固醇、甘油三酯、高密度脂蛋白胆固醇、低密度脂蛋白胆固醇、尿酸、肌酐等），全血细胞计数，血红蛋白和血细胞比容；尿液分析（尿蛋白、糖和尿沉渣镜检）；心电图。必要时做脑脊液、脑电图（EEG）及脑影像学检查（CT 或 MRI 等）和各项心理测查等。

二、多导睡眠记录仪（PSG）

多导睡眠记录仪集中了许多生理记录设备的功能于一身，可记录受检者的脑电图、心电图、血氧饱和度、眼动图、口鼻气流等情况。通过对图形的分析，医生可了解受检者的睡眠质量。受检者在睡眠中，意识水平低，躯体呈现惰性状态。如心率变慢，呼吸节律慢而深，血压下降，基础代谢率降低（5%~10%），全身肌张力降低，肌腱反射减弱等。但副交感神经系统的活动增加，如瞳孔缩小、胃液分泌量增加、多汗等。在整个睡眠过程中躯体的生理活动有着周期性变动，例如周期性心率和呼吸节律不均匀，间歇性血压升高，瞳孔散大，出现短时期的眼球同向快速活动，脑血流量增加，外阴充血，阴茎勃起，肢体肌肉阵挛性跳跃，血液中一些生化物质（如 17- 羟皮质酮、胆固醇等）变化。根据对睡眠时 EEG 及眼震电图的连续监测，可将睡眠划分为非快速动眼（nonrapid eye movement，NREM）睡眠与快速动眼（rapid eye movement，REM）睡眠。

（一）NREM 睡眠

NREM 睡眠也称正相睡眠或高电压慢波睡眠、正常睡眠。首先由此期开始在眼震电图上并无眼球的同向快速运动，随着睡眠由浅入深，EEG 波幅由低而高，频率由快而慢。按照夜间多导睡眠 EEG 的改变，NREM 分为 4 期。

1. 慢波睡眠Ⅰ期（SWS Ⅰ，思睡期） 处于嗜睡状态，对周围事物的注意力下降。夜间睡眠 EEG 开始时 α 波波幅增高，区域扩大，然后 α 波减少，频率变慢，波幅降低，常为短程或成对出现。此时低波幅快波活动增加，有时与 α 波呈交替性出现，并可有 θ 波增加。α 波成对出现与低波幅快波的增多是此期的特点。

2. 慢波睡眠Ⅱ期（SWS Ⅱ，浅睡期） α 波逐渐消失，初期以低幅 θ 波和 β 波为主，如有外界刺激，α 波可再现。后期 θ 波增加，并出现高波幅的尖波或慢波，以顶部最显著，在有听刺激时更易发生，称顶尖波，但老年人常不明显。少数人在此期枕部可见正相尖波。

3. 慢波睡眠Ⅲ期（SWS Ⅲ，中睡期） 慢波增多，波幅增高，频率进一步减低，为 1~6Hz 的 δ 波和 θ 波。常出现短程低电压 13~15Hz 的规律性梭形波，每次持续 0.5~1 秒，开始在中央部，然后扩展至额部及顶部。梭形波是此期的特点。此外，突然的声音刺激能引起额部短程中至高波幅不规则 α 波，有时在慢波后伴有快活动，称为 K 综合波。

4. 慢波睡眠Ⅳ期（SWS Ⅳ，深睡期） 进入深睡眠。梭形波节律逐渐变慢至 10~12Hz，直至消失，外界刺激也已不能引起 K 综合波。1~2Hz 高波幅的 δ 波逐渐占优势。最初以额部、中央部为多，随后扩展到颞部。极度深睡时则持续出现弥漫性 0.5~1Hz 的高幅 δ 波。

（二）REM 睡眠

也称异相睡眠，由慢波睡眠进一步发展到此期。眼震电图上出现 60~70Hz 的两眼同向的快速协同运动。EEG 表现为 δ 波的减退，出现低电压 θ 波与 β 波活动，并有低压的 α 波间歇出现。无梭形波或 K 综合波，也不为外界刺激诱发。少数人可在顶部、颞部出现尖波暴发。虽然 EEG 改变类似浅睡期，但事实上此期对外界刺激的觉醒阈最高。在此期中尚可见到一系列的躯体生理变化，如呼吸由深慢、均匀而变得浅快、不规则，脉搏、血压出现波动，躯体可出现广泛而频繁的肌肉抽动，尤以面部和手部为多见。一般持续 20~30 分钟，即又转入慢波睡眠Ⅰ期。如此周而复始，每隔约90分钟重复1次。一夜中的周期数决定于睡眠的长短，一般每夜4~6个周期。REM睡眠占20%~25%，NREM睡眠占75%~80%。

（三）失眠的夜间睡眠脑电图检测指征

1.除非明确知道白天嗜睡是睡眠不足所致，否则应做夜间睡眠脑电图检查。

2.主诉失眠，但需要进一步明确伴发症状的相关性。

3.各种睡眠障碍（如早、中、末段失眠）、睡眠过多、睡眠－觉醒节律障碍、睡眠呼吸暂停综合征和不安腿综合征等。

4.监测睡眠障碍的治疗效果。

（四）常用指标

1. 睡眠潜伏期　用持续夜间睡眠EEG检查，自记录开始到第一次出现持续3分钟的NREM睡眠，称睡眠潜伏期。正常时间为10~30分钟。如果入睡潜伏期超过30分钟为入睡困难。

2. 睡眠觉醒次数和时间

（1）PSG检查觉醒的标准是在睡眠分期的一个时段（如20~30秒）中，觉醒脑电的表现超过50%，一般大于5分钟的觉醒次数应少于2次，夜间觉醒总时间不超过40分钟。

（2）在睡眠过程中，机体由于受到内、外环境的各种刺激，在多导EEG上显示出现睡眠的背景下，出现3~14秒的α波时，称为唤醒（arousal）。唤醒时受检者并无觉醒感觉。正常时全夜每小时唤醒不应超过20次，但随年龄的增加，唤醒次数明显增加。唤醒可正常出现在NREM睡眠的浅睡时，深睡状态中甚少出现，且与年龄因素无关。

（3）睡眠总时间：指机体实际睡眠的总时间。应注意与上床后的卧床总时间区别，因为许多失眠患者在床上可躺很长时间而无法入睡。

（4）觉醒比：睡眠中总觉醒时间与睡眠总时间之比。

（5）睡眠效率：等于睡眠总时间/睡眠实验检查室记录时间（在家是指卧床总时间）。临床通常以大于80%作为正常的参考标准。

（6）睡眠维持率：等于睡眠总时间/入睡开始到晨间觉醒之间的时间。临床通常以＞90%作为参考标准。

（7）NREM 睡眠各期的比例：NREM 睡眠与 REM 睡眠交替，在一夜中周而复始，每隔约 90 分钟重复 1 次。一夜中的周期数取决于睡眠长短，一般每夜 4~6 个周期。在前几个周期中 SWS Ⅲ、SWS Ⅳ 较长，在后几个周期中 REM 睡眠较长。每晚整个睡眠中，REM 睡眠占 20%~25%，NREM 睡眠占 75%~80%。NREM 睡眠中，SWS Ⅰ 占 5%~10%，SWS Ⅱ 占 50%，SWS Ⅲ、SWS Ⅳ 占 20%。此外，尚有次数不定的短暂觉醒期，但醒后一般不能回忆。儿童有较多的 SWS Ⅲ、SWS Ⅳ，随着年龄的增长，SWS Ⅲ、SWS Ⅳ 逐渐减少，老年人实际上没有 SWS Ⅳ。睡眠时间较短的常人，REM 睡眠与 SWS Ⅳ 所占比例较小。大多数人的梦境只发生在 REM 期。入睡的人如在 NREM 睡眠期被唤醒，则醒后最初仍感倦怠欲睡。如在 REM 睡眠期被唤醒，则醒后意识清晰。

（五）REM 睡眠的分析指标

1.DREM 睡眠入睡潜伏期 是指睡眠第一阶段中从 NREM 睡眠第一阶段开始到 REM 睡眠出现的时间，通常为 70~90 分钟。REM 睡眠潜伏期缩短，主要见于发作性睡病和抑郁障碍。发作性睡病可在入睡后不经过 NREM 睡眠而直接进入 REM 睡眠，称 REM 起始睡眠。抑郁障碍患者睡眠断续，SWS Ⅲ、SWS Ⅳ 睡眠减少，REM 睡眠潜伏期缩短，快速眼动的密度增加，尤易出现第一个 REM 睡眠周期。REM 睡眠潜伏期的延长，多见睡眠凌乱或片断，常因失眠或睡眠期间呼吸障碍和不自主运动等受到干扰，使浅睡时出现大量的唤醒和觉醒，同时 NREM 睡眠受到干扰，而难以进入 REM 睡眠。

2.REM 睡眠次数 REM 睡眠一般为 4~5 次。痴呆患者和一些多巴胺减少的神经系统变性疾病中（如帕金森病），REM 睡眠次数和梦境会明显减少或消失。

3.REM 睡眠占睡眠总时间的百分比 正常 REM 睡眠应占睡眠总时间的 20%~25%。

4.REM 活动度 将每分钟 REM 睡眠分为 0~8 共 9 个单位，算出每个 REM 睡眠阶段中快速眼球运动的活动时间，然后折合成单位数，再将每个阶段的单位数相加，即为 REM 活动度。正常为 4080 个单位。

5.REM 强度 为 REM 活动度与睡眠总时间之比，正常为 10%~20%。

6.REM 密度 为 REM 活动度与 REM 睡眠时间之比，正常为 50%~90%。

三、便携式睡眠监测仪

标准 PSG 检查为诊断和评价阻塞性睡眠呼吸暂停严重程度的标准检查。但是标准 PSG 监测存在设备与检查环境要求高，检查和分析技术复杂，人力消耗大，费用相对昂贵的特点，因此，寻找费用相对节省而同时能够满足临床需要的诊断方法也越来越为人们所重视。1980 年末，便携式睡眠监测设备得到了广泛应用。

（一）应用指征

无医务人员值班的便携式设备的使用仅限于以下情况：

1. 患者有严重的临床症状提示存在阻塞性睡眠呼吸暂停（响亮的鼾声、被发现存在呼吸暂停、夜间睡眠期出现噎呛、日间思睡、高血压及中至重度肥胖），必须尽快进行治疗而暂时无法安排 PSG 检测者。

2. 因病情无法移至睡眠监测室进行检查的患者。

3. 经过标准多导睡眠检查确定诊断并已经开始治疗后，可应用便携式多导睡眠仪进行随访，评估治疗效果；症状复发时复查，尤其是当需要重复多次复查时。

（二）不宜使用的情况

1. 不应用于常规评价阻塞性睡眠呼吸暂停。

2. 不应用于单个症状的评价，如日间思睡（不伴有打鼾及呼吸暂停）或打鼾（不伴有日间思睡和呼吸暂停），或者仅仅因为便携式装置检查较方便。

3. 不应用于病情不稳定的门诊患者（这类患者在检查中可能需要医疗看护）。

4. 不应用于"高危"（肥胖、高龄）但无症状患者的筛选。

5. 不应用于症状轻微的患者；由于检查阴性预测值较低，故如果检查结果为阴性，仍需要进行标准 PSG 监测。

6. 不应用于患者家庭 CPAP 压力滴定。

（三）便携式睡眠监测仪的优缺点

1. 优点

（1）易接近性　在睡眠监测室有限的地区，或是患者自身疾病因素，患者接受标准 PSG 监测存在障碍。使用便携式设备，可以在患者家中、不具备睡眠呼吸检查条件的医院、疗养院等地方进行检查，对无法移动的患者还可以在病房等处进行检查。

（2）节省费用　便携式设备省去了技术员的整夜值班监视、电极安置等，节省了费用。

（3）患者的易接受性　一些患者可能对睡眠监测室的陌生环境或是监测室的床具等存在焦虑的情绪，在家中使用便携式设备进行检查可能更易于接受。

2. 缺点

（1）结果的不可靠性　可能因为仪器故障、电极脱落、电源问题、患者或家属的误操作等导致数据丢失，造成检查结果不可靠。

（2）诊断的局限性　Ⅱ级便携式设备可能因为没有技术员的整夜值班监视，可能出现伪迹，影响疾病的诊断。Ⅲ、Ⅳ级仅限于阻塞性睡眠呼吸暂停的诊断。

（3）安全性　使用便携式设备在患者家中进行检查可能存在一系列安全问题，如患者出现心肺功能异常、仪器用电安全及消毒灭菌等问题。

四、体动记录仪

评估睡眠的"金标准"是多导睡眠监测，能记录 NREM 期睡眠（1~3 期睡眠）和 REM 期睡眠，总睡眠时间、总清醒时间、入睡潜伏期等信息。手腕式体动记录仪是基于睡眠状态下极少有肢体运动而清醒状态下运动增加这一原理设计的。虽不能代替脑电图和 PSG，但也有其自身的优点：费用低廉，可以在自然环境下记录睡眠状态，能够记录日间和夜间的行为活动，以及能够进行长时间记录；对于无法适应睡眠实验室环境的受试者，例如，失眠患者、儿童和老年人等，他们在睡眠实验室环境或传统 PSG 复杂导联连接下可能难以入睡，因此，对这类群体的研究特别有价值；受试者的睡眠和觉醒时间更接近平时习惯，能更准确地评估自然睡眠持续时间；是随访研究和判断临床疗效的重要工具。

（一）体动记录仪原理

该技术的基本原理是基于睡眠时极少有肢体活动，而在清醒状态下活动增多。目前多款产品具有防水功能，只有腕表大小，轻便，易于被受试者接受，能够保证在持续数天或数周内每天 24 小时不间断监测，并可绘制出每日的睡眠清醒周期图，用于诊断和评估多种临床睡眠障碍及治疗结果。有的能够记录核心体温，使对居家环境下昼夜节律的临床和实验性研究成为可能。多数体动记录仪都有时间按键，受试者在经历某个事件时，比如关灯、起床，可以按下按键。数据经过数字化处理后，电脑将自动对清醒和睡眠进行评分并统计汇总，记录到的参数有：总睡眠时间、睡眠时间百分比、总清醒时间、清醒时间百分比、觉醒次数、觉醒间隔时间和入睡潜伏期等信息。多项研究表明，健康受试者中，体动记录仪和 PSG 测量的总睡眠时间有良好的一致性，灵敏度达到 90%。

（二）主要适应证

1. 帮助确定正常健康成人和可疑的某些睡眠障碍患者的睡眠模式。

2. 协助评估患者疑似昼夜节律障碍患者，如睡眠时相提前综合征、睡眠时相延迟综合征（DSPS）、倒班所致睡眠障碍；时差和非 24 小时睡眠觉醒综合征，并帮助评估其治疗效果。

3. 对不能进行 PSG 监测的阻塞性睡眠呼吸暂停综合征患者，可用体动记录仪评估总睡眠时间。结合监测呼吸事件，使用体动记录仪比使用卧床时间可能更加提高评估阻塞性睡眠呼吸暂停严重程度的精确度。

4. 失眠患者，包括失眠相关的抑郁症，体动记录仪可描述昼夜节律模式或睡眠障碍的模式，并评估其治疗效果。

5. 确定思睡患者的昼夜模式及评估平均每日的睡眠时间。

6. 特殊人群和特殊环境的使用。用于描述和监测正常婴儿和儿童、生活在社区或老年疗养院的老年人睡眠昼夜节律模式和记录治疗效果，尤其是用于联合其他的方法，如睡眠日记和（或）照顾者，观察评估治疗效果。

对于周期性肢体运动障碍患者，可以将体动记录仪放置于跖趾关节处进行腿动的监测。

（三）方法技巧

体动记录仪一般佩戴在非利侧手的手腕上。在婴儿的研究中，放置在婴儿的下肢。多数体动记录仪都配有类似塑料手表带的腕带，对此类材料过敏者，可选择毛巾面料和尼龙搭扣的腕带。现在也有体动记录仪是和腕带一体的设备，更方便佩戴。如果受试者清醒时安静地躺在床上不活动，将被错误地判定为睡眠期，导致错误地评估睡眠时间，因此佩戴体动记录仪应记录睡眠日记，将每天上床睡眠的时间及任何特殊活动或设备摘除（比如洗澡和游泳）的时间记录下来，结合睡眠日记对监测结果进行编辑和分析，以增加监测结果的准确性。如果使用带光感记录的设备，应特别注意防止感光区被患者的衣袖遮蔽。可以将活动记录仪套在衣袖之外或将衣袖卷起以保证感光区的暴露。

（四）局限性

与 PSG 监测相比，体动记录仪对于健康受试者的结果可靠，但不能测量睡眠阶段。手腕式体动记录仪是基于睡眠状态下极少有肢体运动而清醒状态下运动增加这一原理设计的，如果受试者清醒时安静地躺在床上不活动，将被错误地判定为睡眠期，总睡眠时间增加，因此导致错误地评估睡眠障碍的严重性。基于它最适合于评估总睡眠时间，随着睡眠紊乱的加深，体动记录仪的准确性开始降低。可能高估睡眠期而低估清醒期，特别是在日间。

中篇 治疗篇

第五章

失眠症治疗概述

第一节　治疗目标与治疗原则

一、治疗目标

失眠症慢性病程较多，复发率高，躯体、心理、社会功能明显受损。失眠症的治疗目标是：提高临床治疗率，使病情完全缓解，恢复患者躯体、心理和社会功能，即达到临床痊愈标准。通过临床药物及非药物治疗，达到改善睡眠质量和（或）增加有效睡眠时间，恢复社会功能，提高失眠患者的生活质量，减少或消除与失眠相关的躯体疾病或与躯体疾病共病的风险，避免药物干预带来的负面效应。

二、治疗原则

1.**明确诊断和选择适当治疗方法**　根据失眠不同亚型及其临床特点选择适当的治疗。

2.**履行告知义务**　治疗前向失眠者及其家人告知所用治疗的性质。例如药物治疗前，应告知药物作用、可能发生的不良反应及对策。

3.**考虑共病状况**　不论是严格意义的共病还是广义的共病情况，均需要躯体治疗结合心理治疗的综合治疗，因此必须因人而异地规划个性化治疗计划。

4.**总体治疗原则**　药物控制基础上配合心理治疗和康复治疗；缓解对失眠情境的焦虑、害怕情绪和认知；减轻期待性失眠；减轻警觉性增高和失眠的躯体症状和自主神经症状；改善患者的社会功能损害和生活质量。

5. **中医治疗原则** 总的治疗原则为补虚泻实，调整阴阳。补虚则用益气养血，滋补肝肾，补脑安神之法；泻实则用清肝泻火，和中消导，活血化瘀之法。失眠症的未病先防，重点是提倡适合自身睡眠习惯的睡眠方法，并有规律地睡眠。当出现失眠症时必须标本兼治，既要用药物治疗，也要用非药物治疗。

第二节 治疗方法

失眠症是临床中常见的问题，其治疗包括西药治疗、中医药治疗、心理治疗、物理治疗和综合治疗等。虽然现在非药物疗法得到推崇，但是药物治疗仍然是最普遍且接受度较高的有效治疗手段。

1. **西药治疗** 目前西药治疗可大致分为四类：①经美国食品药品监督管理局（Food and Drug Administration，FDA）批准，基于大量临床疗效评价及安全评估，可以用来治疗失眠症的药物。②经 FDA 批准，虽不针对失眠症但含有镇静作用的药物。③经 FDA 批准，可作为睡眠辅助用药的非处方药。④其他制剂，多由不受管制的化合物组成，不受管制的药物常常属于补充和替代医学领域，在国外，多为单一化合物，如褪黑激素、L- 色氨酸等。

2. **中医药治疗** 在国内，中医药治疗常作为失眠症的主要治疗方式之一，主要分为四类：①以辨证论治的中药汤剂、经国家药品监督管理局或相关部门批准的中成药或院内制剂、具有治疗作用的中药单味药、植物提取物等。②全国各地名老中医治疗失眠的经验方。③以针刺、推拿、拔罐、艾灸、穴位贴敷或埋线、耳穴压豆、足浴、刮痧等中医特色治疗。④其他中医药疗法等。

3. **其他非药物治疗** 是指除西药、中医药治疗方法外，其他用于治疗失眠症的非药物方法和手段，如光照疗法、心理和行为治疗等。非药物治疗较药物治疗最突出的优势，是能够避免药物的不良反应和药物滥用，部分治疗措施不但短期疗效与药物相近，而且维持时间长于药物。

第六章
失眠症中医药治疗

第一节　中药治疗

中药治疗是指运用中药饮片或颗粒剂，按照中医君臣佐使配伍规律组成方剂，或制成中成药，或单味中药，用于治疗失眠的方法，是临床上常用的治疗失眠症的治疗方法。本节主要从辨证论治、中成药及单味药治疗进行论述。

一、辨证论治

1.肝火扰心证

（1）临床表现　不寐多梦，甚则彻夜不眠，急躁易怒，伴头晕头胀，目赤耳鸣，口干而苦，不思饮食，便秘溲赤，舌红苔黄，脉弦而数。

（2）治则治法　疏肝泄热，镇心安神。

（3）代表方　龙胆泻肝汤。

（4）药物组成　龙胆草、黄芩、泽泻、木通、车前子、当归、柴胡、生地黄、栀子、生甘草。

（5）加减化裁　胸闷胁胀，善叹息者，加香附、郁金、佛手；肝胆实火，肝火上炎之重症出现头痛欲裂、大便秘结，可服当归龙荟丸（当归、龙胆草、大栀子、黄连、黄柏、黄芩、大黄、芦荟、青黛、木香、麝香）。

（6）煎服方法　水煎服，每日1剂，早晚分服。

2.痰热扰心证

（1）临床表现　心烦不寐，胸闷脘痞，泛恶嗳气，伴头重，目眩，舌偏红，苔黄腻，脉滑数。

（2）治则治法　清化痰热，和中安神。

（3）代表方　黄连温胆汤。

（4）药物组成　黄连、竹茹、枳实、半夏、陈皮、茯苓、甘草、生姜、大枣。

（5）加减化裁　若心悸动，惊惕不安，加琥珀、珍珠母、朱砂；若痰热盛，痰火上扰心神，彻夜不眠，大便秘结不通者，加大黄或用礞石滚痰丸。

（6）煎服方法　水煎服，每日1剂，早晚分服。

3. 心火亢盛证

（1）临床表现　不寐，心烦，口干，舌燥，口舌生疮，小便短赤，舌尖红，苔薄黄，脉数有力或细数。

（2）治则治法　清心泻火，宁心安神。

（3）代表方　朱砂安神丸加减。

（4）药物组成　朱砂、黄连、生地黄、当归、炙甘草。

（5）加减化裁　若便秘溲赤，加大黄、芒硝、淡竹叶引火下行以安心神；若胸中懊忱，胸闷泛恶，加豆豉、竹茹宣通胸中郁火。

（6）煎服方法　水煎服，每日1剂，早晚分服。

4. 胃气不和证

（1）临床表现　睡卧不安，胃脘不适，嗳腐吞酸，腹胀，大便不爽或便秘，苔黄腻，脉沉滑。

（2）治则治法　消食化滞，和胃安神。

（3）代表方　保和丸加减。

（4）药物组成　山楂、神曲、莱菔子、半夏、陈皮、茯苓、连翘，可酌加远志、夜交藤、合欢花。

（5）加减化裁　若便秘者，加大黄；小便赤涩者，加滑石；如热象著者，加黄连、栀子；食欲不振且舌苔厚腻者，加藿香、佩兰；脘腹胀满者，选加厚朴、槟榔；腹胀便秘者，可选用枳实导滞丸。

（6）煎服方法　水煎服，每日1剂，早晚分服。

5. 心脾两虚证

（1）临床表现　不易入睡，多梦易醒，心悸健忘，神疲食少，伴头晕目眩，面色少华，四肢倦怠，腹胀便溏，舌淡苔薄，脉细无力。

（2）治则治法　补益心脾，养血安神。

（3）代表方　归脾汤。

（4）药物组成　人参、黄芪、白术、茯神、酸枣仁、龙眼肉、木香、炙甘草、当归、远志、生姜、大枣。

（5）加减化裁　若心血不足较甚者，加熟地黄、白芍、阿胶；若不寐较重，加柏子仁、五味子、夜交藤、合欢皮；若夜梦纷纭，时醒时寐，加肉桂、黄连；如兼脘闷纳差，苔滑腻，加二陈汤；兼腹泻者，减当归，加苍术、白术之类。

（6）煎服方法　水煎服，每日1剂，早晚分服。

6. 心肾不交证

（1）临床表现　心烦不寐，入睡困难，心悸多梦，伴头晕耳鸣，腰膝酸软，潮热盗汗，五心烦热，咽干少津，男子遗精，女子月经不调，舌红少苔，脉细数。

（2）治则治法　滋阴降火，交通心肾。

（3）代表方　六味地黄丸合交泰丸。

（4）药物组成　六味地黄丸由熟地黄、山药、山茱萸、牡丹皮、泽泻、茯苓组成；交泰丸由黄连、肉桂组成。

（5）加减化裁　若心阴不足为主者，可用天王补心丹；若心烦不寐，彻夜不眠者，加朱砂、磁石、龙骨、龙齿。

（6）煎服方法　水煎服，每日1剂，早晚分服。

7. 心胆气虚证

（1）临床表现　虚烦不寐，胆怯心悸，触事易惊，终日惕惕，伴气短自汗，倦怠乏力，舌淡，脉弦细。

（2）治则治法　益气镇惊，安神定志。

（3）代表方　安神定志丸合酸枣仁汤。

（4）药物组成　安神定志丸由人参、石菖蒲、龙齿、茯苓、茯神、远志组成；酸枣仁汤由酸枣仁、知母、川芎、茯苓、甘草组成。

（5）加减化裁　若心肝血虚，惊悸汗出者，重用人参，加白芍、当归、黄芪；若木不疏土，胸闷、善太息，纳呆，腹胀者，加柴胡、陈皮、山药、白术；若心悸甚，惊惕不安者，加生龙骨、生牡蛎、朱砂。

（6）煎服方法　水煎服，每日1剂，早晚分服。

二、中成药治疗

1. 甜梦口服液（胶囊）

（1）药物组成　刺五加、黄精、蚕蛾、桑椹、党参、黄芪、砂仁、枸杞子、山楂、熟地黄、淫羊藿（制）、陈皮、茯苓、马钱子（制）、法半夏、泽泻、山药。

（2）产品规格　口服液：10mL×10 支 / 胶囊剂：每粒装约 0.4g。

（3）主治功效　益气补肾，健脾和胃，养心安神。用于治疗头晕耳鸣，视减听衰，失眠健忘，食欲不振，腰膝酸软，心慌气短，中风后遗症。对脑功能减退，冠状动脉血管疾患，脑血管栓塞，脱发也有一定疗效。

（4）服用方法　口服液：口服，1 次 10~20mL，1 日 2 次 / 胶囊剂：口服，1 次 3 粒，1 日 2 次。

（5）注意事项　①对牛乳过敏者禁用；②孕妇及哺乳期妇女慎用；③儿童必须在成人监护下使用，遵医嘱；④老年人应在专业医师指导下使用。

2. 枣仁安神胶囊（颗粒 / 口服液）

（1）药物组成　酸枣仁（炒）、丹参、五味子（醋炙）。

（2）产品规格　胶囊剂：每粒装 0.45g/ 颗粒剂：每袋装 5g/ 口服液：每支装 10mL。

（3）主治功效　养血安神。用于心血不足所致的失眠、健忘、心烦、头晕；神经衰弱症见上述证候者。

（4）服用方法　胶囊剂：口服，1 次 5 粒，1 日 1 次，临睡前服用 / 颗粒剂：开水冲服，1 次 5g，临睡前服 / 口服液：口服，晚临睡前服，1 次 10~20mL，1 日 1 次。

（5）注意事项　①孕妇慎用；②由于消化不良所导致的睡眠差者忌用；③按照用法用量服用，糖尿病患者、小儿应在医师指导下服用；④服药 2 周症状未缓解，应去医院就诊；⑤对本品过敏者禁用，过敏体质者慎用；⑥本品性状发生改变时，禁止使用；⑦儿童必须在成人的监护下使用；⑧请将本品放在儿童不能接触的地方；⑨如正在使用其他药品，使用本品前请咨询医师或药师。

3. 舒眠胶囊

（1）药物组成　酸枣仁（炒）、柴胡（酒炒）、白芍（炒）、合欢花、合欢皮、僵蚕、蝉蜕、灯心草。

（2）产品规格　每粒装 0.4g。

（3）主治功效　疏肝解郁、宁心安神。用于肝郁伤神所致的失眠症，症见：失眠多梦，精神抑郁或急躁易怒，胸胁苦满或胸膈不畅，口苦目眩，舌边尖略红，苔白或微黄，脉弦。

（4）服用方法　口服，1次3粒，1日2次，晚饭后临睡前服用。

（5）注意事项　①注意避免精神刺激，酗酒，过度疲劳；②睡前避免摄食过量，不参加导致过度兴奋的活动等。

4. 参松养心胶囊

（1）药物组成　人参、麦冬、山茱萸、丹参、酸枣仁（炒）、桑寄生、赤芍、土鳖虫、甘松、黄连、南五味子、龙骨。

（2）产品规格　每粒装0.4g。

（3）主治功效　益气养阴，活血通络，清心安神。用于治疗冠心病室性早搏属气阴两虚，心络瘀阻证，症见心悸不安，气短乏力，动则加剧，胸部闷痛，失眠多梦，盗汗，神倦懒言。

（4）服用方法　口服，1次2~4粒，1日3次。

（5）注意事项　①应注意配合原发性疾病的治疗；②打开防潮袋后，请注意防潮。

5. 百乐眠胶囊

（1）药物组成　百合、刺五加、首乌藤、合欢花、珍珠母、石膏、酸枣仁、茯苓、远志、玄参、地黄、麦冬、五味子、灯心草、丹参。辅料为淀粉。

（2）产品规格　每粒装0.27g。

（3）主治功效　滋阴清热，养心安神。用于肝郁阴虚型失眠症，症见入睡困难、多梦易醒、醒后不眠、头晕乏力、烦躁易怒、心悸不安等。

（4）服用方法　口服，1次4粒，1日2次，14天为1个疗程。

（5）注意事项　①忌烟、酒及辛辣、油腻食物；②服药期间要保持情绪乐观，切忌生气恼怒；③有高血压、心脏病、糖尿病、肝病、肾病等慢性病严重者，应在医师指导下服用；④服药7天症状无缓解，应去医院就诊；⑤儿童、孕妇、年老体弱者，应在医师指导下服用；⑥对本品过敏者禁用，过敏体质者慎用；⑦本品性状发生改变时，禁止使用；⑧儿童必须在成人监护下使用；⑨请将本品放在儿童不能接触的地方；⑩如正在使用其他药品，使用本品前请咨询医师或药师。

6. 参芪五味子片

（1）药物组成　南五味子、党参、黄芪、酸枣仁（炒）。辅料为淀粉、糖粉、滑石粉。

（2）产品规格　素片每片重0.25g。

（3）主治功效　健脾益气，宁心安神。用于气血不足，心脾两虚所致的失眠、多梦、健忘、乏力、心悸、气短、自汗。

（4）服用方法　口服，1次3~5片，1日3次。

（5）注意事项　①忌不易消化食物；②感冒发热患者不宜服用；③有高血压、心脏病、肝病、糖尿病、肾病等慢性病严重者，应在医师指导下服用；④儿童、孕妇、哺乳期妇女应在医师指导下服用；⑤服药4周症状无缓解，应去医院就诊；⑥对本品过敏者禁用，过敏体质者慎用；⑦本品性状发生改变时，禁止使用；⑧儿童必须在成人监护下使用；⑨请将本品放在儿童不能接触的地方；⑩如正在使用其他药品，使用本品前请咨询医师或药师。

7. 舒肝解郁胶囊

（1）药物组成　贯叶金丝桃、刺五加。

（2）产品规格　每粒装0.36g。

（3）主治功效　疏肝解郁，健脾安神。适用于轻、中度单相抑郁症属肝郁脾虚证者及围绝经期综合征者，症见情绪低落，兴趣下降，反应迟滞，入睡困难，早醒，多梦，紧张不安，急躁易怒，食少纳呆，胸闷，疲乏无力，多汗，疼痛，舌苔白或腻，脉弦或细。

（4）服用方法　口服，1次2粒，1日2次，早晚各1次。疗程为6周。

（5）注意事项　肝功能不全的患者慎用。

8. 养血清脑颗粒

（1）药物组成　当归、川芎、白芍、熟地黄、钩藤、鸡血藤、夏枯草、决明子、珍珠母、延胡索、细辛。辅料为：糊精、甜菊素。

（2）产品规格　每袋装4g。

（3）主治功效　养血平肝，活血通络。用于血虚肝亢所致的头痛，眩晕，眼花，心烦易怒，失眠多梦。

（4）服用方法　口服，1次1袋，1日3次。

（5）注意事项　①忌烟、酒及辛辣、油腻食物；②低血压者慎用；③肝病、肾病、糖尿病等慢性病严重者应在医师指导下使用；④儿童、孕妇、哺乳期妇女、年老体弱者，应在医师指导下使用；⑤服药3天症状无缓解，应去医院就诊；⑥严格按用法用量服用，本品不宜长期服用；⑦对本品过敏者禁用，过敏体质者慎用；⑧本品性状发生改变时，禁止使用；⑨请将本品放在儿童不能接触的地方；⑩如正在使用其他药品，使用本品前请咨询医师或药师。

9. 安神补脑液

（1）药物组成　鹿茸、制何首乌、淫羊藿、干姜、甘草、大枣、维生素 B$_1$。辅料为：蔗糖。

（2）产品规格　每支装 10mL（含维生素 B$_1$ 5mg）。

（3）主治功效　生精补髓，益气养血，强脑安神。用于肾精不足、气血两亏所致的头晕、乏力、健忘、失眠；神经衰弱症见上述证候者。

（4）服用方法　口服，1 次 10mL，1 日 2 次。

（5）注意事项　①忌烟、酒及辛辣、油腻食物；②服药期间要保持情绪乐观，切忌生气恼怒；③感冒发热患者不宜服用；④有高血压、心脏病、肝病、糖尿病、肾病等慢性病严重者，应在医师指导下服用；⑤儿童、孕妇、哺乳期妇女、年老体弱者，应在医师指导下服用；⑥服药 7 天症状无缓解，应去医院就诊；⑦对本品过敏者禁用，过敏体质者慎用；⑧本品性状发生改变时，禁止服用；⑨儿童必须在成人监护下使用；⑩请将此药品放在儿童不能接触的地方；⑪如正在服用其他药品，使用本品前请咨询医师或药师。

10. 七叶神安片

（1）药物组成　三七总皂苷。

（2）产品规格　每片含三七叶总皂苷 50mg 或 100mg。

（3）主治功效　益气安神、活血止痛。用于心气血不足、心血瘀阻所致的心悸、失眠、胸痛、胸闷。

（4）服用方法　口服，1 次 50~100mg（1~2 片），1 日 3 次；饭后服或遵医嘱。

（5）注意事项　①忌烟、酒及辛辣、油腻食物；②服药期间要保持情绪乐观，切忌生气恼怒；③感冒发热患者不宜服用；④有高血压、心脏病、肝病、糖尿病、肾病等慢性病严重者，应在医师指导下服用；⑤儿童、孕妇、哺乳期妇女、年老体弱者，应在医师指导下服用；⑥服药 7 天症状无缓解，应去医院就诊；⑦对本品过敏者禁用，过敏体质者慎用；⑧本品性状发生改变时，禁止使用；⑨儿童必须在成人监护下使用；⑩请将本品放在儿童不能接触的地方；⑪如正在使用其他药品，使用本品前请咨询医师或药师。

11. 夜宁糖浆（胶囊）

（1）药物组成　合欢皮、甘草、首乌藤、大枣、女贞子、灵芝、浮小麦。

（2）产品规格　糖浆：每瓶装 100mL/ 胶囊剂：每粒装 0.5g。

（3）主治功效　本品养血安神。用于心血不足所致的失眠、多梦、头晕、乏力；神经衰弱见上述证候者。

（4）服用方法　糖浆：口服，1次40mL，1日2次／胶囊剂：口服，1次3粒，1日3次。

（5）注意事项　①忌烟、酒及辛辣、油腻食物；②服药期间要保持情绪乐观，切忌生气恼怒；③感冒发热患者不宜服用；④糖尿病患者及有高血压、心脏病、肝病、肾病等慢性病严重者应在医师指导下服用；⑤儿童、孕妇、哺乳期妇女、年老体弱者应在医师指导下服用；⑥服药7天症状无缓解，应去医院就诊；⑦对本品过敏者禁用，过敏体质者慎用；⑧本品性状发生改变时禁止使用；⑨儿童必须在成人监护下使用；⑩请将本品放在儿童不能接触的地方；⑪如正在使用其他药品，使用本品前请咨询医师或药师。

12. 柏子养心丸（片）

（1）药物组成　柏子仁、党参、炙黄芪、川芎、当归、茯苓、制远志、酸枣仁、肉桂、醋五味子、半夏曲、炙甘草、朱砂。

（2）产品规格　丸剂：每丸重0.6g／片剂：片芯重0.3g。

（3）主治功效　补气，养血，安神。用于心气虚寒，心悸易惊，失眠多梦，健忘。

（4）服用方法　丸剂：口服，1次6g（10丸），1日2次／片剂：口服，1次3~4片，1日2次。

（5）注意事项　①阴虚火旺或肝阳亢者禁用；②保持精神舒畅，劳逸适度。忌过度思维，避免恼怒、抑郁、惊恐等不良情绪；③失眠患者睡前不宜饮用浓茶、咖啡等兴奋性饮品；④宜饭后服用；⑤本品处方中含朱砂，不可过服、久服，不可与溴化物、碘化物药物同服；⑥孕妇及哺乳期妇女、儿童、老年人使用本品应遵医嘱；⑦过敏体质者慎用；⑧儿童必须在成人的监护下使用；⑨如正在服用其他药品，使用本品前请咨询医师。

13. 复方扶芳藤合剂

（1）药物组成　扶芳藤、黄芪、红参。

（2）产品规格　合剂，每支装15mL；每瓶装120mL。

（3）主治功效　益气补血，健脾养心。用于气血不足，心脾两虚，症见气短胸闷，少气懒言，神疲乏力，自汗，心悸健忘，失眠多梦，面色不华，纳谷不馨，脘腹胀满，大便溏软，舌淡胖或有齿痕，脉细弱；神经衰弱、白细胞减少症见上述证候者。

（4）服用方法　口服，1次15mL，1日2次。

（5）注意事项　①周岁以内婴儿禁服，外感发热患者忌服；②忌不易消化食物；③糖尿病患者及有高血压、心脏病、肝病、肾病等慢性病严重者应在医师指导下服用；④儿童、孕妇、哺乳期妇女应在医师指导下服用；⑤服药4周症状无缓解，应去医院就诊；⑥对本品过敏者禁用，过敏体质者慎用；⑦本品性状发生改变时，禁止使用；⑧儿童必须在成人监护下使用；⑨请将本品放在儿童不能接触的地方；⑩如正在使用其他药品，使用本品前请咨询医师或药师。

14. 十五味沉香丸

（1）药物组成　沉香、藏木香、檀香、紫檀香、红花、肉豆蔻、高山辣根菜、悬钩子茎（去皮、心）、木藤蓼（去皮）、野姜、石灰华、广枣、诃子（去核）、毛诃子（去核）、余甘子。

（2）产品规格　每丸重0.5g。

（3）主治功效　调和气血，止咳，安神。用于气血郁滞，胸痛，干咳气短，失眠。

（4）服用方法　口服，1次3丸，1日3次。

（5）注意事项　①忌烟、酒及辛辣、油腻食物；②服药期间要保持情绪乐观，切忌生气恼怒；③感冒发热患者不宜服用；④肾病患者慎服，有高血压、心脏病、肝病、糖尿病等慢性病严重者应在医师指导下服用；⑤儿童、孕妇、哺乳期妇女、年老体弱者，应在医师指导下服用；⑥服药7天症状无缓解，应去医院就诊；⑦对本品过敏者禁用，过敏体质者慎用；⑧本品性状发生改变时，禁止使用；⑨儿童必须在成人监护下使用；⑩请将本品放在儿童不能接触的地方；⑪如正在使用其他药品，使用本品前请咨询医师或药师。

15. 三宝胶囊

（1）药物组成　赤芍、丹参、当归、杜仲、龟甲（醋制）、何首乌、菊花、灵芝、鹿茸、麦冬、牡丹皮、人参、肉苁蓉、砂仁、山药、山茱萸、熟地黄、菟丝子、五味子、玄参、泽泻。

（2）产品规格　每粒装0.3g。

（3）主治功效　填精益肾，养心安神。用于腰酸腿软，阳痿遗精，头晕眼花，耳鸣耳聋，心悸失眠，食欲不振。

（4）服用方法　口服，1次3~5粒，1日2次。

（5）注意事项　①忌不易消化食物；②感冒发热患者不宜服用；③有高血压、心脏病、肝病、糖尿病、肾病等慢性病严重者应在医师指导下服用；④儿童、孕妇、哺乳期妇女应在医师指导下服用；⑤服药 4 周症状无缓解，应去医院就诊；⑥对本品过敏者禁用，过敏体质者慎用；⑦本品性状发生改变时，禁止使用；⑧儿童必须在成人监护下使用；⑨请将本品放在儿童不能接触的地方；⑩如正在使用其他药品，使用本品前请咨询医师或药师。

16. 天舒胶囊

（1）药物组成　川芎、天麻。

（2）产品规格　每粒装 0.34g。

（3）主治功效　活血平肝，通络止痛。瘀血阻络或肝阳上亢所致的头痛日久、痛有定处，或头晕胁痛、失眠烦躁、舌质暗或有瘀斑；血管神经性头痛见上述证候者。

（4）服用方法　饭后口服，1 次 4 粒，1 日 3 次。

（5）注意事项　①孕妇及月经量过多者禁用；②主要治疗颈部外伤后遗症及血瘀所致的血管神经性头痛轻症病者；③服药 3 天后，症状无改善，或出现其他严重症状时，应去医院就诊；④除非在医生指导下，否则不得超过推荐剂量使用；⑤对本品过敏者禁用，过敏体质者慎用；⑥本品性状发生改变时，禁止使用；⑦儿童必须在成人监护下使用；⑧请将本品放在儿童不能接触的地方；⑨如正在使用其他药品，使用本品前请咨询医师或药师。

17. 牛黄降压丸（胶囊、片）

（1）药物组成　羚羊角、珍珠、水牛角浓缩粉、人工牛黄、冰片、白芍、党参、黄芪、决明子、川芎、黄芩提取物、甘松、薄荷、郁金。

（2）产品规格　丸剂：①水蜜丸，每 20 丸重 1.3g；②大蜜丸，每丸重 1.6g/ 胶囊剂：每粒重 0.4g/ 片剂：每片重 0.5g。

（3）主治功效　清心化痰，平肝安神。心肝火旺、痰热壅盛所致的头晕目眩、头痛失眠、烦躁不安；高血压病见上述证候者。

（4）服用方法　丸剂：口服，大蜜丸 1 次 1~2 丸，1 日 1 次 / 胶囊剂：口服，1 次 2~4 粒，1 日 1 次 / 片剂：口服，1 次 2~4 片，1 日 1 次。

（5）注意事项　①腹泻者忌服；②气血不足所致的头晕目眩、失眠患者忌服；③孕妇慎用；④服药期间忌寒凉、油腻食品；⑤服用前应除去蜡皮、塑料球壳；⑥本品不可整丸吞服。

18. 古汉养生精颗粒

（1）药物组成　淫羊藿、枸杞子等。

（2）产品规格　每袋装 10g 或 15g。

（3）主治功效　滋肾益精，补脑安神。用于头晕心悸，目眩耳鸣，健忘失眠，疲乏无力，病后虚弱。

（4）服用方法　开水冲服，1 次 10~20g，1 日 2 次。

（5）注意事项　①忌油腻食物；②外感或实热内盛者，不宜服用；③服用该药品同时不宜服用藜芦、五灵脂、皂荚或其制剂，不宜喝茶和吃萝卜，以免影响药效；④该药品宜饭前服用；⑤按照用法用量服用，孕妇、糖尿病患者应在医师指导下服用；⑥服药 2 周或服药期间症状无改善，或症状加重，或出现新的严重症状，应立即停药并去医院就诊；⑦对该药品过敏者禁用，过敏体质者慎用；⑧该药品性状发生改变时，禁止使用；⑨请将该药品放在儿童不能接触的地方；⑩如正在使用其他药品，使用该药品前请咨询医师或药师。

19. 生血宝合剂

（1）药物组成　制何首乌、女贞子、桑椹、墨旱莲、白芍、黄芪、狗脊。

（2）产品规格　每瓶装 100mL。

（3）主治功效　滋补肝肾，益气生血。用于肝肾不足、气血两虚所致的神疲乏力，腰膝酸软，头晕耳鸣，心悸，气短，失眠，咽干，纳差食少；放、化疗所致的白细胞减少，缺铁性贫血见上述证候者。

（4）服用方法　口服，1 次 15mL，1 日 3 次。用时摇匀。

（5）注意事项　请遵医嘱。

20. 龟鹿补肾丸

（1）药物组成　菟丝子、淫羊藿、续断、锁阳、狗脊、酸枣仁、何首乌、甘草、陈皮、鹿角胶、熟地黄、龟甲胶、金樱子、黄芪、山药、覆盆子。

（2）产品规格　上药制成大蜜丸，每丸重 6g 或 12g。

（3）主治功效　壮筋骨，益气血，补肾壮阳。用于身体虚弱，精神疲乏，腰腿酸软，头晕目眩，肾亏精冷，性欲减退，夜多小便，健忘失眠。

（4）服用方法　口服，水蜜丸每次 4.5~9g，大蜜丸每次 6~12g，1 日 2 次。

（5）注意事项　①忌辛辣食物；②凡脾胃虚弱，呕吐泄泻，腹胀便溏，咳嗽痰多者慎用；③感冒患者不宜服用；④本品宜饭前服用；⑤服药两周或服药期间症状无明显改善，或症状加重，或出现新的严重症状，应立即停药并去医院就诊；⑥药品性状发生改变时禁止服用；⑦请将此药品放在儿童不能接触的地方，小儿忌服；⑧如正在服用其他药品，使用本品前请咨询医师或药师；⑨服药期间禁房事。

21. 养心定悸口服液（膏）

（1）药物组成　地黄、麦冬、红参、大枣、阿胶、黑芝麻、桂枝、生姜、炙甘草。

（2）产品规格　口服液：每支装 10mL；每支装 20mL/ 膏剂：每支 10g。

（3）主治功效　养血益气，复脉定悸。用于气虚血少，心悸气短，心律不齐，盗汗失眠，咽干舌燥，大便干结。

（4）服用方法　口服液：口服，1 次 20mL，1 日 2 次 / 膏剂：口服，1 次 15~20g，1 日 2 次。

（5）注意事项　①腹胀便溏、食少苔腻者忌服；②忌不易消化食物；③凡胃火炽盛，肺有痰热，外感风寒或风热者慎服，腹胀便溏、食少苔腻者忌用；④不宜和感冒类药同时服用；⑤糖尿病患者或正在接受其他药物治疗的患者应在医师指导下服用；⑥按照用法用量服用，小儿及孕妇应在医师指导下服用；⑦服药 1 周后症状未明显改善，应到医院就诊；⑧药品性状发生改变时禁止服用；⑨儿童必须在成人监护下使用；⑩请将此药品放在儿童不能接触的地方；⑪如正在服用其他药品，使用本品前请咨询医师或药师。

22. 脑立清丸（胶囊）

（1）药物组成　磁石、赭石、珍珠母、清半夏、酒曲、酒曲（炒）、牛膝、薄荷脑、冰片、猪胆汁（或猪胆粉）。

（2）产品规格　丸剂：每 10 丸重 1.1g/ 胶囊剂：每粒装 0.33g。

（3）主治功效　平肝潜阳，醒脑安神。用于肝阳上亢，头晕目眩，耳鸣口苦，心烦难寐；高血压。

（4）服用方法　丸剂：口服，1 次 10 丸，1 日 2 次 / 胶囊剂：口服，1 次 3 粒，1 日 2 次。

（5）注意事项　①孕妇及体弱虚寒者忌服，体弱虚寒者表现为气短乏力，倦怠食少，面色白，大便稀溏；②有肝脏疾病、肾脏疾病患者应在医师指导下服用；③按照用法用量服用，长期服用应向医师咨询；④对本品过敏者禁用，过敏体质者慎用；⑤本品性状发生改变时，禁止使用；⑥儿童必须在成人监护下使用；⑦请将本品放在儿童不能接触的地方；⑧如正在使用其他药品，使用本品前请咨询医师或药师。

23. 活力苏口服液

（1）药物组成　制何首乌、淫羊藿、黄精（制）、枸杞子、黄芪、丹参。

（2）产品规格　口服液，每支装 10mL。

（3）主治功效　益气补血，滋养肝肾。用于年老体弱，精神萎靡，失眠健忘，眼花耳聋，脱发或头发早白属气血不足，肝肾亏虚者。现代用于治疗失眠，更年期综合征，脱发或头发早白。

（4）服用方法　口服，1次10mL，1日1次，睡前服。3个月为1个疗程。

（5）注意事项　①忌生冷、油腻食物；②外感或实热内盛者不宜服用；③按照用法用量服用，孕妇、高血压、糖尿病患者应在医师指导下服用；④服药两周或服药期间症状未明显改善，或症状加重者，应立即停药并到医院就诊；⑤对该药品过敏者禁用，过敏体质者慎用；⑥该药品性状发生改变时禁止使用；⑦儿童必须在成人监护下使用；⑧请将该药品放在儿童不能接触的地方；⑨如正在使用其他药品，使用该药品前请咨询医师或药师。

24.天王补心丸

（1）药物组成　丹参、当归、石菖蒲、党参、茯苓、五味子、麦冬、天冬、地黄、玄参、远志（制）、酸枣仁（炒）、柏子仁、桔梗、甘草、朱砂。

（2）产品规格　大蜜丸，每丸重9g。

（3）主治功效　滋阴养血，补心安神。用于心阴不足，心悸健忘，失眠多梦，大便干燥。

（4）服用方法　口服，1次1丸，1日2次。

（5）注意事项　①本品处方中含朱砂，不宜过量久服，肝肾功能不全者慎用；②服用前应除去蜡皮、塑料球壳，本品可嚼服，也可分份吞服。

25.安神补心丸

（1）药物组成　丹参、五味子（蒸）、石菖蒲、安神膏［合欢皮、菟丝子、墨旱莲、首乌藤、地黄、珍珠母、女贞子（蒸）］。辅料：滑石粉。

（2）产品规格　丸剂，每15丸重2g。

（3）主治功效　养心安神。用于心血不足、虚火内扰所致的心悸失眠、头晕耳鸣。

（4）服用方法　口服，1次15丸，1日3次。

（5）注意事项　①外感发热患者忌服；②忌烟、酒及辛辣、油腻食物；③服药期间要保持情绪乐观，切忌生气恼怒；④感冒发热患者不宜服用；⑤有高血压、心脏病、肝病、糖尿病、肾病等慢性病严重者，应在医师指导下服用；⑥儿童、孕妇、哺乳期妇女、年老体弱者，应在医师指导下服用；⑦服药7天症状无缓解，应去医院就诊；⑧对本品过敏者禁用，过敏体质者慎用；⑨本品性状发生改变时，禁止使用；⑩儿童必须在成人监护下使用；⑪请将本品放在儿童不能接触的地方；⑫如正在使用其他药品，使用本品前请咨询医师或药师。

26. 安神胶囊

（1）药物组成　炒酸枣仁、川芎、知母、麦冬、制何首乌、五味子、丹参、茯苓。

（2）产品规格　每粒装 0.25g。

（3）主治功效　补血滋阴，养心安神。用于阴血不足，失眠多梦，心悸不宁，五心烦热，盗汗耳鸣。

（4）服用方法　口服，1 次 4 粒，1 日 3 次。

（5）注意事项　①忌烟、酒及辛辣、油腻食物；②服药期间要保持情绪乐观，切忌生气恼怒；③感冒发热患者不宜服用；④有高血压、心脏病、肝病、糖尿病、肾病等慢性病严重者，应在医师指导下服用；⑤儿童、孕妇、哺乳期妇女、年老体弱者，应在医师指导下服用；⑥服药 7 天症状无缓解，应去医院就诊；⑦对本品过敏者禁用，过敏体质者慎用；⑧本品性状发生改变时，禁止使用；⑨儿童必须在成人监护下使用；⑩请将本品放在儿童不能接触的地方；⑪如正在使用其他药品，使用本品前请咨询医师或药师。

27. 滋心阴口服液（胶囊、颗粒）

（1）药物组成　麦冬、赤芍、北沙参、三七。

（2）产品规格　口服液：每支装 10mL/ 胶囊剂：每粒装 0.35g/ 颗粒剂：每袋装 6g。

（3）主治功效　滋养心阴，活血止痛。用于心阴不足，胸痹心痛，心悸，失眠，五心烦热，舌红少苔，脉细数；冠心病心绞痛。

（4）服用方法　口服液：口服，1 次 10mL，1 日 3 次 / 胶囊剂：口服，1 次 2 粒，1 日 3 次 / 颗粒剂：口服，1 次 6g，1 日 3 次。

（5）注意事项　请遵医嘱。

28. 五味子糖浆

（1）药物组成　五味子。

（2）产品规格　①每瓶装 10mL；②每瓶装 100mL。

（3）主治功效　益气生津，补肾宁心。用于心肾不足所致的失眠、多梦、头晕；神经衰弱症见上述证候者。

（4）服用方法　口服，1 次 5~10mL，1 日 3 次。

（5）注意事项　①忌辛辣、生冷、油腻食物；②感冒发热患者不宜服用；③本品宜饭前服用；④高血压、心脏病、肝病、肾病等慢性病患者，应在医师指导下服用；⑤儿童、孕妇应在医师指导下服用；⑥服药 2 周症状无缓解，应去医院就诊；⑦对本品过敏者禁用，过敏体质者慎用；⑧药品性状发生改变时，禁止服用；⑨儿童必须在成人监护下使用；⑩请将此药品放在儿童不能接触的地方；⑪如正在服用其他药品，使用本品前请咨询医师或药师。

29. 乌灵胶囊

（1）药物组成　乌灵菌粉。

（2）产品规格　每粒装 0.33g。

（3）主治功效　补肾健脑清心化痰，养心安神。心肾不交所致的失眠，健忘，心烦心悸，神疲乏力，腰膝酸软，头晕耳鸣，少气懒言，脉细或沉无力；神经衰弱见上述证候者等。

（4）服用方法　口服，1次3粒，1日3次。

（5）注意事项　①忌烟、酒及辛辣、油腻食物；②服药期间要保持情绪乐观，切忌生气恼怒；③有高血压、心脏病、糖尿病、肝病、肾病等慢性病严重者，应在医师指导下服用；④孕妇慎用，儿童及年老体弱者应在医师指导下服用；⑤服药7天症状无缓解，应去医院就诊；⑥对本品过敏者禁用，过敏体质者慎用；⑦本品性状发生改变时禁止使用；⑧儿童必须在成人监护下使用；⑨请将本品放在儿童不能接触的地方；⑩如正在使用其他药品，使用本品前请咨询医师或药师。

30. 归脾丸（合剂）

（1）药物组成　党参、白术（炒）、炙黄芪、炙甘草、茯苓、远志（制）、酸枣仁（炒）、龙眼肉、当归、木香。

（2）产品规格　丸剂：每8丸相当于原生药3g/ 合剂：每支装 10mL；每瓶装 100mL。

（3）主治功效　益气健脾，养血安神。用于心脾两虚，气短心悸，失眠多梦，头昏头晕，肢倦乏力，食欲不振。

（4）服用方法　丸剂：用温开水或生姜汤送服，大蜜丸每次1丸，小蜜丸每次9g，水蜜丸每次6g，浓缩丸每次8~10丸，每日3次。合剂：口服，1次10~20mL，1日3次。用时摇匀。

（5）注意事项　①忌油腻食物；②外感或实热内盛者，不宜服用；③本品宜饭前服用；④按照用法用量服用，小儿、孕妇、高血压、糖尿病患者，应在医师指导下服用；⑤服药两周症状未明显改善，或症状加重者，应立即停药并到医院应诊；⑥对本品过敏者禁用，过敏体质者慎用；⑦本品性状发生改变时，禁止使用。⑧儿童必须在成人监护下使用；⑨请将本品放在儿童不能接触的地方；⑩如正在使用其他药品，使用本品前请咨询医师或药师。

31. 健脑丸（胶囊）

（1）药物组成　当归、天竺黄、肉苁蓉（盐炙）、龙齿（煅）、山药、琥珀、五味子（酒蒸）、天麻、柏子仁（炒）、丹参、益智仁（盐炒）、人参、远志（甘草水炙）、菊花、九节菖蒲、赭石、胆南星、酸枣仁（盐炒）、枸杞子。

（2）产品规格　丸剂，每10丸重1.5g。

（3）主治功效　补肾健脑，养血安神。用于心肾亏虚所致的记忆减退，头晕目眩，心悸失眠，腰膝酸软；老年轻度认知障碍。

（4）服用方法　口服，1次5丸，1日2~3次，饭后服。

（5）注意事项　①忌辛辣、生冷、油腻食物；②孕妇慎用；③感冒发热患者不宜服用；④本品宜饭后服用；⑤高血压、心脏病、肝病、糖尿病、肾病等慢性病患者，应在医师指导下服用；⑥服药两周症状无缓解，应去医院就诊；⑦儿童应在医师指导下服用；⑧对本品过敏者禁用，过敏体质者慎用；⑨本品性状发生改变时，禁止使用；⑩请将本品放在儿童不能接触的地方；⑪如正在使用其他药品，使用本品前请咨询医师或药师。

32. 刺五加片

（1）药物组成　刺五加浸膏。辅料：淀粉、碳酸钙、硬脂酸镁、乙醇、滑石粉、蔗糖。

（2）产品规格　每瓶100片。

（3）主治功效　益气健脾，补肾安神。用于脾肾阳虚，体虚乏力，食欲不振，腰膝酸痛，失眠多梦。

（4）服用方法　口服，1次2~3片，1日2次。

（5）注意事项　①忌不易消化食物；②感冒发热患者不宜服用；③有高血压、心脏病、肝病、糖尿病、肾病等慢性病严重者，应在医师指导下服用；④儿童、孕妇、哺乳期妇女应在医师指导下服用；⑤服药4周症状无缓解，应去医院就诊；⑥对本品过敏者禁用，过敏体质者慎用；⑦本品性状发生改变时，禁止使用；⑧儿童必须在成人监护下使用；⑨请将本品放在儿童不能接触的地方；⑩如正在使用其他药品，使用本品前请咨询医师或药师。

33. 健脑补肾丸

（1）药物组成　红参、鹿茸、狗鞭、肉桂、金牛草、炒牛蒡子、金樱子、杜仲炭、川牛膝、金银花、连翘、蝉蜕、山药、制远志、炒酸枣仁、砂仁、当归、龙骨（煅）、煅牡蛎、茯苓、炒白术、桂枝、甘草、豆蔻、酒白芍。

（2）产品规格 薄膜衣丸，每15丸重1.85g；红氧化铁包衣丸，每15丸，丸芯重1.7g。

（3）主治功效 健脑补肾，益气健脾，安神定志。用于脾肾两虚所致的健忘、失眠，头晕目眩，耳鸣，心悸，腰膝酸软，遗精；神经衰弱和性功能障碍。

（4）服用方法 口服，淡盐水或温开水送服，1次15丸，1日2次。

（5）注意事项 ①忌辛辣、生冷、油腻食物；②按照用法用量服用，高血压、糖尿病患者应在医师指导下服用；③外感或实热内盛者不宜服用；④服本药时不宜同时服用藜芦、五灵脂、皂荚或其制剂，不宜喝茶和吃萝卜，以免影响药效；⑤本品宜饭前服用；⑥服药两周或服药期间症状无改善，或症状加重，或出现新的严重症状，应立即停药并去医院就诊；⑦对本品过敏者禁用，过敏体质者慎用；⑧本品性状发生改变时，禁止使用；⑨请将此药品放在儿童不能接触的地方；⑩如正在使用其他药品，使用本品前请咨询医师或药师。

34. 坤宝丸

（1）药物组成 女贞子（酒炙）、覆盆子、菟丝子、枸杞子、何首乌（黑豆酒炙）、龟甲、地骨皮、南沙参、麦冬、酸枣仁（炒）、地黄、白芍、赤芍、当归、鸡血藤、珍珠母、石斛、菊花、墨旱莲、桑叶、白薇、知母、黄芩。辅料为赋形剂蜂蜜。

（2）产品规格 每100粒重10g。

（3）主治功效 滋补肝肾，镇静安神，养血通络。用于妇女绝经前后，肝肾阴虚引起的月经紊乱，潮热多汗，失眠健忘，心烦易怒，头晕耳鸣，咽干口渴，四肢酸楚，关节疼痛。

（4）服用方法 口服，1次50粒，1日2次。

（5）注意事项 ①忌食辛辣，少进油腻；②肾阳虚症状明显者，如表现形寒肢冷、大便溏薄、面浮肢肿等症，不宜服用；③月经紊乱者，应在医师指导下服用；④服药4周症状无改善，应到医院诊治；⑤按用法用量服用，长期服用应向医师咨询；⑥感冒时不宜服用本药；⑦对本品过敏者禁用，过敏体质者慎用；⑧本品性状发生改变时禁止使用；⑨请将本品放在儿童不能接触的地方；⑩如正在使用其他药品，使用本品前请咨询医师或药师。

35. 金水宝片（胶囊）

（1）药物组成 发酵虫草菌粉（Cs-4）。

（2）产品规格 片剂：每片重0.42g（含发酵虫草菌粉0.25g）；每片重

0.75g（每片含发酵虫草菌粉0.5g）/胶囊剂：每粒装0.33g。

（3）主治功效 补益肺肾、秘精益气。用于肺肾两虚，精气不足，久咳虚喘，神疲乏力，不寐健忘，腰膝酸软，月经不调，阳痿早泄见上述证候者。

（4）服用方法 片剂：口服，1次2片，1日3次／胶囊剂：口服，1次3粒，1日3次。

（5）注意事项 ①忌不易消化食物；②感冒发热患者不宜服用；③有高血压、心脏病、肝病、糖尿病、肾病等慢性病严重者，应在医师指导下服用；④儿童、孕妇、哺乳期妇女应在医师指导下服用；⑤服药4周症状无缓解，应去医院就诊；⑥对本品过敏者禁用，过敏体质者慎用；⑦本品性状发生改变时，禁止使用；⑧儿童必须在成人监护下使用；⑨请将本品放在儿童不能接触的地方；⑩如正在使用其他药品，使用本品前请咨询医师或药师。

36. 天麻钩藤颗粒

（1）药物组成 天麻、钩藤、石决明、栀子、黄芩、牛膝、杜仲（盐制）、益母草、桑寄生、首乌藤、茯苓。

（2）产品规格 ①每袋装5g（无蔗糖）；②每袋装10g。

（3）主治功效 平肝息风，清热安神。用于肝阳上亢所引起的头痛，眩晕，耳鸣，眼花，震颤，失眠，高血压见上述证候者。

（4）服用方法 开水冲服，1次1袋（5g），1日3次，或遵医嘱。

（5）注意事项 ①肝经实火或湿热所致的头痛，不宜使用本方；②阴虚之动风证忌用。

37. 松龄血脉康胶囊

（1）药物组成 鲜松叶、葛根、珍珠层粉。

（2）产品规格 每粒装0.5g。

（3）主治功效 平肝潜阳，镇心安神。用于肝阳上亢所致的头痛、眩晕、急躁易怒、心悸、失眠；高血压病及原发性高脂血症见上述证候者。

（4）服用方法 口服，1次3粒，1日3次，或遵医嘱。

（5）注意事项 个别患者服药后可出现轻度腹泻、胃脘胀满等，饭后服用有助于减轻或改善这些症状。

38. 血府逐瘀丸

（1）药物组成 当归、赤芍、桃仁、红花、川芎、地黄、牛膝、枳壳（麸炒）、桔梗、柴胡、甘草。

（2）产品规格 丸剂，每丸重9g。

（3）主治功效 活血祛瘀，行气止痛。主治瘀血内阻之头痛或胸痛，内热瞀闷，失眠多梦，心悸怔忡，急躁善怒。本品主要用于头痛、眩晕、脑损伤后遗症、冠心病、心绞痛等。

（4）服用方法 口服，每次1~2丸，每日2次，空腹用红糖水送服。

（5）注意事项 忌食辛冷。孕妇忌服。

三、单味药治疗

1. 大枣

（1）其他名称 壶、木蜜、干枣、美枣、良枣、红枣、干赤枣、胶枣、南枣、白蒲枣、半官枣、刺枣。

（2）性味归经 甘，温。归脾、胃、心经。

（3）主治功效 补中益气，养血安神。本品能养心血，安心神。治心阴不足，肝气失和之妇人脏躁，精神恍惚，无故悲伤欲哭，心中烦乱，不能自主，睡眠不安者，常与小麦、甘草等同用，如甘麦大枣汤（《金匮要略》）。治血虚面色萎黄，心悸失眠者，多与熟地黄、当归、酸枣仁等药配伍。

（4）煎服方法 煎服，6~15g。

（5）注意事项 ①凡有湿痰、积滞、齿病、虫病者，均不相宜；②《医学入门》：心下痞，中满呕吐者忌之。多食动风，脾反受病；③《本草经疏》：小儿疳病不宜食，患痰热者不宜食；④《本草汇言》：胃痛气闭者，蛔结腹痛及一切诸虫为病者，咸忌之；⑤《随息居饮食谱》：多食患胀泄热渴，最不益人，凡小儿、产后及温热、暑湿诸病前后、黄疸、肿胀、疳积、痰滞，并忌之。

2. 丹参

（1）其他名称 酒丹参、赤参、木羊乳、奔马草、血参根、血山根、红丹参、紫丹参、郄蝉草。

（2）性味归经 苦，微寒。归心、肝经。

（3）主治功效 活血祛瘀，通经止痛，清心除烦，凉血消痈。本品性寒入心经，有清心凉血、除烦安神之功。治热入营血，高热神昏，烦躁不寐，常配伍生地黄、玄参等药，如清营汤（《温病条辨》）。治心血不足之心悸失眠，常配伍酸枣仁、柏子仁、五味子等药，如天王补心丹（《校注妇人良方》）。

（4）煎服方法 煎服，10~15g。活血化瘀宜酒炙用。

（5）注意事项 ①无瘀血者慎服；②《本草经集庄》：畏咸水，反藜芦；③《本草经疏》：妊娠无故勿服；④《本草备要》：忌醋；⑤《本经逢原》：大便不实者忌之。

3. 石菖蒲

（1）其他名称　菖蒲叶、山菖蒲、水剑草、香菖蒲、药菖蒲。

（2）性味归经　辛、苦，温。归心、胃经。

（3）主治功效　开窍豁痰，醒神益智，化湿和胃。可用于健忘失眠，耳鸣耳聋，治劳心过度、心神失养所致的失眠、多梦、心悸怔忡，常与人参、白术、龙眼肉等配伍，如安神定志丸（《杂病源流犀烛》）。

（4）煎服方法　煎服，3~10g；鲜品加倍。

（5）注意事项　①阴虚阳亢、烦躁汗多、咳嗽、吐血、精滑者慎服；②《本草经集注》：秦艽、秦皮为之使，恶地胆、麻黄；③《日华子本草》：忌饴糖、羊肉，勿犯铁器，令人吐逆；④《医学入门》：心劳、神耗者禁用。

4. 百合

（1）其他名称　野百合、喇叭筒、山百合、药百合、家百合。

（2）性味归经　甘，微寒。归心、肺经。

（3）主治功效　养阴润肺，清心安神。本品入心经，能养阴清心，宁心安神。治虚热上扰，失眠，心悸，可与麦冬、酸枣仁、丹参等清心安神药同用。

（4）煎服方法　煎服，6~12g。清心安神宜生用。

（5）注意事项　风寒咳嗽及中寒便溏者忌服。

5. 朱砂

（1）其他名称　丹粟、丹砂、赤丹、汞沙、辰砂、朱宝砂、洋尖砂、泽光砂、镜面砂、劈砂、片砂。

（2）性味归经　甘，微寒；有毒。归心经。

（3）主治功效　清心镇惊，安神，明目，解毒。用于心神不宁，心悸易惊，失眠多梦，为清心、镇惊安神之要药，尤宜于心火亢盛，内扰神明之心神不宁，惊悸怔忡，烦躁不眠者。

（4）煎服方法　0.1~0.5g，多入丸散服，不宜入煎剂。外用适量。

（5）注意事项　本品有毒，不宜大量服用，也不宜少量久服；孕妇及肝肾功能不全者禁用；忌火煅，宜水飞入药。

6. 合欢皮

（1）其他名称　合昏皮、夜合皮、合欢木皮。

（2）性味归经　甘，平。归心、肝、肺经。

（3）主治功效　解郁安神，活血消肿。用于心神不安，愤怒忧郁，失眠多梦，善于疏肝解郁，悦心安神，适宜于情志不遂，愤怒忧郁所致心神不安，烦躁不宁，抑郁失眠。

（4）煎服方法　煎服，6~12g。外用适量，研末调敷。

（5）注意事项　孕妇慎用。

7. 灯心草

（1）其他名称　灯心炭、赤须、铁灯心、灯芯、水灯草、灯心、灯草、碧玉草、虎须草、朱拌灯芯、秧草、水灯心、野席草。

（2）性味归经　甘、淡，微寒。归心、肺、小肠经。

（3）主治功效　利小便，清心火。本品性寒，既能入心清心火，又可利尿泄热，以引导心火下降。用于心烦失眠，尿少涩痛。

（4）煎服方法　煎服，1~3g。

（5）注意事项　下焦虚寒，小便失禁者禁服。

8. 远志

（1）其他名称　葽绕、蕀蒬、棘菀、细草、小鸡腿、小鸡眼、小草根。

（2）性味归经　苦、辛，温。归心、肾、肺经。

（3）主治功效　安神益智，交通心肾，祛痰开窍，消散痈肿。用于心肾不交引起的失眠多梦、健忘惊悸、神志恍惚，为交通心肾、安定神志、益智强识之佳品。

（4）煎服方法　煎服，3~10g。

（5）注意事项　①胃溃疡及胃炎患者慎用；②心肾有火，阴虚阳亢者忌服；③《本草经集注》：得茯苓、冬葵子、龙骨良，畏真珠、藜芦、蜚蠊、齐蛤；④《药性论》：畏蛴螬。

9. 罗布麻叶

（1）其他名称　泽漆麻、红麻、茶叶花、红柳子、羊肚拉角、罗布麻。

（2）性味归经　甘、苦，凉。归肝经。

（3）主治功效　平肝安神，清热利水。可治疗肝阳上亢及肝火上攻之头晕目眩，烦躁失眠等。

（4）煎服方法　6~12g。水煎服；单味浸泡代茶服。

（5）注意事项　脾虚慢惊者慎用。

10. 珍珠

（1）其他名称　真珠、蚌珠、真珠子、药珠、珠子、濂珠。

（2）性味归经　甘、咸，寒。归心、肝经。

（3）主治功效　安神定惊，明目消翳，解毒生肌，润肤祛斑。本品甘寒质重，入心经，重可镇怯，故有安神定惊之效。主治心神不宁，惊悸失眠，且性寒清热，甘寒益阴，故尤宜于心虚有热之心烦不眠、多梦健忘等心神不宁之证，常配伍酸枣仁、柏子仁、五味子等养心安神药。亦可单用，如《肘后方》用本品研末与蜜和服，治疗心悸失眠。

（4）煎服方法　0.1~0.3g，多入丸散用。外用适量。

（5）注意事项　①《本草经疏》：病不由火热者勿用；②《本草新编》：疮毒若内毒未净，遽用真珠以生肌，转难收口。

11. 酸枣仁

（1）其他名称　枣仁、酸枣核。

（2）性味归经　甘、酸，平。归肝、胆、心经。

（3）主治功效　养心补肝，宁心安神，敛汗，生津。可治疗虚烦不眠，惊悸多梦，为养心安神之要药，尤宜于心肝阴血亏虚，心失所养之虚烦不眠。

（4）煎服方法　煎服，10~15g。

（5）注意事项　①凡有实邪郁火及患有滑泄症者慎服；②《本草经集注》：恶防己；③《本草经疏》：凡肝、胆、脾三经有实邪热者勿用，以其收敛故也；④《得配本草》：肝旺烦躁，肝强不眠，禁用；⑤《本草求真》：性多润，滑泄最忌。

12. 柏子仁

（1）其他名称　柏实、柏子、侧柏子、柏仁。

（2）性味归经　甘，平。归心、肾、大肠经。

（3）主治功效　养心安神，润肠通便，止汗。多用于心之阴血不足，心神失养之心悸怔忡、虚烦不眠、头晕健忘等。

（4）煎服方法　煎服，3~10g。

（5）注意事项　便溏及痰多者慎服。

13. 竹茹

（1）其他名称　竹皮、淡竹皮茹、青竹茹、淡竹茹、麻巴、竹二青、竹子青。

（2）性味归经　甘，微寒。归肺、胃、心、胆经。

（3）主治功效　清热化痰，除烦，止呕。痰热咳嗽，可用于胆火夹痰，惊悸不宁，心烦失眠，治痰火内扰而致胸闷痰多，心烦不寐，或惊悸不宁者，常配枳实、半夏、茯苓等，如温胆汤（《千金方》）。

（4）煎服方法　煎服，5~10g。生用偏于清化热痰，姜汁炙用偏于和胃止呕。

（5）注意事项　寒痰咳喘、胃寒呕逆及脾虚泄泻者，禁服。

14.磁石

（1）其他名称　玄石、磁君、处石、延年沙、续未石、拾针、绿秋、伏石母、玄武石、帝流浆、席流浆、瓷石、熁铁石、元武石、吸铁石、吸针石、慈石、灵磁石、活磁石、雄磁石、摄石、铁石、戏铁石。

（2）性味归经　咸，寒。归心、肝、肾经。

（3）主治功效　镇惊安神，平肝潜阳，聪耳明目，纳气平喘。用于心神不宁，惊悸，失眠，宜于肾虚肝旺，肝火上炎，扰动心神或惊恐气乱，神不守舍所致的心神不宁，惊悸，失眠及癫痫者。

（4）煎服方法　煎服，9~30g，先煎。镇惊安神、平肝潜阳宜生用。

（5）注意事项　①吞服后不易消化，如入丸散，不可多服；②《本草经集注》：柴胡为之使，恶牡丹、莽草，畏黄石脂，杀铁毒；③《本草从新》：重镇伤气，可暂用而不可久；④脾胃虚者，不宜多服、久服。

15.龙骨

（1）其他名称　陆虎遗生、那伽骨、生龙骨、煅龙骨、五花龙骨、青化龙骨、花龙骨、白龙骨。

（2）性味归经　甘、涩，平。归心、肝、肾经。

（3）主治功效　镇惊安神，平肝潜阳，收敛固涩。用于心神不宁，心悸失眠，惊痫癫狂，为重镇安神的常用药，宜心神不宁，心悸失眠，健忘多梦等证。

（4）煎服方法　煎服，15~30g，先煎。外用适量。镇惊安神、平肝潜阳生用。

（5）注意事项　湿热积滞者不宜使用。

16.牡蛎

（1）其他名称　左顾牡蛎、蚝、蠔、蚝壳、牡蛤、左牡蛎、煅牡蛎、海蛎壳、蛎蛤、古贲蛎蛤、古贲、蛎房、蚝山、蚝莆、左壳、海蛎子壳、海蛎子皮。

（2）性味归经　咸，微寒。归肝、胆、肾经。

（3）主治功效　潜阳补阴，重镇安神，软坚散结，收敛固涩，制酸止痛。可用治心神不安，惊悸怔忡，失眠多梦等症。

（4）煎服方法　煎服，9~30g，先煎。潜阳补阴、重镇安神、软坚散结生用。

（5）注意事项　①本品多服久服，易引起便秘和消化不良；②《本草经集注》：贝母为之使，得甘草、牛膝、远志、蛇床良，恶麻黄、茱萸、辛夷；③《本草经疏》：凡病虚而多热者宜用，虚而有寒者忌之，肾虚无火，精寒自出者非宜。

17. 紫贝齿

（1）其他名称　紫贝、狗支螺、紫贝止、贝齿、海巴、宝贝、生贝齿、煅贝齿、文贝、砑螺、紫贝子、南蛇牙齿。

（2）性味归经　咸，平。归肝经。

（3）主治功效　平肝潜阳，镇惊安神，清肝明目。适用于肝阳上扰，心阳躁动之惊悸心烦，失眠多梦者，可与龙骨、磁石、茯神等安神药配伍，共收安神、平肝之效。

（4）煎服方法　煎服，10~15g；先煎，或研末入丸、散剂。

（5）注意事项　脾胃虚弱者慎用。

18. 羚羊角

（1）其他名称　灵羊角、九尾羊角、羚羊尖、羚角、羚羊、羚羊粉。

（2）性味归经　咸，寒。归肝、心经。

（3）主治功效　平肝息风，清肝明目，清热解毒。本品质重沉降，有平抑肝阳作用。治疗肝阳上亢所致之头晕目眩，烦躁失眠，头痛如劈等症，常与石决明、龟甲、生地等同用。

（4）煎服方法　煎服，1~3g，宜另煎2小时以上；磨汁或研粉服，每次0.3~0.6g。

（5）注意事项　本品性寒，脾虚慢惊者忌用。

19. 人参

（1）其他名称　棒锤、山参、园参、参叶。

（2）性味归经　甘、微苦，微温。归脾、肺、心、肾经。

（3）主治功效　大补元气，复脉固脱，补脾益肺，生津养血，安神益智。本品归心经，能补益心气，安神益智。适宜于心气虚弱，心悸怔忡，胸闷气短，失眠多梦，健忘等，常与黄芪、茯苓、酸枣仁等药配伍。若心脾两虚，气血不足，心悸失眠，体倦食少者，常配伍黄芪、当归、龙眼肉等补气养血安神药，如归脾汤（《济生方》）。若心肾不交，阴亏血少，虚烦不眠，心悸健忘者，则配伍生地黄、当归、酸枣仁等滋阴养血安神之品，如天王补心丹（《摄生秘剖》）。

（4）煎服方法 煎服，3~9g；挽救虚脱可用15~30g，文火另煎兑服。也可研粉吞服，1次2g，1日2次。

（5）注意事项 ①实证、热证忌服；②《本草经集注》：茯苓为使，恶溲疏，反藜芦；③《药对》：畏五灵脂，恶皂荚、黑豆，动紫石英；④《药性论》：马蔺为使，恶卤咸；⑤《医学入门》：阴虚火嗽吐血者慎用；⑥《月池人参传》：忌铁器；⑦《药品化义》：若脾胃热实，肺受火邪，喘嗽痰盛，失血初起，胸膈痛闷，噎膈便秘，有虫有积，皆不可用。

20. 龙眼肉

（1）其他名称 龙眼、比目、荔枝奴、亚荔枝、木弹、骊珠、燕卵、鲛泪、圆眼、蜜脾、桂圆、元眼肉、龙眼干。

（2）性味归经 甘、温。归心、脾经。

（3）主治功效 补益心脾，养血安神。本品能补心脾、益气血、安神，既不滋腻，又不壅滞，为滋补良药。治疗心脾两虚、气血不足之心悸怔忡，健忘失眠，血虚萎黄，常与人参、当归、酸枣仁等同用，如归脾汤（《济生方》）。

（4）煎服方法 煎服，9~15g。

（5）注意事项 湿盛中满及有停饮、痰、火者忌服。

21. 桑椹

（1）其他名称 桑实、葚、乌椹、文武实、黑椹、桑枣、桑甚子、桑粒、桑果。

（2）性味归经 甘、酸，寒。归心、肝、肾经。

（3）主治功效 滋阴补血，生津润燥。可用于肝肾阴虚，眩晕耳鸣，心悸失眠，须发早白，本品甘酸，滋补阴血，《滇南本草》谓其"益肾脏而固精，久服黑发明目"，故常用于肝肾不足，阴血亏虚之腰膝酸软，眩晕耳鸣，心悸失眠，须发早白等症。

（4）煎服方法 煎服，9~15g。

（5）注意事项 ①脾胃虚寒便溏者，禁服；②《杨氏产乳》：凡子不得与桑椹子食，令儿心寒；③《本草经疏》：脾胃虚寒作泄者勿服；④《本草省常》：多食致衄，孕妇忌之。

22. 莲子

（1）其他名称 菂、藕实、水芝丹、莲实、泽芝、莲蓬子、莲肉。

（2）性味归经 甘、涩，平。归脾、肾、心经。

（3）主治功效 补脾止泻，止带，益肾涩精，养心安神。可用于虚烦，心悸，失眠，本品甘平，入心、肾经，能养心益肾，交通心肾而宁心安神。治心肾不交之虚烦、心悸、失眠者，常与酸枣仁、茯神、远志等药同用。

（4）煎服方法 煎服，6~15g。

（5）注意事项 ①中满痞胀及大便燥结者，忌服；②《随息居饮食谱》：凡外感前后，疟、疸、疳、痔，气郁痞胀，溺赤便秘，食不运化，及新产后皆忌之。

23. 琥珀

（1）其他名称 血琥珀、血珀、红琥珀、光珀、育沛、虎珀、虎魄、江珠、琥魄、兽魄、顿牟。

（2）性味归经 甘，平。归心、肝、膀胱经。

（3）主治功效 镇惊安神，活血散瘀，利尿通淋。用于心神不宁，心悸失眠，惊风，癫痫，健忘等症。

（4）煎服方法 研末冲服，或入丸散，每次1.5~3g；不入煎剂。外用适量。

（5）注意事项 ①阴虚内热及无瘀滞者忌服；②《本草经疏》：凡阴虚内热，火炎水涸，小便因少而不利者勿服琥珀以强利之，利之则愈损其阴。

24. 灵芝

（1）其他名称 三秀、灵芝草、木灵芝、菌灵芝。

（2）性味归经 甘，平。归心、肺、肝、肾经。

（3）主治功效 补气安神，止咳平喘。用于心神不宁，失眠心悸，宜于气血不足、心神失养之心神不宁，失眠，惊悸，多梦，健忘，体倦神疲，食少者。

（4）煎服方法 煎服，6~12g。

（5）注意事项 ①实证及外感初起者忌用；②灵芝是一种较强的血小板聚集抑制剂，故罹患出血性疾病及有出血倾向者慎用；③过敏体质者慎用。

25. 首乌藤

（1）其他名称 夜交藤、九真藤、交藤、棋藤、夜交全。

（2）性味归经 甘，平。归心、肝经。

（3）主治功效 养血安神，祛风通络。宜于阴虚血少之失眠多梦，心神不宁。

（4）煎服方法　煎服，9~15g。外用适量，煎水洗患处。

（5）注意事项　躁狂属实火者，慎服。

26. 珍珠母

（1）其他名称　珠母、真珠母、明珠母、珍珠母粉、煅珠母、珠牡。

（2）性味归经　咸，寒。归肝、心经。

（3）主治功效　平肝潜阳，安神定惊，明目退翳。用于心神不宁，惊悸失眠，有安神定惊之功。

（4）煎服方法　煎服，10~25g，先煎。

（5）注意事项　本品属性寒镇降之品，故脾胃虚寒及孕妇慎用。

27. 茯苓

（1）其他名称　伏灵、不死面、朱茯苓、茯苓个、茯苓块、白茯苓、云苓、松苓、茯菟、松薯、松腴、福临。

（2）性味归经　甘、淡，平。归心、肺、脾、肾经。

（3）主治功效　利水渗湿，健脾，宁心安神。本品补益心脾而宁心安神。常用治心脾两虚，气血不足之心悸，失眠，健忘。

（4）煎服方法　煎服，10~15g。

（5）注意事项　①虚寒精滑或气虚下陷者忌服；②《本草经集注》：马蔺为之使，恶白敛，畏牡蒙、地榆、雄黄、秦艽、龟甲；③《药性论》：忌米醋；④张元素：如小便利或数，服之则损人目，如汗多入服之，损元气；⑤《本草经疏》：患者肾虚，小水自利或不禁或虚寒精清滑，皆不得服；⑥《得配本草》：气虚下陷、水涸口干俱禁用。

28. 刺五加

（1）其他名称　刺拐棒、老虎镣子、刺木棒、坎拐棒子。

（2）性味归经　甘、微苦，温。归脾、肺、肾、心经。

（3）主治功效　益气健脾，补肾安神。本品归心、脾经，能补益心脾之气，并安神益志。治心脾两虚，心神失养的失眠、多梦、健忘，可与酸枣仁、远志、石菖蒲等养心安神之品配伍。

（4）煎服方法　煎服，9~27g。

（5）注意事项　阴虚火旺者慎服。

29. 紫石英

（1）其他名称　萤石、氟石、赤石英、煅紫石英。

（2）性味归经　甘，温。归肾、心、肺经。

（3）主治功效　温肾暖宫，镇心安神，温肺平喘。本品入心经，能镇心安神。治心悸怔忡，虚烦失眠，可与酸枣仁、柏子仁、当归等同用。

（4）煎服方法　煎服，9~15g，先煎。

（5）注意事项　①阴虚火旺、肺热咳喘者忌用；②《本草经集注》：长石为使，畏扁青、附子；③《本草经疏》：妇人绝孕由于阴虚火旺不能接受精气者忌用；④《得配本草》：血热者忌用。

30. 麦冬

（1）其他名称　麦门冬、沿阶草、寸冬、川麦冬、浙麦冬、杭麦冬、爱韭、忍陵。

（2）性味归经　甘、微苦，微寒。归心、肺、胃经。

（3）主治功效　养阴润肺，益胃生津，清心除烦。本品归心经，能养心阴，清心热，并略具除烦安神作用。可用于心阴虚有热之心烦、失眠多梦等症，宜与生地黄、酸枣仁、柏子仁等养阴安神之品配伍，如天王补心丹（《摄生秘剖》）。

（4）煎服方法　煎服，6~12g。传统认为本品清养肺胃之阴多去心用，滋阴清心火大多连心用。

（5）注意事项　①脾胃虚寒、食少便溏，以及外感风寒、痰湿咳嗽者忌服；②《本草经集注》：地黄、车前为之使，恶款冬、苦瓠，畏苦参、青囊；③《药性论》：恶苦芙，畏木耳；④《纲目》：气弱胃寒者，必不可饵。

31. 龟甲

（1）其他名称　龟板、乌龟壳、乌龟板、下甲、血板、烫板。

（2）性味归经　咸、甘，微寒。归肝、肾、心经。

（3）主治功效　滋阴潜阳，益肾强骨，养血补心，固经止崩。本品归心肾经，又有养血补心，安神定志之效，适用于阴血不足，心肾失养之惊悸、失眠、健忘，常与石菖蒲、远志、龙骨等品同用，如孔圣枕中丹（《千金要方》）。

（4）煎服方法　煎服，9~24g，先煎。本品经砂烫醋淬后，更容易煎出有效成分，并除去腥气，便于服用。

（5）注意事项　①脾胃虚寒者忌服，孕妇慎用；②《本草经集注》：恶沙参、蜚蠊；③《药对》：畏狗胆；④《本草备要》：恶人参；⑤《本草经疏》：妊妇不宜用，患者虚而无热者不宜用。

32. 五味子

（1）其他名称　北五味子、辽五味子、五味、辽五味、北五味、壮味、嗽神、玄及、五梅子。

（2）性味归经　酸、甘，温。归肺、心、肾经。

（3）主治功效　收敛固涩，益气生津，补肾宁心。可用于心悸失眠，本品既能补益心肾，又能宁心安神。治阴血亏损，心神失养，或心肾不交之虚烦心悸、失眠多梦，常与麦冬、丹参、酸枣仁等同用，如天王补心丹（《摄生秘剖》）。

（4）煎服方法　煎服，2~6g。

（5）注意事项　①凡表邪未解，内有实热，咳嗽初起，麻疹初期，均不宜用；②《本草经集注》：苁蓉为之使，恶葳蕤，胜乌头。

第二节　名老中医治疗失眠症临床经验

本节主要介绍新中国成立以来国医大师、全国名中医、前七批师承导师、各省名老中医等治疗失眠症的经验处方，并简要介绍名老中医基本情况。

一、颜德馨

（一）名老中医简介

颜德馨，"颜氏内科"第二代传人，主任医师，教授，博士研究生导师，著名中医药专家，首届国医大师，全国老中医药专家学术经验继承工作指导老师，国家级非物质文化遗产传统医药项目代表性传承人。

（二）治疗失眠症方药

1. 血府逐瘀汤加减

（1）药物组成　桃仁、红花、当归、生地黄、牛膝、川芎、桔梗、赤芍、枳壳、甘草、柴胡。

（2）方义分析　本方取桃红四物汤为君，活血化瘀；四逆散为臣药疏肝理气；枳壳、桔梗一升一降，调畅气机；牛膝导血下行使气通血活，则肝气条达，瘀去郁散，脏气与腑气相接，神魂自安。

（3）主治功效　疏肝理气，活血化瘀。

（4）适应证型　肝郁气滞，瘀血内凝。症见失眠多梦，兼有情志郁郁不乐，时喜叹息，胸胁胀痛，舌紫，脉弦或涩。

2. 柴芩温胆汤加味

（1）药物组成　柴胡、黄芩、半夏、陈皮、枳实、竹茹、茯苓、夏枯草。

（2）方义分析　柴胡、黄芩清利肝胆为君；半夏燥湿化痰为臣；陈皮、枳实顺气化痰；佐以竹茹泄胆郁、清痰热；茯苓为使，渗湿利水，使邪有出路；半夏得阴而生，善于化痰，夏枯草得至阳而长，以清肝胆为长，两药合用可协调阴阳平衡。

（3）主治功效　理气化痰，清肝降火。

（4）适应证型　肝胆气郁，痰火内扰。症见睡卧辗转不安，难以入眠，或易于惊醒，心烦懊恼，口苦咽干，胸闷痰多。舌红苔黄腻，脉滑数。

3. 归脾汤加减

（1）药物组成　黄芪、党参、当归、白术、茯苓、熟枣仁、远志、木香（后下）、石菖蒲、夜交藤、黄连、柏子仁、合欢皮。

（2）方义分析　黄芪补脾益气；党参补中益气，养血生津；白术健脾胃、补气血、养心神；茯苓健脾益气，养心安神。四药合用，可健脾益气，振奋中阳。石菖蒲与远志，交通心肾定志；合欢皮与夜交藤，解郁养血助眠；柏子仁与酸枣仁，益阴养心安神。四药相合可心窍得开，阴血得补，心神得养。木香醒脾开胃，疏肝理气，调畅气机；当归养血活血，补血养心。二者相伍，行气活血，气血同治，补中寓疏。黄连在方中既可清心火安心神，又可防温燥去阴生火。

（3）主治功效　益气补血，健脾养神，柔肝疏肝。

（4）适应证型　气血两虚。症见心悸健忘，胆怯易惊，神疲食少，头昏目眩，面色少华，气短自汗，肢体倦怠。舌淡苔薄，脉细。

二、葛琳仪

（一）名老中医简介

葛琳仪，主任医师，浙江省首批国医名师，国医大师，全国中医药杰出贡献奖获得者，全国老中医药专家学术经验继承工作指导老师，浙江省首届"医师终身荣誉"获得者，曾任浙江省中医院院长、浙江中医学院（现浙江中医药大学）院长、浙江省名中医研究院院长等职。

（二）治疗失眠症方药

癫狂梦醒汤加减

（1）药物组成　桃仁20g，通草5g，柴胡9g，郁金10g，香附10g，姜半夏9g，石菖蒲9g，炒酸枣仁15g，首乌藤15g，柏子仁15g，珍珠母（先煎）30g，青龙齿（先煎）30g，厚朴12g，鸡内金9g，生山楂12g，炒稻芽30g，生甘草6g。

（2）方义分析　桃仁活血化瘀；通草清热利湿；柴胡、香附、郁金疏肝理气；石菖蒲、姜半夏化痰开窍；炒酸枣仁、首乌藤、柏子仁养心安神；珍珠母、青龙齿潜阳安神；厚朴、鸡内金、生山楂、炒稻芽消食和胃；生甘草调和诸药。

（3）主治功效　疏肝宁神，兼以豁痰化瘀。

（4）适应证型　肝气郁结，痰瘀内阻。症见夜寐不宁，易醒，烦躁易怒，头目昏胀，夜间尤甚，胸腹胀满，嗳气频作，大便偏干。舌暗，苔白腻，脉弦滑有力。

三、张志远

（一）名老中医简介

张志远，教授，主任医师，国医大师，济南市第九届人大代表，山东省第六届政协委员，全国各家学说研究会顾问，享受国务院政府特殊津贴。

（二）治疗失眠症方药

1. 安神汤

（1）药物组成　炒酸枣仁20g，黄连5g，生龙骨15g，生牡蛎30g，珍珠母30g，天麻15g，清半夏9g，橘红7g，郁金7g，全蝎5g。

（2）方义分析　方中半夏、橘红两药合用祛湿化痰；郁金清心降火化痰；龙骨、牡蛎镇静定志；炒酸枣仁宁心安神；黄连清心泻火；珍珠母滋阴清肝，安神定惊；天麻与全蝎镇静安神。

（3）主治功效　清化痰浊，宁心安神。

（4）适应证型　心神失舍。症见合目难眠，易醒多梦，惊恐无法入睡。

2.缶陶汤

（1）药物组成　黄连、黄芩、白芍、龟甲胶、栀子。

（2）方义分析　黄芩、黄连之苦寒，清心之实火；白芍敛心中神明，柔泄肝木；龟甲胶滋阴；栀子除烦，兼泄三焦之火。

（3）主治功效　滋阴降火，柔肝安神。

（4）适应证型　阴虚火旺证。症见入睡困难，稍睡即梦，脾气暴躁，手足心灼热。舌红如镜，脉细数。

3.六合回春方

（1）药物组成　黄连、栀子、阿胶、酸枣仁、百合、首乌藤。

（2）方义分析　百合润肺清心、解郁镇脑、安神定悸；首乌藤养血虚、安心神；百合助黄连清心火、助栀子除烦解郁，首乌藤助阿胶养阴血、助酸枣仁酸收敛阴，全方集清热除烦、凉心养肺、补血安神、收敛定魄于一体。

（3）主治功效　清热除烦，凉心养肺，补血安神，收敛定魄。

（4）适应证型　血虚火热内扰。症见不寐，头昏沉，乏力，记忆力衰退，烦闷，虚汗出，口苦，小便赤。舌尖红苔厚，脉细。

四、禤国维

（一）名老中医简介

禤国维，主任医师，广州中医药大学首席教授，第二届国医大师。

（二）治疗失眠症方药

六味地黄丸合天王补心丹加减

（1）药物组成　蕤仁肉 15g，熟地黄 15g，生地黄 15g，酸枣仁 30g，柏子仁 15g，山药 15g，蜜远志 10g，茯神 15g，延胡索 20g，合欢皮 15g，牡丹皮 15g，龙齿（先煎）30g。

（2）方义分析　蕤仁肉性微寒味甘，归肝、肾经，性平和，具有山萸肉补肝肾之功而无过酸之味；熟地黄补血养阴、益精填髓；生地黄甘寒入肾可养阴，苦寒可泄热，入心可养血，重用可"壮水之主以制阳光"；蕤仁肉、熟地黄、生地黄三药共奏滋补肾阴功效，为君药。酸枣仁、柏子仁养心安神，共为臣药；山药味补肺脾肾、益气养阴，补益后天之肺脾以助先天肾元之用；茯神健脾益气、安魂魄、养精神；远志宁心安神、祛痰开窍；延胡索理气活血，解血中郁结，为方中画龙点睛之要药；牡丹皮味理肝木之郁、散血中之热，达祛阴火之功效；合欢皮安神解郁，与牡丹皮合用，去气郁之火；龙齿镇静安神。

（3）主治功效　滋补肾阴，养心安神，理气活血。

（4）适应证型　阴虚火旺。症见入睡困难，易醒，盗汗，口干咽干，心烦易怒，纳可，二便调。舌红苔薄白，脉细。

五、郭诚杰

（一）名老中医简介

郭诚杰，教授，第二届国医大师，陕西省名老中医，陕西中医药大学终身教授，主任医师，硕士研究生导师，首批中医药传承博士后合作导师，首批500名老中医药专家学术经验继承工作指导老师。

（二）治疗失眠症方药

郭诚杰自拟方

（1）药物组成　白术、茯苓、薏苡仁、酸枣仁、沙参、天麻、杭菊、川芎。

（2）方义分析　白术、茯苓、薏苡仁健脾益气；酸枣仁养心安神；沙参滋阴；天麻、杭菊平肝气；川芎养血调气。

（3）主治功效　健脾养心，柔肝补肾。

（4）适应证型　肝肾阴虚，兼心脾两虚。症见入睡困难，多梦易醒，醒后无法入睡，头晕，肢倦神疲，饮食无味，小便次数多，大便略溏。舌体胖，舌质红，苔黄白相兼，脉弦数。

六、朱良春

（一）名老中医简介

朱良春，教授，首批国医大师，首届全国老中医药专家学术经验继承工作指导老师。

（二）治疗失眠症方药

甘麦芪仙磁石汤

（1）药物组成　甘草 6g，淮小麦 30g，炙黄芪 20g，淫羊藿 12g，五味子

6g，灵磁石 15g，枸杞子、丹参各 12g，远志 6g，茯苓 15g。

（2）方义分析　甘草、淮小麦养心安神；炙黄芪温补脾胃气血，亦补心脾；淫羊藿补肾壮阳，祛风除湿；丹参、远志、茯苓、枸杞子安神定志，交通心肾，宁心安神，健脾滋肾；灵磁石引浮火归原，镇惊安神；五味子收敛固涩，益气生津，补肾宁心。

（3）主治功效　温补镇摄。

（4）适应证型　脾肾两虚或心脾两虚。症见夜难入寐，多梦易惊，或彻夜不眠。

七、贾跃进

（一）名老中医简介

贾跃进，主任医师，硕士研究生导师，全国老中医药专家学术经验继承工作指导老师，山西省著名脑病专家。

（二）治疗失眠症方药

1. 柴胡加龙骨牡蛎汤

（1）药物组成　柴胡 10g，黄芩 10g，清半夏 9g，党参 10g，生龙骨 30g，生牡蛎 30g，桂枝 6g，白芍 30g，葛根 30g，玫瑰花 15g，炒枳壳 10g，生麦芽 15g。

（2）方义分析　柴胡、黄芩、半夏、党参以和解枢机；生龙骨、生牡蛎以镇惊安神；加白芍养肝敛阴；少量桂枝以通阳活络、调和阴阳；葛根升津；玫瑰花解郁安神和胃；炒枳壳宽胸理气；生麦芽疏肝和胃、调节气机升降。

（3）主治功效　和解枢机，清胆和胃，化痰安神。

（4）适应证型　肝气郁滞兼痰热阻滞。症见入睡困难，寐中多梦，噩梦纷纭，严重时彻夜不眠，多虑，忧心忡忡，神疲乏力，兴趣丧失，咽干，食后胃脘胀满，大便时溏时干。苔滑色微黄，脉沉弦。

（5）煎服方法　晚上睡前半小时服药。

2. 黄连阿胶汤加减

（1）药物组成　黄连 9g，黄芩 10g，当归 15g，白芍 15g，柴胡 10g，阿胶（烊化）10g，炒酸枣仁 15g，知母 15g，生龙骨（先煎）30g。

（2）方义分析　黄连泻心火，黄芩善清里热，两药共泻心胸郁热；白芍疏肝养阴；柴胡疏肝理气；当归、阿胶养血润燥；炒酸枣仁养心安神，敛阴止汗，镇静安神；生龙骨镇静安神潜阳；知母滋阴清热泻火。

（3）主治功效　滋阴降火，交通心肾。

（4）适应证型　阴虚火旺，心肾不交。症见入睡困难，甚则通宵不眠，思虑纷扰，白昼精神不振，多汗，面烘潮热，腰膝酸软，耳鸣，心烦易怒。舌红苔少，脉细数。

（5）煎服方法　晚上睡前半小时服药。

3. 酸枣仁汤加减

（1）药物组成　炒酸枣仁30g，当归15g，茯苓15g，白术15g，知母10g，黄芪15g，川芎10g，党参15g，甘草10g。

（2）方义分析　重用酸枣仁为君；茯苓宁心安神；知母滋阴润燥、清热除烦；川芎调肝血而疏达肝气；黄芪、党参补气健脾；当归、炒白术健脾养血；生用甘草和中缓急。诸药相伍，养肝血以宁心神，清内热以除虚烦，共奏养血安神、清热除烦之功效。

（3）主治功效　养血安神，清热除烦。

（4）适应证型　心肝血虚。症见入睡困难，时有彻夜难眠，心烦意乱，胸闷不舒，头晕头沉，神疲乏力，纳一般，二便正常。舌质淡，苔薄白，脉细弦。

（5）煎服方法　晚上睡前半小时服药。

八、王庆国

（一）名老中医简介

王庆国，教授，国医大师，全国名中医，第五批全国老中医药专家学术经验继承工作指导老师，国家"973"工程首席科学家，北京中医药大学终身教授。

（二）治疗失眠症方药

1. 十味温胆汤

（1）药物组成　陈皮、茯苓、半夏、枳实、甘草、酸枣仁、五味子、远志、熟地黄、人参。

（2）方义分析　陈皮、半夏燥湿化痰，健脾渗湿，使痰湿消而神宁；人参、熟地黄益气养血；远志、枣仁、五味子养心安神，敛心气止汗；枳实行气消痰，使痰随气下；炙甘草补益心气，调和诸药。

（3）主治功效　清热化痰，养心安神。

（4）适应证型　痰热内扰，心神不安。症见睡眠不安，心烦懊恼，胸闷脘痞，痰多，头晕目眩，口苦。舌质红，苔黄腻，脉滑数。

2.柴胡桂枝汤

（1）药物组成　柴胡、黄芩、半夏、桂枝、白芍、人参、生姜、甘草、大枣。

（2）方义分析　柴胡清胆热疏胆气，黄芩清泻郁热、降泄浊热，黄芩柴胡相配清少阳邪热、疏达少阳枢机、清解郁火，乃解除少阳不和之主药；桂枝与白芍相伍，善能调和营卫、调和阴阳，为治疗太阳不和的核心药物；半夏、生姜和胃健脾；人参、甘草、大枣补中益气，顾护胃气。

（3）主治功效　和调枢机、疏肝理脾。

（4）适应证型　太阳少阳不和。症见失眠，心烦，潮热，恶风怕冷，胸胁疼痛，急躁易怒，口苦，耳鸣，小便不利。

九、浦家祚

（一）名老中医简介

浦家祚，教授，全国名老医药专家学术经验继承工作指导老师、全国名老中医传承工作室建设项目专家、山东省继承老中医药专家学术经验指导老师、山东省名中医、济南市名老中医。

（二）治疗失眠症方药

1.天王补心丹加减

（1）药物组成　生地黄、酸枣仁、柏子仁、当归、麦冬、丹参、茯苓、五味子、桔梗、砂仁、益智仁、夜交藤。

（2）方义分析　方中生地黄味甘寒质润，苦寒清热，为清热养阴生津之要药；酸枣仁、柏子仁养心安神；麦冬滋阴清热；当归补血润燥；茯苓、夜交藤养心安神；丹参清心活血，施治补而不滞；五味子益气敛阴，以助补气生阴之力；桔梗取其载药上行，使药力上入心经，与五味子一升一降，气机得以畅达；砂仁以醒脾开胃；益智仁以暖肾固精温脾。

（3）主治功效　滋阴补血，降火安神，交通心肾。

（4）适应证型　阴虚血少，神志不安。症见失眠心悸，虚烦神疲，梦遗健忘，手足心热，口舌生疮，大便干燥。舌红少苔，脉细数。

2. 枕中丹

（1）药物组成　生龙骨、败龟甲、石菖蒲、远志。

（2）方义分析　生龙骨质重，入心、肝经，镇惊安神；龟甲咸平入肾，味甘补益，质量下沉，大补肝肾之阴而潜纳浮阳，平息虚风，并入心经而降虚火；石菖蒲辛开苦燥温通，有开窍醒神之功，入心经，能开心窍，益心智，安心神，聪耳明目；远志苦辛性温，性善宣泄通达，能开心气而宁心安神，能通肾气而强志不忘，为交通心肾，安神定志，益智强志之佳品。

（3）主治功效　滋阴安神，宁心益智。

（4）适应证型　心肾阴亏。症见健忘失眠，心神不安，头目眩晕，耳鸣，神志恍惚。舌红苔薄白，脉细弦。

3. 二仙汤加减

（1）药物组成　仙茅、淫羊藿、巴戟天、黄柏、知母、当归。

（2）方义分析　方中仙茅、淫羊藿、巴戟天温肾阳，补肾精；黄柏、知母泻肾火、滋肾阴；当归温润养血，调理冲任。

（3）主治功效　滋补阴阳，降火安神。

（4）适应证型　阴阳俱虚，虚火上炎。症见心烦不寐，头胀头晕，身热汗出，心悸，口干目胀，便艰。舌红苔白，脉细弦。

4. 酸枣仁汤加减

（1）药物组成　酸枣仁、知母、茯苓、川芎、甘草。

（2）方义分析　酸枣仁以其性味甘平，入心肝之经，养血补肝，宁心安神；茯苓宁心安神；知母滋阴清热；川芎调畅气机，疏达肝气，与酸枣仁相配，酸收辛散并用，相反相成，具有养血调肝之妙；甘草生用，和中缓急。本方养中兼清，补中有行，酸收为主，辛散为辅，兼以甘缓。

（3）主治功效　养血安神，清热除烦。

（4）适应证型　肝血不足，虚热内扰。症见失眠心悸，虚烦不眠，头晕目眩，盗汗，咽干口燥。舌红，脉细弦。

5. 龙胆泻肝汤加减

（1）药物组成　龙胆、栀子、黄芩、醋柴胡、车前子、泽泻、生地黄、当归。

（2）方义分析　龙胆草苦寒沉降，善泻肝胆实火；栀子苦寒清降，能清泻三焦火邪，泻心火而除烦；黄芩苦寒泻火；柴胡疏肝解郁，调畅气机，经醋炒制后，疏肝理气之力加强而无劫伤肝阴之弊；车前子、泽泻利水而泄热；生地黄、当归滋阴养血，防止肝火耗伤肝血及苦燥渗利之品伤阴。泻中有补，降中寓升，祛邪而不伤正，泻火而不伐胃，使火降热清，湿浊得消。

（3）主治功效　清泻肝胆实火，清利肝经湿热。

（4）适应证型　肝胆实火，上扰心神。症见睡眠不宁，伴见头痛目赤，心烦胁痛，口苦耳鸣目眩。舌红苔黄，脉弦数有力。

6. 逍遥散加减

（1）药物组成　当归、茯神、白芍、白术、柴胡、薄荷、甘草。

（2）方义分析　柴胡疏肝解郁，升发诸阳，醋制以防其辛温劫阴；当归、白芍养血和血，柔肝缓急，补肝体而助肝用，使血和则肝和，血充则肝柔；白术、茯神、甘草健脾和中；薄荷疏散郁遏之木气。本方可使肝郁得疏，血虚得养，脾弱得复，气血兼顾，肝脾同调。

（3）主治功效　疏肝解郁，养血健脾。

（4）适应证型　肝郁血虚脾弱。症见睡眠不宁，多梦，思虑多，心烦易怒，头痛目眩，纳呆脘闷，呃逆，善太息。舌红苔白脉弦。

7. 朱砂安神丸加减

（1）药物组成　朱砂、黄连、生地黄、当归、炙甘草。

（2）方义分析　朱砂甘寒质重，专入心经，寒能清热，重能镇怯，既能重镇安神，又能清降心火；黄连苦寒，能入心经，清心泻火除烦热；生地黄甘苦寒，滋阴清热；当归辛甘温润以补血，合生地黄滋阴补血以养心；炙甘草调和诸药，防黄连之苦寒、朱砂之质重碍胃。

（3）主治功效　镇心安神，清热养血。

（4）适应证型　心火亢盛，阴血不足。症见心烦不眠，或稍睡即醒，五心烦热，心悸汗出，咽干，耳鸣腰酸。舌质红，脉细数。

8. 柏子养心丸加减

（1）药物组成　柏子仁、枸杞子、炒酸枣仁、川芎、麦冬、石菖蒲、当归、茯神、玄参、熟地黄、远志、甘草。

（2）方义分析　方中酸炒枣仁养心安神；柏子仁养心气，润肾燥，安魂定魄，益智宁神；枸杞子补益肝肾；茯神、远志交通心肾；麦冬、玄参、熟地黄滋阴补肾；川芎、当归补血活血；石菖蒲开窍醒神，益心智，安心神；甘草益气健脾，调和药性。

（3）主治功效　养心安神，滋阴补肾。

（4）适应证型　阴血亏虚，心肾失调。症见虚烦不眠，精神恍惚，惊悸怔忡，多梦盗汗。舌质红少苔，脉细数。

十、张磊

（一）名老中医简介

张磊，教授，第三届国医大师，全国中医药杰出贡献奖获得者，第二批全国老中医药专家学术经验继承工作指导老师。

（二）治疗失眠症方药

1. 眠安汤

（1）药物组成　生地黄10g，生百合30g，炒酸枣仁30g，茯神10g，茯苓10g，竹叶10g，灯心草3g，麦冬15~30g，小麦30g，生龙牡（先煎）各30g，苏叶（后下）6g，炙甘草10g，胆南星6g，大枣6个。

（2）方义分析　百合、生地黄养心肺，配合麦冬、炒酸枣仁，养心肺之阴、清心肺虚火，除烦安神；竹叶、灯心草清心除烦，导热下行，使邪从小便出；胆南星、茯神三药清热化痰，定惊安神；甘草、小麦、大枣养心肺，润脏躁，缓脏急，平稳神气；生龙牡平亢奋之虚阳，镇潜安神；百合、苏叶俱能引阳气而归阴分。全方共奏滋阴清热，化痰安神之功。

（3）主治功效　滋阴清热，化痰安神。

（4）适应证型　阴虚火旺，痰火内扰。症见入睡困难，甚则彻夜不眠，神志恍惚，心烦急躁欲哭，入眠时易惊颤而醒，口干口苦，耳鸣。舌红少苔，脉微细。

2. 丹百汤

（1）药物组成　党参10g，麦冬15g，五味子10g，山萸肉10g，丹参30g，檀香（后下）3g，砂仁（后下）3g，生百合30g，乌药10g，小麦30g。

（2）方义分析　丹参、檀香、砂仁活血化瘀，理气止痛，去其邪实；生百合、乌药通气和血；党参、麦冬、五味子补益心气；山萸肉、小麦，补心阴敛心气以安神。

（3）主治功效　补益心气，活血化瘀，止痛安神。

（4）适应证型　心气不足，心血瘀滞。症见失眠多梦，心痛，心胸或脘腹胀痛，虚烦惊悸。舌红苔白，脉弦，气痛。

十一、涂晋文

（一）名老中医简介

涂晋文，教授，湖北省国家级名老中医，首届湖北中医大师，第四批国医大师，第三批、第四批全国老中医药专家学术经验继承工作指导老师。

（二）治疗失眠症方药

1. 三甲复脉汤加减

（1）药物组成　熟地黄、山药、山茱萸、枸杞子、沙参、麦冬、黄精、女贞子、墨旱莲、生牡蛎、鳖甲、制龟甲、地骨皮、炒白芍、阿胶、酸枣仁、柏子仁、炙甘草。

（2）方义分析　生牡蛎、制龟甲、生鳖甲潜阳入阴，使魂魄舍藏；熟地黄、山茱萸、女贞子、墨旱莲、山药、黄精、枸杞子补益肝肾之品滋补阴精，且枸杞子、黄精、女贞子有明目之功效；阿胶、白芍、大枣养血生精；沙参、麦冬养阴生津，津液入脉生血，又能清心除烦；酸枣仁、柏子仁补养安神；地骨皮清阴虚之热；炙甘草调和诸药。

（3）主治功效　补益肝肾，滋阴潜阳。

（4）适应证型　阴虚阳亢。症见入睡困难，甚则彻夜难眠，双目干涩，视物模糊，头晕耳鸣，腰膝酸软，心烦盗汗，口苦咽干。舌红苔少，脉弦细数。

2. 安神定志汤合越鞠丸加减

（1）药物组成　党参、茯苓、茯神、远志、石菖蒲、生龙骨、川芎、当归、山药、白术、神曲、黄芪、合欢皮、山楂、五味子、甘草。

（2）方义分析　黄芪、党参补益心胆；茯苓、白术健脾益气，使气血生化有源；远志、合欢皮茯神宁心安神；五味子收敛心气；当归、川芎活血行气为用；石菖蒲开窍定惊；生龙骨重镇安神；山药滋补肝肾脾；山楂、神曲消积除滞；共奏安神定志，益气宁神之效。

（3）主治功效　益气定志，镇惊安神。

（4）适应证型　心胆气虚。症见入睡困难，夜寐不安，烦躁多梦，易醒，白天精神不振，胆小易惊，记忆力差，大便正常，小便频数。舌暗苔薄黄，脉弦。

十二、梅建强

（一）名老中医简介

梅建强，教授，主治中医师，博士研究生导师，"十二五"国家中医重点专科学科带头人，第六批全国老中医药专家学术经验继承工作指导老师，河北省名中医。

（二）治疗失眠症方药

1. 健脾解毒助眠方

（1）药物组成　茯苓、麸炒白术、陈皮、莲子、石菖蒲、木香、砂仁、薏苡仁。

（2）方义分析　茯苓为君药，健脾行气，利水渗湿，宁心安神；麸炒白术、陈皮为臣药，行气和胃，健脾化痰；莲子、石菖蒲、木香、砂仁、薏苡仁健脾利湿，调节脾胃气机升降；使脾虚得健，升降有度，营阴卫阳动态平衡，心神得安。

（3）主治功效　健脾行气，和胃安神。

（4）适应证型　脾胃虚弱。症见寐浅多梦，早醒、易醒，胸闷脘痞，恶心干呕，头晕、头胀，纳少，腹胀，小便不利，大便溏薄。舌淡红胖大有齿痕，脉沉细。

2. 清热化痰安神方

（1）药物组成　清半夏、竹茹、胆南星、麸炒枳壳、炒栀子、黄连、连翘、炒酸枣仁。

（2）方义分析　胆南星、竹茹、清半夏等有清化热痰、止呕除烦；麸炒枳壳行气化痰；炒栀子清心除烦；黄连、连翘清解中焦热毒，调节中焦阴阳平衡，消郁散结；炒酸枣仁宁心安神。

（3）主治功效　清热化痰，解毒安神。

（4）适应证型　痰热内生。症见入寐较难，多梦易醒，咳痰黄黏，口干口苦，心烦急躁，头昏蒙不清，纳差，大便黏腻不爽。舌质红，苔黄腻或厚腻，脉弦滑。

3. 疏肝化毒安寐汤

（1）药物组成　柴胡、香附、合欢花、合欢皮、茵陈、佛手、石菖蒲、龙胆、炒栀子、川芎。

（2）方义分析　柴胡疏肝解郁，升阳柔肝；香附疏肝理气，调经止痛；川芎行气开郁，祛风燥湿，活血止痛；茵陈、佛手、合欢花恢复肝主疏泄、调畅气机；石菖蒲化湿开胃，开窍豁痰，醒神益智；龙胆泻肝胆火；炒栀子清心除烦；合欢皮解郁安神。

（3）主治功效　疏肝行气，解郁安神。

（4）适应证型　肝气郁结。症见入睡困难，多梦易醒，心烦，急躁易怒，胸胁胀痛，恶心干呕，脘腹胀满不适，口干口苦，纳差，二便可。舌红苔薄黄，脉弦细。

4.镇心祛毒助寐汤

（1）药物组成　龙骨、牡蛎、珍珠母、磁石、琥珀、醋龟甲、生地黄、丹参、郁金、莲子心、炒酸枣仁、柏子仁。

（2）方义分析　生龙骨镇静安神，平肝潜阳；生牡蛎平肝潜阳、软坚散结；酸枣仁、柏子仁等养血安神；珍珠母、磁石平肝潜阳，安神定惊；郁金行气化瘀，清心解郁；琥珀具有镇静安神、散瘀止血；龟甲滋阴益阳，益肾健骨，固精止血，养血补心；生地黄具有清热凉血、养阴生津；丹参、莲子心清心除烦。

（3）主治功效　镇心安神，清热除烦。

（4）适应证型　心火亢盛。症见入睡困难，心烦、急躁易怒，口干口臭，身热、汗出，纳可，大便干。舌边尖红，苔黄，脉弦数。

十三、傅灿冰

（一）名老中医简介

傅灿冰，曾任江津专区人民医院中医科主任、江津专区人民医院副院长、江津专区中医研究所副所长、成都中医学院附属医院内二科主任、四川省中医研究所首任所长，1992年获国务院有突出贡献的专家特殊津贴。

（二）治疗失眠症方药

首珍汤加减

（1）药物组成　首乌藤30g，珍珠母30g，川芎10g，香附15g，蒺藜10g，酸枣仁30g，丹参20g，牡蛎30g，白芷10g，合欢皮30g，柏子仁30g。

（2）方义分析　首乌藤和肝养血安神；香附疏肝理气解郁；珍珠母平肝潜阳安神；刺蒺藜、香附平肝疏肝解郁而治失眠；川芎活血行气开郁，气血冲和，失眠自解；酸枣仁益肝血宁心安神；丹参养血安神；牡蛎平肝潜阳安神；白芷祛风止痛；合欢皮解郁安神；柏子仁养心安神。

（3）主治功效　调肝解郁，养血安神。

（4）适应证型　肝郁血虚证。症见虚烦不眠，情绪抑郁，心悸怔忡，面白无华，头晕眼花，神疲乏力，筋惕肉瞤。舌淡红，苔薄白，脉弦细。

十四、刘尚义

（一）名老中医简介

刘尚义，国医大师，贵州中医药大学教授、主任医师，研究生导师，第三批、第四批全国老中医药专家学术经验继承工作指导老师。

（二）治疗失眠症方药

刘尚义自拟方

（1）药物组成　醋鳖甲（先煎）20g，莪术10g，酒炒水蛭6g，干石斛20g，百合20g，炒酸枣仁20g，干姜20g，桔梗10g，肉桂3g。

（2）方义分析　鳖甲、莪术一咸一辛，软坚散结、破血消癥；水蛭通上达下，走窜逐络，攻散毒邪；石斛、百合养肺津；干姜温中散寒，温肺化饮，温土荣木；肉桂温中，利肝肺气；炒酸枣仁气平益肺，治邪结气聚，安五脏；桔梗载药上行，开提肺气。

（3）主治功效　肝肺荣和，魂魄潜藏。

（4）适应证型　肺不藏魄。症见入睡困难，多梦，寐而不酣，梦多轻浅，频频醒来，情志默默，胸闷气憋，纳一般，二便可。舌淡少津，苔薄白，脉弦。

十五、韩祖成

（一）名老中医简介

韩祖成，陕西省中医医院主任中医师，陕西中医药大学教授、硕士研究生导师，第六批全国老中医药专家学术经验继承工作指导老师，陕西省名中医，国家中医药管理局"十一五"重点专科脑病科负责人，国家中医药管理局"十二五"中医药重点学科建设单位中医老年病学学科带头人。

（二）治疗失眠症方药

1. 二陈汤加减

（1）药物组成　陈皮、姜半夏、生姜、茯苓、远志、酸枣仁、柏子仁、首乌藤、炙甘草。

（2）方义分析　陈皮燥湿化痰，和中健脾；姜半夏温化中焦，燥湿化痰；生姜降逆化痰，和中止呕；茯苓健脾渗湿化痰，宁心安神；远志祛痰开窍，宁心安神；酸枣仁、柏子仁、首乌藤养心安神；炙甘草调和诸药。

（3）主治功效　化痰祛湿，和中健脾，宁心安神。

（4）适应证型　痰湿蕴脾。症见心烦不寐，噩梦纷纭，胸闷脘痞，泛恶嗳气，口苦痰多，头晕目眩，色黄或白，肢体倦怠，食纳欠佳，大便溏，小便正常或频。苔白腻或黄厚腻，脉滑数。

2. 逍遥散加减

（1）药物组成　柴胡、当归、白芍、白术、茯苓、生姜、薄荷、炙甘草。

（2）方义分析　柴胡疏肝解郁清热；当归养血和血；白芍养血敛阴，柔肝缓急；白术、茯苓健脾祛湿，使运化有权，气血有源；薄荷疏肝清热行气；生姜温胃和中；炙甘草益气补中，缓肝之急。

（3）主治功效　疏肝理气，养血健脾，解郁安神。

（4）适应证型　肝郁脾虚。症见心烦不寐，浅眠易醒，神疲食少，情绪低落抑郁，坐卧不宁，胸胁胀满，两胁作痛，头痛目眩，胸闷脘痞，口燥、口苦，咽干，泛恶嗳气，大便溏，小便正常或频。苔白腻，脉弦细。

3. 归脾汤加减

（1）药物组成　白术、党参、黄芪、当归、甘草、茯苓、远志、酸枣仁、木香、龙眼肉、生姜、大枣。

（2）方义分析　黄芪益气补脾；龙眼肉补益心脾，养血安神；党参、白术补脾益气，助黄芪益气生血；当归补血养心，助龙眼肉养血安神；茯苓、酸枣仁、远志宁心安神；木香理气醒脾；生姜、大枣调和脾胃，以资化源。

（3）主治功效　补益心脾，养血安神。

（4）适应证型　心脾两虚。症见难以入睡，多梦易醒，坐卧不宁，心悸健忘，神疲食少，伴头晕目眩，面色少华，倦怠乏力，腹胀便溏，小便正常。舌淡，苔薄，脉细无力。

十六、顾宁

（一）名老中医简介

顾宁，南京中医药大学教授、博士研究生导师，江苏省名中医，江苏省中医药领军人才，第三批江苏省老中医药专家学术经验继承工作指导老师。

（二）治疗失眠症方药

酸枣仁汤加减

（1）药物组成　酸枣仁15g，茯苓10g，茯神10g，知母10g，川芎10g，首乌藤30g，合欢皮15g，天麻10g，罗布麻叶10g，炙甘草5g。

（2）方义分析　酸枣仁养血补肝、宁心安神、滋阴敛汗；茯苓利水渗湿，健脾安神，使三焦通利，则阳能入阴，助酸枣仁以安神；知母清热泻火，滋阴润燥，与茯苓合用共奏清心除烦之功；川芎活血行气，调肝血而疏肝气，与酸枣仁配伍，共奏养血调肝之效；甘草调和诸药，与酸枣仁配伍酸甘化阴，滋养肝阴；合欢皮解郁安神；首乌藤养心安神，通络祛风之功效；天麻平肝潜阳；罗布麻叶具有清热平肝安神。

（3）主治功效　补益肝血，宁心安神。

（4）适应证型　肝血不足，魂不内藏。症见夜寐不安，多梦易醒，醒后不易入睡，头晕头昏，口干，心中烦闷，手足心热，大便稍干，小便正常。舌尖红，苔白，脉细。

十七、蔡炳勤

（一）名老中医简介

蔡炳勤，教授，博士研究生导师，第三、四批全国名老中医专家学术经验继承工作指导老师，岭南疡科流派第二代学术传承人。

（二）治疗失眠症方药

1. 柴芩温胆汤加减

（1）药物组成　柴胡、黄芩、半夏、竹茹、枳实、陈皮、茯苓、生甘草、首乌藤。

（2）方义分析　柴胡、黄芩可清热疏肝，又可引药入肝经；半夏、竹茹、茯苓合用可清热化痰，和胃降逆；枳实、陈皮健脾行气化痰；首乌藤养心安神。

（3）主治功效　清肝化痰。

（4）适应证型　肝火痰热。症见失眠多梦，烦躁易怒，或有痰多胸闷，咽部异物感，口苦口干。舌红，苔黄腻，脉滑数等。

2. 一贯煎合二至丸加减

（1）药物组成　生地黄、当归、川楝子、北沙参、麦冬、枸杞子、女贞子、墨旱莲、酸枣仁、柏子仁、知母等。

（2）方义分析　生地黄补益肝肾，滋水涵木，又可清虚热；当归养血补肝；川楝子清肝火，泻郁热；沙参、麦冬养阴生津；枸杞子、女贞子、墨旱莲滋养肝肾之阴兼清虚热；酸枣仁、柏子仁补阴血而养心安神，前者偏于养心，后者偏于补肾；柏子仁又能润肠通便；知母滋肾降火。

（3）主治功效　滋阴疏肝，清火除烦。

（4）适应证型　阴虚火旺。症见入睡困难，易醒，心烦健忘，腰酸耳鸣。舌红少津，脉细数等。

十八、王琦

（一）名老中医简介

王琦，教授，第二届国医大师，全国名老中医药专家学术继承指导老师。

（二）治疗失眠症方药

1. 交合安魂汤

（1）药物组成　夏枯草、半夏、百合、苏叶。

（2）方义分析　夏枯草得至阳之气而长，可收卫气归入阳；半夏得至阴之气而生，可引卫气从阳入阴，二药一收一引，协调阴阳之气，使阴阳配合，序行营卫，交通阴阳；百合清心除烦，宁心安神；苏叶解表散寒，行气和胃。百合与苏叶调整阴阳开阖而安神。

（3）主治功效　交会阴阳。

（4）适应证型　阴阳失交，营卫失和。症见入睡困难，寐浅易醒，醒后难寐，重者彻夜不寐。

（5）煎服方法　服药时间为 16:00 至 17:00 及 21:00。

2. 温胆汤加减

（1）药物组成　半夏、竹茹、陈皮、枳实、茯苓、生姜、大枣、甘草。

（2）方义分析　半夏为君药，燥湿化痰；竹茹为臣药，清热化痰除烦；半夏与竹茹相伍，一温一凉，化痰除烦之功倍增。陈皮理气行滞，燥湿化痰；枳实降气导滞，消痰除痞；陈皮与枳实相合，理气化痰之力增。茯苓健脾渗湿，以杜生痰之源；生姜、大枣调和脾胃，且生姜还可兼制半夏毒性；甘草调和诸药。

（3）主治功效　清热化痰，和中安神。

（4）适应证型　痰热交阻。症见胆怯易惊，心烦不眠，夜多异梦，惊悸不安，呕恶呃逆。苔白腻，脉弦滑。

（5）煎服方法　服用时间为 16:00 至 17:00 及 21:00。

3. 柴胡加龙骨牡蛎汤加减

（1）药物组成　柴胡、黄芩、半夏、桂枝、磁石、生龙骨、生牡蛎、大黄、五味子、生姜、大枣、神曲。

（2）方义分析　柴胡、桂枝、黄芩和里解外；半夏、生姜和胃降逆；大枣益气养营；龙骨、牡蛎重镇安神；大黄泻里热和胃气；磁石加强重镇安神之力；五味子宁心安神；神曲助消食和胃。

（3）主治功效　和解清热，镇惊安神。

（4）适应证型　心胆不宁证。症见虚烦不寐，睡梦纷纭，胸胁苦满，心胆俱怯，善恐易惊。

（5）煎服方法　服用时间为 16:00 至 17:00 及 21:00。

十九、柏正平

（一）名老中医简介

柏正平，教授，第六批全国名老中医药专家继承指导老师，湖南省名中医。

（二）治疗失眠症方药

调神宁寐方

（1）药物组成　龙齿 15g，酸枣仁 15g，黄芪 20g，磁石 15g，琥珀 3g，茯苓 10g，白术 10g，百合 20g，砂仁 10g，木香 10g，石菖蒲 10g，蜜远志 10g，

龙眼肉 10g，丹参 15g，首乌藤 10g，五味子 10g，合欢皮 10g，天麻 10g，炙甘草 5g。

（2）方义分析 龙齿安神平肝镇悸，酸枣仁养心血滋肝阴，黄芪益气补血、升阳生津，共为君药；磁石、琥珀助龙齿镇静安神；茯苓、白术助黄芪健脾益气，且茯苓能宁神定心；龙眼肉助黄芪补脾、助酸枣仁养血安神；丹参助百合清心宁神；木香、砂仁行气健脾、开胃消食，合补气养血之药使补而不滞；远志、石菖蒲醒神益志，开窍豁痰，交通心肾；五味子敛心气，养心阴，补肾宁心；首乌藤养阴血安心神；合欢皮解肝郁悦心神；百合滋心阴、清心神；天麻引诸药入脑。

（3）主治功效 重镇养血，交通心肾。

（4）适应证型 心肾不交。症见入睡困难，多梦易醒，醒后难以入睡，日间注意力不集中，记忆力减退，视物有不清晰感，舌尖及口腔易生溃疡，纳食可，二便调。舌淡红，苔薄白，脉沉细。

二十、魏勇军

（一）名老中医简介

魏勇军，主任中医师，第二届河北省名中医，第五批河北省老中医药专家学术经验继承工作指导老师，河北中医学院教授，硕士研究生导师。

（二）治疗失眠症方药

1.加味半夏秫米汤合黄连温胆汤加减

（1）药物组成 清半夏（先煎）30g，薏苡仁 30g，夏枯草 15g，合欢皮 15g，首乌藤 30g，百合 15g，黄连 8g，炒栀子 8g，炙甘草 8g，竹茹 12g，制远志 12g，石菖蒲 12g，郁金 12g，炒酸枣仁 30g，茯苓 20g，茯神 30g，淡豆豉 9g，珍珠母 30g，柴胡 12g，黄芩 12g。

（2）方义分析 方中重用清半夏燥湿化痰，合首乌藤交通阴阳，使阳入于阴而寐；夏枯草除热；薏苡仁健脾利湿，益阴而通利大肠；合欢皮解郁和血，宁心安神；百合甘凉养阴，清心安神；竹茹止呕除烦；远志、郁金、茯神化痰宁心安神；炒酸枣仁养血补肝，宁心安神；珍珠母重镇安神；黄连、炒栀子、淡豆豉清心除烦；茯苓健脾化痰；石菖蒲醒脾化湿；柴胡、黄芩疏肝利胆，和解少阳之郁；炙甘草调和诸药。

（3）主治功效　疏肝健脾，化痰清热，养心安神。

（4）适应证型　痰热扰心。症见失眠多梦，胸闷脘痞，头晕健忘，心烦急躁。舌尖红，苔白腻，脉滑数。

2. 加味半夏秫米汤合柴胡加龙骨牡蛎汤加减

（1）药物组成　清半夏（先煎）30g，薏苡仁30g，夏枯草15g，合欢皮15g，首乌藤25g，百合15g，柴胡12g，黄芩12g，石菖蒲12g，郁金12g，生龙骨30g，生牡蛎30g，炒酸枣仁25g，茯苓15g，茯神25g，陈皮12g，炒枳壳12g，远志15g。

（2）方义分析　清半夏从阳分通卫泄邪；薏苡仁入阴分通营补虚；夏枯草补养厥阴血脉，又能疏通结气，三者相伍能调节气机，使清升浊降而不扰神，神安则寐；柴胡、黄芩、炒枳壳疏肝理气，条达少阳；生龙骨、生牡蛎收敛神气而镇惊；首乌藤养心安神，引阳入阴；百合、合欢皮清心解郁和血；茯神宁心安神；茯苓、远志补养阴血，健脾养心安神；石菖蒲、郁金行气解郁除烦，清心安神；陈皮健脾化痰；重用炒酸枣仁入心肝之经，养血补肝，宁心安神。

（3）主治功效　疏肝解郁，清心安神，利湿化痰。

（4）适应证型　肝郁化火。症见失眠多梦，两胁胀满不适，胃脘胀满，心烦，急躁。舌尖红，苔白腻，脉弦滑。

二十一、肖承悰

（一）名老中医简介

肖承悰，首都国医名师，第四、六批全国老中医药专家学术经验继承工作指导老师。

（二）治疗失眠症方药

更欣汤

（1）药物组成　女贞子15g，墨旱莲15g，生地黄15g，白芍15g，枸杞子15g，知母12g，百合15g，生龙骨30g，生牡蛎30g，莲子心3g，丹参15g，沙苑子15g，白蒺藜10g，合欢皮15g，夜交藤15g。

（2）方义分析　女贞子、墨旱莲滋补肝肾、滋阴清热，共为君药；白芍养肝血而调经，因其性寒味苦，又可平抑肝阳；枸杞子滋补肝肾，养肝血，育肝阴，助女贞子、墨旱莲补养肝肾之功；生地黄、知母滋阴清热润燥；百合有养阴清热宁神之功；莲子心清心安神，交通心肾，与百合合用加强清心火之功效，与茯苓合用交通心肾，清心安神；合欢皮安神解郁，夜交藤养心安神；龙骨、牡蛎重镇安神、平肝潜阳、收敛固涩，与白蒺藜三药合用疏肝理气、敛藏肝魂；丹参活血调经、清心除烦安神；沙苑子补肾固精。

（3）主治功效　滋肾养肝，交通心肾。

（4）适应证型　心肾不交。症见入睡困难，睡后易醒，醒后复睡困难，口干口渴，潮热汗出，心烦急躁，纳可，二便正常。舌质暗红，苔薄黄少津，脉弦滑数。

二十二、王育勤

（一）名老中医简介

王育勤，教授，主任医师，硕士研究生导师，国家中医药管理局第三批全国优秀中医临床人才，第四批全国名中医药专家学术经验继承人。

（二）治疗失眠症方药

乌梅丸加减

（1）药物组成　乌梅 12g，附子 10g，细辛 10g，干姜 6g，肉桂 8g，炒黄连 8g，炒黄芩 8g，盐黄柏 8g，当归 10g，党参 10g，生姜 10g，清半夏 10g，薏苡仁 30g。

（2）方义分析　乌梅味酸，可敛降肝脏逆阳，降泻心肝气火；炒黄芩、炒黄连、盐黄柏苦寒，可清上、中、下三焦之热，增强清泻心肝郁火之力；附子、肉桂、干姜、生姜、细辛此五药合用，可温中健脾、补肾助阳以温补脾肾虚寒；当归、党参味甘，共奏补益气血，扶正祛邪之功，当归补肝与乌梅相配，养肝阴补肝体之效倍增；半夏、薏苡仁引阳入阴、和调脾胃。

（3）主治功效　清泻心肝火热，温补脾肾虚寒。

（4）适应证型　心肝火旺、脾肾虚寒，寒热错杂。症见入睡困难，易醒，醒后难再入睡，头昏沉，乏力，健忘，心烦急躁，口干苦，食后腹胀，矢气多，小便清长，大便不成形、黏滞不爽。舌红绛暗，苔黄腻，脉沉弦细缓。

二十三、刘祖贻

（一）名老中医简介

刘祖贻，教授，湖南省首位国医大师，首批全国中医药专家学术经验继承工作指导老师。

（二）治疗失眠症方药

柴郁补肾安神方

（1）药物组成　菟丝子、覆盆子、五味子、柴胡、郁金、夜交藤、合欢皮、酸枣仁、龙骨、牡蛎、白芍、山楂、黄柏。

（2）方义分析　菟丝子补肾益精，养肝明目；覆盆子补肝益肾；五味子甘酸，补肾宁心，此三者共奏补肾益精之功；柴胡疏肝解郁，调畅气机，舒畅情志；郁金善行气解郁，清热凉血，此二者相须为用，共奏疏肝解郁之功；夜交藤解郁清热而安神；合欢皮交合阴阳而安神；酸枣仁滋阴养血而安神，三药配伍共奏安神之功；龙骨、牡蛎既能收阳中之阴，敛浮越之气，又有镇惊安神之妙；白芍酸收苦泻，入肝经能柔肝泻肝，入脾经能益脾和脾；山楂消食健胃，促脾之运化、胃之受纳，以增药物之吸收；黄柏引下焦、清虚火。全方配伍鲜明，寒温并用，补泄兼施，标本兼治。

（3）主治功效　补肾疏肝，宁心安神，运脾和胃。

（4）适应证型　肾阴亏虚，肝气郁结。症见入睡困难，甚至通宵难眠，烦躁易怒，潮热汗出，眩晕耳鸣，腰膝酸软。舌红，苔薄黄，脉弦细。

二十四、王行宽

（一）名老中医简介

王行宽，首届全国名中医，主任医师，博士研究生导师，第二、三、四、五、六批全国老中医药专家学术经验继承工作指导老师，湖南中医药大学第一附属医院首届终身教授。

（二）治疗失眠症方药

百合安神汤

（1）药物组成　百合 30g，生地黄 15g，炒酸枣仁 15g，川芎 10g，茯神

10g，北柴胡 10g，黄芩 10g，陈皮 10g，法半夏 10g，五味子 5g，龙齿 15g，煅牡蛎 20g，石菖蒲 6g，炙远志 6g，炙甘草 5g。

（2）方义分析　百合养阴润肺，清心安神；生地黄滋阴凉血；酸枣仁养血补肝，宁心安神；茯神宁心安神；川芎调肝血而疏肝气，与大量之酸枣仁相伍，辛散与酸收并用，补血与行血结合，具有养血调肝之妙；柴胡疏肝解郁；黄芩清热化湿；陈皮、半夏清化痰热，除烦安神；五味子益气生津，补肾宁心；方中又加石菖蒲、远志祛痰，开窍，安神；加龙齿、煅牡蛎重镇安神，使神魂安定而有所归；甘草和中缓急，调和诸药为使。

（3）主治功效　益气阴，养心肺，疏肝胆，清痰热，安定神魂。

（4）适应证型　心肺气阴不足、心火亢盛。症见难以入眠，睡中易惊，多梦扰，甚则彻夜难寐，心烦头晕，口舌生疮，大便偏干，小便偏黄。舌淡红，尖偏红，苔薄黄，脉细弦。

二十五、彭建中

（一）名老中医简介

彭建中，北京中医药大学教授，主任医师，博士研究生导师，北京市第四批老中医药专家学术经验继承工作指导老师，第五批全国老中医药专家学术经验继承工作指导老师。

（二）治疗失眠症方药

彭建中自拟方

（1）药物组成　北柴胡 6g，黄芩 10g，炒川楝子 6g，蝉蜕 6g，炒僵蚕 10g，片姜黄 6g，炒决明子 30g。

（2）方义分析　方中蝉蜕散热解毒；僵蚕胜风除湿，引清气向上，散逆浊于下；片姜黄活血行气，通经止痛，三药合用，取升降散之意，升阳中之清阳，降阴中之浊阴，使气血顺畅、内外通和；柴胡、黄芩和解少阳、疏肝清热；佐川楝子调畅气机；决明子润肠通便。

（3）主治功效　疏肝解郁，调畅气机。

（4）适应证型　肝经郁热。症见入睡困难，心烦易怒，夜寐梦多，胁肋胀痛，口干口苦，或头晕胸闷，纳谷不香，小便深黄，大便干。舌红，苔薄微黄，脉弦数或弦滑。

二十六、刘绍武

（一）名老中医简介

刘绍武，首批全国老中医药专家学术经验继承工作指导老师，全国首批500名老中医之一，创立了"三部六病学说"。

（二）治疗失眠症方药

调神平亢汤

（1）药物组成　柴胡 15g，黄芩 15g，党参 30g，紫苏子 15g，花椒 10g，甘草 10g，大枣 10g，生石膏 30g，牡蛎 30g，桂枝 10g，大黄 10g，车前子 30g。

（2）方义分析　柴胡轻清开郁结，黄芩苦寒泻相火，两者配伍使气机调畅、郁热得消；紫苏子降气；生石膏助黄芩增强泄热除烦之力，且石膏尚能生津止渴，以除内热烦渴；桂枝与花椒相须为用，外散少阳表郁，内入温中降逆，且防石膏、黄芩寒凉伤胃；牡蛎平肝潜阳，敛心神而止惊，使神志安则烦躁解；大黄、车前子从二便祛邪；党参与大枣配伍可安中健脾、养血安神；甘草助党参、大枣扶正，并能调和诸药。

（3）主治功效　疏肝泄热，镇静安神。

（4）适应证型　肝郁化火。症见入睡困难，易早醒，周身乏困，日间精神不佳，记忆力减退明显，偶有头痛耳鸣，咽干口苦。舌苔淡暗，苔黄腻，其脉上鱼际。

二十七、李鲤

（一）名老中医简介

李鲤，教授，全国第三批、第四批老中医药专家学术经验继承工作指导老师，河南省中医事业终身成就奖获得者。

（二）治疗失眠症方药

1. 和中宁志汤

（1）药物组成　陈皮、半夏、茯苓、炒莱菔子、焦山楂、焦神曲、连翘、远志、石菖蒲、龙骨、牡蛎、甘草、生姜、大枣。

（2）方义分析　陈皮、半夏、茯苓理气和胃，燥湿化痰；连翘散结清热；焦山楂、焦神曲、炒莱菔子健脾和胃，化痰消食；远志、石菖蒲祛痰开窍，定惊安神；龙骨、牡蛎质重，潜阳安神。

（3）主治功效　和中开窍，安神宁志。

（4）适应证型　脾胃亏虚，痰浊上扰。症见夜不能寐，纳差，胃脘胀满。舌体胖大或有齿痕，苔厚腻，脉沉滑。

2. 保和丸加减

（1）药物组成　焦山楂、焦神曲、制半夏、茯苓、陈皮、连翘、炒莱菔子、炒麦芽、青皮、郁金、酸枣仁、夜交藤、合欢皮、栀子。

（2）方义分析　方中陈皮、半夏、茯苓理气和胃，燥湿化痰；连翘散结清热；青皮、郁金以行气疏肝；加栀子以泻火除烦；加酸枣仁、夜交藤、合欢皮以养心安神；焦山楂、焦神曲、炒莱菔子、炒麦芽健脾和胃，化痰消食。

（3）主治功效　疏肝理气，清心安神。

（4）适应证型　肝气郁结，郁而化火。症见入睡困难，多梦易醒，醒后难以入睡，伴有胁肋部胀痛不适，急躁易怒，目赤，口苦，耳鸣。舌红，苔黄，脉弦滑。

二十八、毛德西

（一）名老中医简介

毛德西，教授，全国第三批名老中医药专家学术经验继承工作指导老师，全国名中医，全国名老中医药专家工作室指导老师，河南省中医事业终身成就奖获得者。

（二）治疗失眠症方药

1. 封髓丹加味

（1）药物组成　砂仁、黄柏、炒酸枣仁、柏子仁、首乌藤、生甘草、制吴茱萸、肉桂。

（2）方义分析　黄柏味苦入心，禀天冬寒水之气而入肾；甘草调和上下，又能伏火，真火伏藏，黄柏之苦和甘草之甘，苦甘能化阴；砂仁之辛，合甘草之甘，辛甘能化阳，阴阳化合，交会中宫，则水火既济，心肾相交；吴茱萸、肉桂、炒酸枣仁、柏子仁、首乌藤加强引火归原、养血安神功效。

（3）主治功效　培土伏火。

（4）适应证型　阴火上炎。症见入睡困难，心烦急躁，眠浅易醒，口苦口干，伴复发性口腔溃疡。舌苔黄厚，脉沉细。

2.二仙汤加味

（1）药物组成　仙茅、炙淫羊藿、盐巴戟天、当归、知母、黄柏、川芎、甘草、炒酸枣仁、茯神、石斛、麦冬。

（2）方义分析　仙茅、淫羊藿温肾阳，补肾精，辛温助命门而调冲任；巴戟天温助肾阳而强筋骨；当归养血柔肝而充血海，助二仙调补冲任之功；知母、黄柏滋肾阴而泻虚火；酸枣仁养血补肝，宁心安神；茯神宁心安神；川芎之辛散，调肝血而疏肝气，与大量之酸枣仁相伍，补血与行血结合；石斛、麦冬滋阴养血安神；甘草和中缓急，调和诸药为使。

（3）主治功效　滋阴温阳。

（4）适应证型　阴阳两虚证。症见入睡困难，时发烘热汗出，心烦急躁，口干口渴，腰酸畏寒。舌红少苔，脉弦细。

3.读书丸加味

（1）药物组成　石菖蒲、制远志、熟地黄、醋五味子、地骨皮、丹参、赤芍、制首乌、菟丝子、沙苑子、山药、佛手、益智仁。

（2）方义分析　石菖蒲开窍豁痰，醒神益智，化湿和胃；远志安神益智，交通心肾；熟地黄为滋阴补血；五味子收敛固涩，益气生津，补肾宁心；菟丝子补益肝肾，固精缩尿，明目；地骨皮凉血除蒸，清肺降火；制首乌、沙苑子、山药、益智仁，加强益肾作用；丹参、赤芍等以化瘀开窍；佛手以行气导滞，兼防药物滋腻碍胃。

（3）主治功效　益肾填精，醒脑开窍。

（4）适应证型　肾精不足。症见入睡困难，记忆力减退，时感头晕乏力，腰膝酸软，纳食少，二便调。舌质淡、苔薄白，脉沉细。

（5）煎服方法　药物为细粉，炼蜜为丸。

4.十味温胆汤加减

（1）药物组成　清半夏、炒枳实、陈皮、茯苓、炒酸枣仁、远志、五味子、熟地黄、人参、炙甘草、生姜、大枣。

（2）方义分析　二陈汤健脾化湿理气，通调气机；炒枳实行气消痰，使痰随气下；人参健脾益气，生津安神；酸枣仁、熟地黄养血安神；远志化痰开窍安神；五味子酸敛，收心气安神。

（3）主治功效　健脾化湿理气，养血开窍入寐。

（4）适应证型　痰湿困脾，心神失养。症见夜卧不安，入睡困难，健忘多梦，胸脘痞闷，倦怠神疲，头昏耳鸣。舌苔白腻。

5.疏调汤加减

（1）药物组成　柴胡、香附、郁金、丹参、川芎、枳壳、白芍、山药、白术、淫羊藿、茯苓、薄荷、甘草。

（2）方义分析　柴胡疏肝解郁，升举清阳，调畅气机；薄荷疏肝解郁，清利头目；香附疏解肝郁，可通行三焦，是理气之要药；郁金芳香宣透，行气解郁，且其善入气分行气导滞，活跃气机，香附与郁金互相配伍能协同增效；淫羊藿温补肾阳；山药补脾养肝，益肾固精；白术燥湿健脾，山药、白术与淫羊藿同用，可强化先后天之本而顾护脾肾；丹参有活血祛瘀，通络调经，清心除烦等功效；川芎性味辛温，可活血祛瘀，行气解郁；白芍敛阴柔肝、补血、平抑肝阳，与甘草相配则"甘酸化阴"更能发挥白芍柔肝养血缓急之功效；茯苓补脾渗湿；枳壳理气宽中，行滞消胀；甘草补脾益气，调和诸药。

（3）主治功效　疏肝解郁，畅达气机，补益脾肾，疏调气血。

（4）适应证型　肝气郁结。症见睡眠异常，少腹胸胁胀满疼痛，喜太息，情志抑郁，思虑过多，或心烦易怒，口苦目眩，月经不调等。

二十九、马云枝

（一）名老中医简介

马云枝，教授，主任医师，国家名老中医，博士研究生导师，国家二级教授，享受政府特殊津贴专家，全国名中医，国家中医药管理局全国名老中医药专家传承工作室获批者，首届河南省名中医。

（二）治疗失眠症方药

1.镇肝熄风汤

（1）药物组成　牛膝、龙骨、龟甲、生牡蛎、代赭石、玄参、天门冬、麦芽、茵陈、川楝子、甘草。

（2）方义分析　重用牛膝引血下行并以之为君，以折其亢盛之阳风，并有补益肝肾之效；代赭石、生龙骨、生牡蛎、生龟甲具镇肝降逆之功；茵陈、川棟子、生麦芽清泄肝阳，条达肝气；天冬、玄参清肺气镇制肝木；甘草调和诸药，与生麦芽相配，并能和胃调中。

（3）主治功效　滋阴潜阳、养肝安神。

（4）适应证型　阴虚阳亢。症见入睡困难，眩晕耳鸣，头目胀痛，面红急躁，口苦咽干，腰膝酸软，头重足轻。舌红，脉细数。

2.知柏地黄丸

（1）药物组成　知母、黄柏、熟地黄、山药、山茱萸、泽泻、茯苓、牡丹皮。

（2）方义分析　君用甘温之熟地黄，以滋肾水，补真阴；臣以山茱萸、山药补肾固精，益气养阴，而助熟地黄滋补肾阴；知母清虚热，滋肾阴，可泻无根之肾火，疗有汗之骨蒸；黄柏泻虚火，坚真阴；泽泻利水清热；丹皮清泄肝肾；熟地黄、山萸肉、山药滋肾养肝益脾而肝脾肾三阴并补；泽泻、茯苓、丹皮三泻助三补；知母、黄柏滋阴降火，善清虚热。全方补中有泻，通补开合，壮水之主以制阳光，体现"滋水涵木"法。

（3）主治功效　补真阴，承制君火。

（4）适应证型　阴虚火旺。症见失眠多梦，头晕耳鸣，五心烦热，腰背酸痛，记忆力减退，夜尿多。舌红少苔，脉细数。

3.温胆汤

（1）药物组成　清半夏、竹茹、枳实、陈皮、茯苓、炙甘草、生姜、大枣。

（2）方义分析　方中半夏辛温为君药，胃降逆，化痰燥湿；竹茹为臣药，除烦止呕，化痰清热，和胃清胆；枳实行气消痰，使痰随气下；陈皮理气燥湿；茯苓健脾渗湿，杜绝生痰之源，则湿去痰消；生姜、大枣可培土和中，则水湿无以留聚；炙甘草，甘、平，可益气和中，调和诸药。

（3）主治功效　清胆和胃化痰。

（4）适应证型　痰热扰神。症见入睡困难，噩梦纷纭，寐而易醒，心烦易怒，头身困重，倦怠乏力。舌体胖大，苔黄腻，脉弦滑。

三十、许建秦

（一）名老中医简介

许建秦，陕西省中医药研究院主任中医师，硕士研究生导师，享受国务院政府特殊津贴专家，陕西省名中医。

（二）治疗失眠症方药

许建秦自拟方

（1）药物组成　酸枣仁、柏子仁、半夏、夏枯草、莲子心、黄连、肉桂、当归、白芍、琥珀。

（2）方义分析　酸枣仁、柏子仁两药配伍，安神又养心；半夏燥湿化痰，降气逆，酸枣仁补养肝血，宁心安神；夏枯草清肝泻火效佳，夏枯草、半夏两药相配使清泻肝胆，阴阳平衡而治失眠；黄连、莲子心泻心火以除烦，制偏亢之心阳，以交通心肾；肉桂温补下元，扶不足之肾阳以引火归原；当归补血活血润燥，白芍养血敛阴，两药相配养血理血，既补血养血，又敛阴柔肝；琥珀安五脏，定魂魄，镇静安神。全方既补又清，补而不滞，补泻结合，标本同治，寒热并用，相辅相成。

（3）主治功效　交通心肾，滋阴养血，清心安神。

（4）适应证型　心肾不交，阴虚血热。症见入睡困难，夜寐差，多梦易醒，醒后难以入睡，睡眠时伴有汗出、手足心热，精神差，记忆力下降，胁肋胀痛，烦躁，纳呆，二便可。舌红，苔白厚腻，脉细滑。

三十一、刘持年

（一）名老中医简介

刘持年，教授，全国名老中医药专家，山东省名老中医。

（二）治疗失眠症方药

二至丸加减

（1）药物组成　熟地黄、山茱萸、黄连、黄芩、朱砂、酸枣仁。

（2）方义分析　熟地黄、山茱萸填精益髓；黄连、黄芩清泄心火；略加朱砂、酸枣仁以宁心安神。

（3）主治功效　滋阴潜阳，交通心肾。

（4）适应证型　心肾不交证。症见心神不宁，头晕耳鸣，口干舌燥，舌红少苔，记忆力下降，睡眠较浅，难以入睡。

三十二、刘燕池

（一）名老中医简介

刘燕池，教授，第一届首都国医名师。

（二）治疗失眠症方药

刘燕池自拟方

（1）药物组成　百合30g，沙参15g，麦冬15g，石菖蒲15g，茯神15g，远志15g，酸枣仁30g，合欢皮15g，首乌藤15g，生龙骨（先煎）15g，生牡蛎（先煎）15g，煅磁石（先煎）15g，熟地黄15g，牡丹皮10g，黄柏3g，淡竹叶10g。

（2）方义分析　方用百合、沙参、麦冬，以养心肺胃之阴而清心安神；石菖蒲、茯神、远志开窍醒神，宁心安神益智；酸枣仁、合欢皮、首乌藤补阴血宁心，解郁安神，多用于忧郁失眠之证；生龙骨、生牡蛎、煅磁石以镇惊安神；酸枣仁、合欢皮、首乌藤与生龙骨、生牡蛎、煅磁石六药合用，轻清之品与质重之药相伍，虚实同治；另用牡丹皮、黄柏以清血热而泻相火，以抑其虚火上炎；熟地黄补血滋阴；淡竹叶清心火利尿。

（3）主治功效　滋阴降火，宁心安神。

（4）适应证型　阴血不足，火热内扰，心神不宁。症见入睡困难，多梦易醒，晨起乏力，心烦头晕，心悸健忘，面黄不泽，纳尚可，大便调，小便赤。舌尖红，苔薄，脉细。

三十三、黄世敬

（一）名老中医简介

黄世敬，教授，中国中医科学院广安门医院主任医师，博士后，博士研究生导师。

（二）治疗失眠症方药

黄精健脑方

（1）药物组成　黄精、葛根、茯苓、远志、石菖蒲、酸枣仁、丹参、人工牛黄。

（2）方义分析　黄精有益肾健脾、培补元气、充髓益脑之效；葛根可解痉通络；茯苓、远志、石菖蒲三药共奏化痰开窍安神之效；酸枣仁既可养肝，又可助茯苓宁心安神；丹参活血化瘀，又助葛根通行脑络；人工牛黄既可清热解毒化痰，又可引诸药上行入脑。

（3）主治功效　益肾填精，健脑安神。

（4）适应证型　肾精亏虚，脑髓失养。症见入睡困难，梦多，日间困倦，健忘，腰膝酸软，头晕头痛，耳鸣脑鸣。

第三节　针刺疗法

针刺疗法是以中医理论为指导，运用针刺防治疾病的一种方法。针刺疗法主要是用来刺激人体某些特定穴位，达到调节患者自身体内经络之气，治疗疾病的目的，这便是针刺疗法。腹针则属于一种特殊性的针灸疗法，针刺部位比较特殊，主要是用针刺激肚脐周边的一些穴位，所以也同样属于针灸范畴。针刺疗法具有适应证广、疗效明显、操作方便、经济安全等优点，深受广大患者欢迎。

一、体针疗法

（一）体针疗法1

1. **所需物品**　毫针，75% 医用酒精，医用无菌棉签或棉球。

2. **患者体位**　仰卧位。

3. **操作部位**

（1）主穴　百会、四神聪、内关、神门、安眠。

（2）辨证配穴　心脾两虚型，配心俞、脾俞、三阴交；心胆气虚型，配心俞、胆俞、阳陵泉；心肾不交型，配心俞、太溪；肝郁气滞型，配肝俞、太冲。

4. **操作步骤**　让患者安静仰卧，穴位常规消毒，用毫针针刺，在每穴针刺得气后，行平补平泻手法，留针 30 分钟，病重者可留至 2 小时，每日 1 次，10 次为 1 个疗程。疗程间休息 2~3 天。

5. **适应证型**　心脾两虚型、心胆气虚型、心肾不交型、肝郁气滞型失眠症。

6.**注意事项** 注意进针、行针手法，规范操作。

（二）体针疗法 2

1.**所需物品** 毫针，75% 医用酒精，医用无菌棉签或棉球。

2.**患者体位** 仰卧位。

3.**操作部位**

（1）主穴 百会、四神聪、安眠穴、神门、三阴交、申脉。

（2）配穴 阴虚火旺、心肾不交型，加心俞、肾俞；脾胃不和、痰热内扰型，加内关、丰隆；心脾两虚、气血不足者，加合谷、足三里；气郁化火、扰动心神者，加太冲或行间等。

4.**操作步骤** 穴位常规消毒，进针，除三阴交穴得气后，行补法外，其余穴位均行平补平泻手法。留针 25 分钟，每周治疗 3 次，隔日 1 次，10 次为 1 个疗程。

5.**适应证型** 阴虚火旺，心肾不交型；脾胃不和，痰热内扰型；心脾两虚，气血不足型；气郁化火，扰动心神型失眠症。

6.**注意事项**

（1）重用督脉经穴。

（2）辨证论治，治病求本。

（3）补泻分明，手法灵活：①根据辨证机体之虚实，气血之盛衰，采用补虚泻实之不同操作手法以求取得不同的针效。②针下辨气，以定手法。

（三）体针疗法 3

1.**所需物品** 毫针，75% 医用酒精，医用无菌棉签或棉球。

2.**患者体位** 坐位或仰卧位。

3.**操作部位** 百会、风府、风池、头维、太阳、上印堂。

4.**操作步骤** 患者安静仰卧或坐位，取上印堂，穴位常规消毒，医者立于患者头前，拇、食指持 28 号 1 寸毫针，向下斜刺入骨膜中 5 分左右，针感为拘紧、沉重感，留针 30 分钟，不行针。其他穴位常规刺针法。上述治疗隔日 1 次，每周 3 次，6 次为 1 个疗程，一般治疗 2~3 个疗程。

5.**适应证型** 顽固性失眠症。

6.**注意事项** 针刺上印堂可产生重压针感，留针 30 分钟，不行针。

（四）体针疗法 4

1. **所需物品** 毫针，75% 医用酒精，医用无菌棉签或棉球。

2. **患者体位** 坐位或卧位。

3. **操作部位** 风池、神门、复溜、三阴交、太冲、丰隆、中脘、胆俞、合谷。

4. **操作步骤** 患者取合适体位，穴位常规消毒，将针快速刺入皮肤，然后辨证选取补泻手法。阴虚火旺型：泻风池、神门，补复溜；心脾两虚型：泻风池，补神门、三阴交；肝郁化火型：泻风池、神门、太冲；痰热内扰型：泻风池、神门、丰隆、中脘；心胆气虚型：泻风池，补胆俞、神门、合谷。补泻手法具体如下：泻法：刺入欲刺的深度，出现针感后进行捻泻，每隔 5~10 分钟捻泻 1 次，每次捻泻半分钟至 3 分钟，捻泻 2~3 次留针 15~30 分钟拔针。补法：刺入欲刺的深度，出现针感后进行持续捻补 3~5 分钟甚至 10 分钟（严重虚亏或虚脱的患者，捻补的时间较长）即拔针。针刺为每日 1 次，留针 40 分钟，10 次为 1 个疗程，以下午为佳。疗程间休息 3~5 天。

5. **适应证型** 阴虚火旺型、心脾两虚型、肝郁化火型、痰热内扰型、心胆气虚型失眠症。

6. **注意事项** 所用捻转补泻手法，为李氏家传六代所用补泻手法，采用了明代陈会《神应经》中的捻转补泻方向，其补泻手法捻转时间的长短乃为李氏家传行之有效的方法，根据具体病情和患者耐受程度而定。

（五）体针疗法 5

1. **所需物品** 毫针，75% 医用酒精，医用无菌棉签或棉球。

2. **患者体位** 仰卧位。

3. **操作部位** 神庭、百会、四神聪、内关、神门、足三里、三阴交。

4. **操作步骤** 患者仰卧位，诸穴位常规消毒，用 30 号 1.5 寸毫针，平刺神庭、百会、四神聪，直刺内关、神门、足三里、三阴交。平补平泻，留针 30 分钟，每 10 分钟行针 1~2 分钟。每日 1 次，10 次为 1 个疗程。

5. **适应证型** 原发性失眠症。

6. **注意事项** 在针刺治疗同时，还应重视精神调护，消除心理紧张，科学用脑，劳逸结合，使脑神经细胞尽快恢复正常功能，以提高疗效。

（六）体针疗法 6

1. 所需物品 毫针，75% 医用酒精，医用无菌棉签或棉球。

2. 患者体位 仰卧位。

3. 操作部位

（1）主穴 百会、四神聪。

（2）配穴 内关、足三里、三阴交、太溪、神门、阴陵泉、涌泉等。

4. 操作步骤 患者取仰卧位，使身体自然放松，穴位常规消毒，医者用直径 0.25mm，长度 40mm 的毫针，主穴取百会透刺四神聪，百会向前、后、左、右斜刺，深度为 0.5~1 寸。内关、足三里、三阴交、太溪、神门、阴陵泉、涌泉等各穴得气后，行捻转补泻手法（肝气不舒、肝火上扰型，加合谷、太冲、风池、行间，用捻转泻法；心脾两虚型，加脾俞、心俞、足三里、阴陵泉、三阴交、内关，用捻转补法；脾胃不和型，配足三里；心肾不交型，配太溪；心胆气虚者，配四神聪；阴虚火旺型，加大陵、太溪，用捻转补法，再加太冲，用捻转泻法；痰热内扰者，配足三里、丰隆），针感保持中等强度为宜，留针 60 分钟，其间以相同手法行针两次。每日 1 次，10 次为 1 个疗程，休息 3 天后，开始下一个疗程。

5. 适应证型 肝气不舒、肝火上扰型，心脾两虚型，脾胃不和型，心肾不交型，心胆气虚型，阴虚火旺型，痰热内扰型顽固性失眠症。

6. 注意事项 每日治疗时间以下午 4 点左右为佳。体虚明显者，隔药饼灸心俞、脾俞、肾俞等。

（七）体针疗法 7

1. 所需物品 毫针，75% 医用酒精，医用无菌棉签或棉球。

2. 患者体位 仰卧位。

3. 操作部位

（1）主穴 公孙、内关、足三里、三阴交、四神聪。

（2）辨证配穴 肝郁化火型，加肝俞、太冲；痰热内扰型，加丰隆；阴虚内热型，加肾俞、太溪；心脾两虚型，加心俞、脾俞；心虚胆怯型，加心俞、胆俞。

4. 操作步骤 患者取仰卧位，暴露腧穴，穴位常规消毒。公孙、内关垂直进针，针尖向内刺入 0.5~1 寸；足三里、三阴交垂直进针，针尖向内刺入

1.5~2.5 寸；四神聪向后平刺入 0.5~1 寸。均行平补平泻法。治疗 30 分钟，每日 1 次，10 次为 1 个疗程。

5. 适应证型　肝郁化火型、痰热内扰型、阴虚内热型、心脾两虚型、心虚胆怯型失眠症。

6. 注意事项　嘱患者避免过度焦虑。

（八）体针疗法 8

1. 所需物品　毫针，75% 医用酒精，医用无菌棉签或棉球。

2. 患者体位　仰卧位。

3. 操作部位

（1）主穴　百会、印堂、太阳穴、神门、内关。

（2）辨证配穴　心脾两虚型，加心俞、脾俞、三阴交；心胆气虚型，加心俞、胆俞、丘墟；阴虚火旺型，加太溪、涌泉、太冲；肝郁化火型，加合谷、太冲；痰热内扰型，加中脘、丰隆、内庭。

4. 操作步骤　患者取仰卧位，穴位常规消毒，根据穴位选取不同长度 30 号不锈钢毫针，快速刺入皮肤，其中头部穴位采用平刺法，肢体穴位采用直刺法，施捻转补泻法。主穴施以捻转的平补平泻法。心脾两虚型，加心俞、脾俞、三阴交，用捻转补法；心胆气虚型，加心俞、胆俞、丘墟，用捻转补法；阴虚火旺型，加太溪、涌泉、太冲，前两穴用捻转补法，太冲用捻转泻法；肝郁化火型，加合谷、太冲，用捻转泻法；痰热内扰型，加中脘、丰隆、内庭，用捻转泻法。得气后留针 20 分钟，每日 1 次，10 次为 1 个疗程。休息 3 天，可进行下一个疗程的治疗。

5. 适应证型　心脾两虚型、心胆气虚型、阴虚火旺型、肝郁化火型、痰热内扰型失眠症。

6. 注意事项　健康教育对失眠患者也有很好的辅助治疗作用，临床在针刺治疗的同时，也要给予患者运动、饮食、心理等方面的指导。

（九）体针疗法 9

1. 所需物品　毫针，艾条，艾炷，姜片，75% 医用酒精，医用无菌棉签或棉球。

2. 患者体位　坐位。

3. 操作部位

（1）主穴　安眠穴、内关穴。

（2）辨证配穴　心脾两虚型，加百会穴、心俞穴、脾俞穴；肝郁化火型，加太冲和肝俞；阴虚火旺型，加太溪和三阴交；胃腑不和型，加中脘穴、丰隆穴。

4. 操作步骤　选用 28 号长 1.5 寸毫针，患者取舒适坐位，穴位常规消毒，针安眠穴时嘱患者微低头，针刺方向朝向鼻尖，进针 0.5~0.8 寸得气后，退出 0.2~0.3 寸，内关穴直刺 0.5~0.8 寸，两穴均留针 30 分钟。心脾两虚者，百会穴艾条灸 5~10 分钟，心俞、脾俞艾炷隔姜灸，每次 3 壮，注意不要灼伤头发及皮肤；肝郁化火者，太冲和肝俞二穴针刺采用泻法不留针；阴虚火旺者，太溪、三阴交补法留针 30 分钟；胃腑不和者，中脘穴、丰隆穴用泻法，不留针。每日 1 次，10 次为 1 个疗程，疗程间休息 2 天。

5. 适应证型　心脾两虚型、肝郁化火型、阴虚火旺型、胃腑不和型失眠症。

6. 注意事项　嘱患者避免思虑过度，畅情志。

（十）体针疗法 10

1. 所需物品　毫针，太乙药艾条，灸架，75% 医用酒精，医用无菌棉签或棉球。

2. 患者体位　仰卧位。

3. 操作部位

（1）三焦针法主穴　膻中、中脘、气海和双侧血海、足三里、外关。

（2）三焦针法配穴　双侧风池。

（3）灸法取穴　头气街印堂、百会、四神聪、神庭、大椎、双侧太阳、双侧风池等。

4. 操作步骤

（1）三焦针法　患者取仰卧位，充分暴露治疗部位，穴位常规消毒，取 0.25mm×40mm 一次性无菌针灸针，医者两手常规消毒，拇食指持针，快速针刺入穴，针刺由上到下进行。其中膻中针尖向上斜刺 0.5 寸，行小幅度（90°）、高频率（120 次/分）的捻转补法 1 分钟；中脘和气海均直刺 1.5 寸，行捻转补法 1 分钟；血海直刺 0.8~1 寸，行大幅度（180°）、低频率（60 次/分）的捻转泻法 1 分钟；外关直刺 0.8~1 寸，行平补平泻手法 1 分钟；足三里直刺

0.8~1 寸，行捻转补法 1 分钟；以上针法 5 分钟行针 1 次，留针 30 分钟，针后施灸。

（2）灸法操作　穴取头气街印堂、百会、四神聪、神庭、大椎、双侧太阳、双侧风池等，选用太乙药艾条，用灸架进行施灸 3~4 处 / 次，每两分钟去掉灰烬一次，头四周部位灸感向脑内透热为佳，头顶部位灸感向脑内和全身透热为佳，施灸时间以灸感减弱或消失时为宜，每日 1 次，10 次为 1 个疗程，疗程间休息 2~3 天。

5. **适应证型**　气血两虚型、心肾不交型失眠症。

6. **注意事项**　注意针刺的方向、角度、深度与补泻手法，针灸并用。

（十一）体针疗法 11

1. **所需物品**　毫针，粗盐，纱布，艾条，75% 医用酒精，医用无菌棉签或棉球。

2. **患者体位**　仰卧位。

3. **操作部位**　神阙、三阴交。

4. **操作步骤**

（1）神阙穴隔盐灸　患者仰卧，充分露出脐部。取适量炒制过的粗盐放于干净的纱布上，将放有粗盐的纱布平放于脐上。取一段清艾条（长 2cm，直径 1.5cm），将艾条下端磨平，制成艾炷。点燃艾炷上端并放于盐上，以患者稍感烫热为度，更换艾炷再灸。每壮灸 8 分钟，共灸 4 壮。

（2）三阴交穴温针灸　患者取穴为双侧三阴交，穴位常规消毒，选用一次性针灸针（长 40mm，直径 0.3mm），快速进针至相应深度，直刺提插捻转得气使患者有酸麻胀感后，将一段艾炷套在针柄之上，从其下端点燃施灸，温针灸过程中应避免患者烫伤。每次灸 1 壮，每壮灸 8 分钟，留针 30 分钟。每次 50 分钟，每日 1 次，每周治疗 5 次，1 周为 1 个疗程，共 5 个疗程。

5. **适应证型**　痰湿中阻型失眠症。

6. **注意事项**　不能喝浓茶、咖啡等影响睡眠的饮料。

（十二）体针疗法 12

1. **所需物品**　毫针，艾炷，75% 医用酒精，医用无菌棉签或棉球。

2. **患者体位**　俯卧位。

3. **操作部位**　百会、四神聪、心俞、脾俞、内关、三阴交、神门。

4. 操作步骤 患者取俯卧位，穴位常规消毒，使用 1.5 寸一次性针灸针进行针刺，百会穴针尖与皮肤呈 30° 向前斜刺进针，深度 15~25mm；心俞穴、脾俞穴针尖与皮肤呈 45° 向脊柱方向斜刺进针，针刺深度为 15~25mm，余穴常规直刺。百会、内关、神门、三阴交、四神聪行提插补法，间隔 10 分钟行针 1 次；心俞穴、脾俞穴进针捻转得气后配合温针灸，即在针柄插入 2cm 长的艾炷，点燃。每日治疗 1 次，每次治疗时间为 30 分钟。

5. 适应证型 心脾两虚型失眠症。

6. 注意事项 注意进针、行针手法，规范操作。

（十三）体针疗法 13

1. 所需物品 毫针，三棱针，中号火罐，碘伏，艾绒，石蜡油，线香，镊子，75% 医用酒精，医用无菌棉签或棉球。

2. 患者体位 仰卧位。

3. 操作部位

（1）毫针刺法 足三里、合谷、太冲、百会、印堂、关元、中脘。

（2）刺血疗法 大椎、心俞、膈俞、肾俞、命门。

（3）麦粒灸 大椎、心俞、肾俞、命门、关元。

4. 操作步骤

（1）毫针刺法 患者取仰卧位，皮肤穴位行常规消毒后，采用一次性无菌针灸针 0.25mm×40mm，直刺 10~30mm，行小幅度提插捻转至得气；针刺穴位均采用平补平泻手法，留针 30 分钟。

（2）刺血疗法 先在大椎、膈俞、心俞按揉，使局部血管充盈，局部皮肤做常规消毒，以左手拇指、食指固定腧穴周围皮肤，右手持三棱针迅速在已消毒穴位点刺 2~3 针，将中号火罐迅速拔在刺血部位，放血量以自然出血停止为宜。时间约 10 分钟，依次取下火罐，取血罐后用碘伏常规消毒。

（3）麦粒灸 取艾绒捏成圆锥体艾炷，其底部直径 0.5cm，高 0.5cm，于施灸穴位上涂抹少许石蜡油，以艾炷能黏附为宜，将艾炷尖端用线香点燃，当患者感到局部微有灼痛感时，立即用镊子取下未燃尽的艾炷，每穴灸 5 壮。

5. 适应证型 心肾不交型围绝经期失眠。

6. 注意事项

（1）固本调气法（针灸方法）的基本治则：①固本法，即培补元气、培补肾气、培补脾气。②调气法，交通阴阳。

（2）晕针及其他不能耐受针刺治疗者慎用。

（十四）体针疗法 14

1. 所需物品　毫针，眼罩，75% 医用酒精，医用无菌棉签或棉球。

2. 患者体位　仰卧位。

3. 操作部位　四神聪配"开四关"，即四神聪、四白、合谷、三阴交、太冲。

4. 操作步骤

（1）患者取仰卧位，治疗前给患者戴上眼罩，嘱闭目休息，所有穴位均常规消毒。

（2）辨虚实两证，均采用四神聪配"开四关"进行治疗，四神聪（针尖均朝头枕部方向刺入 0.5~0.8 寸，约与督脉平行）、四白（斜刺皮肤 0.5~0.8 寸）、合谷（直刺皮肤 0.5~0.8 寸）、三阴交（直刺皮肤 0.5~0.8 寸）、太冲（透涌泉）；其中，虚证者，三阴交穴上施针以提插补法补之，实证者，三阴交穴上施针以提插泻法泻之，其他穴位得气即可。所有穴位选用 0.3mm×40mm 毫针进针后均快速均匀提插捻转，留针 30~60 分钟。

5. 适应证型　原发性失眠症。

6. 注意事项　注意进针、行针手法，规范操作。

（十五）体针疗法 15

1. 所需物品　毫针，75% 医用酒精，医用无菌棉签或棉球。

2. 患者体位　仰卧位。

3. 操作部位

（1）主穴　膻中、中脘、气海，双侧血海、足三里、外关。

（2）配穴　双侧风池。

4. 操作步骤　采用三焦针法，针刺时先让患者保持仰卧位，将各个穴位所在部位充分暴露，对穴位进行常规消毒处理，使用 0.3mm×40mm 一次性无菌针灸针进行针刺，施针者先将两手消毒，然后用拇指和食指持针，快速针刺入穴，按照从上至下的顺序完成对各个穴位的针刺。其中，膻中穴采用针尖向上斜刺 0.5 寸的方法，采用小幅度、高频率的捻转补法完成针刺；中脘穴和气海穴均直刺 1.0~1.5 寸，采用捻转补法完成针刺；血海穴直刺 0.8~1.0 寸，采用大幅度、低频率的捻转泻法完成针刺；外关穴直刺 0.8~1.0 寸，使用平泻平补手法完成针刺；足三里直刺 0.8~1.0 寸，采用捻转补法完成针刺。各个穴位的针刺时间均为 1 分钟，针刺后留针 30 分钟。每日给予患者 1 次治疗，持续治疗 10 天为 1 个疗程，每个疗程间隔 2~3 天，连续治疗 3 个疗程。

5. 适应证型　原发性失眠症。

6. 注意事项　注意进针、行针手法，规范操作。

（十六）体针疗法 16

1. 所需物品　毫针，艾条，碘伏，医用无菌棉签或棉球。

2. 患者体位　仰卧位。

3. 操作部位　中脘、天枢、足三里、三阴交、公孙、印堂、百会。

4. 操作步骤

（1）针刺治疗（健脾调神法）　选穴：中脘、天枢、足三里、三阴交、公孙、印堂、百会。患者取仰卧位，充分暴露皮肤和穴位，定位穴位后，用复合碘常规消毒，采用 1 寸不锈钢毫针（0.25mm×40mm）针刺上述提及的相关穴位，进针深度以得气而安全为准，施平补平泻法，留针 30 分钟后出针，出针后用消毒棉签按压针孔。

（2）温和灸治疗　选穴：印堂、足三里。在留针期间，患者取仰卧位，充分暴露穴位，采用热敏灸艾条（规格：18mm×200mm×10 支）对上述穴位施以温和灸，操作者左手将中、食指分张置于施灸部位两侧，右手持艾条距皮肤 2~3cm，令患者自觉温热而无灼痛感，每个穴位灸 20 分钟，至皮肤出现红晕为度。

5. 适应证型　中风后失眠症。

6. 注意事项　注意进针、行针手法，规范操作。

（十七）体针疗法 17

1. 所需物品　毫针，7 号一次性注射器，火罐，万花油，艾绒，线香，75% 医用酒精，医用无菌棉签。

2. 患者体位　仰卧位，俯卧位。

3. 操作部位

（1）针刺法　印堂、百会、神门、内关、中脘、天枢、足三里、三阴交、太溪。

（2）刺络放血法　大椎、心俞、至阳。

（3）麦粒灸　中脘、下脘、气海、关元、肾俞、命门。

4. 操作步骤

（1）针刺法　患者取仰卧位，穴位常规消毒，采用 0.25mm×25mm 一次性无菌针灸针，印堂向鼻尖方向、百会向后，与皮肤呈约 30° 斜刺 10~15mm，余穴直刺 10~15mm，采用提插捻转平补平泻法，留针 30 分钟。

（2）刺络放血法　患者取俯卧位，穴位常规消毒，医者右手持 7 号一次性注射器针头在已消毒的穴位上迅速点刺两下，随即将适宜大小的火罐迅速拔于点刺部位，使血液慢慢流出，放血量以出血自然停止为度。留罐 5 分钟，依次取下火罐，用无菌棉签将血液擦拭干净并严格消毒。

（3）麦粒灸　患者先取俯卧位，灸肾俞、命门，再取仰卧位灸余穴。取少许万花油，涂抹于施术穴位，以起黏附和防烫伤作用，将艾绒捏成麦粒大小的圆锥体艾炷，放置于穴位上并以线香点燃，待患者自觉局部灼热疼痛时，迅速将艾炷取下，更换下 1 壮，每个穴位灸 3 壮，约 5 分钟，全程共约 10 分钟。以上治疗均隔日 1 次，每周 3 次，连续治疗 4 周。

5. 适应证型　心肾不交型围绝经期失眠症。

6. 注意事项

（1）本法基于阴阳本体结构理论，既要清上焦以泻心火，运中焦助阳下潜，又要补下焦以纳阳归阴。

（2）注意进针、行针手法，规范操作。

二、电针疗法

（一）电针疗法 1

1. 所需物品　毫针，电针仪，75% 医用酒精，医用无菌棉签或棉球。

2. 患者体位　仰卧位。

3. 操作部位

（1）主穴　安眠、内关、足三里、三阴交。

（2）辨证配穴　心脾两虚型，配脾俞、心俞；肾精亏虚型，配肾俞、太溪；肝阳上亢型，配肝俞、太冲。

4. 操作步骤　每次取主穴 3 个，配穴 1 个。针刺得气后，用电针仪接主穴安眠与足三里。选用疏密波通电 20 分钟，留针 30 分钟。每日 1 次，12 次为 1 个疗程。

5. 适应证型　心脾两虚型、肾精亏虚型、肝阳上亢型失眠症。

6. 注意事项　电流强度以患者能耐受为宜。

（二）电针疗法 2

1. 所需物品　毫针，电针仪，75% 医用酒精，医用无菌棉签或棉球。

2. 患者体位　仰卧位。

3. 操作部位　主穴：三阴交、神门，亦可随证加减。

4. 操作步骤　穴位皮肤消毒后，用 28 号 2 寸针刺入，待得气后在针柄上接治疗仪，以肌肉明显收缩为宜，频率 20~60 次 / 秒，留针 20 分钟，每日 1 次，2 周为 1 个疗程。

5. 适应证型　原发性失眠症。

6. 注意事项　电流强度以肌肉明显收缩为宜。

（三）电针疗法 3

1. 所需物品　毫针，电针仪，75% 医用酒精，医用无菌棉签或棉球。

2. 患者体位　仰卧位。

3. 操作部位

（1）主穴　印堂、神庭。

（2）辨证配穴　心脾两虚型，配足三里、内关；痰热内扰型，配丰隆、内庭；阴虚火旺型，配太溪、三阴交；肝郁化火型，配风池、太冲。

4. 操作步骤　患者仰卧，穴位常规消毒，取神庭穴，选用 0.35mm×40mm 毫针向百会方向刺入 1 寸；取印堂穴，选用 0.35mm×25mm 毫针向鼻尖方向刺入 0.5 寸。以上两穴接电针仪。选连续波，频率 6~8Hz，电流强度以患者舒适为度，通电 30 分钟。配穴得气后，施平补平泻手法，留针 30 分钟。每日 1 次，治疗 6 次为 1 个疗程。未愈者休息 4 天，再进行第 2 个疗程。

5. 适应证型　心脾两虚型、痰热内扰型、阴虚火旺型、肝郁化火型失眠症。

6. 注意事项

（1）电流强度以患者舒适为度。

（2）对起效快的患者嘱其坚持治疗 1 个疗程，以巩固疗效。

（四）电针疗法 4

1. 所需物品　毫针，电针仪，75% 医用酒精，医用无菌棉签或棉球。

2. 患者体位　仰卧位。

3. 操作部位

（1）主穴　百会、印堂。

（2）配穴　曲鬓透率谷。

4. 操作步骤　第 1 次取主穴进行治疗，连续取主穴两次，然后取配穴 1 次，以后照此顺序轮替取穴治疗。穴位常规消毒后，百会穴用毫针向前平刺 8 分，印堂穴向上平刺 5 分。曲鬓穴平刺，将针尖透刺至率谷穴。手法刺激得气后，在针柄上接通电针治疗仪，选择连续波，频率 150 次 / 分，刺激量以患者能耐受为度，治疗 30 分钟，每日 1 次，逢周日休息 1 天，10 次为 1 个疗程。

5. 适应证型　原发性失眠症。

6. 注意事项　电流强度以患者能耐受为度。

（五）电针疗法 5

1. 所需物品　毫针，电针仪，75% 医用酒精，医用无菌棉签或棉球。

2. 患者体位　坐位。

3. 操作部位　第 1 组乳突、太阳，第 2 组百会、风池。

4. 操作步骤　患者端坐靠背椅上，术者选准穴位，将毫针、皮肤严格消毒后，采用毫针于乳突穴凹陷处从上朝下进针 1.5 寸，太阳穴进针 1 寸，平补平泻进针得气后留针 30 分钟。针刺百会穴时针尖向前额进针 1 寸，风池穴进针 1.5 寸以平补平泻得气后，留针 30 分钟。同时采用治疗仪间断波治疗，每组正极接于乳突、百会。两组穴位交替治疗，每日 1 次，10 次为 1 个疗程，疗程间休息 3~5 天。

5. 适应证型　顽固性失眠症。

6. 注意事项　采用低频刺激穴位，电流强度以患者能耐受为度。

（六）电针疗法 6

1. 所需物品　毫针，电针仪，75% 医用酒精，医用无菌棉签或棉球。

2. **患者体位**　坐位或仰卧位。

3. **操作部位**

（1）主穴　神庭、百会、四神聪、神门。

（2）配穴　因中风而失眠者，去百会、四神聪，加头针运动区、感觉区、足运感区（均健侧）；伴有颈椎病者，加风池、肩井、颈夹脊（均双侧）；伴有偏头痛者，加头维、太阳、率谷（均患侧）；伴心悸心慌者，加内关、心俞（均双侧）；痰湿偏重者，加足三里、丰隆（均双侧）；肝火亢盛者，加太冲、三阴交（均双侧）。

4. **操作步骤**　一般取坐位，对于首次接受针刺治疗者可取仰卧位。选用0.35mm×40mm不锈钢毫针，针刺部位常规消毒后进针。头部穴位平刺，进针约1寸；神门穴用直径0.30mm毫针，向上沿皮平刺，要求不出现痛感和酸胀麻等得气感。配穴常规操作，直刺1~1.2寸，风池穴要求针感向上，以捻转手法为主。头部穴位加用电针，针柄接通电针治疗仪，频率1Hz，强度以患者有轻微的跳动感为度，不宜十分强烈，使患者感到舒适。除中风患者留针1小时以外，一般留针20~30分钟，每日1次，每周治疗两次。

5. **适应证型**　顽固性失眠症。

6. **注意事项**

（1）电流强度以患者有轻微的跳动感为度，不宜十分强烈，使患者感到舒适。

（2）针药治疗效果更好，一般以疏肝活血，养心安神中药为主，基本方为柴胡、钩藤、赤芍、白芍、当归、川芎、丹参、夜交藤、酸枣仁。辨证论治，随证加减。

（3）在针刺治疗时，对于比较紧张的患者要做好心理疏导工作。

（七）电针疗法7

1. **所需物品**　毫针，电针仪，75%医用酒精，医用无菌棉签或棉球。

2. **患者体位**　坐位。

3. **操作部位**　四神聪。

4. **操作步骤**　取28号2寸毫针，针刺部位常规消毒后进针，向后平刺1~1.5寸，治疗仪通电，采用连续波，强度以患者耐受为度，每日治疗1次，10次为1个疗程，间隔3天，继续下一个疗程。

5. **适应证型**　心脾两虚型失眠症。

6. 注意事项　电流强度以患者能耐受为度。

（八）电针疗法 8

1. 所需物品　毫针，电针仪，75% 医用酒精，医用无菌棉签或棉球。

2. 患者体位　仰卧位。

3. 操作部位

（1）主穴　百会、印堂。

（2）配穴　合谷（右）、神门（左）、足三里（右）、三阴交（右）、太冲（左）、照海（左）。

（3）辨证配穴　心脾两虚型，加内关（右）；阴虚火旺型，加大陵（左）；胃腑不和型，加内庭（右）；肝火上扰型，加侠溪（左）。

4. 操作步骤　患者仰卧放松位，用 32 号 1.5 寸毫针沿头皮向后平刺 0.8~1 寸达百会穴，印堂穴由两眉之间沿皮向下平刺 0.5~0.8 寸，将两穴接上电针仪的一对电极，取连续波频率约 200 次 / 分，强度达患者能感觉即可，电针刺激 30 分钟。其余各穴直刺进针得气后，静留针 30 分钟。每日治疗 1 次，10 次为 1 个疗程，第 2 个疗程开始，隔日治疗 1 次。

5. 适应证型　心脾两虚型、阴虚火旺型、胃腑不和型、肝火上扰型失眠症。

6. 注意事项　电流强度以患者能耐受为度。

（九）电针疗法 9

1. 所需物品　毫针，电针仪，75% 医用酒精，医用无菌棉签或棉球。

2. 患者体位　坐位。

3. 操作部位　乳突、太阳、百会、风池。

4. 操作步骤　患者端坐在靠背椅上，术者选准穴位，将毫针、皮肤用 75% 酒精严格消毒后，采用毫针于乳突穴凹线处自上朝下进针 1.5 寸，太阳穴进针 1 寸，平补平泻进针得气后，留针 30 分钟。针刺百会穴时针尖向前额进针 1 寸，风池穴进针 1.5 寸，以平补平泻进针得气后，留针 30 分钟。同时采用治疗仪间断波治疗。每组正极接于乳突、百会。两组穴位交替使用，每日 1 次，10 次为 1 个疗程，每疗程间休息 3~5 天。

5. 适应证型　顽固性失眠症。

6. 注意事项　电流强度以患者能耐受为度。

（十）电针疗法 10

1. 所需物品　毫针，电针仪，75% 医用酒精，医用无菌棉签或棉球。

2. 患者体位　仰卧位。

3. 操作部位

（1）主穴　安眠、神门、三阴交。

（2）辨证配穴　头痛眩晕者，配太阳、印堂；健忘者，配百会、四神聪；心烦者，配内关、太冲。

4. 操作步骤　患者取仰卧位，局部皮肤常规消毒后，选用 1 寸毫针，刺入穴位，针刺得气后，在双侧安眠、神门穴上接通电针仪，选用连续波，刺激强度以患者感觉舒适为度，留针 40 分钟。上穴每日 1 次，10 次为 1 个疗程。

5. 适应证型　原发性失眠症。

6. 注意事项　电流强度以患者感觉舒适为度。

（十一）电针疗法 11

1. 所需物品　毫针，电针仪，75% 医用酒精，医用无菌棉签或棉球。

2. 患者体位　仰卧位。

3. 操作部位

（1）主穴　阴谷、复溜。

（2）配穴　安眠、神门、内关、太溪、太冲、百会、阴陵泉、三阴交、血海，每次 8 穴，交替使用。

（3）辨证配穴　心脾两虚型，加心俞、脾俞；心胆气虚型，加胆俞、心俞；肝郁化火型，加行间；痰热内扰型，加丰隆、内庭；阴虚火旺型，加大陵；气滞血瘀型，加膈俞、膻中。

4. 操作步骤　先针刺阴谷穴，患者取仰卧位，髋外展，常规皮肤消毒后，取 0.30mm×40mm 毫针，顺经络走行方向斜刺 0.8~1 寸，随即针刺复溜穴，沿皮向下直刺 0.5~0.8 寸，此二穴用补法。手法刺激得气后，在针柄接上电针仪，取密波，频率 0.7Hz，强度以患者耐受为宜，电针刺激 30 分钟。其余各穴常规针刺，行平补平泻手法，直刺进针得气后，留针 30 分钟。

5. 适应证型　心脾两虚型、心胆气虚型、肝郁化火型、痰热内扰型、阴虚火旺型、气滞血瘀型围绝经期失眠症。

6. 注意事项　电流强度以患者耐受为宜。

（十二）电针疗法 12

1. 所需物品　毫针，电针仪，75% 医用酒精，医用无菌棉签或棉球。

2. 患者体位　坐位。

3. 操作部位　安眠、风池。

4. 操作步骤　患者取坐位，局部皮肤常规消毒后，用毫针刺入穴位，进针得气后接电针仪，采用疏密波，强度以患者能耐受为度，通电 25 分钟。每日 1 次，10 次为 1 个疗程。

5. 适应证型　原发性失眠症。

6. 注意事项　电流强度以患者能耐受为度。

（十三）电针疗法 13

1. 所需物品　毫针，电针仪，75% 医用酒精，医用无菌棉签或棉球。

2. 患者体位　仰卧位。

3. 操作部位　神门、三阴交、百会、神庭、安眠、太溪、足三里、太冲。

4. 操作步骤　头部穴位用 0.3mm×25mm 毫针针刺，针与头皮呈 30°，针尖沿前后正中线向后，快速刺入头皮下，进针 20mm，快速均匀捻转，得气即止。采用 0.3mm×40mm 毫针刺其余穴位，根据具体部位斜刺或直刺，均匀提插捻转至得气后止。百会与神庭接电针仪，连续波，频率 2Hz，电流强度以患者耐受为度。留针时间 30 分钟，每周 3 次（隔日 1 次）。

5. 适应证型　原发性失眠症。

6. 注意事项

（1）对患者进行常规宣教，如保持乐观向上的态度，精神愉快，消除恐惧及顾虑，避免情绪波动。同时进行适当的体育锻炼，睡前不喝浓茶、咖啡，忌烟酒，养成良好的生活习惯，居住环境避免噪声。

（2）电流强度以患者能耐受为度。

（十四）电针疗法 14

1. 所需物品　毫针，电针仪，75% 医用酒精，医用无菌棉签或棉球。

2. 患者体位　仰卧位。

3. 操作部位　百会、神庭、左右神聪、神门、内关、三阴交、太溪。

4. 操作步骤 患者取仰卧位，穴位常规消毒，取一次性毫针（规格：0.3mm×40mm）进行针刺，百会、神庭以 15° 夹角，逆督脉循行方向，分别向后透刺 0.5~1.0 寸，左右神聪向百会方向透刺 0.5~0.8 寸，均用平补平泻手法；三阴交、太溪直刺 1~1.5 寸，行提插补法；神门、内关刺 0.5~0.8 寸捻转补法。手法得气均用中等刺激强度持续 1 分钟，然后运用脉冲针灸治疗仪将 6 组穴位通电治疗，选用连续波，频率为 6Hz，强度以患者耐受为度，留针 20 分钟，周一至周五每日 1 次，连续治疗 4 周，共 20 次。

5. 适应证型 心肾不交型失眠症。

6. 注意事项 电流强度以患者能耐受为度。

（十五）电针疗法 15

1. 所需物品 毫针，电针仪，碘伏，医用无菌棉签或棉球。

2. 患者体位 仰卧位。

3. 操作部位

（1）主穴 神门、三阴交、百会、安眠、神庭。

（2）辨证配穴 头痛眩晕者，配太阳、印堂；心烦易怒者，配太冲。

4. 操作步骤 患者选取安静温暖的卧位环境，穴位皮肤碘伏消毒后，选用 1.5 寸一次性无菌毫针，采用无痛进针法，针刺得气后，在双侧三阴交、神门穴上接通电子针疗仪，选用连续波，刺激强度以患者感觉舒适为度，留针 30 分钟。上法每日治疗 1 次，5 次为 1 个疗程，共治疗两个疗程，疗程间休息 2~3 天。

5. 适应证型 原发性失眠症。

6. 注意事项

（1）在针刺治疗期间，凡有服用安眠药者，要求患者逐渐递减或少量服用，嘱患者睡眠正常时停服安眠药。

（2）电流强度以患者感觉舒适为度。

（十六）电针疗法 16

1. 所需物品 毫针，电针仪，75% 医用酒精，医用无菌棉签或棉球。

2. 患者体位 仰卧位。

3. 操作部位 百会、双侧神门、双侧三阴交。

4. 操作步骤 患者取仰卧位，暴露穴区皮肤，穴位常规消毒，用毫针刺入穴位，百会穴平刺 0.5~0.8 寸，神门穴直刺 0.3~0.5 寸，三阴交直刺 1.0~1.5寸，并在主针旁近心端约 0.5cm 处刺以 0.25mm×13mm 无菌毫针，以辅助电针仪通电。针刺得气后，以电针仪给予连续波 60Hz 通电刺激，强度以患者耐受为度，留针 30 分钟。每日治疗 1 次，5 次为 1 个疗程，疗程之间间隔两日。

5. 适应证型　原发性失眠症。

6. 注意事项　电流强度以患者能耐受为度。

（十七）电针疗法 17

1. 所需物品　毫针，电针仪，75% 医用酒精，医用无菌棉签或棉球。

2. 患者体位　仰卧位。

3. 操作部位

（1）主穴　印堂、上星、内关、三阴交。

（2）辨证配穴　肝郁化火型，加风池、行间、侠溪；痰热内扰型，加中脘、内庭、丰隆；阴虚火旺型，加心俞、太溪、肾俞；心脾两虚型，加脾俞、足三里、心俞；心虚胆怯型，加大陵、心俞、丘墟、胆俞。

4. 操作步骤　患者取仰卧位，暴露穴区皮肤，穴位常规消毒，用毫针刺入穴位。印堂向鼻根部斜刺 8~10mm，行轻雀啄手法，以眼球湿润或流泪为度；上星长针沿皮平刺，透向百会，行高频率、小幅度、捻转补法，行针 1 分钟；内关直刺 10~20mm，两侧同时行提插、捻转泻法，行针 1 分钟；三阴交沿胫骨内侧缘与皮肤呈 45°，斜刺 10~20mm，针尖刺达三阴交位置上，行提插补法，以患肢抽动 3 次为度。针刺得气后，在印堂、上星穴上接通电针仪，选用连续波，频率 100Hz，刺激强度以患者能耐受为度，一般不超过 3mA，每次30 分钟，每日 1 次，以 14 天为 1 个疗程。

5. 适应证型　肝郁化火型、痰热内扰型、阴虚火旺型、心脾两虚型、心虚胆怯型失眠症。

6. 注意事项　电流强度以患者能耐受为度。

（十八）电针疗法 18

1. 所需物品　毫针，电针仪，75% 医用酒精，医用无菌棉签或棉球。

2. 患者体位　仰卧位。

3. 操作部位

（1）通督调卫法　百会、印堂、申脉、照海。

（2）通督养心法　百会、印堂、神门、三阴交。

（3）通督调脏法　百会、印堂、肺俞、心俞、肝俞、脾俞、肾俞。

4. 操作步骤

（1）通督调卫法　患者取仰卧位，穴位常规消毒，选用 0.30mm×40mm 一次性无菌针灸针，百会向前与皮肤呈 15° 快速刺入帽状腱膜下疏松结缔组织，印堂针尖朝向鼻尖方向平刺，均针刺 5~10mm，得气后行捻转平补平泻手法；申脉、照海均直刺 10mm，照海得气后施提插补法，申脉施提插泻法，以患者局部出现麻胀感为度。待诸穴得气后，百会和印堂穴连接低频脉冲电针治疗仪，连续波，频率 2Hz，刺激参数 2~5，输出的直流分量 ≤ 100mV，脉冲宽度 0.2~1ms，维持在患者可耐受的强度，留针 30 分钟。

（2）通督养心法　患者取仰卧位，穴位常规消毒，选用 0.30mm×40mm 一次性无菌针灸针，百会、印堂针刺及电针操作同通督调卫组；神门、三阴交均直刺 10~15mm，得气后施提插补法，以患者局部出现麻胀感为度，留针 30 分钟。

（3）通督调脏法　患者取俯卧位，穴位常规消毒，选用 0.30mm×40mm 一次性无菌针灸针，百会、印堂针刺及电针操作同通督调卫组；五脏俞均向督脉方向与皮肤呈 15° 斜刺 15~20mm，得气后施捻转平补平泻手法，留针 30 分钟。

5. 适应证型　慢性失眠症。

6. 注意事项　通督调卫、通督养心、通督调脏，这 3 种针灸组方均能有效改善失眠患者的睡眠情况，具有较好的临床疗效及安全性；通督调卫针灸组方可能在缩短入睡时间及改善日间功能方面更具优势，通督养心针灸组方可能在增加睡眠时间方面更具优势，通督调脏针灸组方可能在改善睡眠质量方面更具优势。临床应根据失眠亚型不同而有所侧重，选用适合的针灸方法进行治疗。

（十九）电针疗法 19

1. 所需物品　毫针，电针仪，75% 医用酒精，医用无菌棉签或棉球。

2. 患者体位　仰卧位。

3. 操作部位

（1）主穴　照海、申脉、神门、三阴交、安眠、四神聪。

（2）辨证配穴　肝火扰心型，配行间；痰热扰心型，配丰隆；心脾两虚型，配心俞、脾俞；心肾不交型，配心俞、肾俞；心胆气虚型，配心俞、胆俞。

4. 操作步骤　受试者选取合适的体位，穴位常规消毒，进针的方向和深度以所刺穴位而定，以得气为度，电针采用疏密波刺激安眠穴及同侧四神聪，共两组，电流大小以患者耐受为度，留针 30 分钟，未予电刺激的穴位间隔 15 分钟行针 1 次，行平补平泻手法。

5. 适应证型　肝火扰心型、痰热扰心型、心脾两虚型、心肾不交型、心胆气虚型失眠症。

6. 注意事项　电流强度以患者能耐受为度。

（二十）电针疗法 20

1. 所需物品　毫针，电针仪，75% 医用酒精，医用无菌棉签或棉球。

2. 患者体位　俯卧位。

3. 操作部位　百会、印堂、神门、三阴交、心俞、肾俞。

4. 操作步骤　患者取俯卧位，穴位常规消毒后，选用 0.30mm×40mm 一次性无菌针灸针，针刺深度为 10~20mm。百会向前与皮肤呈 15° 快速刺入帽状腱膜下疏松结缔组织，印堂针尖朝向鼻尖方向平刺，神门、三阴交直刺，心俞、肾俞向脊柱方向与皮肤呈 45° 刺入。得气后，百会和印堂针柄连接低频脉冲电针治疗仪，断续波型，频率 2Hz，刺激强度以患者可耐受为度，30 分钟后起针。

5. 适应证型　老年失眠症。

6. 注意事项　电流强度以患者能耐受为度。

三、耳针疗法

（一）耳针疗法 1

1. 所需物品　掀针，金属探棒，75% 医用酒精，医用无菌棉签或棉球。

2. 患者体位　侧卧位。

3. 操作部位　神门、交感、皮质、心、肾、肝、垂前、耳背心。

4. 操作步骤　选用揿针，规格 0.22mm×1.5mm，取耳穴神门、交感、皮质、心、肾、肝、垂前、耳背心。患者取侧卧位，耳郭常规消毒后，用探棒按压所取穴位，找出最敏感点，将揿针埋于其点，即按压 1.5 分钟，刺激强度以患者感酸胀、麻木、灼热、能耐受为度，嘱患者每日睡前按压 1 次，隔天 1 次，5 次为 1 个疗程，治疗 20 天。

5. 适应证型　甲状腺功能亢进伴失眠者。

6. 注意事项　刺激强度以患者感酸胀、麻木、灼热、能耐受为度。

（二）耳针疗法 2

1. 所需物品　探针，王不留行籽，医用胶布，75% 医用酒精，医用无菌棉签或棉球。

2. 患者体位　坐位或仰卧位。

3. 操作部位

（1）主穴　神门、心、肾、皮质下、垂前穴。

（2）随证配穴　瘀血内阻型，加脾、胃穴；痰热扰心型，加枕穴；肝火扰心型，加肝、三焦穴；心肾不交型，加肝、肾、小肠穴。

4. 操作步骤　患者取坐位或仰卧位，用 75% 酒精棉球对耳郭无菌操作，用专用的探针探寻耳穴敏感点，将粘有王不留行籽的胶布（0.5cm×0.5cm）贴压在所取耳穴上，然后用拇指和食指对压耳穴，手法由轻到重，使之产生酸、麻、胀、痛感。若能使耳郭发红、发热则效果更佳。嘱患者每日自行按压 4~5 次，每次每穴 30 秒以上，以局部产生酸、麻、胀、痛感及灼热感为佳，睡前加强按压，3~5 天换至对侧进行耳针，两侧轮换。失眠症状重者可两耳同治。贴压 5 次为 1 个疗程，连续治疗两个疗程。

5. 适应证型　瘀血内阻型、痰热扰心型、肝火扰心型、心肾不交型原发性失眠症。

6. 注意事项　治疗期间，嘱患者调畅情志，饮食有节，不饮浓茶、咖啡，忌烟、酒、辛辣之品，加强锻炼，劳逸结合，养成良好的作息习惯。

（三）耳针疗法 3

1. 所需物品　王不留行籽，医用胶布，毫针，75% 医用酒精，医用无菌棉签或棉球。

2. 患者体位　坐位或仰卧位。

3. 操作部位

（1）耳针　神门、内分泌、交感、皮质下、肝、心。

（2）手针　心、肾、脾、肝、安眠。

4. 操作步骤

（1）耳针　常规消毒后，将粘有王不留行籽的胶布对准耳穴贴敷好，然后轻按压 1~2 分钟，嘱患者自行按压进行刺激，至出现微红、胀、微痛为止。单侧取穴，两耳交替。每周进行两次治疗，两周为 1 个疗程，共治疗两个疗程。

（2）手针　选用手部穴位心、肾、脾、肝、安眠对应点。常规消毒后，用规格为 0.30mm×25mm 的一次性毫针刺入穴位，中等强度刺激。每周治疗 3 次，两周为 1 个疗程，共治疗两个疗程。

5. 适应证型　原发性失眠症。

6. 注意事项　耳针治疗时单侧取穴，两耳交替，按压刺激至出现微红、胀、微痛为止。

（四）耳针疗法 4

1. 所需物品　探针，毫针，火罐，凡士林或刮痧油，75% 医用酒精，医用无菌棉签或棉球。

2. 患者体位　坐位，俯卧位。

3. 操作部位

（1）耳针疗法　神经衰弱点、口、内分泌、睡眠深沉穴、心、神门、脾、枕、神经衰弱区、多梦区。

（2）走罐　督脉、膀胱经循行部位皮肤（颈 7~胸 12 节段）及脾俞、心俞。

4. 操作步骤

（1）耳针疗法　患者端正坐位，医者以探针定位敏感点，常规消毒后，选择 1 寸毫针，取双侧耳穴，斜刺 0.5~0.1 寸，留针 30 分钟。

（2）膀胱经走罐　患者俯卧位，暴露背部皮肤，选择合适的玻璃罐，一般是 2 号罐，沿督脉、膀胱经循行部位皮肤（颈 7~胸 12 节段）均匀涂抹凡士林或刮痧油，罐口紧贴皮肤，往返走罐 15 分钟，直到背部皮肤出现潮红，微微出痧为度。脾俞、心俞留罐 10 分钟。每两日治疗 1 次，7 天为 1 个疗程。

5. 适应证型　痰热内扰型失眠症。

6.注意事项 走罐治疗时选择合适的玻璃管，罐口紧贴皮肤，直到背部皮肤出现潮红，微微出痧为度。

（五）耳针疗法5

1.所需物品 毫针，75%医用酒精，医用无菌棉签或棉球。

2.患者体位 侧卧位。

3.操作部位 心、神门、交感、脑点。

4.操作步骤 耳郭常规消毒，以0.5寸毫针快速垂直刺入，过皮后快速捻针（免提插），因人而异，给予一定强度的刺激量，至穴区发红或患者觉耳郭发热为度，每隔20分钟行针1次，留针1小时。每日1次，每次取单侧耳穴治疗，两侧耳穴交替使用，5次为1个疗程。

5.适应证型 原发性失眠症。

6.注意事项 注意进针、行针手法，规范操作。

（六）耳针疗法6

1.所需物品 皮内针，毫针，王不留行籽，磁珠，医用胶布，电针仪，小号刀片或菱形接种刀，割治膏，75%医用酒精，医用无菌棉签或棉球。

2.患者体位 坐位或卧位。

3.操作部位

（1）主穴 神门、枕穴、皮质下。

（2）配穴 肝、胆、脾、胃、肾、心。

4.操作步骤

（1）埋针法 可双耳同时治疗，也可左右耳交替治疗。耳部常规消毒后可用皮内针埋治，每周更换2~3次。

（2）耳穴压丸法 王不留行贴豆法、磁珠贴敷法（10次为1个疗程，休息3天，再进行下一个疗程）。

（3）耳穴电针法 用30号1.5寸毫针刺入神门穴内，虚则补、实则泻，行针后加电针适当刺激，留针30分钟，午后治疗，每日1次，10次为1个疗程。

（4）耳穴割治疗法 割治前皮肤常规消毒，用消毒好的小号刀片或菱形接种刀，在耳穴刺破约1mm深，将割治膏点在耳穴上，用小胶布贴敷上，1~2天后有温热感，隔日治疗1次，6次为1个疗程。

5. **适应证型**　原发性失眠症。

6. **注意事项**　注意操作方法，规范操作。

（七）耳针疗法7

1. **所需物品**　王不留行籽，医用胶布，75% 医用酒精，医用无菌棉签或棉球。

2. **患者体位**　坐位或卧位。

3. **操作部位**　心、肾、神门、枕、皮质下、肝、脾、胃、肺、耳尖。

4. **操作步骤**　患者取坐位或卧位，耳郭常规消毒后，在穴位处寻找敏感压痛点，用胶布贴王不留行籽，嘱患者每日自行按压 6 次以上，至出现微红、胀、微痛为止。睡前尤应认真按压。

5. **适应证型**　心肝热盛型顽固性失眠症。

6. **注意事项**

（1）嘱患者按时、按要求进行按压，按至出现微红、胀、微痛为止。

（2）若遇极个别患者失眠时间太长，太顽固，就应以此法为主，配合中西药综合治疗，以取得理想效果。

（八）耳针疗法8

1. **所需物品**　毫针，中药冰片或王不留行籽，医用胶布，75% 医用酒精，医用无菌棉签或棉球。

2. **患者体位**　坐位或卧位。

3. **操作部位**　心、肾、脑、皮质下、神门、枕。

4. **操作步骤**

（1）针刺法　探准穴位，常规消毒后，用5分寸毫针，进针 1mm 许，略捻转几次，留针 15~30 分钟。每次取 3~4 个穴位，交替使用。每日治疗 1 次，10~15 次为 1 个疗程。

（2）压药法　用中药冰片或王不留行籽，将其用胶布固定于耳穴，每日睡前自行指压贴药 2~3 分钟。每 3~5 天更换 1 次，3~6 次为 1 个疗程。

5. **适应证型**　原发性失眠症。

6. **注意事项**　注意进针、行针手法，规范操作。

（九）耳针疗法9

1. 所需物品　王不留行籽，医用胶布，75%医用酒精，医用无菌棉签或棉球。

2. 患者体位　坐位或卧位。

3. 操作部位　皮质下、交感、神门、肝、心、脾、肾。

4. 操作步骤　患者取坐位或卧位，耳郭常规消毒后，在穴位处寻找敏感压痛点，用胶布贴王不留行籽，嘱患者每日自行按压4~6次，每次10~15下，以穴位局部疼痛、发热、有烫感为佳。隔日换贴1次，双耳交替选用，10次为1个疗程。

5. 适应证型　原发性失眠症。

6. 注意事项　嘱患者按时、按要求按压耳穴，按压时以穴位局部疼痛、发热、有烫感为佳。

（十）耳针疗法10

1. 所需物品　王不留行籽（或绿豆、冰片），医用胶布，75%医用酒精，医用无菌棉签或棉球。

2. 患者体位　坐位或卧位。

3. 操作部位

（1）常用穴　心、缘中、神门。

（2）备用穴　肾、皮质下、肝、内分泌、脾。

4. 操作步骤　一般仅取常用穴，效果不明显时，加选备用穴1~2穴。贴压物可用王不留行籽，绿豆或冰片（预先制备成米粒大的颗粒），常规消毒后，贴压于一侧穴上。然后每穴按压1分钟，使耳郭充血发热。令患者每日自行按压耳穴3~5次，睡前必须按压1次，时间为每穴1~2分钟。隔日换贴1次，两侧穴位交替应用。10次为1个疗程，疗程间隔4天。

5. 适应证型　原发性失眠症。

6. 注意事项　嘱患者按时、按要求按压耳穴，按压时以耳郭充血发热为宜，两侧穴位交替应用。

四、梅花针疗法

（一）梅花针疗法 1

1. 所需物品　长柄梅花针，75% 医用酒精，医用无菌棉签或棉球。

2. 患者体位　坐位，俯卧位，仰卧位。

3. 操作部位　头部，颞部，脊柱两侧，上腹部，小腿内侧。

（1）主穴　肾俞、腰骶部、脐周。

（2）辨证配穴　阴虚火旺型，加百会、心俞、三阴交、太溪；心脾两虚型，加心俞、脾俞、中脘、足三里；肝郁化火型，加肝俞、胆俞、百会、风池、太冲；心虚胆怯型，加心俞、胆俞、阳纲、魂门、神门。

4. 操作步骤　采用长柄梅花针，针柄长 30cm，针头由 7 支针尖圆钝的不锈钢针捆扎成束状，固定在针柄尖端。手法为腕力弹刺，中等力度，以皮肤充血为度，频率 80~100 次 / 分。将针具及皮肤常规消毒后，在穴位表面 0.5~1.5cm 直径范围内均匀叩打 40 下；叩打头部时患者取坐位，正中线及左右旁开 1.5cm 各一条线，颞部以耳郭为中心呈放射状叩打 4 条线，每条线往返叩打 3~5 次；然后患者取俯卧位，脊柱两侧自上而下叩打 3 行，第 1 行距脊柱 1cm，第 2 行距脊柱 2cm，第 3 行距脊柱 3~4cm，每行各叩 3~5 次；患者取仰卧位，上腹部自上而下叩打 3~5 行；小腿内侧叩打 3 行。每个患者都重点叩打肾俞、腰骶部、脐周。再根据辨证，取相应的穴位。

5. 适应证型　阴虚火旺型、心脾两虚型、肝郁化火型、心虚胆怯型更年期失眠症。

6. 注意事项　治疗时力度中等，以皮肤充血为度。

（二）梅花针疗法 2

1. 所需物品　梅花针，75% 医用酒精，医用无菌棉签或棉球。

2. 患者体位　俯卧位。

3. 操作部位　肺俞至膀胱俞。

4. 操作步骤　将针具及皮肤常规消毒后，针头对准穴位从肺俞到膀胱俞穴逐穴叩刺，操作时将针头垂直叩打在皮肤上，并立即提起，反复进行，使局部皮肤潮红，或微微渗血为宜。每次治疗 20 分钟左右，两日 1 次，5 次为 1 个疗程。休息 5 天，再继续第 2 个疗程。

5. 适应证型 顽固性失眠症。

6. 注意事项

（1）治疗时将针头垂直叩打在皮肤上，使局部皮肤潮红，或微微渗血为宜。

（2）下午治疗效果更佳。

（三）梅花针疗法 3

1. 所需物品 梅花针，0.5% 碘伏，75% 医用酒精，医用无菌棉签或棉球。

2. 患者体位 仰卧位，俯卧位。

3. 操作部位 百会、风府、风池、心俞、内关、曲泽、章门、阴陵泉、三阴交。

4. 操作步骤 首先让患者仰卧位，用 0.5% 碘伏消毒皮肤，然后用 75% 酒精脱碘，消毒内关、曲泽、章门、阴陵泉、三阴交穴及周围处，从上肢至下肢用梅花针每个穴位弹刺 1 分钟，手法轻柔，以局部皮肤潮红，不渗出血珠为宜；然后让患者俯卧，消毒百会、风府、风池、心俞穴及周围，每个穴位用梅花针弹刺 2 分钟，皮肤不渗出血点为宜，每日 1 次，4 次为 1 个疗程，间隔 3 日，行第 2 个疗程。

5. 适应证型 原发性失眠症。

6. 注意事项 治疗时以局部皮肤潮红，不渗出血珠为宜。

（四）梅花针疗法 4

1. 所需物品 梅花针，75% 医用酒精，医用无菌棉签或棉球。

2. 患者体位 俯卧位。

3. 操作部位 自项至腰部督脉和足太阳膀胱经第一侧线，脊柱。

4. 操作步骤

（1）梅花针叩刺 梅花针和叩刺部位（自项至腰部督脉和足太阳膀胱经第一侧线）常规消毒后，以右手拇指、中指、环指握住针柄，食指伸直按住针柄中段，运用腕部的弹力，针头对准皮肤自上而下，每隔 1cm 叩刺一下，叩刺 8~10 分钟，叩击时针尖与皮肤垂直，强度要均匀，用力宜轻，以皮肤潮红不出血为度。

（2）捏脊 患者俯卧，沿脊柱由下而上提捏皮肤，用拇指桡侧缘顶住皮肤，食中两指前按，三指同时用力提拿肌肤，双手交替捻动向前推行。捏脊时行三捏一提法，即每捏 3 次向上提拿 1 次，如此反复捏脊三遍。以上治疗隔日 1 次，6 次为 1 个疗程，疗程间隔 3 天。

5. 适应证型　原发性失眠症。

6. 注意事项

（1）梅花针叩击时针尖与皮肤垂直，强度要均匀，用力宜轻，以皮肤潮红不出血为度。

（2）捏脊时行三捏一提法。

（五）梅花针疗法 5

1. 所需物品　梅花针，75% 医用酒精，医用无菌棉签或棉球。

2. 患者体位　侧卧位。

3. 操作部位

（1）以不寐、梦多、心悸、烦闷易怒、神疲乏力为主要症状者，取后颈、骶部、风池、内关、神门、三阴交、乳突区、阳性反应区。

（2）以不寐、精神不振、乏力为主要症状者，取胸部、腹部、大椎、中脘、关元、足三里、骶部。

（3）如症状好转，需巩固调理者，取脊柱两侧，重点为第 7 胸椎至腰部、骶部、大椎、中脘、风池、内关。

4. 操作步骤　将针具及皮肤常规消毒后，采用轻度或中度手法刺激上述部位，梅花针叩打，让表皮微出血如菜籽大小。每穴叩打 20~50 次，每日或隔日 1 次，7 次为 1 个疗程；后隔日 1 次，15 次为 1 个疗程，休息两周，视病情需要继续治疗。

5. 适应证型　原发性失眠症。

6. 注意事项　梅花针叩打时，以表皮微出血如菜籽大小为宜。

（六）梅花针疗法 6

1. 所需物品　梅花针，75% 医用酒精，医用无菌棉签或棉球。

2. 患者体位　俯卧位。

3. 操作部位　印堂、百会、颈项部及背俞穴。

4. 操作步骤　患者取俯卧位，梅花针和叩刺部位常规消毒后，以右手拇指、中指、环指握住针柄，食指伸直按住针柄中段，运用腕部的弹力，针头对准皮肤自上而下轻刺 5~10 分钟，以局部皮肤潮红为度，隔天 1 次，10 次为 1 个疗程。

5. 适应证型　原发性失眠症。

6. 注意事项　治疗时以局部皮肤潮红为度。

（七）梅花针疗法 7

1. 所需物品　梅花针，75% 医用酒精，医用无菌棉签或棉球。

2. 患者体位　仰卧位，俯卧位。

3. 操作部位

（1）主穴　神庭、神门、三阴交。

（2）辨证配穴　心脾两虚型，配心俞、脾俞、太白、足三里；心胆气虚型，配心俞、胆俞、丘墟、气海、百会；心肾不交型，配心俞、大陵、少府、照海、复溜；肝火上扰型，配肝俞、行间、风池、大陵；食滞胃腑型，配胃俞、中脘、天枢、足三里、内庭。

4. 操作步骤　采用轻刺法或正刺法。将针具及皮肤常规消毒后，对所选穴位，实证施以中度手法叩刺，虚证则施以轻度手法叩刺。2~3 日叩打 1 次，10 次为 1 个疗程。

5. 适应证型　原发性失眠症。

6. 注意事项　睡前不宜饮用浓茶、咖啡，晚饭饮食不宜过饱，睡前饮牛奶一杯。睡前尽量避免看令人兴奋的电视节目。

（八）梅花针疗法 8

1. 所需物品　梅花针，75% 医用酒精，医用无菌棉签或棉球。

2. 患者体位　仰卧位，俯卧位。

3. 操作部位

（1）主穴　神门、内关、足三里、安眠。

（2）辨证配穴　心脾两虚型，配大陵、三阴交、心俞、脾俞；心胆气虚型，配神庭、魂门、魄户、心俞；心肾不交型，配命门、肾俞、气海、关元、复溜；肝火上扰型，配风池、太阳、阳陵泉、太冲。

4. 操作步骤　采用轻刺法或重刺法。将针具及皮肤常规消毒后，对所选穴位，虚证施以轻度叩刺，实证施以中度叩刺。2~3 日叩打 1 次，10 次为 1 个疗程。

5. 适应证型　原发性失眠症。

6. 注意事项　注意生活有节，起居有时，保持心情舒畅，避免情绪激动。

（九）梅花针疗法 9

1. 所需物品　梅花针，75% 医用酒精，医用无菌棉签或棉球。

2. 患者体位　仰卧位，俯卧位。

3. 操作部位　头部前额区、头顶区、枕区、颞区、第 5~12 胸椎两侧、项部、腰骶部、小腿内侧、足三里、三阴交、中脘、内关、神门、安眠、阳性物处。伴头痛、头晕者，配风池、百会；伴心悸者，加膻中、内关、心俞；健忘者，配脾俞、足三里、百会。

4. 操作步骤　采用轻刺法。将针具及皮肤常规消毒后，对所选部位和穴位施以轻度叩刺（头部呈网状叩打若干行）。每日叩打 1 次，10 次为 1 个疗程。

5. 适应证型　心脾两虚型失眠症。

6. 注意事项　若条件许可，可在晚上睡觉前 1~2 小时给予治疗，收效更为明显。

（十）梅花针疗法 10

1. 所需物品　梅花针，75% 医用酒精，医用无菌棉签或棉球。

2. 患者体位　仰卧位，俯卧位。

3. 操作部位　头部各区、第 5~10 胸椎两侧、项部、腰骶部、大椎、百会、神门、三阴交、安眠、阳性物处。耳鸣者，配听宫、肾俞；遗精阳痿者，重点叩打腰骶部、腹股沟、带脉区、小腿内侧。

4. 操作步骤　采用轻刺法或正刺法。将针具及皮肤常规消毒后，对所选部位和穴位施以轻度叩刺（腹股沟从外上向内下叩打 2 或 3 行，小腿内侧从上至下叩打 3 或 4 行）。每日叩打 1 次，15 次为 1 个疗程。

5. 适应证型　心肾不交型失眠症。

6. 注意事项　若在睡前 1~2 小时叩刺，收效更为明显。保持劳逸适度，切勿睡觉太晚；保持卧室安静，避免嘈杂、声音、强光等。

（十一）梅花针疗法 11

1. 所需物品　梅花针，75% 医用酒精，医用无菌棉签或棉球。

2. 患者体位　仰卧位，俯卧位。

3. 操作部位　头部各区、第 4~12 胸椎两侧、项部、上腹部、足三里、中脘、梁门、内庭、内关、神门、安眠、阳性物处。

4. 操作步骤 采用轻刺法或正刺法。将针具及皮肤常规消毒后，对所选部位和穴位施以中度叩刺（在上腹部自上而下叩打 8 或 9 行，横刺 4 或 5 行，剑突下密刺数针）。每日叩打 1 次，10 次为 1 个疗程。

5. 适应证型 胃气不和型失眠症。

6. 注意事项 若在睡前 1~2 小时叩刺，收效更为明显。保持劳逸适度，切勿睡觉太晚；保持卧室安静，避免嘈杂、声音、强光等。

（十二）梅花针疗法 12

1. 所需物品 梅花针，75% 医用酒精，医用无菌棉签或棉球。

2. 患者体位 俯卧位，仰卧位。

3. 操作部位

（1）常用穴 颈椎 1~7 两侧，胸椎 5~12 两侧。

（2）备用穴 神门、足三里、三阴交。

4. 操作步骤 上述部位均取，将针具及皮肤常规消毒后，重点用梅花针叩刺常用穴之两侧，手法轻度或中度。先从颈椎开始，自上而下叩刺两遍。然后在胸椎 5~12 两侧做横行刺，每横行部位 3 针。在穴位表面 0.5~1.5cm 范围内按常规叩刺 20~50 下。额部横叩打 3 行，头部呈网状叩打。手法同前。以局部皮肤潮红或微出血为宜。每日或隔日 1 次，12 次为 1 个疗程，疗程间隔 1 周。

5. 适应证型 原发性失眠症。

6. 注意事项 治疗时以局部皮肤潮红或微出血为宜。

五、头针疗法

（一）头针疗法 1

1. 所需物品 毫针，75% 医用酒精，医用无菌棉签或棉球。

2. 患者体位 坐位或卧位。

3. 操作部位 额中带（自神庭穴向下 1 寸，左右各旁开约 0.25 寸条带），额顶带后 1/3（神庭至百会）。

4. 操作步骤 局部常规消毒，用 30 号 1.5 寸毫针，在额中带并排进 2 针，在额顶带后 1/3 并排进 2 针，针尖与头皮呈 30°，快速刺入头皮下，当针尖抵达帽状腱膜下层，指下有轻松感时，沿头皮平刺入 1.0 寸。快速捻转，在行针时，嘱患者吸气、憋气后，手按左侧胸部，在憋不住气时，松手行胸式呼吸数次。每次捻转 2~3 分钟，留针 1 小时，每隔 15 分钟行针 1 次。每日 1 次，10 次为 1 个疗程，连续治疗两个疗程。

5. 适应证型 围绝经期失眠症。

6. 注意事项 注意进针、行针手法，规范操作。

（二）头针疗法 2

1. 所需物品 毫针，75% 医用酒精，医用无菌棉签或棉球。

2. 患者体位 坐位或卧位。

3. 操作部位 陕西头皮针伏象头、伏脏上焦、思维、信号、记忆等穴。

4. 操作步骤 穴位常规消毒，采用 0.30mm×25mm 一次性毫针，进针手法多以飞针法（快速针刺）直刺至颅骨骨膜，用重压、震颤行针手法，得气后留针 30 分钟。每日治疗 1 次，每周 5 次，10 次为 1 个疗程。

5. 适应证型 原发性失眠症。

6. 注意事项 注意进针、行针手法，规范操作。

（三）头针疗法 3

1. 所需物品 毫针，75% 医用酒精，医用无菌棉签或棉球。

2. 患者体位 坐位或卧位。

3. 操作部位

（1）伏象头穴区 冠矢点前，总长 3cm，前 2cm 处。

（2）信号穴区 颞上回后部 1/3 处。

（3）思维穴区 眉间棘直上 3cm 处。

（4）运平穴区 从人字缝尖引两条分别向左前方和右前方，并与人字缝线呈 30° 的直线，在每条直线距人字缝尖 5cm 处，左右侧共 2 穴。

（5）记忆穴区 在顶骨隆突，以人字缝尖为顶点，向左前下方和右前下方分别画一直线，与矢状缝分别呈 60°，在左右人字缝上，距人字缝尖 7cm 处，左右侧共两穴。

4. 操作步骤 施针前选准穴位，穴位皮肤常规消毒后，选用 0.40mm×15mm 毫针，医者用拇指、食指、中指在距离针尖 10mm 处将针夹紧，保持针体平直，垂直进针，要求进针方向与穴位所在平面保持垂直。施术时，以肩关节为轴，上臂带动前臂发力，以前臂带动腕关节垂直用力，快速飞针，针尖刺透皮肤，直达骨膜，以右手拇、食、中指捏住针柄行小幅度快频率捻转（160 次 / 分左右），使针身发生轻微震颤，然后医者加重指力，以增强针感，得气后留针 30 分钟。每日 1 次，每周治疗 5 次，1 周为 1 个疗程。

5. 适应证型　帕金森病失眠症。

6. 注意事项　联合多巴丝肼片进行治疗。

（四）头针疗法 4

1. 所需物品　毫针，电针仪，耳机，75% 医用酒精，医用无菌棉签或棉球。

2. 患者体位　仰卧位。

3. 操作部位

（1）主穴　百会、四神聪（左、右）、神庭、头维。

（2）辨证配穴　阴虚火旺型，加安眠、内关、神门、三阴交、照海、太溪；心脾两虚型，加安眠、内关、足三里、三阴交；心胆气虚型，加安眠、神门、内关。

4. 操作步骤　用医用棉球消毒皮肤表面后，采用 0.35mm × 40mm 毫针，头针手法要求捻转稍加提插，由徐到疾，频率为 200 转 / 分以上，连续 1~2 分钟。取得较强针感后，电针连接：百会、神庭一组，同侧的四神聪、头维一组。接上电极打开电源开关，电针选用连续波（疏波），以患者能承受为度。播放已选好的治疗失眠的音乐。留针 30 分钟，每日 1 次，7 日为 1 个疗程，周日休息，连续治疗两个疗程。疗程期间要求患者对于已选好的音乐治疗时和晚上睡前各听 1 遍，每次 30 分钟，保证患者处于充分的音乐环境中。

5. 适应证型　阴虚火旺型、心脾两虚型、心胆气虚型失眠症（虚证）。

6. 注意事项　结合五行音乐进行治疗。五行音乐的选择：①阴虚火旺，选择羽调。羽调能促进全身气机的下降，调节肾与膀胱的功能。代表曲目有《紫竹调》《塞上曲》《平沙落雁》等。②心脾两虚，选择徵调、宫调。徵调能促进全身气机的提升、调节心脏功能，兼有助脾胃、利肺气的作用；宫调能促进全身气机的稳定，调节脾胃升降，兼有保肺气、利肾水的作用。代表曲目有《鸟投林》《秋湖月夜》《闲居吟》等。③心胆气虚，选择徵调、角调。角调能促进全身气机的展放，调节肝胆的疏泄，兼有助心、疏脾、养胃的作用。代表曲目有《喜相逢》《百鸟朝凤》《汉宫秋月》等。

（五）头针疗法 5

1. 所需物品 毫针，梅花针，75% 医用酒精，医用无菌棉签或棉球。

2. 患者体位 仰卧位或坐位，俯卧位。

3. 操作部位

（1）头针取穴 百会、四神聪、神庭。

（2）梅花针取穴 肺俞到膀胱俞，两侧膀胱经背俞穴。

4. 操作步骤

（1）头针治疗 患者仰卧位或坐位，取 25mm 毫针，穴位局部皮肤常规消毒，手持针灸针，由前往后，快速以 15° 紧贴颅骨平刺 0.5~0.8 寸。其中，四神聪四穴，针尖指向百会穴，余穴均针尖向后。进针后行平补平泻或提插捻转手法，得气为度，留针 30 分钟。每日治疗 1 次，10 次为 1 个疗程，共治疗两个疗程，两个疗程之间休息 1 天。

（2）梅花针叩刺治疗 患者取俯卧位，将背部皮肤常规消毒后，针头对准穴位从肺俞到膀胱俞逐穴叩刺，针头垂直叩打在皮肤上，由上至下反复进行，使局部皮肤潮红，或微微渗血为宜。每次治疗持续 5 分钟左右，治疗结束后，干棉球擦拭血迹后酒精消毒。两日 1 次，5 次为 1 个疗程，共治疗两个疗程。

5. 适应证型 原发性失眠症。

6. 注意事项

（1）注意进针、行针手法。

（2）梅花针治疗时针头垂直叩打在皮肤上，由上至下反复进行，使局部皮肤潮红，或微微渗血为宜。

（六）头针疗法 6

1. 所需物品 毫针，镊子，医用羊肠线段，医用 8 号注射器，75% 医用酒精，医用无菌棉签或棉球。

2. 患者体位 仰卧位。

3. 操作部位 头针取额中线、双侧额旁 1 线、顶中线；穴位埋线取心俞、厥阴俞、脾俞、胃俞、肝俞、肾俞穴。

4. 操作步骤

（1）头针 用 0.30mm×40mm 不锈钢毫针平刺入头皮帽状腱膜下，得气后以 180~200 次 / 分频率捻转 2 分钟，留针 30 分钟，中间行针 1 次，每日

1次。

（2）穴位埋线　采取注射器针头简易注线埋植法。找到穴位，标记进针点，常规皮肤消毒后，用镊子取剪成1cm"3-0"号医用羊肠线段放置在医用8号注射器针管内的前段，后接0.30mm×50mm毫针（剪去针尖）做针芯，线头不外露。右手持针快速刺入皮肤，心俞、厥阴俞注意与皮肤呈30°向内或向背下方斜刺，以防伤肺。根据不同部位，将针刺入适当深度，出现针感后，边推针芯，边退针管，将羊肠线埋入穴位的皮下组织或肌肉层，拔出埋线针。每周1次，左右交替选穴。

5. 适应证型　中风恢复期失眠症。

6. 注意事项　注意进针、行针手法及埋线注意事项。

（七）头针疗法7

1. 所需物品　毫针，75%医用酒精，医用无菌棉签或棉球。

2. 患者体位　仰卧位。

3. 操作部位

（1）头针　额中带、额顶带中1/3、额顶带后1/3、颅底带前1/3、颅底带中1/3。

（2）体针　内关、神门、足三里、太溪、丰隆、中脘。

4. 操作步骤

（1）头针　常规皮肤消毒后，所选治疗带均采用小幅度提插泻法，进针25~40mm，每个治疗带每次行针2分钟，间隔15分钟再行针1次，留针30分钟。上述治疗隔日1次，15次为1个疗程，连续治疗3个月经周期。

（2）体针　常规皮肤消毒后，采用捻转补泻手法，留针30分钟。

5. 适应证型　围绝经期失眠症。

6. 注意事项　注意进针、行针手法，规范操作。

（八）头针疗法8

1. 所需物品　毫针，电针仪，75%医用酒精，医用无菌棉签或棉球。

2. 患者体位　仰卧位。

3. 操作部位　血管舒缩区（运动区平行前移3cm，运动区：前后正中线中点后0.5cm处与眉枕线和鬓角前缘相交处的两点连线）、精神情感区（在前后正中线旁2cm，从血管舒缩区开始向前引4cm长）、晕听区（从耳尖直上1.5cm

处，向前后各引 2cm 的水平线）三区。

4. 操作步骤　患者取仰卧位，充分暴露针刺部位，常规皮肤消毒后，取血管舒缩区、精神情感区、晕听区穴位，每区两侧各置 1 针，采用"飞针"手法进针，即用一手拇、食两指捏住针体距针尖 2cm 的部位，沿着刺激区的方向，使针尖对准进针点，手指尖距头皮 5~10cm，然后手腕突然往腹侧屈曲，使针尖冲刺进头皮下。进针后食指呈半屈曲状，用拇指第一节的掌侧面和食指第一节的桡侧面捏住针柄，然后用食指掌指关节不断伸屈，令针体快速旋转，频率为 160~200 次 / 分，直至患者出现针感。出现针感后，加用电针加强针感，两组导线各接一侧血管舒缩区、精神情感区，选取连续波，强度以患者可耐受而且无不适为度。留针 30 分钟，每周治疗 3 次（周一、三、五）。

5. 适应证型　肝郁化火型失眠症。

6. 注意事项

（1）注意进针、行针手法，规范操作。

（2）电针强度以患者可耐受而且无不适为度。

（九）头针疗法 9

1. 所需物品　毫针，75% 医用酒精，医用无菌棉签或棉球。

2. 患者体位　仰卧位。

3. 操作部位　头针取朱氏头针中的颞前线（属胆经，颔厌至悬厘），颞后线（属胆经、三焦经，天冲至角孙），额顶带（属督脉，神庭至百会）；体针取内关（双）、神门（双）、心俞（双）、脾俞（双）、足三里（双）。

4. 操作步骤

（1）头针　施术前告知病情，舒缓患者情绪，常规皮肤消毒后，右手持针灸针，单手进针，使用捻转进针法，刺入角度为 15°~30°，达到指定深度后（结缔组织层），捻转针体，将针平卧推进 0.2mm。抽气法：医者左手按压头皮，右手持针使用爆发力速退 1 分。施术时，医者注视患者双目，诱导患者先深呼气，而在医者持针速退的同时深吸气，以起到增加血液中氧含量的作用。此过程施术 5 次。头皮针留针两小时。

（2）体针　内关、神门、心俞、脾俞选取一寸针，常规皮肤消毒后，直刺0.15mm。行平补平泻手法。足三里使用 1.5 寸毫针，直刺 0.3mm 左右，患者感受到酸麻胀痛，医者感受持针手有如鱼吞钩之状即为得气，得气后行平补平泻手法。以上穴位留针 30 分钟。

5. 适应证型 心脾两虚型失眠症。

6. 注意事项

（1）头针以捻转为主，尽量不做大范围提插。

（2）针灸拔针后，使用棉球或棉签对穴位进行按压，防止出血及皮下血肿。

（3）叮嘱患者平日少吃刺激性食物，夜间睡觉前少用电子产品。

（4）针灸每日 1 次，6 次作为 1 个疗程。共进行两个疗程。

（十）头针疗法 10

1. 所需物品 毫针，75% 医用酒精，医用无菌棉签或棉球。

2. 患者体位 仰卧位。

3. 操作部位 神庭透前神聪、左右头临泣透左右神聪、后神聪透强间。

4. 操作步骤 患者取仰卧位，常规皮肤消毒后，采用 0.38mm × 40mm~0.38mm × 50mm 毫针，针身与头皮呈 15° 刺入帽状腱膜下，各穴进针深度为40~50mm，以快速小幅度捻转，每分钟 200 转，每针行针约 1 分钟。取得较强针感后，留针 1 小时。每日 1 次，10 次为 1 个疗程，共治疗 3 个疗程。

5. 适应证型 原发性失眠症。

6. 注意事项 注意进针、行针手法，规范操作。

六、腕踝针疗法

（一）腕踝针疗法 1

1. 所需物品 毫针，75% 医用酒精，医用无菌棉签或棉球。

2. 患者体位 坐位。

3. 操作部位 腕踝针上 1、2 区，即上 1 区在小指侧的尺骨缘前方，用拇指端按压最凹陷处；上 2 区在腕掌侧面中央，掌长肌腱与桡侧腕屈肌腱之间。

4. 操作步骤 患者取坐位，首先取进针点，常规皮肤消毒，医生左手固定针刺部（腕部），右手的拇指在下，食中指在上挟持针柄，针体与皮肤呈 30°，快速进针。针进皮肤后，针体贴近皮肤表面，针体一定在皮肤浅表层，针下有松软感为适宜。若患者有酸麻胀痛等感觉则进针过深，应退至皮下浅表部位，针刺方向朝上。刺后用胶布固定，留针 20~30 分钟或时间更长些，针刺时间在下午申时（16~17 时）为宜。5 次为 1 个疗程，如无效，休息 3 天后再针第 2个疗程。

5.适应证型 顽固性失眠症。

6.注意事项

（1）注意进针手法，规范操作。

（2）针刺时间在下午申时（16~17 时）为宜。

（二）腕踝针疗法 2

1.所需物品 毫针，橡皮膏或医用胶布，75% 医用酒精，医用无菌棉签或棉球。

2.患者体位 仰卧位。

3.操作部位

（1）主穴 腕踝针上 1（在尺骨侧缘与尺侧腕屈肌腱之间的凹陷中）刺激点。

（2）辨证取穴 心脾两亏型，加下 3（踝部内前方，在胫骨前嵴内侧约 1厘米处）和下 4（踝部外侧，在胫骨前嵴外侧缘与腓骨前缘的中点处）刺激点；肝肾不足型，加下 1（踝部内侧面，靠跟腱内缘）和下 2（踝部内侧面，靠胫骨内侧后缘）刺激点；心肾不交型，加下 1（踝部内侧面，靠跟腱内缘）和下 6（踝部外侧后方，靠近跟腱外缘）刺激点；肝胆火旺型，加下 2（踝部内侧面，靠胫骨内侧后缘）和下 5（踝部外侧，腓骨外侧后缘与腓长肌腱之间凹陷中）刺激点。

4.操作步骤 选定刺激点后，常规消毒，取 0.5 寸毫针，左手用舒张或提捏押手法，右手拇指在下、食中指在上夹持针柄，使针体与皮肤呈 30°，快速刺入皮肤，进皮后将针体平放，与皮肤呈 5° 贴近皮肤表面，沿皮下组织刺入一定深度，用橡皮膏固定针柄。针刺方向针尖指向头部，针刺时宜缓慢松弛，以针下有松软感为佳。针刺不应有气感和痛感。留针 24 小时。左右肢体的相同刺激点交替使用，每日 1 次，10 次为 1 个疗程。

5.适应证型 心脾两亏型、肝肾不足型、心肾不交型、肝胆火旺型顽固性失眠症。

6.注意事项 注意进针手法。

（三）腕踝针疗法 3

1. 所需物品　毫针，王不留行籽，医用胶布，镊子，75% 医用酒精，医用无菌棉签或棉球。

2. 患者体位　坐位。

3. 操作部位

（1）腕踝针　取腕踝针上 1、上 5 刺激点。

（2）耳穴压籽　取心、神门、肾、皮质下为主穴，根据患者症状加减配穴肝、脾、肾、胰胆、小肠、生殖器、交感、三焦、内分泌，选择 2~3 个配穴。

4. 操作步骤

（1）腕踝针　常规消毒，针刺点以两侧上 1 为主，伴有天柱、肩井压痛及指颤时，针一侧或两侧上 5，针刺完毕后予以胶布固定 8~12 小时，每日 1 次，10 次 1 个疗程。

（2）耳穴压籽　常规消毒，对准敏感点压籽，嘱患者每日自行按压每个穴位 3 次，每次 1 分钟，每次按压时间不少于 10 分钟，临睡前再按压 1 次增强疗效，每次用一侧耳穴，两耳交替治疗，3 天治疗 1 次，10 次为 1 个疗程。

5. 适应证型　高原失眠症，围化疗期失眠症。

6. 注意事项　注意进针手法。

（四）腕踝针疗法 4

1. 所需物品　毫针，75% 医用酒精，医用无菌棉签或棉球。

2. 患者体位　坐位。

3. 操作部位　腕踝针上 1 区、上 2 区。

4. 操作步骤　局部消毒后，用 30 号 1.5 寸不锈钢毫针，采取皮下浅刺法，针体与皮肤呈 30°，使针尖刺进皮内，针头向上（心脏方向），针体与前臂平行，在皮内缓缓进针 1.2 寸，针刺时不要有针感，留针 12~24 小时不等（视患者的耐受能力而定），每日 1 次，5 次为 1 个疗程，疗程之间休息两日。

5. 适应证型　原发性失眠症。

6. 注意事项　注意进针手法。

（五）腕踝针疗法 5

1. 所需物品　毫针，医用胶布，75% 医用酒精，医用无菌棉签或棉球。

2. 患者体位　坐位。

3. 操作部位　腕踝针上 1 区，即腕横纹上两指处，尺骨尺侧缘与尺侧腕屈肌之间的凹陷。

4. 操作步骤　针刺区域消毒后，以 30° 进针，将针循上 1 纵轴朝向心端方向刺入皮下，进针长度一般为 20mm，刺入后，调整好针体的位置，需胶布固定针柄后留针 5 小时。每日 1 次，每周治疗 6 次，周日休息，连续治疗 3 周。

5. 适应证型　原发性失眠症。

6. 注意事项　注意进针手法，规范操作。

七、腹针疗法

（一）腹针疗法 1

1. 所需物品　毫针，探棒，王不留行籽，医用胶布，75% 医用酒精，医用无菌棉签或棉球。

2. 患者体位　仰卧位。

3. 操作部位　腹针主穴取引气归元穴（中脘、下脘、气海、关元）；心脾两虚及阴虚火旺型，配商曲、气穴；胃腑不和及肝火上扰型，配左右上风湿点（滑肉门外 5 分、上 5 分）。耳压主穴取神门、心、交感、皮质下、垂前；心脾两虚型，加脾；阴虚火旺型，加肾；胃腑不和型，加胃、脾；肝火上扰型，加肝、内分泌。

4. 操作步骤

（1）腹针　患者仰卧位，常规消毒，诸穴均直刺，浅刺约 0.5 寸，轻刺激，留针 30~40 分钟，在此期间行针 1~2 次，每日 1 次，10 次为 1 个疗程，疗程间休息 3 天。

（2）耳压　在充足光线下，观察所选耳穴区有无结节、隆起、血管充盈等，再用探棒以均匀力度探压，探出压痛敏感点，用 0.6cm×0.6cm 胶布，将王不留行籽贴压于相应耳穴，嘱其每日按压 3~5 次，每次按压 130 秒，以能耐受为度，3~4 天更换 1 次，两耳交替。

5. 适应证型　心脾两虚型、阴虚火旺型、胃腑不和型、肝火上扰型失眠症。

6. 注意事项　注意进针、行针手法，规范操作。

（二）腹针疗法 2

1. 所需物品　毫针，75% 医用酒精，医用无菌棉签或棉球。

2. 患者体位　仰卧位。

3. 操作部位

（1）主穴　引气归元穴组（中脘、下脘、气海、关元）。

（2）配穴　商曲、滑肉门、下风湿点、气旁。

4. 操作步骤　患者仰卧位，常规皮肤消毒后，选用 0.25mm×40mm 毫针，进针时应避开毛孔、血管及瘢痕，施术应轻缓，对准穴位直刺，针尖抵达预定深度后，采用只轻捻转不提插的手法，腹针穴位定穴要准确，其中中脘、下脘、气海、关元深刺，商曲浅刺，滑肉门、下风湿点、气旁中刺。施术过程分 3 步进行，候气、行气、催气。进针后停留 3~5 分钟，称之候气；3~5 分钟后，再轻捻转使局部产生针感，称之行气；再隔 5 分钟行针 1 次加强针感，使之向远端扩散，称之催气。留针 30 分钟，每日 1 次，每周治疗 5 次，10 次为 1 个疗程。

5. 适应证型　原发性失眠症。

6. 注意事项　治疗前先检查肝脏大小，确无阳性体征及晕针、过敏等症即可施术。

（三）腹针疗法 3

1. 所需物品　毫针，75% 医用酒精，医用无菌棉签或棉球。

2. 患者体位　仰卧位。

3. 操作部位

（1）主穴　中脘、上脘、气海、关元、滑肉门、外陵。

（2）辨证配穴　心脾亏损型，加天枢；心肾不交型，加阴都、气旁；心胆气虚型，加右上风湿点（滑肉门旁开 5 分上 5 分，右侧上）；肝阳上扰型，加右上风湿点（滑肉门旁开 5 分、上 5 分，右侧上）、气旁、气穴；脾胃不和型，加天枢、大横。

4. 操作步骤　常规皮肤消毒后，采用 0.25mm×30mm 不锈钢毫针，避开毛孔进针，只捻转不提插，不要求得气，每隔 10 分钟行针 1 次，留针 30 分钟，隔日 1 次。30 天为 1 个疗程。

5. 适应证型　心脾亏损型、心肾不交型、心胆气虚型、肝阳上扰型、脾胃不和型慢性失眠症。

6.**注意事项**　注意进针、行针手法，规范操作。

（四）腹针疗法 4

1.**所需物品**　毫针，75% 医用酒精，医用无菌棉签或棉球。

2.**患者体位**　仰卧位。

3.**操作部位**　中脘、下脘、气海、关元、滑肉门、外陵、气旁（左）、气穴、商曲（左）。

4.**操作步骤**　患者取仰卧位，使用比例寸法准确标记上述穴位，然后常规消毒，将毫针通过套管刺入皮下，到达指定深度后，留针 40 分钟。治疗每日 1 次，每周治疗 5 天，共治疗 20 次。

5.**适应证型**　痹证相关性失眠症。

6.**注意事项**　注意进针手法，规范操作。

（五）腹针疗法 5

1.**所需物品**　毫针，75% 医用酒精，医用无菌棉签或棉球。

2.**患者体位**　仰卧位。

3.**操作部位**　中脘、下脘、气海、关元、商曲（左）、气穴（左）、气旁（左）、上风湿点（右）、下风湿点（右）。

4.**操作步骤**　患者取平卧位，暴露腹部，准确量出上述穴位，常规消毒，按照腹针疗法要求，针刺穴位按照由里至外、由上至下针刺，深刺中脘、下脘、气海、关元；中刺商曲、气穴、气旁、上风湿点、下风湿点，不做手法。每日 1 次，留针 30 分钟，10 次为 1 个疗程。

5.**适应证型**　肝火扰心型失眠症。

6.**注意事项**　注意进针手法，规范操作。

（六）腹针疗法 6

1.**所需物品**　毫针，电针仪，75% 医用酒精，医用无菌棉签或棉球。

2.**患者体位**　仰卧位。

3.**操作部位**

（1）腹针　孙氏腹针一区（3 个穴位），即剑突下 0.5 寸及其左右各旁开 1.0 寸的两个穴位。

（2）体针　印堂、四神聪、安眠、神门、申脉、照海。如肝火扰心型，加行间、侠溪；心脾两虚型，加心俞、脾俞；痰火内扰型，加丰隆、内庭；心胆气虚型，加心俞、胆俞；心肾不交型，加心俞、肾俞；脾胃不和型，加公孙、足三里。

4. 操作步骤　患者取仰卧位，身体及四肢放松，取穴部位皮肤常规消毒后进针。孙氏腹针一区进针手法为针尖向肚脐，以 15° 斜刺入皮下，可进针 1 寸，三针平行，施轻度手法捻转。常规针刺进针角度、深度及方向，按不同穴位而定，针刺入穴后，施以提插法或捻转法使之得气（局部有酸、麻、胀、重等感觉），后使用电子针疗仪治疗，取两组导线，分别连接双侧安眠穴及孙氏腹针一区左右各旁开两穴，给予连续波，强度以患者可耐受且无不适为度，设置时间为 30 分钟，每日 1 次，10 次 1 个疗程，共治疗两个疗程。针刺完毕后将针起出，嘱患者针刺部位避免沾水，以防感染。

5. 适应证型　肝火扰心型、心脾两虚型、痰火内扰型、心胆气虚型、心肾不交型、脾胃不和型失眠症。

6. 注意事项　注意进针、行针手法，规范操作。

（七）腹针疗法 7

1. 所需物品　毫针，75% 医用酒精，医用无菌棉签或棉球。

2. 患者体位　仰卧位。

3. 操作部位

（1）主穴　引气归元穴（中脘、下脘、气海、关元）和腹四关（双侧滑肉门和双侧外陵）。

（2）配穴　取足三里、水道。

4. 操作步骤　常规消毒后，采用 0.25mm×50mm 毫针直刺上述穴位皮下，缓慢进针至地部，当手下有轻微阻力时停止进针，轻微捻转针体，不做提插，留针 30 分钟。起针后，以消毒干棉签按压针孔 30 秒。隔日治疗 1 次，每周治疗 3 次，两周为 1 个疗程。

5. 适应证型　围绝经期失眠症。

6. 注意事项　注意进针、行针手法，规范操作。

（八）腹针疗法8

1. 所需物品　毫针，艾条，灸盒，75% 医用酒精，医用无菌棉签或棉球。

2. 患者体位　仰卧位。

3. 操作部位

（1）主穴　十字坐标经典穴，纵行：中脘、下脘、神阙、气海、关元；横行：大横、天枢、神阙、天枢、大横。

（2）辨证配穴　心脾两虚及阴虚火旺型，配商曲、气穴；胃腑不和及肝火上扰型，配左右上风湿点。

4. 操作步骤　患者取仰卧位，75% 酒精棉球局部消毒，"十字坐标经典穴组"均深刺，配穴均中刺，腹部进针时应避开血管，施术要轻、缓，针刺人部，抵达预计深度时，采用腹部行针三部法，使针感向四周和远处扩散，神阙穴加灸盒放艾条灸，留针 30 分钟后起针，出针后用消毒棉球按压针孔。前 3 天每天 1 次，以后隔天针刺 1 次，10 次为 1 个疗程。

5. 适应证型　心脾两虚型、阴虚火旺型、胃腑不和型、肝火上扰型老年失眠症。

6. 注意事项　注意进针、行针手法，规范操作。

（九）腹针疗法9

1. 所需物品　毫针，75% 医用酒精，医用无菌棉签或棉球。

2. 患者体位　仰卧位。

3. 操作部位

（1）主穴　中脘、上脘、气海、关元、双侧滑肉门、外陵。

（2）辨证配穴　心脾两虚型，加用双侧天枢；阴虚火旺型，加用双侧阴都（深刺）、气旁、气穴；心虚胆怯型，加用右侧上风湿点（深刺）；肝郁化火型，加用右侧上风湿点（深刺）、双侧气旁、气穴；痰热内扰型，加用双侧天枢、大横、双侧上风湿点（深刺）。

4. 操作步骤　常规消毒后，选用薄氏腹针，尽量避开毛孔进针，进针时少提插及捻转，不求得气感。留针 30 分钟。前 3 天每天 1 次，之后隔 2 天治疗 1 次，连续治疗 10 次为 1 个疗程（约 30 天）。

5. 适应证型　心脾两虚型、阴虚火旺型、心虚胆怯型、肝郁化火型、痰热内扰型慢性肾脏病（CKD）非透析期失眠症。

6. 注意事项 注意进针、行针手法，规范操作。

（十）腹针疗法 10

1. 所需物品 毫针，75% 医用酒精，医用无菌棉签或棉球。

2. 患者体位 仰卧位。

3. 操作部位

（1）主穴 中脘、下脘、气海、关元穴。

（2）配穴 阴都、滑肉门、大横。

4. 操作步骤 令患者平躺自然放松，穴位皮肤消毒，按照"先上后下、先内后外"原则，先后垂直针刺中脘、下脘、气海、关元、阴都、滑肉门、大横。针刺深度在天部（5~10mm）停留 3 分钟后，君臣穴进针深度调整至地部（20~30mm），佐穴进针深度调整至人部（15~20mm），留针 30 分钟后，按进针顺序，将针捻转提出，干棉球按压针孔。每周 3 次。

5. 适应证型 气郁型围绝经期失眠症。

6. 注意事项 结合柴胡疏肝散进行治疗。方药组成：陈皮 12g，柴胡 9g，川芎 9g，香附 9g，枳壳 9g，芍药 9g，甘草 6g，首乌藤 30g，煅牡蛎 30g，山茱萸 10g。随症加减：潮热出汗者，加牡丹皮 10g，浮小麦 15g；烦躁易怒者，加合欢花 10g，郁金 10g；胸闷心悸者，加百合 10g，瓜蒌 10g；乏力者，加黄芪 10g，太子参 10g；痰湿者，加法半夏 9g。上方以水 600mL 煎至 300mL，每次温服 150mL，每日两次，早晚饭后 0.5 小时口服，每日 1 剂。

（十一）腹针疗法 11

1. 所需物品 毫针，75% 医用酒精，医用无菌棉签或棉球。

2. 患者体位 仰卧位。

3. 操作部位

（1）孙氏腹针一区（3 个穴位） 即剑突下 0.5 寸及其左右各旁开 0.5 寸的两个穴位。

（2）孙氏腹针八区（4 个穴位） 即脐的上下左右各 0.5 寸，共 4 穴。

4. 操作步骤 患者取仰卧位，穴位皮肤严格消毒后进针。孙氏腹针一区进针时针尖向肚脐，以 15° 斜刺入皮下，进针 30mm，三针平行，施轻度手法捻转；腹八区则采用直刺，进针 30mm 得气，不予捻转，每次留针 30 分钟，每日 1 次，10 次为 1 个疗程，共治疗两个疗程。

5. **适应证型**　失眠伴焦虑状态。

6. **注意事项**　注意进针、行针手法，规范操作。

第四节　艾灸疗法

灸法是以艾叶为原料，制成艾绒，再做成艾炷或艾条，在人体一定的腧穴上，依据不同的病症，采用不同的方法燃烧，直接或间接地施以适当的温热刺激，借助艾条在灸疗时所产生的药力和热力，温经通络，活血化瘀，激发调节经络的功能，通过经络的传导和输送气血的作用，进而调整经络脏腑功能，改善体质，增强机体抗病能力，使人体恢复正常的生理状态，从而达到养生保健，防治失眠等疾病的目的。灸疗其治疗范围广泛，作用独特，没有毒副反应，内病外治，安全可靠，既能养生保健，又能防病治病，具有简、便、验、廉等四大优点，故可广泛用于临床。

一、艾条灸

（一）艾条灸1

1. **所需物品**　75% 医用酒精、艾条、酒精灯。

2. **患者体位**　卧位。

3. **操作部位**　百会、印堂、神门、心俞、肾俞、神阙、三阴交、太溪。心悸、汗出者，加阴郄、后溪；腰酸、遗精者，加精宫、会阴。

4. **操作步骤**　穴位消毒。每次选取 4~6 穴，每穴灸 5~10 分钟，每日灸 1次，多于临睡前 1~2 小时灸治。5~7 次为 1 个疗程。

5. **适应证型**　阴虚火旺型失眠。

6. **注意事项**　灸头部腧穴时，医生可用手指轻轻分开头发，以暴露穴位，并谨防烫伤。

（二）艾条灸2

1. **所需物品**　75% 医用酒精、艾条、酒精灯。

2. **患者体位**　卧位。

3. **操作部位**　神门、心俞、脾俞、中脘、内关、足三里、丰隆。头晕目眩者，加百会、风池；心烦懊恼者，加大陵、少府。

4. 操作步骤 穴位消毒，艾条温和灸，每次选取 4~6 穴，每穴灸 5~10 分钟，每日灸 1 次，多于临睡前 1~2 小时灸治。5~7 次为 1 个疗程。

5. 适应证型 痰热内扰型失眠。

6. 注意事项 灸头部腧穴时，医生可用手指轻轻分开头发，以暴露穴位，并谨防烫伤。

二、艾炷灸

（一）艾炷灸 1

1. 所需物品 75% 医用酒精、艾炷、酒精灯、姜片（隔姜灸）。

2. 患者体位 卧位。

3. 操作部位 神门、心俞、脾俞、章门、三阴交。健忘者，加百会、志室；食欲不振者，加足三里。

4. 操作步骤 穴位消毒每次选取 2~4 穴，每穴灸 5~10 壮，艾炷如黄豆或半枣核大，每日或隔日灸 1 次，5 次为 1 个疗程，疗程间隔 3 天。

5. 适应证型 心脾两虚型失眠。

6. 注意事项 头为诸阳之会，阳气旺盛，故施灸头部腧穴时，壮数不宜过多，温热感不可太强，否则影响疗效。

（二）艾炷灸 2

1. 所需物品 75% 医用酒精、艾炷。

2. 患者体位 卧位。

3. 操作部位 心俞、肝俞、胆俞、内关、神门、阳陵泉、期门、太冲，心肾不交者，加肾俞、太溪、通里；梦呓不宁者，加魂门、厉兑。

4. 操作步骤 穴位消毒，艾炷隔姜灸。每次选取 2~4 穴，每穴灸 5~10 壮，艾炷如黄豆或半枣核大，每日或隔日灸 1 次，5 次为 1 个疗程，疗程间隔 3 天。

5. 适应证型 情志抑郁型失眠。

6. 注意事项 头为诸阳之会，阳气旺盛，故施灸头部腧穴时，壮数不宜过多，温热感不可太强，否则影响疗效。

（三）艾炷灸 3

1. **所需物品**　75% 医用酒精、山萸肉、山药、熟地黄、艾炷、酒精灯。

2. **患者体位**　仰卧位。

3. **操作部位**　神门、百会、三阴交。

4. **操作步骤**　将山萸肉、山药和熟地黄打碎成粉，用醋调匀后，按成直径 1.1cm 左右和 3mm 厚度的药饼。穴位消毒，将药饼置于百会穴、双侧神门穴和三阴交穴上，艾炷置于药饼上点燃，每日 1 次，5 次为 1 个疗程，连续治疗 5 个疗程。

5. **适应证型**　失眠。

（四）艾炷灸 4

1. **所需物品**　75% 医用酒精、艾条、酒精灯、艾灸箱。

2. **患者体位**　卧位。

3. **操作部位**　关元、命门。

4. **操作步骤**　嘱患者仰卧位，穴位消毒，将 4 根艾条点燃，排列紧密并悬挂于架上，置于关元穴，距皮肤 5~6cm 处进行重温和灸，热度以患者能耐受为度，灸 30 分钟，如果患者施灸部位出现透热、扩热、传热、局部不热远部热、表面不热深部热或其他非热感觉等热敏灸效应时，可适当延长艾灸时间。然后患者取俯卧位，重温和灸命门穴，方法同关元穴。每日 1 次，治疗 4 周。

5. **适应证型**　失眠。

（五）艾炷灸 5

1. **所需物品**　75% 医用酒精、艾条、酒精灯。

2. **患者体位**　仰卧位。

3. **操作部位**　百会、涌泉。

4. **操作步骤**　患者仰卧位，暴露百会穴及双足穴位消毒。点燃艾条，先灸百会穴 15 分钟，再灸涌泉穴 15 分钟。可采用雀啄灸、回旋灸等。每日 1 次，10 次为 1 个疗程。

5. **适应证型**　失眠。

（六）艾炷灸 6

1. **所需物品**　75% 医用酒精、艾条、酒精灯。

2. 患者体位 俯卧位。

3. 操作部位 飞翅穴。

4. 操作步骤 患者俯卧位，穴位消毒，艾炷隔姜片灸飞翅穴，从上飞翅至下飞翅依次灸 9 壮为 1 轮，一般灸 3 轮，以热力温透穴内，皮肤渐红为止，勿使起疱。（飞翅穴位置：上飞翅在肩胛冈内端上边缘，平第 2 胸椎棘突，距背正中线 3.2 寸。翅根在肩胛冈内侧边缘，平第 4、第 5 胸椎突之间，距背正中线 3 寸。下飞翅在肩胛冈内缘，平肩胛骨下角，第 7 胸椎棘突下旁开 4 寸）。隔日治疗 1 次，10 次为 1 个疗程。

5. 适应证型 失眠。

（七）艾炷灸 7

1. 所需物品 75% 医用酒精、艾条、酒精灯。

2. 患者体位 仰卧位。

3. 操作部位 涌泉穴。

4. 操作步骤 患者临睡前用温热水泡脚 10 分钟，擦干后上床仰卧盖好被褥，露出双脚，宁神静气。穴位消毒，由患者家属点燃清艾条，对准涌泉穴，施行温和灸，以患者感觉温热舒适不烫为度。每穴各灸 15~20 分钟，每日灸治 1 次，7 次为 1 个疗程。

5. 适应证型 失眠。

三、督灸

（一）督灸 1

1. 所需物品 75% 医用酒精、艾炷、督灸粉、桑皮纸、生姜汁、生姜泥、纱布。

2. 患者体位 俯卧位。

3. 操作部位 督脉大椎至腰俞的脊柱部位。

4. 操作步骤 令患者裸背俯卧于床上，取督脉大椎至腰俞的脊柱部位。常规消毒后，在治疗部位涂抹生姜汁，撒上督灸粉（肉桂、丁香各 1g，麝香 0.5g），而后覆盖桑皮纸，再在桑皮纸上铺生姜泥，最后在姜泥上面放置艾炷，然后点燃艾炷，连续灸治 3 次后，把姜泥和艾灰去除，然后用湿热毛巾把治疗部位擦干净，取消毒纱布敷于脊背上并固定。灸后若起疱，令其自然吸收。每周治疗 1 次，3 次为 1 个疗程，共 3 个疗程。

5. 适应证型　失眠。

6. 注意事项

（1）治疗过程中施术者应在患者旁边或让患者保持在视线范围之内，以便观察患者在治疗过程中的反应，以防患者烫伤。

（2）施灸后，施灸部位皮肤多有红晕灼热感，属正常现象。若在施灸部位发生水疱，嘱患者不必惊慌，如水疱直径较小在 1cm 左右，待其自行吸收即可，无需处理；如水疱较大，可用消毒针刺破疱皮，放出水疱内容物，涂搽消炎膏药以防止感染，起疱部位皮肤可在 5~8 天内结痂并自动脱落，愈后一般不留瘢痕。

（3）治疗期间嘱患者多饮水，禁食生冷辛辣。

（二）督灸 2

1. 所需物品　生姜末 500g、肉桂粉 1g、丁香粉 1g、防火洞巾、95% 酒精、抽烟装置。

2. 患者体位　俯卧位。

3. 操作部位　背腰部正中线督脉。

4. 操作步骤　将生姜末的多余水分去掉，放入容器之中，加入适量面粉等黏合剂，调匀后，置微波炉中温火（40℃）加热 1 分钟。然后将生姜末放入专用容器之中，制备成 2cm×8cm×25cm 的生姜饼，在生姜饼中央压出一条 2cm×5cm 的浅槽。把药粉均匀地洒在生姜饼的浅槽中，适度按压使药粉完全接触生姜，待用。将艾绒放置到专用器具中，制备边长 3cm、长 10cm、重 14g 的三角艾炷，待用。令患者裸背俯卧于床上，将备好的生姜药饼，药面朝下放置到患者背部督脉上，然后将制作好的三角艾炷置于生姜饼中间，根据施灸部位的大小放置防火洞巾，同时注意给患者保暖。取 95% 的酒精，在三角艾炷上端尖部，均匀地每隔 1~2cm 滴上酒精，将抽烟装置移动至完全盖住艾炷，点燃艾炷，开始施灸，当三角艾炷燃尽后，更换新的三角艾炷，注意避免烫伤患者，连续置换 3 次，为 1 次治疗。当 3 壮艾炷都燃烧完毕并确定温度降低至不足以烫伤者后，将抽烟装置移动至床末端，取下防火洞巾和药饼，用毛巾擦拭干净施灸部位，方可让患者离开诊疗床。每周 2 次，5 次为 1 个疗程，连续治疗两个疗程。

5. 适应证型　阳虚型失眠。

6. 注意事项

（1）治疗过程中施术者应在患者旁边或让患者保持在视线范围之内，以便观察患者在治疗过程中的反应，以防患者烫伤。

（2）施灸后，施灸部位皮肤多有红晕灼热感，属正常现象。若在施灸部位发生水疱，嘱患者不必惊慌，如水疱直径较小在 1cm 左右，待其自行吸收即可，无需处理；如水疱较大，可用消毒针刺破疱皮，放出水疱内容物，涂搽消炎膏药以防止感染，起疱部位皮肤可在 5~8 天内结痂并自动脱落，愈后一般不留瘢痕。

（3）治疗期间嘱患者多饮水，禁食生冷辛辣。

四、温针灸

（一）温针灸 1

1. 所需物品 75% 医用酒精、温针灸器、毫针。

2. 患者体位 仰卧位。

3. 操作部位 百会、足三里、内关、三阴交。

4. 操作步骤 穴位消毒，针刺上述穴位，行平补平泻手法，得气后，加温针灸器 30 分钟，待温针灸器渐凉后取下，去针。

5. 适应证型 失眠。

（二）温针灸 2

1. 所需物品 75% 医用酒精、毫针。

2. 患者体位 仰卧位。

3. 操作部位 百会、四神聪、太阳、风池、内关。

4. 操作步骤 针刺上述穴位，行平补平泻手法，得气后，将灸架垂直固定在患者的百会穴上，点燃艾条一端，放入灸架在距离穴位 2cm 处施灸，以头部明显感觉温热为标准，并根据患者感觉，随时调整灸端与穴位的距离，以保持温热感持续存在，每次持续 30~60 分钟，每日 1 次，5 次为 1 个疗程。

5. 适应证型 失眠。

第五节　推拿疗法、拔罐疗法和刮痧疗法

一、推拿疗法

推拿疗法通过手法作用于人体体表相应部位，能发挥调整脏腑、疏通经络、行气活血、理筋整复的作用，促使人体经络疏通、脏腑相济，最终达到阴阳调和。《素问·血气形志》最早提出了推拿的调气、疏通经络作用，曰："形数惊恐，经络不通，病生于不仁，治以按摩醪药。"西医学证实，推拿手法作用于人体能扩张局部毛细血管，加速局部血液循环，促进局部毛细血管网的重建，具有改善心脑供血、调节血压及促进周围神经修复的作用，因此起到治疗的作用。

（一）推拿疗法 1

1. 所需物品　75% 医用酒精。

2. 患者体位　仰卧位。

3. 操作部位　头面部、腹部。

4. 操作步骤

（1）患者取仰卧位，术者位于患者身侧，术者手消毒后，一指禅法从印堂至神庭、印堂至两侧太阳各 5~6 遍，施抹法于上述部位 5~6 遍。

（2）指揉法从印堂沿鼻两侧，经迎香、颧髎至耳前，往返 2~3 遍，拇指按揉印堂、神庭、睛明、攒竹、太阳、角孙穴，每穴 1 分钟。

（3）扫散胆经循行于头两侧部位 3~5 分钟，五指拿头顶至枕骨下 5~6 遍，按揉风池穴、拿揉肩井穴各 1 分钟。

（4）摩腹，先顺时针，后逆时针，反复操作 2~3 分钟，再用中指点按中脘、气海、关元穴，每穴 1 分钟。

5. 适应证型　原发性失眠。

6. 注意事项

（1）室内温度适宜，环境安静整洁。

（2）操作前应修剪指甲，以防损伤患者皮肤。

（3）操作时用力要均匀、柔和、有力、持久，禁用暴力，以防组织受损。

（4）操作中注意观察患者，如患者出现头晕目眩、心慌气短、胸闷泛恶、出冷汗等，应立即停止按摩，并做好相应处理。

（5）各种出血性疾病、妇女月经期禁止按摩；孕妇腹部、腰骶部、皮肤破损、瘢痕等部位禁止按摩。

（二）推拿疗法 2

1. 所需物品　75% 医用酒精。

2. 患者体位　坐位、仰卧位。

3. 操作部位　头部、颈部、肩部、手部。

4. 操作步骤

（1）患者坐位，医者手消毒后，采用按揉、拿揉、擦法、四指擦法等常规手法放松颈项部肌肉组织，在放松的基础上拇指横拨项后三线，即督脉线（风府穴至大椎穴连线）、夹脊线（双侧风池穴至颈部连线，大椎穴旁开 1 寸是颈根穴）。

（2）接着采用合掌叩颈，指击头顶、拿五经、扫散头部等手法，点按风池、肩井、太阳、百会、脑空、合谷、列缺、大陵等穴位，以酸胀为度。

（3）患者由坐位变换为仰卧位，进行开天门，推坎宫，运太阳，揉耳后高骨，推桥弓，搓磨胁肋 30~50 次，均以皮肤泛红为宜，每日治疗 1 次。

5. 适应证型　原发性失眠。

6. 注意事项

（1）推桥弓只能推一侧或两侧交替推，不能两侧同时推。

（2）治疗后嘱患者静卧 3~5 分钟。

（三）推拿疗法 3

1. 所需物品　爽身粉、精油等润滑无刺激性物质。

2. 患者体位　仰卧位。

3. 操作部位　腹部。

4. 操作步骤

（1）医者站在患者右侧，患者仰卧位，全身放松，腹部充分暴露，医者温手后，以爽身粉为推拿介质均匀涂抹在患者腹部，手法宜轻，动作柔和，待患者适应后开始进行腹部推拿治疗。

（2）先以全掌顺时针摩全腹 5 分钟，上至中脘，下至中极，左右两侧在足太阴脾经左右经间操作，患者气息平稳后，进行腹部团揉，以患者自感腹部温热为度，共进行 10 分钟。

（3）之后单掌闪振上脘、中脘、下脘，频率每分钟 200 次以上，共操作 5 分钟，而后单掌掌振关元、气海，频率每分钟 300 次以上，共操作 5 分钟。

（4）最后掌按神阙、丹田共 5 分钟。

5. 适应证型　心脾两虚型原发性失眠。

6. 注意事项

（1）室内温度适宜，环境安静整洁。

（2）摩腹手法贵在轻柔，以患者调息养神为度。

（四）推拿疗法 4

1. 所需物品　75% 医用酒精。

2. 患者体位　仰卧位、俯卧位。

3. 操作部位　面部、颈部。

4. 操作步骤

（1）患者仰卧位，术者坐在患者头前方，手消毒后，依次用拇指点按印堂、神庭，食指点按睛明穴，操作手法力度偏重，以患者能耐受为宜，点穴合计约 3 分钟。

（2）术者用拇指点按双侧内关、神门、申脉、照海穴约 3 分钟，嘱患者缓慢呼吸，掌摩神阙穴 3~5 分钟，以患者皮肤发热为度。

（3）患者俯卧位，术者依次点按风池、安眠穴，再用四指揉法放松颈项，以枕项部周围微微发热为宜。采用俯卧位旋颈推肩法调整颈椎关节。

（4）术者双手重叠，一手掌心按于另一手拇指上，点按双侧肝俞穴、命门穴，约 2 分钟，由大椎至腰阳关按揉督脉 2~3 次。

5. 适应证型　原发性失眠。

6. 注意事项

俯卧位旋颈推肩法　患者头部探出床边外，单手自然下垂，术者立在患者头前方，一手抵其肩部，另一手托其下颌体并使前臂与面颊贴合，沿颈椎纵轴稍后方（轻度仰头）由小到大 发力做对抗牵拉，可闻及关节弹响或"咔嗒"声。

（五）推拿疗法 5

1. 所需物品　75% 医用酒精。

2. 患者体位　坐位、仰卧位。

3. 操作部位　颈部、肩部、上肢部、头面部。

4. 操作步骤

（1）患者取坐位，颈项部自然放松，术者站立于其背后或侧后方，术者手消毒后，先采用按揉法在颈项、肩背及上肢等部位操作 5 分钟。用弹拨法施术于患者颈肩部痉挛的肌肉及软组织约 5 分钟，再用拇指指腹与其余四指指腹对称用力拿捏颈项两侧的软组织，由上而下操作 5 分钟，后以摩、揉肩背部或提拿两侧肩井，配合拍法操作。

（2）患者取仰卧位，术者以拇指指腹沿督脉由印堂推抹至神庭数次，再点揉至百会，进而点按四神聪；然后沿阳白点揉至四神聪，左右各 3 次；双手拇指沿眶上缘左右分推至太阳，余四指伸入枕部托起头部，点按安眠，四指与拇指交替对称用力；术者双手拇指沿眶上缘左右分推，并顺势点揉睛明、鱼腰、丝竹空；双手四指揉法沿少阳经按揉侧头部，拇指点按四神聪，四指与拇指对称用力；双手中、食指呈剪刀状，沿耳屏前后上下推抹数次，并以拇指点按耳部相应穴位；双手拇指沿眶上缘左右分推至太阳，拇指点揉太阳，余四指伸入枕部托起头部，点按安眠，四指与拇指交替对称用力。

（3）双手以拇指指腹沿两侧眼正中线，由上至下按揉；双手用四指揉法揉按两侧脸颊，并沿途点按大迎、颊车、下关；双手拇指沿眶上缘左右分推至太阳，拇指点揉太阳，余四指伸入项部，托起头部，点按安眠，四指与拇指交替对称用力。

（4）双手掌由额部沿脸颊左右分推数次后，双手合掌，手指自然分开，腕关节背伸，用小指侧节律性叩击头部数次，双手四指轻轻叩弹头部，拿捏肩井 1~2 次，轻拍患行肩部结束手法。

5. 适应证型　颈源性失眠。

6. 注意事项　颈椎骨折、脱位、关节结核、肿瘤、椎管内占位、高位脊髓压迫者慎用。

（六）推拿疗法 6

1. 所需物品　75% 医用酒精。

2. **患者体位**　俯卧位、侧卧位、仰卧位、坐位。

3. **操作部位**　颈项部、头面部。

4. **操作步骤**

（1）患者取俯卧位，两臂自然放松，术者立其后方，术者手消毒后，先在后颈部（颈后部颈椎两侧区域）用一指禅法按揉治疗5~10分钟，再选取风府、风池、肩片、大椎。用一指禅推法或按揉法操作4分钟，每个穴位操作1分钟。

（2）侧卧位扳法，患者头转向一侧，医者一手托患者下巴，另一手推按对侧肩部，相对用力，操作完成后再扳另一侧。

（3）患者取仰卧位，术者先用拇指指腹按揉百会100次，再用一指禅推法从印堂至百会交替推3分钟，随后选用开天门、拿五经、扫散法，约5分钟，两手拇指由印堂起向内外依次按揉睛明、鱼腰、丝竹空、太阳及四白，之后再用中指点安眠、风池约2分钟。然后点按体表穴位，取神门、内关、足三里、三阴交、心俞、肝俞、脾俞，每个穴位点按约1分钟。

（4）患者取坐位，术者将右手五指均匀分开，将中指指腹吸定印堂，其余四指对称吸定两侧鱼腰及头维，然后通过手腕及前臂的摆动，均匀缓慢地自前向后进行摆推，直至脑后风池上，继而点按风池，反复操作4~5次。

5. **适应证型**　颈源性失眠。

6. **注意事项**

（1）开天门　从眉心向额上推二十四数。

（2）拿五经　五指张开，分别置于前发际督脉、膀胱经、胆经的循行线上，从前发际向后拿至后枕部5~8遍。

（3）扫散法　用拇指桡侧部或其余四指指端快速来回推抹头颞部，每侧50次，左右各3遍。

（七）推拿疗法7

1. **所需物品**　75% 医用酒精。

2. **患者体位**　仰卧位、俯卧位。

3. **操作部位**　头部、腹部、背部。

4. **操作步骤**

（1）患者取仰卧位，术者手消毒后，双手拇指相交，两手的其余四指于交叉的拇指构成 U 形，形成拿法，从前往后，依次施于头部两侧，10 遍左右；指揉法按揉印堂，再继上势，行开天门手法5~10遍，双手拇指由前庭沿头正中线（督脉）交替点按至百会穴，掌振头顶，指振百会；双手掌分推前额，拇指分推眉弓至太阳 5~10 遍；双手中指指振太阳穴，同时掌振两颞，侧击头部两侧，手法以酸胀为度，患者感觉深沉有力，但又不产生头痛，以感觉轻松舒适为宜。

（2）继上势，在腹部操作，患者取仰卧位。先行摩腹法，逆时针方向操作，顺时针方向移动，频率略快，摩热为止；中指揉或一指禅推法施于中脘、下脘、神阙、气海、关元，指振各穴；分推胁肋部及腹部；掌振腹部，以气通为宜。

（3）继上势，在背部操作，患者取俯卧位。叠掌推督脉，双掌同时推两侧膀胱经 10~20 次，压力适中，速度均匀和缓；推拿两肩井；按揉背部膀胱经，重点按揉心俞、脾俞、胃俞、肾俞，由轻到重，以酸胀为度；双掌根交替轻轻叩击背部两侧太阳经。

5. 适应证型　原发性失眠。

6. 注意事项

（1）治疗环境应安静，温度适宜，光线适度。

（2）手法应刚柔相济、柔和渗透，年老体弱患者应更加轻柔。

（八）推拿疗法 8

1. 所需物品　75% 医用酒精。

2. 患者体位　仰卧位、俯卧位。

3. 操作部位　腕部、头部、颈项部、背部、腰部。

4. 操作步骤

（1）操作前术者进行手消毒，并嘱患者取仰卧位，自然呼吸，术者以拇指分别按揉患者双侧神门、内关、安眠，每穴 30~60 秒，以酸胀为度。

（2）嘱患者从仰卧位改变为俯卧位，术者以一指禅推法从百会推至腰俞，往返 3~5 次，以得气为度。

（3）继上势，术者以小鱼际擦法，施术于患者督脉（腰骶部），往返 3~5 次，以患者自觉发热为度，嘱患者仰卧闭 10 分钟。

5. 适应证型　原发性失眠。

6. 注意事项　室内温度适宜，环境安静整洁。

（九）推拿疗法 9

1. 所需物品　75% 医用酒精。

2. 患者体位　仰卧位。

3. 操作部位　下肢部。

4. 操作步骤

（1）患者取卧位，充分暴露施术部位，术者手消毒后，采用揉法放松下肢部；沿足三阴经筋在下肢循行部位，左右各以 1cm 为限，循经点按、按揉、弹拨，找寻患者的结筋病灶点（或疼痛敏感，或有结节条索状物，或患者自述酸、麻、胀、深感觉，或有抽抖感）。共挑选 1~5 个结筋病灶点，用可擦洗记号笔标记。

（2）拇指揉病灶点，时间约 1 分钟，然后施拇指点按，力道由轻至重，再由重减轻，深透而持久，以患者耐受为度，使患者自觉周围或远处产生牵涉或酸胀感，反复点按 3~5 次。

（3）最后拇指弹拨病灶点，先垂直用力向下深按，待有酸胀感时，做与结节、条索或肌纤维紧绷带成垂直方向的弹拨，以患者耐受为度，反复 4~6 次，每个病灶点操作约 4 分钟，叩击下肢部结束操作，以舒适为度，时间约 1 分钟。治疗总用时控制在 30 分钟。

5. 适用证型　原发性失眠。

6. 注意事项

（1）室内温度适宜，环境安静整洁。

（2）病灶点操作顺序以从远心端向近心端、从左至右依次操作。

（十）推拿疗法 10

1. 所需物品　75% 医用酒精。

2. 患者体位　坐位。

3. 操作部位　头颈部。

4. 操作步骤

（1）患者坐位，术者手消毒后，用㨰法在患者肩部施术约 4 分钟，术者一手扶患者前额部，以一指禅推法分别于颈部督脉、膀胱经、胆经循行线施术约 6 分钟，以患者能耐受为度，同时配合行颈部被动小幅度的左右侧屈、前屈、后伸活动。

（2）患者取头颈中立坐位，触诊椎体有无偏歪及凸起（以左侧偏歪为例），根据偏歪及凸起的部位，嘱患者头部前屈15°左右，术者位于患者左侧后方，以左肘窝部作用于患者下颌部，右手拇指置于偏歪凸起椎体之外侧，其余四指并拢，以食指桡侧紧贴后枕部向上拔伸牵引，同时将颈椎缓慢向左旋转到最大限制位，以拇指顶住偏歪凸起椎体之外侧并向对侧推按，然后缓慢回复原位。（对侧偏歪换手于对侧，操作方法同上）。触诊如无偏歪及凸起，则将患者头颈纵向缓慢向上拔伸，并左右旋转至最大限度（以患者能耐受为度）3次后回复中立位。

（3）患者坐位，术者用五指扫散法分别从胆经（自瞳子髎至风池穴）、膀胱经（自攒竹至玉枕穴）、前正中督脉线（自神庭至脑户穴）前后往返每条经操作1分钟（共计5分钟）；然后用双手拇指指端同时按揉风池、四神聪、攒竹、角孙、太阳、安眠、百会穴，每穴约半分钟；从前额发际至后枕部做双手十指梳法5遍后，再以五指拿法从前额至风池操作5遍；拿肩井结束治疗。

5. 适应证型　颈源性失眠。

6. 注意事项

（1）室内温度适宜，环境安静整洁。

（2）操作前应修剪指甲，以防损伤患者皮肤。

（3）操作时用力要均匀、柔和、有力、持久，禁用暴力，以防组织受损。

（4）操作中注意观察患者病情，如出现头晕目眩、心慌气短、胸闷泛恶、出冷汗等，应立即停止按摩，并做好相应处理。

（5）各种出血性疾病、妇女月经期禁止按摩；孕妇腹部、腰骶部、皮肤破损、瘢痕等部位禁止按摩。

（十一）推拿疗法11

1. 所需物品　75% 医用酒精。

2. 患者体位　仰卧位。

3. 操作部位　头面部、颈部、足底部。

4. 操作步骤

（1）开天门，揉百会　术者手消毒后，两手大拇指指腹分别以"一指禅"手法，自下而上行交替直推50次，由两眉头中点沿头部正中线，按揉至头顶部百会穴，在百会穴处稍作停留，以大拇指指腹顺时针按揉百会穴50次，此步骤耗时约两分钟。

（2）推坎宫，揉太阳　使用双手大鱼际或大拇指指腹自印堂穴沿两眉头向眉梢方向，分别横推至两侧颞部太阳穴，分推 50 次后，在太阳穴处稍作停留，以大拇指指腹顺时针揉按两侧太阳穴 50 次，此步骤耗时约两分钟。

（3）按风池、压安眠　双手中指指端先按压两侧风池穴片刻，再由两侧风池穴勾至安眠穴处稍作停留，并按压片刻，以患者舒适为度，共操作 50 次，此步骤耗时约 1 分钟。

（4）勾廉泉　继上述步骤之后，术者双手中指指腹从两侧安眠穴顺势而下，勾至位于下颌的廉泉穴，操作 30~50 次，力度适中，此步骤耗时约 30 秒。

（5）按承浆　以一手食指轻轻固定患者下颌部，大拇指指腹按压承浆穴 30~50 次，此步骤耗时约 30 秒。

（6）点涌泉　最后，术者移至患者床尾，双手食指关节微微弯曲，用关节点或用拇指指腹在足底部按揉双侧涌泉穴各 50 次，此步骤耗时约 1 分钟。每步骤重复推按 30~50 次，速度宜偏慢，80~100 次/分，进行 5 个来回循环操作，全程约持续 35 分钟。

5. 适应证型　阴虚火旺型失眠。

6. 注意事项

（1）室内温度适宜，环境安静整洁。

（2）操作前应修剪指甲，以防损伤患者皮肤。

（3）操作时用力要均匀、柔和、有力、持久，禁用暴力，以防组织受损。

（4）操作中注意观察患者病情，如出现头晕目眩、心慌气短、胸闷泛恶、出冷汗等，应立即停止按摩，并做好相应处理。

（5）各种出血性疾病、妇女月经期禁止按摩；孕妇腹部、腰骶部、皮肤破损、瘢痕等部位禁止按摩。

二、拔罐疗法

拔罐疗法是指排出罐内空气以产生负压，使罐具吸附体表的方法，其为中医学理论指导下发展而成的外治法，临床常用的有闪罐法、留罐法、走罐法、刺血拔罐法。督脉络脑、贯心、循脊里，"脑为元神之府"，心主神明，督脉与神志活动密切相关。背部膀胱经第一侧线主要为背俞穴，为五脏六腑之精气输注于体表的部位，所以背部走罐或选取背部穴位拔罐，可以加快气血运行，祛瘀通脉，拔邪外出，调整脏腑阴阳。西医学研究认为，火罐对机体具有温热效应和机械效应等作用，并可通过背部皮肤感受器和血管感受器的反射途径传到中枢神经系统调节大脑的兴奋与抑制过程，使之趋于平衡状态。拔罐的体内生物学效应显示，拔罐可加速大脑皮层的血液循环，促进大脑皮层的氧气及各种营养物质的供应，促进大脑皮层的二氧化碳及各种毒素的排出，还能通过脊神经根反射刺激中枢神经，振奋和调节神经系统的功能活动，避免或消除神经紧张与大脑疲劳，从而改善睡眠。

（一）拔罐疗法 1

1. 所需物品 95% 乙醇棉球、镊子、火罐、碘伏、采血笔、无菌棉签。

2. 患者体位 俯卧位。

3. 操作部位 背部、小腿部。

4. 操作步骤

（1）嘱患者俯卧位，身体放松，暴露背部及小腿，轻拍轻揉心俞、肾俞、肝俞、大椎、神道、三阴交穴位处使血管充盈。

（2）用碘伏消毒穴位及附近皮肤，使用采血笔在穴位处点刺 3~5 次，出血量为 1~2mL，助手随即用闪火法（用止血钳或镊子夹住 95% 乙醇棉球，点燃后在火罐内旋绕数圈后抽出，迅速将罐口扣于应拔部位）将合适的火罐拔吸在部位上，留罐 15 分钟后依次取罐。

（3）起罐后，用无菌棉签擦拭并消毒，嘱患者休息并留观 5 分钟，每两日 1 次，4 周为 1 个疗程。

5. 适应证型 心肾不交型围绝经期失眠。

6. 注意事项

（1）室内温度适宜，环境安静整洁。

（2）告知患者拔罐时勿随意晃动身体。

（3）拔罐前应检查罐口边缘是否光滑，有无裂痕、缺损。

（4）拔罐时根据不同部位，选择大小适宜的罐，拔罐的吸附力度应视病情而定。

（5）拔罐时动作要轻、稳、准、快，拔罐过程中注意观察罐口吸附情况及皮肤变化。

（6）起罐时，右手拇指或食指在罐口旁边轻轻按压，使空气进入罐口，顺势将罐取下，不可强行上提。

（7）拔火罐时，避免烫伤患者，若烫伤或拔罐后出现小水疱，可任其自行吸收；水疱较大时，可用无菌针头刺破水疱，放出疱液，或用注射器抽去疱中液体，再以无菌敷料覆盖保护；若继发感染，可用消炎药涂敷。

（二）拔罐疗法 2

1. 所需物品　竹罐、镊子。

2. 患者体位　俯卧位。

3. 操作部位　背部。

4. 操作步骤

（1）将所需中药粉装入小布袋中，放置于锅里加水煮沸，再投入所需数量的竹罐，药物被竹纤维所吸收制成药罐。

（2）患者俯卧位，在煮沸的中药液中用长镊子取出药罐，罐口向下放到毛巾上，快速将水甩净，一般敲 8~10 次，捂住罐口待温度适宜后，迅速按在脊柱两侧 1.5 寸足太阳膀胱经循行位置及后背正中的督脉，取双侧心俞、厥阴俞、膈俞、肝俞、胆俞、脾俞等留置 10 分钟，每两日 1 次，10 天为 1 个疗程。

5. 适应证型　中风后失眠。

6. 注意事项

（1）有冠状动脉粥样硬化性心脏病史、心功能不全者，宜采用坐位。

（2）伴有凝血功能障碍、皮肤严重过敏、心力衰竭、呼吸衰竭、严重水肿者，不宜拔罐。

（3）拔罐时甩净水珠，以患者耐受为度，避免烫伤；若烫伤或拔罐后出现小水疱，可任其自行吸收；水疱较大时，可用无菌针头刺破水疱，放出疱液，或用注射器抽去疱中液体，再以无菌敷料覆盖保护；若继发感染，可用消炎药涂敷。

（三）拔罐疗法 3

1. 所需物品　真空拔火罐。

2. 患者体位　坐位。

3. 操作部位　腹部、背部、小腿部。

4. 操作步骤　患者取坐位，术者用已消毒的真空拔火罐分别拔于中脘穴、气海穴、心俞穴、胃俞穴、足三里穴，留罐 10 分钟，每日 1 次，两周为 1 个疗程。

5. 适应证型　脾胃不和型失眠。

6. 注意事项

（1）室内温度适宜，环境安静整洁。

（2）告知患者拔罐时勿随意晃动身体。

（3）拔罐前应检查罐口边缘是否光滑，有无裂痕、缺损。

（4）拔罐时根据不同部位选择大小适宜的罐，拔罐的吸附力度应视病情而定。

（5）拔罐时动作要轻、稳、准、快，拔罐过程中注意观察罐口吸附情况及皮肤变化。

（6）起罐时，右手拇指或食指在罐口旁边轻轻按压，使空气进入罐口，顺势将罐取下，不可强行上提。

（四）拔罐疗法 4

1. 所需物品　玻璃火罐。

2. 患者体位　俯卧位。

3. 操作部位　背部。

4. 操作步骤

（1）嘱患者俯卧位，根据患者的胖瘦、体质，选用大到小号玻璃火罐。

（2）用闪火法沿患者脊柱两侧从颈椎到骶椎密排群拔，留罐 5~10 分钟，每周治疗 3 次（隔日 1 次），连续治疗 4 周为 1 个疗程。

5. 适应证型　原发性失眠。

6. 注意事项

（1）室内温度适宜，环境安静整洁。

（2）告知患者拔罐时勿随意晃动身体。

（3）拔罐前应检查罐口边缘是否光滑，有无裂痕、缺损。

（4）治疗当天不宜冷水浴，治疗期间禁食生冷、辛辣、油腻的食物及鱼虾等发物。

（5）拔罐时动作要轻、稳、准、快，拔罐过程中注意观察罐口吸附情况及皮肤变化。

（6）起罐时，右手拇指或食指在罐口旁边轻轻按压，使空气进入罐口，顺势将罐取下，不可强行上提。

（7）拔火罐时避免烫伤患者，若烫伤或拔罐后出现小水疱，可任其自行吸收；水疱较大时，可用无菌针头刺破水疱，放出疱液，或用注射器抽去疱中液体，再以无菌敷料覆盖保护；若继发感染，可用消炎药涂敷。

（五）拔罐疗法5

1. 所需物品　凡士林、4号火罐。

2. 患者体位　俯卧位。

3. 操作部位　背部。

4. 操作步骤

（1）患者取俯卧位，充分暴露背部，涂抹适量的凡士林于背部皮肤，选择4号火罐，以闪火法吸附于背部皮肤，一罐从左边大杼穴处，沿着左侧膀胱经而下至大肠俞穴推移3遍，动作要用力均匀，动作轻慢，使皮肤充血呈紫红色，一罐从右大杼穴沿右侧膀胱经操作。

（2）最后两罐在脾俞穴、肾俞穴留罐10分钟后起罐，两日治疗1次，5次1个疗程。

5. 适应证型　原发性失眠。

6. 注意事项

（1）室内温度适宜，环境安静整洁。

（2）告知患者拔罐时勿随意晃动身体。

（3）拔罐前应检查罐口边缘是否光滑，有无裂痕、缺损。

（4）治疗当天不宜冷水浴，治疗期间禁食生冷、辛辣、油腻的食物及鱼虾等发物。

（5）拔罐时动作要轻、稳、准、快，拔罐过程中注意观察罐口吸附情况及皮肤变化。

（6）起罐时，右手拇指或食指在罐口旁边轻轻按压，使空气进入罐口，顺势将罐取下，不可强行上提。

（7）拔火罐时避免烫伤患者，若烫伤或拔罐后出现小水疱，可任其自行吸收；水疱较大时，可用无菌针头刺破水疱，放出疱液，或用注射器抽去疱中液体，再以无菌敷料覆盖保护；若继发感染，可用消炎药涂敷。

（六）拔罐疗法6

1. 所需物品　甘油、中号火罐。

2. 患者体位　俯卧位。

3. 操作部位　背部。

4. 操作步骤

（1）患者取俯卧位，充分暴露背部，背部均匀涂以甘油作为润滑剂，用中号火罐，以闪火法拔罐，从督脉大椎至腰俞，膀胱经第一侧线大杼穴至白环俞，第二侧线附分至秩边，华佗夹脊穴胸 1 至腰 5，并随之上下左右往返推动走罐至皮肤潮红或紫红为度。

（2）以督脉、五脏六腑俞穴为重点，虚证明显者轻吸轻走，实证者重吸重走，每次操作 10~15 分钟，隔日 1 次，5 次 1 个疗程。

5. 适应证型　原发性失眠。

6. 注意事项

（1）室内温度适宜，环境安静整洁。

（2）告知患者拔罐时勿随意晃动身体。

（3）拔罐前应检查罐口边缘是否光滑，有无裂痕、缺损。

（4）治疗当天不宜冷水浴，治疗期间禁食生冷、辛辣、油腻的食物及鱼虾等发物。

（5）拔罐时动作要轻、稳、准、快，拔罐过程中注意观察罐口吸附情况及皮肤变化。

（6）起罐时，右手拇指或食指在罐口旁边轻轻按压，使空气进入罐口，顺势将罐取下，不可强行上提。

（7）拔火罐时避免烫伤患者，若烫伤或拔罐后出现小水疱，可任其自行吸收；水疱较大时，可用无菌针头刺破水疱，放出疱液，或用注射器抽去疱中液体，再以无菌敷料覆盖保护；若继发感染，可用消炎药涂敷。

（七）拔罐疗法 7

1. 所需物品　75% 医用酒精、无菌针灸针、玻璃火罐。

2. 患者体位　仰卧位、俯卧位。

3. 操作部位　胸部、腕部、头部、背部、足背部。

4. 操作步骤

（1）拔罐　选用火罐法中的闪火法，定好所选正面穴位（双侧期门、日月、中府、膻中），常规消毒后，用镊子夹住略蘸酒精的棉球，或手持闪火器（用细铁丝将纱布缠绕在 7~8 号的粗铁丝的一端，将纱布蘸少许酒精），一手握罐体，将棉球或纱布点燃后，立即伸入罐内闪火即退出，速将罐扣于相应穴位，留罐 5~10 分钟，拔罐后颜色淡红者隔次拔罐，颜色暗者 1 周拔罐 1 次，取罐后，进行针刺。

（2）针刺　神门、内关、太冲、行间（均双），百会，均用平补平泻法，留针30分钟，留针期间行针2~3次。

（3）拔针后　取俯卧位，取肺俞、肝俞、胆俞，以上述方法拔罐，留罐5~10分钟，同时针刺风池、安眠穴（均双），留针15分钟，平补平泻法，留针期间行针2~3次，每周两次，8次为1个疗程。

5. 适应证型　气郁化火型失眠。

6. 注意事项

（1）室内温度适宜，环境安静整洁。

（2）告知患者拔罐时勿随意晃动身体。

（3）拔罐前应检查罐口边缘是否光滑，有无裂痕、缺损。

（4）拔罐时根据不同部位选择大小适宜的罐，拔罐的吸附力度应视病情而定。

（5）拔罐时动作要轻、稳、准、快，拔罐过程中注意观察罐口吸附情况及皮肤变化。

（6）起罐时，右手拇指或食指在罐口旁边轻轻按压，使空气进入罐口，顺势将罐取下，不可强行上提。

（八）拔罐疗法8

1. 所需物品　75%医用酒精、无菌采血针、4号玻璃火罐。

2. 患者体位　俯卧位、侧卧位、仰卧位。

3. 操作部位　背部、胁肋部、腹部。

4. 操作步骤

（1）患者取俯卧位，术者对脾俞、胃俞穴位皮肤常规消毒，用采血针快速刺破皮肤，深度为0.1~0.3cm，每秒直刺4~6次，以皮肤微微出血为度。

（2）采用4号玻璃罐拔罐，罐体停留皮肤时间为3~8分钟，拔出血液以1~3mL最好，用干燥无菌棉球清理皮肤，其后予以酒精消毒。

（3）患者再取侧卧位，选择单侧章门，操作同前，最后取仰卧位，对中脘进行刺血拔罐，每隔两日1次，10天为1个治疗周期。

5. 适应证型　亚健康型失眠。

6. 注意事项

（1）室内温度适宜，环境安静整洁。

（2）告知患者拔罐时勿随意晃动身体。

（3）拔罐前应检查罐口边缘是否光滑，有无裂痕、缺损。

（4）拔罐时根据不同部位选择大小适宜的罐，拔罐的吸附力度应视病情而定。

（5）拔罐时动作要轻、稳、准、快，拔罐过程中注意观察罐口吸附情况及皮肤变化。

（6）起罐时，右手拇指或食指在罐口旁边轻轻按压，使空气进入罐口，顺势将罐取下，不可强行上提。

（九）拔罐疗法 9

1. 所需物品　润滑油、玻璃罐、95% 酒精棉球。

2. 患者体位　俯卧位、仰卧位。

3. 操作部位　背部、胸腹部、下肢部。

4. 操作步骤

（1）患者取俯卧位，用毛巾遮挡游走罐部位周围的衣物，将润滑油均匀抹在游走部位，一手持火罐，另一手持止血钳夹点燃的酒精棉球在罐内转动 1~2 周后迅速抽出，使罐内形成负压后，迅速将罐口吸附在心俞、脾俞、肝俞、肺俞、肾俞（均双侧）穴位皮肤，确定火罐吸牢后，将点燃的棉球放在灭火缸中熄火；右手握住罐底，稍倾斜，在罐口后半边用力，前半边略提起，循着上、下、左、右方向推移，至游走罐部的皮肤红润、充血或瘀血，走罐 15 分钟。

（2）然后让患者采用仰卧位，对巨阙、章门、期门、京门、足三里穴位进行拔罐，留罐 15 分钟，每日 1 次，治疗 1 周后休息 1 天，3 周为 1 个疗程。

5. 适应证型　原发性失眠。

6. 注意事项

（1）室内温度适宜，环境安静整洁。

（2）告知患者拔罐时勿随意晃动身体。

（3）拔罐前应检查罐口边缘是否光滑，有无裂痕、缺损。

（4）拔罐时根据不同部位选择大小适宜的罐，拔罐的吸附力度应视病情而定。

（5）拔罐时动作要轻、稳、准、快，拔罐过程中注意观察罐口吸附情况及皮肤变化。

（6）起罐时，右手拇指或食指在罐口旁边轻轻按压，使空气进入罐口，顺势将罐取下，不可强行上提。

三、刮痧疗法

古代有痧胀、痧症疾病，利用砭石在皮肤上刮痧或刺破皮肤，让病邪从表而解，达到治疗该类疾病的作用。古称砭法，是中医治疗的六大技法之一，中医治疗六法分别是导引、按蹻、砭、针、灸、药。而今刮痧疗法是对古代砭石刮痧疗法的继承和发展。刮痧疗法是利用水牛角等边缘润滑的物体蘸酒、活血油等在人体体表刮拭，使皮肤出现瘀血，以达到疏通经络、调节脏腑、排出毒素的目的。刮痧疗法与砭石、针灸、热熨、推拿、拔罐、放血等方法源流紧密联系、相互演变而产生。从这个意义上说，刮痧疗法的历史可以追溯到2000多年前的先秦时代。例如《五十二病方》多处论述的"布炙以熨""抚以布"。《温病条辨》中记载"刮痧乃通阳之法，虽流俗之治，颇能救急，犹可也"。刮痧疗法作为一种低廉、易于操作的中医外治技术，无明显不良反应，且多项研究表明，失眠是刮痧疗法的优势病种。

（一）刮痧疗法1

1. 所需物品　刮痧板、刮痧油、毛巾。

2. 患者体位　坐位。

3. 操作部位　四神延、项从刮、陀脊刮、肩胛环。

4. 操作步骤

（1）第一步放松手法　选穴：百会、四神聪、安眠、风府、神门、内关。拇指指腹点揉法，平补平泻。每点揉1次3~5秒，每穴操作3~5次。

（2）第二步特种刮痧疗法

1）四神延　刮法，平补平泻。每个部位各刮30次，共计120次。以百会穴为中心，向前、后、左、右4个方向刮拭。向前刮至前发际，向后刮至枕骨粗隆下，向左、右各刮至两耳尖（角孙穴）。

2）项从刮　刮法，平补平泻。每带刮30次，共刮390次。以后项部督脉经风府上端至哑门为第一带，为主穴施治。辅以枕外隆凸下至乳突根部，沿颅骨下肌层左右各分成6个等分，以每1个等分为1个刮拭带，左右两侧计12

个刮拭带，共计 13 个刮拭带。

3）佗脊刮　刮法、弹拨法，平补平泻。每带刮 20 次。自两侧第 1 颈椎到第 12 胸椎棘突下旁开 0.5 寸。操作见肩胛环。

4）肩胛环　①纵带刮法，平补平泻。轻刮 20 次。从大椎穴至筋缩穴为第 1 纵行带，两侧佗脊刮为第 2、3 纵行带，两侧膀胱经第 1 侧线为第 4、5 纵行带。用板薄面前 1/3 或后 1/3 处，以轻柔手法刮督脉一行。用板薄面前 1/3 或后 1/3 处贴骨刮（棘突，横突边缘），左右各刮一行，用板之薄面刮足太阳膀胱经的第 1 侧线。刮的同时，如找到阳性反应点结合弹拨法，用板之厚角于脊柱两侧，以腕力从上向下作来回摆动状弹拨。②横带刮法，泻法。刮 30 次。

（3）第三步巩固手法　选穴：心俞、太冲、行间。刮法，泻法。每穴操作 30 次。至皮肤出现痧痕为度。

5. 适应证型　肝郁化火型失眠。

6. 注意事项　选择舒适的体位，以利于刮拭和防止晕刮。刮痧工具要严格消毒，防止交叉感染。刮拭前须仔细检查刮痧工具，以免刮伤皮肤。

（二）刮痧疗法 2

1. 所需物品　刮痧板、刮痧油、毛巾。

2. 患者体位　坐位、俯卧位、仰卧位。

3. 操作部位　百会、头维、率谷、太阳、心俞、脾俞、胃俞、中脘、足三里、大陵、神门。

4. 操作步骤　患者取适宜体位，经刮痧部位充分暴露出来，在刮痧部位（头部除外）涂抹适量的刮痧油，刮板和皮肤呈 45°。

（1）头部　平补平泻法用面刮法从"面中线"用刮板向百会、两侧沿头维穴循头部胃经循行线、两侧经外奇穴太阳穴，绕耳后胆经至风池。再用刮痧板轻扫整个头部。

（2）上肢　补法刮拭心包经大陵、心经神门。

（3）背部　平补平泻法刮拭督脉大椎至长强，补法脾俞、胃俞。

（4）下肢　补法刮拭胃经行线，重点足三里。

（5）任脉　补法刮拭任脉，重点上脘、中脘、下脘，直至脉象由脉细弱转至近似平脉。每周 1 次，连续治疗 8 周。

5. 适应证型　心脾两虚型失眠。

6. 注意事项　勿在患者过饥、过饱及过度紧张时刮痧。要用力均匀，以能耐受为度，出痧为止。

（三）刮痧疗法3

1. 所需物品　刮痧板、刮痧油、毛巾。

2. 患者体位　坐位。

3. 操作部位　头部、项背部、手部、足部。

4. 操作步骤　术者在刮治部位涂以适宜的刮痧介质，以中等力度刮头部百会穴3分钟，以较重力度刮项背部区域，刮至出现痧痕为好，然后以中等力度刮手足部穴位，刮至局部出现潮红。每3日左右刮治1次，5次为1个疗程。

5. 适应证型　心胆气虚型失眠。

6. 注意事项　刮痧使汗孔开泄，邪气外排，要消耗体内部分津液，故刮痧后饮温水1杯，休息片刻。刮痧后，为避免风寒之邪侵袭，须待皮肤毛孔闭合恢复原状后，方可洗浴，一般约刮痧后3小时。

（四）刮痧疗法4

1. 所需物品　刮痧板、刮痧油、毛巾。

2. 患者体位　坐位。

3. 操作部位　百会、风府、大椎、身柱、天柱、风门、心俞、肾俞、风池、肩井、曲泽、内关、劳宫。

4. 操作步骤　背部沿足太阳膀胱经走行，自上而下由天柱穴刮拭至肾俞穴，重点加强天柱、风门、心俞、肾俞穴的刮拭。项部沿督脉走行，自上而下由百会穴经风府、大椎刮拭至身柱穴，重点加强百会、风府、大椎、身柱穴。沿足少阳胆经走行，由风池穴刮拭至肩井穴。前臂及手部沿手厥阴心包经走行，由曲泽穴向腕部方向刮拭，经内关穴刮拭至劳宫穴，重点加强曲泽、内关、劳宫的刮拭。

5. 适应证型　失眠。

6. 注意事项　勿在患者过饥、过饱及过度紧张时刮痧。要用力均匀，以能耐受为度，出痧为止。

（五）刮痧疗法5

1. 所需物品　刮痧板、刮痧油、毛巾。

2. 患者体位　坐位。

3. **操作部位**　神庭、印堂、鱼腰、头维、乳突、风池、百会、四神聪、安眠、大椎、至阳、大杼、膈俞、神道、心俞、神门、阴陵泉、三阴交。

4. **操作步骤**

（1）刮头颈部　用双板从额头中部分别向左右两侧发际头维方向刮拭，用轻手法刮拭 10~20 次，用角点压按揉神庭、印堂、鱼腰、头维等穴位。从太阳穴绕到耳上再向头侧后部乳突和风池方向刮拭，每一侧刮拭 10~20 次。以百会穴为起点，分别向四神聪方向刮拭，每一方向刮拭 10~20 次。用刮痧板的角点压按揉风池穴、安眠穴等。

（2）刮背部　用直线法刮拭脊柱正中线督脉循行区域，从大椎穴刮至至阳穴 10~20 次。用直线法刮拭大杼穴至膈俞，每侧刮 20~30 次，以出痧为宜。刮拭神道、心俞穴。

（3）刮拭四肢　用直线法刮拭前臂内侧心经循行区域，每一侧刮拭 10~20 次，重点刮神门穴。用直线法刮拭小腿内侧的脾经循行区域，从阴陵泉刮至三阴交，每一侧 10~20 次，点压按揉三阴交穴。

5. **适应证型**　失眠。

6. **注意事项**

（1）刮痧治疗的同时，应注意起居有时，劳逸适度，情志平和，并帮助患者调理。

（2）不要总熬夜，晚上 11 点～凌晨 3 点是肝胆的最佳排毒时间，需熟睡，早睡早起对身体最好，养成一个良好的睡眠习惯。

（3）睡前不要喝咖啡、浓茶，不要吸烟，否则会对入眠有一定的负面影响，可以喝些牛奶、淡淡的绿茶。

（4）经常食用红枣、薏米、玉米、小米等补气血之品做的粥或者糖水，因为总失眠会使气血不足。

（5）睡前可以把手叠放在小腹上，采用腹式呼吸，把注意力转移到小腹，可以配合默念数数，能够很快地入睡。

第六节　穴位贴敷、穴位埋线和耳穴埋豆疗法

一、穴位贴敷

穴位贴敷疗法是在传统的针灸医学基础上应用中药作用于腧穴，通过经络对机体的调整作用，而达到预防和治疗疾病的一种疗法。该法属中医外治之法，又有别于外科直接疗法。既可统治外症，也可内病外治。穴位贴敷疗法历史久远，最早可见于《五十二病方》"阮……以蓟印其中颠"，即白芥子捣烂外敷于百会穴，使局部发热，治疗毒蛇咬伤。穴位贴敷疗法具有药物直达病所、见效快、简便易行等优点，目前已广泛应用于临床，对于失眠也具有较好的疗效。

（一）萸桂散

1. **所需物品**　萸桂散、酒或蜂蜜。
2. **患者体位**　仰卧位。
3. **操作部位**　涌泉、神门、三阴交。
4. **操作步骤**　取吴茱萸、肉桂各等份，共研细末。临睡前取药粉，调酒炒热敷于两侧涌泉穴。或取药 5g 调蜂蜜为软膏，贴敷于一侧神门、三阴交。每日换药 1 次，左右侧穴位交替使用。
5. **适应证型**　热盛扰神型失眠。

（二）安神膏

1. **所需物品**　安神膏。
2. **患者体位**　仰卧位。
3. **操作部位**　神门穴。
4. **操作步骤**　炒枣仁、丹参、首乌藤各等份，共研细末，以蜂蜜调成软膏。取适量药膏，临睡前敷于双侧神门穴，外以纱布包扎固定。每日换药 1 次。
5. **适应证型**　血虚型失眠。

（三）莒砂安神膏

1. **所需物品**　莒砂安神膏。

2. **患者体位**　仰卧位。

3. **操作部位**　涌泉穴。

4. **操作步骤**　朱砂、石菖蒲各 50g，共研细末。蜂蜜 50g 炼制滴蜜成珠时，加入药粉及二甲亚砜适量混匀。取膏制成花生米大药饼，贴敷于双足涌泉穴，外加包扎固定，并按摩 3~5 分钟，以穴位有热、胀感为知。每日换药 1 次，5 次为 1 个疗程。

5. **适应证型**　阴虚火旺型失眠。

（四）景衣安神散

1. **所需物品**　景衣安神散。

2. **患者体位**　仰卧位。

3. **操作部位**　涌泉、神阙、内关。

4. **操作步骤**　选用药材红景天、薰衣草、郁金、石菖蒲等药物共研末，透皮标准定为 100 目，贮瓶备用。治疗时取上药末适量，再滴入温清水适量，调成糊状。外盖医用通气胶带，每次取 1g，于午后 18 时贴于神阙、内关、涌泉穴。每次贴 6~8 小时，每日 1 次，7 天为 1 个疗程。

5. **适应证型**　更年期综合征失眠。

（五）丹硫膏

1. **所需物品**　丹参、远志、石菖蒲、硫黄各 20g，共研细末，白酒适量、棉花、医用胶带。

2. **患者体位**　仰卧位。

3. **操作部位**　神阙穴。

4. **操作步骤**　取上药适量，加白酒调成膏状，贴于脐中，再以棉花填至与脐平齐，用胶布固定、每晚换药 1 次。

5. **适应证型**　失眠。

（六）穴位贴敷

1. **所需物品**　酸枣仁、医用胶带。

2. **患者体位**　仰卧位。

3. **操作部位**　耳神门、皮质下，配穴：心肾、脑点。

4. **操作步骤**　开水浸泡去外皮，分成两半，以酸枣平面贴在直径约 10mm 的圆形胶布中心备用。每次 1~2 个穴，测定耳尖敏感点，将药贴于该点，按揉 1 分钟，嘱患者每晚睡前按揉 1 次，1~3 分钟，5 天换药 1 次，4 次为 1 个疗程。

5. **适应证型**　失眠。

（七）穴位贴敷

1. **所需物品**　吴茱萸 9g、米醋适量、医用胶带。

2. **患者体位**　仰卧位。

3. **操作部位**　涌泉穴。

4. **操作步骤**　将吴茱萸捣烂，用米醋调成糊状，贴于双足涌泉穴，24 小时后取下。

5. **适应证型**　失眠。

（八）穴位贴敷

1. **所需物品**　五味子 100g，丹参 100g，党参 50g，淫羊藿 50g，元参 100g，用 3000mL 的水浸两小时，煎 30 分钟，取清液，再加水复煎 1 次，两次清液混合，浓缩成稠液，加肉桂粉 50g，黄连粉 50g，烘干压粉，装瓶备用。棉球、医用胶带。

2. **患者体位**　仰卧位。

3. **操作部位**　神阙穴。

4. **操作步骤**　每次取药粉 100mg，放入脐中，上压 1 个干棉球，胶布固定 24 小时换药 1 次，用 5 天停两天，1 周为 1 个疗程，连用 1~4 个疗程。

5. **适应证型**　失眠。

二、穴位埋线

穴位埋线是将羊肠线埋入穴位，利用羊肠线对穴位的持续刺激作用治疗疾病的方法。穴位埋线作为一种复合性治疗方法，除了利用腧穴的功能外，还有其本身的优势。首先，埋线方法对人体的刺激强度随着时间而发生变化。初期刺激强，可以克服脏腑明阳的偏亢部分，后期刺激弱，又可以弥补脏腑阴阳之不足，这种刚柔相济的刺激过程可以从整体上对脏腑进行调节，使之达到"阴平阳秘"的状态。其次，埋穴疗法利用其特殊的针具与所埋之羊肠线产生了较一般针刺方法更为强烈的针刺效应，有"制其神，令其易行"和"通其经脉，调其气血"的作用。此外，埋线疗法也具有补虚泻实的作用。一方面，针具埋线时可以进行手法补泻，另一方面，羊肠线的粗细也能进行虚实的调节。可以有效地治疗失眠等各种疾病。

（一）穴位埋线1

1. 所需物品　2/0 号医用可吸收羊肠线、一次性埋线针、碘酒、75% 医用酒精、纱布。

2. 患者体位　卧位。

3. 操作部位　神门、三阴交、百会、安眠穴。心脾两虚型，加心俞、脾俞；心肾不交型，加心俞、肾俞、太溪；脾胃不和型，加脾俞、足三里；肝阳上扰型，加肝俞、太冲；心虚胆怯型，加心俞、胆俞。

4. 操作步骤　将 2/0 号医用可吸收羊肠线剪短至 1~2m 不等长度，浸入在75% 酒精中备用，每次按穴区组织厚薄选取相应长度的羊肠线 1 段，穿入 9号一次性使用埋线针中。局部用碘酒及 75% 酒精消毒，戴无菌手套，左手拇、食指绷紧或捏起进针部位皮肤，右手持针，刺入到所需的深度，当出现针感后边推针芯，边退针管，将羊线埋植在穴位的皮下组织或肌层内，针孔处覆盖消毒纱布。每两周治疗 1 次，共治疗 3 次。

5. 适应证型　失眠。

（二）穴位埋线2

1. 所需物品　医用可吸收羊肠线、一次性埋线针、碘酒、75% 医用酒精、纱布。

2. 患者体位　卧位。

3. 操作部位　心俞、肝俞、脾俞、肾俞、气海、关元、内关、足三里、三阴交。

4. 操作步骤　患者仰卧于治疗床上，气海、关元、内关、足三里、三阴交穴均常规用消毒碘伏棉球消毒后待埋线，医者取一段 0.5~1cm 长已消毒的羊肠线，放置在穿刺针针管的前端，后接针芯，左手拇、食指绷紧或提起进针部位皮肤，右手持针，刺入到所需深度，当出现针感后，边推针芯，边退针管，将羊肠线埋植在穴位的皮下组织或肌层内，之后采用同样方法在每穴位埋入羊肠线。埋背俞穴时，则采用俯卧位，针刺方向朝脊柱斜刺。同时根据患者体型的大小、胖瘦的不同，选取的羊肠线长度可略有长短，每周治疗 1 次，共治疗 3 次。

5. **适应证型**　女性更年期失眠。

6. **注意事项**　内关穴埋线时，应避开正中神经，询问患者没有麻木感时，再埋入羊肠线。

（三）穴位埋线 3

1. **所需物品**　医用羊肠线、注射器针头、碘伏、棉球。

2. **患者体位**　卧位。

3. **操作部位**　复溜、心俞、肾俞。心脾两虚型，加阴陵泉、足三里；阴虚火旺型，加三阴交、气穴、支沟；心虚胆怯型，加天泉、阳陵泉、胆俞；肝郁化火型，加阳陵泉、三阴交、肝俞；痰热内扰型，加丰隆、足三里、合谷。

4. **操作步骤**　使用注射器针头埋线法。用一次性 7 号注射针头从针尖置入备好的 00 号羊肠线（约长 0.7cm），另用长 50mm 毫针从针端插入针身内。常规消毒埋线部皮肤，右手持针刺入皮下，肌肉较厚处直刺入 1 寸以上，肌肉稍薄处斜刺入 0.5~1 寸，推动毫针使羊肠线从针尖端被推入穴位下组织内，拔出注射针头，棉球按压针孔片刻后结束。每周埋线 1 次，4 次为 1 个疗程。

5. **适应证型**　失眠。

（四）穴位埋线 4

1. **所需物品**　一次性埋线针、医用可吸收缝合线、碘伏、医用无菌敷料。

2. **患者体位**　卧位。

3. **操作部位**　百会、神门、内关、太冲、心俞、肝俞。

4. **操作步骤**　选取 0.7mm×34mm 一次性埋线针，线体选用 1cm 的单丝医用可吸收缝合线，采用线体对折旋转埋线法。肝俞、心俞向脊柱方向呈 15°~30° 斜约 17mm，百会向正后方平刺 10~17mm，神门（单侧）、内关（单侧）、大冲（单侧）直刺 17mm（因考虑患者耐受性，单周埋线选择左侧穴位，双周埋线选择右侧穴位）。稍作捻转有针感后，推动针芯将线留置于穴位内，再退出针管，按压针孔后，覆盖医用无菌敷料。每周治疗 1 次，共治疗 6 周。

5. **适应证型**　肝郁气滞型失眠。

（五）穴位埋线 5

1. **所需物品** 羊肠线、利多卡因、医用无菌敷料、碘伏。

2. **患者体位** 仰卧位。

3. **操作部位** 三阴交、安眠。

4. **操作步骤** 用注线法。穴位消毒局麻后，用装有 00 号肠线 1cm 的 9 号腰穿针刺入穴内各 2cm，然后推入肠线，外盖医用无菌敷料。20 天 1 次，5 次为 1 个疗程。

5. **适应证型** 失眠。

（六）穴位埋线 6

1. **所需物品** 羊肠线、利多卡因、医用无菌敷料、碘伏。

2. **患者体位** 俯卧位。

3. **操作部位** 陶道。心脾两虚，配心俞、脾俞；心肾不交，配心俞、肾俞；心胆气虚，配心俞、胆俞；痰热扰心，配中院、内关；脾胃虚弱、胃气不和，配脾俞透胃俞。

4. **操作步骤** 陶道、内关用注线法。将 1 号肠线 1cm 装入 12 号腰穿针，刺入穴内，陶道刺入 2.5cm，内关刺入 1.5cm，注入肠线。余穴用穿线法。将 2 号肠线穿于三角针上，从穴位上方 1.5cm 处进针，下方 1.5cm 处出针，留植肠线 2cm 于穴内。每 30 天埋线 1 次。

5. **适应证型** 失眠。

（七）穴位埋线 7

1. **所需物品** 羊肠线、利多卡因、医用无菌敷料、碘伏。

2. **患者体位** 俯卧位。

3. **操作部位** 天宗内侧 0.2~0.3cm 处敏感点（或取天宗穴）。

4. **操作步骤** 穿线法。找准敏感点，消毒局麻，用三角针穿上 2 号肠线，于穴外侧 1.5cm 外进针，穴内侧 1.5cm 处出针，剪去两端线头，穴下留置肠线 2cm。20 天 1 次，3 次为 1 个疗程。

5. **适应证型** 失眠。

（八）穴位埋线 8

1. 所需物品　羊肠线、利多卡因、医用无菌敷料、碘伏。

2. 患者体位　俯卧位。

3. 操作部位　主穴：神门、三阴交；心肾不交型，加复溜、通里、内关；心脾两虚型，加心俞、脾俞；胃腑不和型，加中脘、足三里、公孙；心胆气虚型，加心俞、肝俞、胆俞、厥阴俞。

4. 操作步骤　用注线法。穴位消毒局麻后，用装有 00 号肠线 1cm 的 9 号腰穿针刺入穴内各 2cm，得气后推入肠线，外盖医用无菌敷料 2~3 天。

5. 适应证型　失眠。

三、耳穴埋豆疗法

耳穴埋豆疗法是在耳郭上有关部位进行刺激，从而达到治疗疾病的一种方法。耳与经络、脏腑有密切联系，因此，人体发生病变时，会通过经络反映到耳郭的有关区域，通过对这些区域进行适当刺激，使得病灶处气血畅通、阴阳平衡，从而达到预防和治愈疾病的目的。耳穴埋豆疗法历史悠久、简便易学、适用范围广，且其疗效显著、副作用少，目前已经广泛应用于临床。

（一）耳穴埋豆疗法 1

1. 所需物品　75% 医用酒精、王不留行贴、耳穴探棒。

2. 患者体位　坐位。

3. 操作部位　神门、交感、皮质下、心、肾、肝、脾。

4. 操作步骤　左手轻扶患者耳背，在充足的光线下，观察要贴压穴位的穴区有无变形、隆起、血管充盈等，再用探棒在该穴区探压，均匀用力，探出压痛敏感点，消毒耳郭，用 0.6cm × 0.6cm 布，将王不留行贴压于相应耳穴，两耳交替使用，嘱其每日按压 3 次以上，每穴按压半分钟至 1 分钟，按压后有胀、痛、酸、麻，耳郭发热、发胀等感觉中的一种或数种，以能耐受为度，睡前尤多按压。两日更换 1 次，1 个月为 1 个疗程。

5. 适应证型　失眠。

（二）耳穴埋豆疗法 2

1. 所需物品　75% 医用酒精、王不留行贴、耳穴探棒。

2. **患者体位** 坐位。

3. **操作部位** 神门、心、皮质下、交感、神经衰弱区、垂前。心脾两虚型，加脾；阴虚火旺型，加肾；有便秘症状者，以肺代替肾；胃腑不和型，加胃；肝火上扰型，加肝。

4. **操作步骤** 左手轻扶患者耳背，在充足的光线下，观察要贴压穴位的穴区有无变形、隆起、血管充盈等，再用探棒在该穴区探压，均匀用力，探出压痛敏感点，消毒耳郭，用 0.6cm×0.6cm 布，将王不留行贴压于相应耳穴，两耳交替使用，3~4 日更换 1 次，嘱其每日按压 2~3 次，每穴按压半分钟至 1 分钟，按压后有胀、痛、酸、麻，耳郭发热、发胀等感觉中的一种或数种，以能耐受为度。若某人穴位过于敏感，使患者感到不能忍受，则让其自行揭去，待下次换压时再压；不敏感的穴位按压到一定次数，感觉渐增强。

5. **适应证型** 失眠。

（三）耳穴埋豆疗法 3

1. **所需物品** 75% 医用酒精、王不留行贴、耳穴探棒。

2. **患者体位** 坐位。

3. **操作部位** 神门、交感、皮质下、心、肾。

4. **操作步骤** 左手轻扶患者耳背，在充足的光线下，观察要贴压穴位的穴区有无变形、隆起、血管充盈等，再用探棒在该穴区探压，均匀用力，探出压痛敏感点，消毒耳郭，用 0.6cm×0.6cm 布，将王不留行贴压于相应耳穴，即按压 1.5 分钟，嘱其每日按压 2~3 次，每穴按压半分钟至 1 分钟，每日睡前 30 分钟必须按压 1 次。按压后有胀、痛、酸、麻，耳郭发热、发胀等感觉中的一种或数种，以能耐受为度。两耳交替使用，隔日更换 1 次，5 次为 1 个疗程。

5. **适应证型** 失眠。

（四）耳穴埋豆疗法 4

1. **所需物品** 75% 医用酒精、王不留行贴、耳穴探棒。

2. **患者体位** 坐位。

3. **操作部位** 神门、交感、皮质下、内分泌、心、肝、脾、肾。

4. **操作步骤** 左手轻扶患者耳背，在充足的光线下，观察要贴压穴位的穴区有无变形、隆起、血管充盈等，再用探棒在该穴区探压，均匀用力，探出压痛敏感点，消毒耳郭，用 0.6cm×0.6cm 布，将王不留行贴压于相应耳穴，即按压 1.5 分钟，嘱其每日早、中、晚、睡前各按揉 1 次，每次 2~3 分钟，按压后有胀、痛、酸、麻、耳郭发热、发胀等感觉中的一种或数种，以能耐受为度。两耳交替使用，3 天更换 1 次，4 周为 1 个疗程。

5. 适应证型　失眠。

（五）耳穴埋豆疗法 5

1. 所需物品　75% 医用酒精、王不留行贴、耳穴探棒。

2. 患者体位　坐位。

3. 操作部位　心、脾、神门、枕。

4. 操作步骤　左手轻扶患者耳背，在充足的光线下，观察要贴压穴位的穴区有无变形、隆起、血管充盈等，再用探棒在该穴区探压，均匀用力，探出压痛敏感点，消毒耳郭，用 0.6cm×0.6cm 布，将王不留行贴压于相应耳穴，即按压 1.5 分钟，嘱其每日早、中、晚、睡前各按揉 1 次，每次 2~3 分钟，按压后有胀、痛、酸、麻、耳郭发热、发胀等感觉中的一种或数种，以能耐受为度。

5. 适应证型　心脾两虚型失眠。

（六）耳穴埋豆疗法 6

1. 所需物品　75% 医用酒精、王不留行贴、耳穴探棒。

2. 患者体位　坐位。

3. 操作部位　心、肾、肝、神门、枕。

4. 操作步骤　左手轻扶患者耳背，在充足的光线下，观察要贴压穴位的穴区有无变形、隆起、血管充盈等，再用探棒在该穴区探压，均匀用力，探出压痛敏感点，消毒耳郭，用 0.6cm×0.6cm 布，将王不留行贴压于相应耳穴，即按压 1.5 分钟，嘱其每日早、中、晚、睡前各按揉 1 次，每次 2~3 分钟，按压后有胀、痛、酸、麻、耳郭发热、发胀等感觉中的一种或数种，以能耐受为度。

5. 适应证型　阴虚火旺型失眠。

（七）耳穴埋豆疗法 7

1. 所需物品　75% 医用酒精、王不留行贴、耳穴探棒。

2. 患者体位　坐位。

3. 操作部位 脾、神门、心、肝、胆。

4. 操作步骤 左手轻扶患者耳背，在充足的光线下，观察要贴压穴位的穴区有无变形、隆起、血管充盈等，再用探棒在该穴区探压，均匀用力，探出压痛敏感点，消毒耳郭，用 0.6cm×0.6cm 布，将王不留行贴压于相应耳穴，即按压 1.5 分钟，嘱其每日早、中、晚、睡前各按揉 1 次，每次 2~3 分钟，按压后有胀、痛、酸、麻，耳郭发热、发胀等感觉中的一种或数种，以能耐受为度。

5. 适应证型 心胆气虚证失眠。

（八）耳穴埋豆疗法 8

1. 所需物品 75% 医用酒精、王不留行贴、耳穴探棒。

2. 患者体位 坐位。

3. 操作部位 胃、脾、心、神门、枕。

4. 操作步骤 左手轻扶患者耳背，在充足的光线下，观察要贴压穴位的穴区有无变形、隆起、血管充盈等，再用探棒在该穴区探压，均匀用力，探出压痛敏感点，消毒耳郭，用 0.6cm×0.6cm 布，将王不留行贴压于相应耳穴，即按压 1.5 分钟，嘱其每日早、中、晚、睡前各按揉 1 次，每次 2~3 分钟，按压后有胀、痛、酸、麻，耳郭发热、发胀等感觉中的一种或数种，以能耐受为度。

5. 适应证型 胃失和降型失眠。

（九）耳穴埋豆疗法 9

1. 所需物品 75% 医用酒精、王不留行贴、耳穴探棒。

2. 患者体位 坐位。

3. 操作部位 脾、三焦、胃、神门、枕。

4. 操作步骤 左手轻扶患者耳背，在充足的光线下，观察要贴压穴位的穴区有无变形、隆起、血管充盈等，再用探棒在该穴区探压，均匀用力，探出压痛敏感点，消毒耳郭，用 0.6cm×0.6cm 布，将王不留行贴压于相应耳穴，即按压 1.5 分钟，嘱其每日早、中、晚、睡前各按揉 1 次，每次 2~3 分钟，按压后有胀、痛、酸、麻，耳郭发热、发胀等感觉中的一种或数种，以能耐受为度。

5. 适应证型 痰热上扰型失眠。

（十）耳穴埋豆疗法 10

1. 所需物品　75% 医用酒精、王不留行贴、耳穴探棒。

2. 患者体位　坐位。

3. 操作部位　神门、肾、心、脑点、皮质下、脾、胃、胆、失眠、镇静、百灵、烦、晕点。

4. 操作步骤　左手轻扶患者耳背，在充足的光线下，观察要贴压穴位的穴区有无变形、隆起、血管充盈等，再用探棒在该穴区探压，均匀用力，探出压痛敏感点，消毒耳郭，用 0.6cm×0.6cm 布，将王不留行贴压于相应耳穴，即按压 1.5 分钟，嘱其每日早、中、晚、睡前各按揉 1 次，每次 2~3 分钟，按压后有胀、痛、酸、麻，耳郭发热、发胀等感觉中的一种或数种，以能耐受为度。

5. 适应证型　失眠。

（十一）耳穴埋豆疗法 11

1. 所需物品　75% 医用酒精、酸枣仁、医用胶带。

2. 患者体位　坐位。

3. 操作部位　主穴：神门、皮质下；配穴：心、肾、脑点。

4. 操作步骤　开水浸泡去外皮，分成两半，以酸枣仁平面贴在直径约 10mm 的圆形胶布中心备用。每次 1~2 个穴，测定耳尖敏感点，消毒，将药贴于该点，按揉 1 分钟，嘱患者每晚睡前按揉 1 次，1~3 分钟，5 天换药 1 次，4 次为 1 个疗程。

5. 适应证型　失眠。

（十二）耳穴埋豆疗法 12

1. 所需物品　75% 医用酒精、王不留行贴、耳穴探棒。

2. 患者体位　坐位。

3. 操作部位　主穴：神门、皮质下、枕。肝郁化火型，加肝、胆；胃气失和型，加脾、胃；阴虚火旺型，加心、肾；心脾两虚型，加心、肝、胃。

4. 操作步骤　左手轻扶患者耳背，在充足的光线下，观察要贴压穴位的穴区有无变形、隆起、血管充盈等，再用探棒在该穴区探压，均匀用力，探出压痛敏感点，消毒耳郭，用 0.6cm×0.6cm 布，将王不留行贴压于相应耳穴，即按压 1.5 分钟，嘱其每日早、中、晚、睡前各按揉 1 次，每次 2~3 分钟，按压后有胀、痛、酸、麻，耳郭发热、发胀等感觉中的一种或数种，以能耐受为度。10 次为 1 个疗程，休息 3 天后，进行下一个疗程的治疗。

5. 适应证型　失眠。

（十三）耳穴埋豆疗法 13

1. 所需物品　75% 医用酒精、王不留行贴、耳穴探棒。

2. 患者体位　坐位。

3. 操作部位　心、神门、皮质下、枕；心脾两虚型，加脾；心肾不交型，加肾；肝阳扰动型，加肝；脾胃不和型，加脾、胃；心虚胆怯型，加肝、胆。

4. 操作步骤　左手轻扶患者耳背，在充足的光线下，观察要贴压穴位的穴区有无变形、隆起、血管充盈等，再用探棒在该穴区探压，均匀用力，探出压痛敏感点，消毒耳郭，用 0.6cm×0.6cm 布，将王不留行贴压于相应耳穴，即按压 1.5 分钟，嘱其每日早、中、晚、睡前各按揉 1 次，每次 2~3 分钟，按压后有胀、痛、酸、麻，耳郭发热、发胀等感觉中的一种或数种，以能耐受为度。每次取一侧耳穴，2~3 日一换。10 次为 1 个疗程。

5. 适应证型　失眠。

第七节　其他疗法

一、足浴疗法

民谣有云："春天洗脚，升阳固脱；夏天洗脚，暑湿可祛；秋天洗脚，肺润肠濡；冬天洗脚，丹田温灼。"足浴疗法历史悠久，是中医常用的外治法之一。足部与全身脏腑器官有着非常密切的联系。足部有很多反射区和穴位，这些反射区和穴位与人体的脏腑器官相对应，刺激足部反射区和穴位有助于改善身体机能，增强抵抗力，防治疾病。足浴，俗称泡脚。是通过水的温热作用及借助药液熏洗的治疗作用，达到透达筋骨、理气和血、强健体魄的疗养方式。中医认为，人的五脏六腑在脚上都有相应的穴位，《黄帝内经》有阴脉集于足下而聚于足心的记载。脚部是足三阴经的起始点，又是足三阳经的终止点。双脚穴位达 66 个，占全身穴位的 1/10，它们联结人体内部经络，直达主管思维功能的"心"，故浴足有浴"心"之意。

（一）安神磁石方

1. **所需物品**　浴盆，磁石 30g，菊花 15g，黄芩 15g，夜交藤 15g。

2. **患者体位**　坐位。

3. **操作部位**　足部。

4. **操作步骤**　选择合适的浴盆，将药方中的药物煎熬后倒入盆中，调好水温，双脚置于盆中，浸泡 30 分钟左右。

5. **适应证型**　痰热内扰型失眠。

6. **注意事项**　饭前、饭后半小时内不宜做足浴，由于足浴会影响各种器官的血液供应，会造成胃肠消化吸收功能减弱。

（二）党参大枣方

1. **所需物品**　浴盆，党参 12g，黄芪 15g，酸枣仁 15g，当归 12g，白术 12g，茯苓 12g，合欢皮 12g，龙眼肉 10g，远志 6g，大枣 5 枚。

2. **患者体位**　坐位。

3. **操作部位**　足部。

4. **操作步骤**　将上药择净，放入药罐中，加清水 2000mL 浸泡 20 分钟，煮沸 20 分钟后去渣取汁，待温后足浴，每次 30 分钟，每晚 1 次，每日 1 剂，1 周为 1 个疗程。

5. **适应证型**　心脾两虚型失眠。

6. **注意事项**　糖尿病患者后期或合并有并发症，或是周围神经炎患者，对温度的感应会比较迟钝，一个人的情况下不要做足浴，可以在家人、朋友的帮助下，调好合适的水温才能做足浴，以防因温度不敏感而烫伤自己。

（三）地黄五味子方

1. **所需物品**　浴盆，生地黄 30g，五味子 15g，柏子仁 15g。

2. **患者体位**　坐位。

3. **操作部位**　足部。

4. **操作步骤**　将上药入锅，加水煎煮 30 分钟，去渣取汁，与开水同入足浴器中，先熏蒸后足浴 30 分钟，每晚临睡前 1 次，15 日为 1 个疗程。

5. **适应证型**　阴虚火旺型失眠。

6.注意事项 糖尿病患者后期或合并有并发症，或是周围神经炎患者，对温度的感应会比较迟钝，一个人的情况下不要做足浴，可以在家人、朋友的帮助下，调好合适的水温才能做足浴，以防因温度不敏感而烫伤自己。

（四）柴胡加龙骨牡蛎汤加减方

1.所需物品 浴盆，柴胡 10g，煅龙骨 20g，煅牡蛎 20g，黄芩 10g，酸枣仁 15g，桂枝 10g，茯神 15g，何首乌藤 10g，法半夏 10g，大黄 6g。

2.患者体位 坐位。

3.操作部位 足部。

4.操作步骤 每日 1 剂，煎取 2000mL，于每晚睡前 0.5~1 小时沐足 20 分钟左右，水温控制在 37~41℃，疗程为 7 天。

5.适应证型 肝郁气滞型失眠。

6.注意事项 有严重心脏病的患者，脑出血、脑血栓还未治愈者不适合足浴。因为足浴时会加快血液循环，也就会加重心脏及血管的负担，心脏病患者本身心脏承受能力很差，若突然加重负荷，可能引起心脏病发作或加重。同样也会影响到脑血管的血流状况，所以有这方面疾病的患者最好不要做足浴。

（五）足浴方 1

1.所需物品 浴盆，石菖蒲 10g，郁金 10g，川芎 10g，益母草 15g，合欢皮 15g，夜交藤 15g，酸枣仁 20g，香附 10g，红花 15g，丹参 30g。

2.患者体位 坐位。

3.操作部位 足部。

4.操作步骤 将药物放入 3000mL 冷水中，浸泡 30 分钟后，用煎药机熬制成足浴液 1500~2000mL，弃去药渣，将药液倒入足浴盆中，水温以 42℃左右为宜，泡足的同时搓足，每次至少足浴 30 分钟，每晚 1 次，连续治疗 4 周。

5.适应人群 老年失眠患者。

6.注意事项 治疗期间如果患者出现头晕目眩、汗出、心悸、过敏、胸闷、瘙痒、红肿等症状，应及时停止熏洗，并浸泡在 200~300mL 温水中。

（六）足浴方 2

1.所需物品 浴盆，丹参 30g，牛膝 20g，首乌藤 20g，远志 15g，红花 10g。

2. 患者体位 坐位。

3. 操作部位 足部。

4. 操作步骤 每晚睡前 1 小时泡脚，将药液 500mL 加入 2000mL 温水中，水温为 37~41℃，指导患者双足裸露置于药液中，双足相互搓动至微微汗出为宜，每次 20~30 分钟。

5. 适应人群 女性围绝经期患者。

6. 注意事项 治疗期间如果患者出现头晕目眩、汗出、心悸、过敏、胸闷、瘙痒、红肿等症状，应及时停止熏洗，并浸泡在 200~300mL 温水中。

二、熏蒸疗法

中药熏蒸疗法，是以中医药基本理论为指导，利用中药煮沸后产生的蒸气来熏蒸机体，以达到治疗疾病、养生保健目的的方法，又称为中药蒸煮疗法、中药汽浴疗法、药透疗法、热雾疗法等，是中医学外治疗法的重要组成部分。中医学对于熏蒸疗法有广义和狭义之分。广义的熏蒸疗法，包括烧烟熏、蒸气熏和药物熏蒸三法；狭义的熏蒸疗法仅指药物熏蒸的治疗方法。本篇介绍的熏蒸疗法是指狭义的熏蒸疗法。熏蒸疗法是通过药效和热力作用于患部，产生一定的刺激以后使皮肤毛孔开放，微血管扩张，药物的有效成分渗透入皮肤达到肌肉的深部，或通过毛细血管吸收循环至全身，而达到缓解病痛、治疗疾病的目的。中药熏蒸疗法集中了中药治疗、热疗、超声波雾化、气疗、中药离子渗透等多种疗法，集热度、湿度、药性于一体，是行之有效的防病治病、强身健体的方法，为历代医家和患者所推崇并普遍使用。对于失眠，西医一般用安定类药物治疗，但药物依赖性强。运用中药熏蒸疗法治疗失眠，疗效较好。

（一）熏蒸疗法 1

1. 所需物品 中药熏蒸仪，千日红 300g，夜交藤 300g，丹参 50g，苦参根 300g。

2. 患者体位 坐位。

3. 操作部位 头颈部。

4. 操作步骤 药物加水 3000mL 煎至 1500mL 分瓶装，每瓶 500mL，每次 250mL 及 5% 薄荷醋 2mL 加入头罩式焗油机进行熏蒸治疗，每日两次，12 天为 1 个疗程。

5. 适应证型 失眠。

6. 注意事项　熏蒸时应注意与药液保持一定的距离，以感觉皮肤温热舒适为宜，避免被蒸汽烫伤。

（二）熏蒸疗法2

1. 所需物品　中药熏蒸舱，熟地黄20g，山药20g，茯苓15g，牡丹皮15g，山茱萸30g，五味子25g，枸杞子15g，酸枣仁15g，柏子仁15g，当归15g，龙齿30g，朱砂10g，黄连15g，炙甘草10g。

2. 患者体位　卧位。

3. 操作部位　躯干部位。

4. 操作步骤　患者躺在治疗舱内（头露舱外），温度控制在39~43℃，每次20分钟，每日熏蒸1次。

5. 适应证型　失眠。

6. 注意事项　全身熏蒸时间不宜过长，熏蒸过程中，如患者发生头晕及不适时，应停止熏蒸，让患者卧床休息。

（三）熏蒸疗法3

1. 所需物品　中药熏蒸仪，夜交藤、千日红、苦参根、丹参、酸枣仁、茯神、柏仁各100g。

2. 患者体位　卧位。

3. 操作部位　头部。

4. 操作步骤　药物加水至3000mL，煎至1500mL。每次以上药250mL及5%薄荷醑2mL加入头部熏蒸治疗仪内，进行头部熏蒸，每次治疗时间为30分钟，每日两次，7天为1个疗程。

5. 适应证型　失眠。

6. 注意事项　凡老年人、儿童、病情较重较急者，熏蒸时要有专人陪护，避免烫伤、着凉，或发生意外受伤。

三、药枕疗法

枕，《说文解字》注云："卧为所荐首者也。"《养生随笔》总结为："《释名》云：'枕，检也。所以检项也。侧曰颈，后曰项。'太低则项垂，阳气不达，未免头目昏眩；太高则项屈，或致作酸，不能转动。酌高下尺寸，令侧卧恰与肩平，即仰卧亦觉安舒。《显道经》曰：'枕高肝缩，枕下肺塞，以四寸为平枕。'"

由此可见，枕为人在睡卧之时，垫于颈项之下，使头颈限定在一定的高度和舒坦位置的一种睡具，是人类文明社会不断进步、发展的产物。药枕疗法则是将具有芳香开窍、活血通脉、镇静安神、益智醒脑、调养脏腑、和调阴阳等作用的药物经过炮制之后，置于枕芯之内，或浸在枕套之中，或直接做成睡枕，令人在睡卧之时枕之，用以防治疾病和延寿抗衰的一种自然疗法。

（一）益神枕

1. **所需物品**　药枕，绿豆衣、橘叶、龙胆草、桑叶、地骨皮、菊花、草决明各 150g。

2. **患者体位**　卧位。

3. **操作部位**　后脑部。

4. **操作步骤**　将中药打粉混合均匀，装透气性好的棉布袋做长 60cm，宽 38cm，高 13.5cm 的枕芯。每晚睡前枕于后脑部风池、风府、哑门处。

5. **适应证型**　肝郁化火型失眠。

6. **注意事项**　节情志。每日不少于 6 小时，3 个月为 1 个疗程。出现头昏、气呛者，可减少枕治时间。

（二）化痰怡神枕

1. **所需物品**　药枕，青礞石 1000g，天竺黄 300g，石菖蒲 200g，郁金 200g，明矾 500g，栀子 200g，藿香 200g。

2. **患者体位**　卧位。

3. **操作部位**　后脑部。

4. **操作步骤**　先将明矾打碎，余药一起烘干，共研粗末，混匀，装透气性好的棉布袋做长 60cm，宽 38cm，高 13.5cm 的枕芯。每晚睡前枕于后脑部风池、风府、哑门处。

5. **适应证型**　痰热内扰型失眠。

6. **注意事项**　禁食肥甘油腻等生痰动风之品。过敏体质的人不宜使用治病药枕，因其接触到药枕，很可能使病情加重，还可能出现局部皮肤瘙痒、红疹、水疱等。

（三）灯芯枕

1. **所需物品**　药枕，灯心草 450g。

2. **患者体位** 卧位。

3. **操作部位** 后脑部。

4. **操作步骤** 灯心草烘干，研成粗末，装透气性好的棉布袋做长 60cm，宽 38cm，高 13.5cm 的枕芯。每晚睡前枕于后脑部风池、风府、哑门处。

5. **适应证型** 阴虚火旺型失眠。

6. **注意事项** 本枕中可酌加通草、丹皮、绿豆衣等。药枕有异味，长期接触某种味道会让一些人感到恶心，影响食欲，特别是有哮喘的人不适合用药枕。

（四）当归枕

1. **所需物品** 药枕，当归 1200g，甘松 500g，黄芪 1000g，白术 500g，茯苓 500g，熟地黄 500g，仙鹤草 500g，大枣 200g，葛根 100g。

2. **患者体位** 卧位。

3. **操作部位** 后脑部。

4. **操作步骤** 将上药分别烘干，研成粗末，装透气性好的棉布袋做长 60cm，宽 38cm，高 13.5cm 的枕芯。每晚睡前枕于后脑部风池、风府、哑门处。

5. **适应证型** 心脾两虚型失眠。

6. **注意事项** 坚持枕疗 3 个月。颈部有特殊疾病的人不适合使用药枕。

（五）虎头枕

1. **所需物品** 药枕、虎头骨 1 个。

2. **患者体位** 卧位。

3. **操作部位** 后脑部。

4. **操作步骤** 将虎头骨制成枕状，外包棉布层。每晚睡前枕于后脑部风池、风府、哑门处。

5. **适应证型** 心胆气虚型失眠。

6. **注意事项** 虎头骨难得，可用牛、马、狗、猫之头骨代之。此外，神赋磁疗枕及日本式的催眠枕亦可辨证选用。

四、五音疗法

失眠在《难经》中称为"不寐"，可由脏腑阴阳气血失调引起。五行音乐通过调节脏腑功能，平衡人体阴阳五行，达到治疗失眠的目的，近年来逐渐受到关注。《吕氏春秋》记载："凡乐，天地之和，阴阳之调也。"嵇康在《声无哀乐论》中指出："播之以八音，感知以太和，导其神气，养而就之；迎其性情，致而明之……故曰，移风易俗，莫善于乐。"中国的传统音乐疗法强调阴阳平衡、五脏相生，通过传统音乐的调式、旋律、音色，对机体产生影响，从而起到防病、治病的效果。五音分为宫、商、角、徵、羽。宫调式乐曲：如《平湖秋月》《塞上曲》《春江花月夜》《月儿高》等；商调式乐曲：如《将军令》《潇湘水云》《第三交响乐》《悲怆》等；角调式乐曲：如《天上太阳红彤彤》《春之声圆舞曲》《蓝色多瑙河》《春风得意》《庄周梦蝶》等；徵调式乐曲：如《茉莉花》《解放军进行曲》《狂欢》《新春乐》等；羽调式乐曲：如《梁祝》、《汉宫秋月》、《梁祝》(小提琴版)、《轻骑兵进行曲》等。

(一)"宫"调、"徵"调

1. 所需物品　音频设备。

2. 患者体位　可采取坐位或者仰卧位，以患者自觉舒适为度。

3. 操作部位　耳朵。

4. 操作步骤　以中华医学会音像出版社出版的《中国传统五行音乐》"宫"调和"徵"调为主，采用感受式音乐治疗，每次30分钟，每天2~3次，音量40~60dB。10天为1个疗程，治疗3个疗程。

5. 适应证型　心脾两虚型失眠。

6. 注意事项　音量以患者自觉舒适为度，夜间休息时播放效果更佳。治疗中建议选取多种曲目，以免久听生厌。

(二)"徵"调、"羽"调

1. 所需物品　音频设备。

2. 患者体位　可采取坐位或者仰卧位，以患者自觉舒适为度。

3. 操作部位　耳朵。

4. 操作步骤　音乐选择徵、羽两调，徵调于午时(11:00~13:00)选择《百鸟朝凤》听30分钟，羽调于酉时(17:00~19:00)选择《胡笳十八拍》听30分钟。音量控制在40~60dB，以患者自觉舒适、放松为主。连续治疗8周。

5. 适应证型　心肾不交型失眠。

6. 注意事项　音量以患者自觉舒适为度，夜间休息时播放效果更佳。治疗中建议选取多种曲目，以免久听生厌。

（三）"角"调、"徵"调

1. 所需物品　音频设备。

2. 患者体位　可采取坐位或者仰卧位，以患者自觉舒适为度。

3. 操作部位　耳朵。

4. 操作步骤　以中华医学会音像出版社出版的《中国传统五行音乐》"角"调和"徵"调为主，采用感受式音乐治疗，每次 30 分钟，每天 2~3 次，音量40~60dB。10 天为 1 个疗程，治疗 3 个疗程。

5. 适应证型　心胆气虚型失眠。

6. 注意事项　音量以患者自觉舒适为度，夜间休息时播放效果更佳。治疗中建议选取多种曲目，以免久听生厌。

（四）"羽"调、"宫"调

1. 所需物品　音频设备。

2. 患者体位　可采取坐位或者仰卧位，以患者自觉舒适为度。

3. 操作部位　耳朵。

4. 操作步骤　以中华医学会音像出版社出版的《中国传统五行音乐》"羽"调和"宫"调为主，采用感受式音乐治疗，每次 30 分钟，每天 2~3 次，音量40~60dB。10 天为 1 个疗程，治疗 3 个疗程。

5. 适应证型　痰热扰心型失眠。

6. 注意事项　音量以患者自觉舒适为度，夜间休息时播放效果更佳。治疗中建议选取多种曲目，以免久听生厌。

（五）"角"调、"商"调

1. 所需物品　音频设备。

2. 患者体位　可采取坐位或者仰卧位，以患者自觉舒适为度。

3. 操作部位　耳朵。

4. 操作步骤　以中华医学会音像出版社出版的《中国传统五行音乐》"角"调和"商"调为主，采用感受式音乐治疗，每次 30 分钟，每天 2~3 次，音量40~60dB。10 天为 1 个疗程，治疗 3 个疗程。

5. 适应证型　肝火扰心型失眠。

6. 注意事项　音量以患者自觉舒适为度，夜间休息时播放效果更佳。治疗中建议选取多种曲目，以免久听生厌。

五、中医传统功法

中医传统功法是我国宝贵而优秀的非物质文化遗产，是在中医传统功法养生康复和中医基础理论指导下产生的一种身心锻炼导引功法。主要包括八段锦、五禽戏、太极拳等传统养生保健功法及其他特殊功法。

（一）八段锦

1. 所需物品　音频设备。

2. 患者体位　站立。

3. 操作部位　全身。

4. 操作步骤　八段锦的每一式都对人体健康起到不同的作用。第一式"两手托天理三焦"，两手臂上举，舒展四肢，深吸气，呼吸深度增加即促进血液中氧的运输；第二式"左右开弓似射雕"，扩胸伸臂使肩臂和胸肋部肌肉得到锻炼，促进颈部血液循环，增强心肺功能；第三式"调理脾胃臂单举"，不仅舒展胸廓肌肉牵引胃、脾及胆囊脏器，还能促进肠道蠕动、改善消化功能，使"胃和则卧安"；第四式"五劳七伤往后瞧"，侧身后转拉伸脊柱，改善脊椎神经功能并且促进血液循环，眼球运动又可改善紧张情绪，使人保持愉悦的心情；第五式"摇头摆尾去心火"，屈体躬腰，通过首尾相对运动，导心火从上下两端而出，心火去烦恼不再也眠安；第六式"两手攀足固肾腰"，两手按摩督脉膀胱经，循经导气，使肾水上济心火，交通心肾；第七式"攒拳怒目增气力"，通过怒目外放，泄去肝经郁火，调畅气机，对失眠有较好的调理作用；第八式"背后七颠百病消"，两足跟有规律地震动起落，下肢肌肉骨骼得到放松，身心亦得到放松。

5. 适应证型　失眠。

6. 注意事项　动作适度即可，避免肌肉拉伤。

（二）五禽戏

1. 所需物品　音频设备。

2. 患者体位　站立。

3. **操作部位** 全身。

4. **操作步骤** 先进行1周的基本训练，待准确掌握要领后，每天练习2次，第一次上午8~10点开始，第二次在晚上20~22点开始，每次五禽戏锻炼40分钟，使练习者心率达到靶心率范围，并且持续8分钟以上。练习过程中依照不同患者的实际情况，适当调整动作姿势的高低，以调节运动强度和运动量。连续练习3个月。

5. **适应证型** 失眠。

6. **注意事项** 动作适度即可，避免肌肉拉伤。

（三）太极拳

1. **所需物品** 音频设备。

2. **患者体位** 站立。

3. **操作部位** 全身。

4. **操作步骤** 于练功前半小时，停止剧烈活动，避免过饥或过饱，后由专业的太极拳老师参照《杨氏太极拳》中的动作要领对其进行四十八式太极拳教学指导，主要有手法、步型及步法的动作指导，每周集中练习2~3次，并根据患者的自身情况进行速度及运动量的调整，每遍之间休息10分钟，每次3遍，练功后做好收功，并嘱患者忌饮冷水及冷水洗浴。

5. **适应证型** 失眠。

6. **注意事项** 动作适度即可，避免肌肉拉伤。

六、低阻抗意念导入疗法

低阻抗意念导入疗法（TIP）是建立在低阻抗学说和意念导入学说的基础上，把中国传统的导引、气功疗法与西方的暗示、催眠疗法进行融汇，通过言语和行为的诱导，使被治疗者进入从清醒到睡眠这个过程的中间状态，将治疗者根据治疗需要构成的由言语和行为信息组成的某种"思想、理念、观念"导入给被治疗者，通过暗示的作用，使被治疗者在接受这种"思想、理念、观念"的信息之后，形成自我大脑中的某种符合治疗需要的"镜像"，再影响、覆盖、替代被治疗者过去的"思想、理念、观念"，最终影响到被治疗者的记忆和内隐认知，并达到某种心理治疗与心理康复作用的治疗方法。该技术符合中医治病求本和治未病的理念，融合了传统的中医心理治疗和现代认知治疗、行为治疗、催眠治疗、放松治疗、精神分析治疗等方法，具有中医学整体观念和辨证论治的基本特点，并且最为重要的是它适合中国人文、社会等实际情况，是产生于中华文化的背景下，以中医理论为指导，并积极汲取现代科学，尤其现代临床心理学和精神病学等营养知识的中医心理治疗方法。

第七章
失眠症西药治疗

失眠症西药治疗是指通过口服西药改善失眠症症状，提高生活质量的一种治疗方法。失眠症治疗西药主要包括苯二氮䓬类、非苯二氮䓬类药物、抗精神类药物、抗组胺类药物及其他类药物。

第一节　苯二氮䓬类药物

一、药物简介

苯二氮䓬类药物（benzodiazepines，BZ）为临床最常用的催眠药，其基本化学结构为 1,4- 苯并二氮䓬。通过对其基本结构的不同侧链或基团进行改造或取代，得到一系列的苯并二氮䓬的衍生物。本类药物有相同的作用谱和作用机制，但作用强度和起效速度、作用持续时间有所差异。根据各个药物（及其活性代谢物）的消除半衰期的长短分为三类：长效类，如地西泮（diazepam）；中效类，如劳拉西泮（lorazepam）；短效类，如三唑仑（triazolam）等。三类药物的临床特点见表 7–1。

表7-1　苯二氮䓬类镇静催眠药物临床特点

作用时间	药物名称	T（h）	$T_{1/2}$（h）	代谢物活性
短效类 （3~8h）	三唑仑（triazolam）	1~2	1.5~5.5	有
	奥沙西泮（oxazepam）	2~4	5~15	无
	阿普唑仑（alprazolam）	1~2	12~15	无
中效类 （10~20h）	艾司唑仑（estazolam）	1~2	10~24	无
	劳拉西泮（lorazepam）	2	10~20	无
	替马西泮（temazepam）	2~3	10~40	无
	硝西泮（nitrazepam）	2	8~36	无
	氟硝西泮（flunitrazepam）	1~2	16~35	无
长效类 （24~72h）	氯氮䓬（chlordiazepoxide）	2~4	15~40	有
	氟西泮（flurazepam）	1~2	40~100	有
	地西泮（diazepam）	1~2	20~80	有

二、具体治疗药物

（一）地西泮

地西泮（diazepam，安定）为苯二氮䓬类的代表药物，临床常用于镇静、催眠、抗焦虑。

1.药理作用及临床应用

（1）抗焦虑作用　焦虑是多种精神障碍的常见症状，患者多有恐惧、紧张、忧虑、失眠等情绪反应，并伴有明显的自主神经系统功能紊乱，如心悸、出汗等症状。地西泮在小于镇静催眠剂量时即有抗焦虑作用，抗焦虑作用可能是通过作用于边缘系统中的BZ受体而实现的。对各种原因引起的焦虑均有显著疗效。

（2）镇静催眠作用　随着剂量增大，地西泮可产生镇静及催眠作用，能明显缩短入睡时间（即入睡潜伏期），延长睡眠时间，减少觉醒次数。主要延长非快速眼球运动（NREM）睡眠的第2期，对快速眼球运动（REM）睡眠的影响较小，缩短深度NREM睡眠的3期和4期，减少发生于此期的夜惊或梦游症。动物实验显示，地西泮虽能增加睡眠量，但因缩短NREM睡眠的3期和4期，降低 NREM 睡眠能谱，即降低了睡眠深度。

（3）抗惊厥和抗癫痫作用　地西泮有抗惊厥作用，临床上可用于辅助治疗破伤风、子痫、小儿高热惊厥及药物中毒性惊厥。地西泮静脉注射是目前治疗癫痫持续状态的首选药物。

（4）中枢性肌肉松弛作用　脑血管意外、脊髓损伤等疾病出现肌强直。地西泮有较强的肌肉松弛作用。此外，还可加强全麻药物的肌松作用。

（5）其他　较大剂量可致暂时性记忆缺失，常用作心脏电击复律及各种内镜检查前用药。

2. 作用机制　地西泮的中枢作用主要与药物加强中枢抑制性神经递质 γ-氨基丁酸（GABA）的功能有关。$GABA_A$ 是一个大分子复合体，为神经元膜上的配体－门控性 Cl^- 通道见图 7-1。在 Cl^- 通道周围含有 5 个结合位点（binding sites），包括 γ-氨基丁酸（GABA）、苯二氮䓬类、巴比妥类（barbiturates）、印防己毒素（picrotoxin）和乙醇（ethanol）的结合部位。$GABA_A$ 受体含有 14 个不同的亚单位，按其氨基酸排列次序可分为 α、β、γ、δ 亚单位，最常见的 GABAA 受体复合物由 $α_1β_2γ_2$ 组成。GABA 作用于 $GABA_A$ 受体，使细胞膜对 Cl^- 通透性增加，Cl^- 大量进入细胞膜内引起细胞膜超极化，降低神经元兴奋性。苯二氮䓬类与 $GABA_A$ 受体上的 BZ 位点结合，可以诱导受体发生构象变化，促进 GABA 与 $GABA_A$ 受体结合，增加 Cf 通道开放的频率而增加 Cl^- 内流，产生中枢抑制效应。

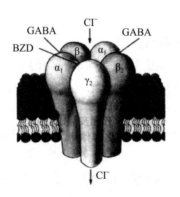

图 7-1　$GABA_A$ 受体 Cl^- 通道复合体模式图

3. 体内过程　地西泮口服后吸收迅速而完全，T_{max} 为 0.5~1.5 小时。肌内注射，吸收缓慢而不规则。临床上急需发挥疗效时应静脉注射给药。地西泮脂溶性高，易透过血－脑脊液屏障和胎盘屏障。与血浆蛋白结合率高达 95%

以上。地西泮在肝脏代谢，主要活性代谢物为去甲西泮（desmethyldiazepam）、奥沙西泮（oxazepam）和替马西泮（temazepam），最后形成葡萄糖醛酸结合物由尿排出。肝药酶 CYP2C19 和 CYP3A4 是地西泮代谢的关键酶。

4. 不良反应　地西泮最常见的不良反应是思睡、头昏、乏力和记忆力下降。大剂量时偶见共济失调。静脉注射速度过快可引起呼吸和循环功能抑制，严重者可致呼吸及心搏停止。与其他中枢抑制药如乙醇等合用时，中枢抑制作用增强，加重嗜睡、呼吸抑制、昏迷，严重者可致死。长期应用仍可产生耐受性，需增加剂量。久服可发生依赖性和成瘾，停用可出现反跳现象和戒断症状，表现为失眠、焦虑、兴奋、心动过速、呕吐、出汗及震颤，甚至惊厥。

地西泮安全范围大，毒性较小，很少因用量过大而引起死亡。苯二氮䓬类药物过量中毒可用氟马西尼（flumazenil，安易醒）进行鉴别诊断和抢救。氟马西尼是苯二氮䓬结合位点的拮抗剂，竞争性拮抗苯二氮䓬类衍生物与 $GABA_A$ 受体复合物的上特异性结合位点，但对巴比妥类和其他中枢抑制药的中毒无效。

（二）氟西泮

氟西泮（flurazepam，氟安定）是长效苯二氮䓬类镇静催眠药，作用机制同地西泮。可缩短入睡时间，延长睡眠时间，减少觉醒次数。治疗各种失眠，如入睡困难、夜间多梦易醒和早醒。口服后在胃肠中吸收充分。经肝脏代谢，主要代谢物为 2- 羟乙基氟西泮，有药物活性，其 $T_{1/2}$ 为 30~100 小时。口服 15~45 分钟起效，T_{max} 为 0.5~1 小时，7~10 天血药浓度达稳态。代谢物缓慢自尿中排出。成人常用口服量为 15~30mg，老年人减半。

不良反应常见思睡、无力、头痛、眩晕、恶心、便秘等。偶见皮疹，罕见中毒性肝损害、骨髓抑制。应定期检查肝功能与白细胞计数，肝、肾衰竭者慎用。长期使用可产生耐受性与依赖性，长期用药后骤停可能引起惊厥等撤药反应，男性偶见阳痿。

（三）氯氮䓬

氯氮䓬（chlordiazepoxide，利眠宁）为长效苯二氮䓬类药物，与地西泮作用相似，但较弱，具有镇静、抗焦虑、催眠、肌肉松弛及较弱的抗惊厥等中枢神经抑制作用。氯氮䓬主要用于治疗精神抑郁性焦虑、紧张不安、失眠等，也可用于治疗酒精戒断症状。

口服吸收慢但完全，T_{max} 为 4 小时。肌内注射吸收缓慢且不规则，血浆蛋白结合率可高达 96%，$T_{1/2}$ 为 5~30 小时。可进入中枢神经系统、乳汁和透过胎盘。在肝脏代谢，原形及代谢物均由尿排出。不良反应常见思睡、头昏、恶心、便秘。大剂量可引起运动失调和昏厥。长期应用可产生耐受性和依赖性，男性患者可导致阳痿。

（四）硝西泮

硝西泮（nitrazepam，硝基安定）为中效苯二氮䓬类药物，药理作用与地西泮相似，具有抗焦虑、镇静及显著催眠作用，还具有中枢性肌肉松弛和抗惊厥作用。服药后 15~30 分钟可入睡，维持 6~8 小时。高热惊厥患者服用后可减轻或终止抽搐发作。用于镇静、催眠、抗癫痫和麻醉前给药，对癫痫持续状态有效，与其他抗惊厥药合用有协同作用，可用于混合型癫痫，尤其对婴儿期痉挛有效。

口服快速吸收，T_{max} 为 2 小时，2~3 天血药浓度达稳态。可透过血 – 脑脊液屏障和胎盘屏障，仅微量从乳汁中排出。生物利用度为 78%，蛋白结合率高达 85%。在肝脏代谢，代谢物无明显活性。$T_{1/2}$ 为 8~36 小时。代谢产物大部分随尿排出，20% 随粪便排出。不良反应较轻，常见思睡，可见无力、头痛、眩晕、恶心、便秘等。偶见皮疹、肝损害、骨髓抑制。长期应用会产生依赖性。

（五）氟硝西泮

氟硝西泮（flunitrazepam，氟硝安定）为中效苯二氮䓬类药物，其药理作用与其他苯二氮䓬类药物相似，镇静催眠作用比硝西泮、地西泮强，亦有较强的肌肉松弛作用。催眠作用开始快，持续时间较长。主要用于术前镇静及各种原因失眠，亦可用作静脉麻醉药。

肌内注射和舌下给药吸收良好，用药后 20~30 分钟出现镇静催眠作用，T_{max} 为 1~2 小时，口服作用持续 8 小时，T_{max} 为 16~35 小时。分布于组织和脑脊液中，能透过胎盘。分泌入乳汁，但浓度低于母体血浆浓度。因为药物可快速分布至组织，所以镇静催眠作用与清除半衰期无关。主要在肝脏代谢。大部分通过尿以代谢产物的形式排出，约 10% 经粪便排泄。

不良反应与其他苯二氮䓬类药物相似，在正常剂量下较轻微。本品与芬太尼、氯胺酮等有明显协同作用，故合用时应减量。

（六）艾司唑仑

艾司唑仑（estazolam，舒乐安定）为中效苯二氮䓬类药物，有较强的镇静、催眠、抗惊厥、抗焦虑作用和较弱的中枢性骨骼肌松弛作用。艾司唑仑可明显缩短 NREM4 期睡眠，镇静催眠作用比硝西泮强 2~4 倍。抗惊厥作用是通过抑制中枢内癫痫病灶异常放电的扩散，但不能阻止其异常放电。小剂量时通过抑制或减少网状结构对脊髓运动神经元的易化作用，发挥骨骼肌松弛作用，较大剂量时可促进脊髓突触前抑制，抑制多突触反射。临床主要用于抗焦虑、失眠，也用于紧张、恐惧、癫痫和惊厥的治疗。

本品口服吸收较快，T_{max} 为 1~2 小时，2~3 天血药浓度达稳态。可迅速分布于全身各组织，以肝、脑的血药浓度最高，可透过胎盘屏障，也可分泌入乳汁。$T_{1/2}$ 为 10~24 小时，血浆蛋白结合率约为 93%。经肝脏代谢，代谢物经肾排泄，排泄较慢。

艾司唑仑为高效镇静催眠药，睡醒后精神爽快，无后遗效应。个别患者有轻度乏力、思睡、口干、头胀等不适反应，减量可防止。少数患者可引起过敏，长期用药可形成依赖。

（七）劳拉西泮

劳拉西泮（lorazepam，氯羟安定）为中效苯二氮䓬类药物，催眠作用较强，还具有较强的抗焦虑、抗惊厥作用。临床用于治疗焦虑症、骨骼肌痉挛及失眠。

口服易于吸收，T_{max} 约为 2 小时，生物利用度约为 90%。可透过血 - 脑脊液屏障和胎盘屏障，也可进入乳汁。$T_{1/2}$ 为 10~20 小时。约 85% 与血浆蛋白结合，重复给药蓄积作用甚小。在肝内与葡糖醛酸共轭结合，生成水溶性代谢物随尿排出。

常见不良反应为头晕、思睡和运动失调，药效过后可自行消失。大剂量或肠外给药可产生呼吸抑制及低血压。极个别患者发生各类血细胞减少或血小板减少。易产生依赖性，突然停药可出现戒断症状，症状发生较早，且特别严重。因此，不可长期使用此药。

（八）奥沙西泮

奥沙西泮（oxazepam，去甲羟基安定）是短效苯二氮䓬类镇静催眠药，为地西泮的活性代谢物。药理作用与地西泮相似，但较弱。对焦虑、紧张、失眠及部分神经症均有效。对控制癫痫大、小发作也有一定作用。主要用于治疗焦虑、控制戒酒症状，也用于神经症、失眠及癫痫的辅助治疗。

口服易吸收，T_{max} 约为 3 小时，与血浆蛋白广泛结合。主要在肝内与葡糖醛酸结合、代谢失活。经肾排出。$T_{1/2}$ 为 5~15 小时。能透过胎盘，并在乳汁中检出。奥沙西泮消除不受肝脏疾病、年龄的影响，对肝功能影响较小，因而更适合老年患者或伴有肝脏疾病患者。

常见的不良反应有思睡、头昏、乏力等，大剂量可有共济失调、震颤，罕见有皮疹、白细胞减少。个别患者发生兴奋、多语、睡眠障碍，甚至幻觉。停药后，上述症状很快消失。有成瘾性，长期应用后，停药可能发生撤药症状，表现为激动或抑郁。

（九）三唑仑

三唑仑（triazolam）为短效苯二氮䓬类镇静催眠药，作用机制与地西泮相似，但镇静催眠及肌肉松弛作用更为显著。三唑仑诱导睡眠的特点：缩短入睡时间；延迟快速眼球运动睡眠的开始，但不减少其所占睡眠的比率，没有快速眼球运动睡眠反弹现象；减少 NREM4 期睡眠，但增加总睡眠时间。用于各种类型的失眠。反复用药极易产生依赖性，戒断症状可能特别严重，临床已很少使用。

（十）氟马西尼

氟马西尼（flumazenil）为咪唑并苯二氮䓬化合物，为苯二氮䓬类药物的选择性拮抗剂，通过与苯二氮䓬受体竞争性结合，拮抗苯二氮䓬类药物的中枢神经系统抑制作用。但氟马西尼对巴比妥类和三环类药物过量引起的中枢抑制无对抗作用。

1. 临床应用

（1）苯二氮䓬过量中枢抑制作用的逆转　临床结果表明，对 80% 的患者有改善作用。症状恢复时间及改善程度与苯二氮䓬类药物的血药浓度及本品的剂量有关。为使患者获得更好的改善，需反复多次注射或静滴给药。氟马西尼推荐首次 0.3mg 静脉注射。若在 60 秒内未达到要求的清醒程度，可重复使用直至患者清醒或总量达 2mg。若再度出现昏睡，可给予 0.1~0.4mg/h 静脉滴注，滴速应根据所要求的清醒程度进行个体调整。若出现意外的过度兴奋体征，可静注地西泮 5mg 或咪达唑仑 5mg，并根据患者的反应，小心调整用量。

（2）苯二氮䓬类药物过量的诊断和治疗 氟马西尼能有效地催醒苯二氮䓬类药物引起的昏迷和改善中毒所致的呼吸、循环抑制症状。如对累计剂量达 5mg 而不起反应者，则提示患者的抑制状态并非由苯二氮䓬类药物引起。

（3）苯二氮䓬类诱导及维持全身麻醉的终止 氟马西尼推荐初始剂量为 15 秒内静注 0.2mg。若首次注射后 60 秒内未达到要求的清醒程度，则追加注射 0.1mg，必要时可间隔 60 秒后再追加注射 1 次，直至最大总量 1mg。通常剂量为 0.3~0.6mg。

2. 体内过程 氟马西尼单剂量口服后，T_{max} 为 20~90 分钟，由于存在明显的首过消除效应，生物利用度平均为 16%。静脉注射后 5~8 分钟脑脊液中浓度达峰值，血浆蛋白结合率为 40%~50%。在肝内代谢成无活性的游离梭酸并与葡萄糖醛酸结合后，90%~95% 随尿排出，5%~10% 见于粪便中。$T_{1/2}$ 平均为 1 小时，肝硬化患者口服生物利用度提高，$T_{1/2}$ 延长。本品消除快，作用维持时间短。

3. 不良反应 患者对氟马西尼耐受良好，常见不良反应有恶心、呕吐、烦躁、焦虑不安等。有癫痫病史者，可能诱发癫痫，长期应用苯二氮䓬类药物者应用氟马西尼可能诱发戒断症状。

第二节 非苯二氮䓬类药物

一、药物简介

非苯二氮䓬类药物即为苯二氮䓬受体激动剂，主要有佐匹克隆、右佐匹克隆、扎来普隆、唑吡坦。此类药物安全性高，但价格相对较高。非苯二氮䓬类药物主要作用机制是选择性地与中枢神经系统的 $GABA_A$ 受体结合，增加 GABA 的传递，抑制神经元激动产生药理作用。具有抗痉厥、镇静作用。对苯二氮䓬受体复合体的亚型有更强的选择性，选择性结合 BZ 受体，无抗焦虑或肌肉松弛作用。此类药物安全性高，发生记忆损伤、耐药性和依赖性的风险低，很少有戒断反应，滥用的可能性小，但价格相对较高。

二、具体治疗药物

（一）唑吡坦

唑吡坦（zolpidem），又名思诺思（stilnox），是一种咪唑吡啶类药物，为非苯二氮䓬类镇静催眠药，1988 年上市。唑吡坦能选择性激动 $GABA_A$ 受体 omega-1 型的 BZ 位点，调节氯离子通道。镇静作用较强，但抗焦虑、抗惊厥及肌肉松弛作用较弱。唑吡坦是短效催眠药，对入睡困难效果显著。多导睡眠图显示，唑吡坦能明显缩短失眠患者的入睡潜伏期，延长 NREM2 期睡眠时间，对 NREM3、4 期睡眠和 REM 睡眠无明显影响。次日清醒后能保持警觉，无明显镇静作用和精神运动障碍。未发现停药后的反跳性失眠和耐受性。唑吡坦缓释制剂，既可缩短入睡潜伏期，也可有效延长睡眠时间。

该药口服吸收好，生物利用度为 70%，T_{max} 为 0.5~3 小时，血浆蛋白结合率为 92%，平均消除相 $T_{1/2}$ 为 2.4 小时。该药在肝脏代谢，对肝药酶无诱导作用。主要经肾排泄，部分由粪便排出。不良反应较轻，但与其他中枢抑制药（如乙醇）合用可引起严重的呼吸抑制。唑吡坦中毒时可用氟马西尼解救。肝功能不良者与老年患者应减量。

（二）扎来普隆

扎来普隆（zaleplon），又名思威坦（sonata）。扎来普隆起效快，作用时间短，为短效催眠药，适用于入睡困难型失眠的短期治疗。能缩短入睡时间，但不能增加睡眠时间和减少觉醒次数。作用机制与唑吡坦相似。口服吸收迅速，T_{max} 约为 1 小时，口服后大部分在肝脏代谢，药物消除 $T_{1/2}$ 为 1~1.5 小时，代谢物无生物活性，故无体内蓄积。无明显宿醉作用、反跳性失眠及戒断症状。

常见不良反应为背部和胸部疼痛、偏头痛、便秘、口干等。对于药物过量处理，动物研究表明氟马西尼可拮抗扎来普隆，但还没有用于临床。按照药物过量处理的一般原则进行对症治疗。严重肝肾衰竭、睡眠呼吸暂停综合征和重症肌无力患者禁用。

（三）佐匹克隆

佐匹克隆（zopiclone），又称哩比酮、依匹克隆（imovane），为环吡咯酮类。作用机制与唑吡坦相似，但确切的作用机制尚不清楚，可能与 $GABA_A$ 受体的相互作用有关。有镇静、抗焦虑、肌肉松弛和抗惊厥作用。其催眠作用迅速，可缩短睡眠潜伏期，减少中途觉醒次数和早醒次数，改善睡眠质量。适用于各种类型的失眠。

口服后迅速吸收，15~30 分钟起效，T_{max} 为 1.5~2 小时，生物利用度约 80%。可迅速分布于全身，能透过血 – 脑脊液屏障，唾液中的浓度高于血浆。血浆蛋白结合率低，约为 45%。$T_{1/2}$ 为 3.5~6 小时。经肝脏代谢，其 N– 氧化物有药理活性。从肾脏由尿排出，少量自粪便排出，也可分泌入乳汁。本品的特点为次晨残余作用低，具有较好的安全性和耐受性，药物依赖和滥用现象的风险明显低于苯二氮䓬类药物。

（四）右佐匹克隆

右佐匹克隆（eszopiclone）是佐匹克隆单纯右旋异构体，2014 年 12 月被美国 FDA 批准用于治疗失眠。能够缩短入睡潜伏期，延长慢波睡眠时间和总睡眠时间，减少觉醒次数。用于治疗失眠，睡前服用可缩短入睡时间，改善睡眠质量。

本品口服吸收迅速，T_{max} 约为 1 小时。本品血浆蛋白结合率约 50%。口服后在肝脏代谢，$T_{1/2}$ 平均为 6 小时，约 75% 经尿液排出，主要为代谢产物，10% 为母体药物。不良反应轻微，如口苦和头晕，不需处理可自行消失。

第三节　抗精神类药物

一、抗抑郁药

根据临床经验，部分被 FDA 批准用于治疗抑郁症的药物，可采用较低剂量作为失眠症的替代疗法，且低剂量治疗失眠症的作用已超过其减轻抑郁症状的作用。这部分药物可通过阻断一些关键的促醒神经递质受体（如 5– 羟色胺、去甲肾上腺素和组胺）而起到镇静安眠作用。但是，不同种类抗抑郁药物的镇静作用差异较大，甚至一些选择性 5– 羟色胺再摄取抑制剂（selective serotonin reuptake inhibitor，SSRI）会导致部分人群夜间睡眠的醒转。因此，临床中仅部分抗抑郁药物用于治疗失眠症，如三环类抗抑郁药（多塞平、曲米帕明和阿米替林）、5– 羟色胺受体拮抗剂（曲唑酮）、选择性去甲肾上腺素和 5– 羟色胺受体拮抗剂（米塔扎平）。上述药物治疗原发性失眠的证据非常有限，FDA 仅批准多塞平作为失眠症的药物治疗，其他药物主要适用于抑郁和（或）焦虑伴发失眠的治疗。部分抗抑郁药物的镇静效应见表 7-2。

表 7-2　部分抗抑郁药物的镇静效应

镇静作用	中性作用	刺激作用
米塔扎平	帕罗西汀	氟西汀
曲唑酮	西酞普兰	舍曲林
阿米替林	艾司西酞普兰	文拉法辛
多塞平		

（一）三环类抗抑郁药

临床中发现部分三环类抗抑郁药在治疗抑郁症时有一定镇静安眠作用，研究证实小剂量使用此部分药物可以改善抑郁症患者的入睡和维持情况，其中包括多塞平、阿米替林和丙米嗪。与此相反，部分三环类抗抑郁药没有明显的镇静作用，甚至对睡眠有负面影响，如地昔帕明和普罗替林。这可能和三环类抗抑郁药对不同神经递质结合能力的差异有关，有镇静作用的三环类抗抑郁药主要表现为对 5- 羟色胺的活性，而无镇静作用的三环类抗抑郁药主要表现为对去甲肾上腺素的活性。因此有研究提出，低剂量使用含镇静作用的三环类抗抑郁药可作为失眠症的药物治疗，它们在口服吸收后的 1.5~6 小时达到最大血药浓度（T_{max}），半衰期（$T_{1/2}$）为 10~50 小时。

客观多导睡眠图监测的结果与临床观察结果一致，显示阿米替林和多塞平可以缩短入睡潜伏期，增加总睡眠时间和减少入睡后清醒时间，而地昔帕明和普罗替林往往延长入睡潜伏期，减少总睡眠时间，增加入睡后清醒时间和夜间觉醒次数。三环类抗抑郁药对睡眠结构的影响还表现为 REM 睡眠的缩短（除曲米帕明外）。

三环类抗抑郁药类药物的副作用主要源于对组胺受体、乙酰胆碱受体、去甲肾上腺素受体的拮抗作用，服药患者可出现直立性低血压、口干、便秘、尿潴留、心律失常、食欲增加、体重增加等。这些药物的危险性和相关禁忌证、剂量相关，通常较低剂量使用时副作用较少，但即便是低剂量的三环类抗抑郁药类药物也应避免用于严重尿潴留患者及未经治疗的闭角型青光眼患者。

所有抗抑郁药物中，仅有多塞平被 FDA 批准用于治疗失眠症（国家市场监督管理总局尚未批准）。其作为抗抑郁药物的标准使用剂量为 75~300mg。临床研究显示，25mg、50mg 的多塞平与安慰剂相比，可以明显提高患者的主观睡眠质量，改善白天精神状态，多导睡眠图监测亦显示患者的入睡情况和睡眠维持情况均有改善。考虑到小剂量多塞平的药理作用主要为拮抗 H_1 和 H_2 受体，因此越小剂量的多塞平可以越大程度上减少与其他受体的相互作用，以减少不必要的药物作用。近期研究者发现 1~6mg 多塞平可明显地改善失眠症患者的入睡困难和睡眠维持困难，尤其针对睡眠维持困难的患者，在每夜睡眠的后 1/3 时段（特别是第 8 小时）药效最明显。同时，服用 1~6mg 多塞平不存在明显的镇静残留作用或白天功能损害，部分受试者报告服用多塞平后出现嗜睡或恶心的症状。Meta 分析显示，服用 3mg 多塞平主要副作用包括头痛、腹泻、嗜睡和上呼吸道感染，6mg 剂量下则可能出现头痛和嗜睡风险轻度增加。综合考虑其在入睡后清醒时间、总睡眠时间和睡眠效率方面的改善作用及有限的不利影响，美国睡眠医学会专家组一致认为使用多塞平利大于弊。2010 年，FDA 批准 3mg、6mg 多塞平用于治疗维持困难型失眠，ICSD-3 建议成人的起始剂量为 6mg，老年人的起始剂量可为 3mg，每日总剂量不应超过 6mg，建议睡前 30 分钟服用，但对使用周期未明确限制。低剂量多塞平属于妊娠药物分级 C 类。由于缺乏滥用风险证据，美国管制（特殊）药品监督管理局认为其不属于管制用药。

（二）曲唑酮

第二代抗抑郁药物中曲唑酮是常用药物之一，同时也是抗胆碱能作用最小的抗抑郁药物。曲唑酮用于抑郁症的治疗剂量通常为 200~600mg，用于失眠症的治疗剂量通常为 25~100mg，T_{max} 为 1~2 小时，$T_{1/2}$ 为 7~15 小时，因此曲唑酮对入睡困难和睡眠维持困难都有潜在的治疗作用。

临床研究显示，针对原发性失眠患者，服用 50mg 曲唑酮 1 周后可明显缩短入睡潜伏期，增加总睡眠时间，减少入睡后清醒总时间，但在第 2 周治疗结束时，曲唑酮组与安慰剂组之间相比没有显著差异，这可能是因为安慰剂组的睡眠也有提高。其他研究发现曲唑酮在酗酒患者的戒酒过程中也能起到改善睡眠的作用。客观多导睡眠图监测研究显示，曲唑酮可以增加总睡眠时间，但对于增加慢波睡眠和抑制 REM 睡眠的结果并不一致。曲唑酮对肌肉无松弛作用且无滥用风险，适用于失眠合并抑郁，或合并阻塞性呼吸障碍，或有药物依赖史的患者。

曲唑酮最主要的副作用是阴茎持续勃起和直立性低血压。其他常见的副作用还包括镇静、头晕、头痛、口干、视物模糊、体重增加等。

（三）米塔扎平

米塔扎平的作用机制较其他抗抑郁药物更为复杂。它是 α_2- 肾上腺素受体拮抗剂和 5-HT$_{2A}$ 受体、5-HT$_3$ 受体拮抗剂，可以增强突触前神经元释放去甲肾上腺素，从而特异性激动 5-HT$_1$ 受体；它同时发挥阻断突触后 5-HT$_2$、5-HT$_3$ 受体和组胺 H$_1$ 受体的作用。拮抗 5-HT$_2$ 受体和组胺 H$_1$ 受体可能与米塔扎平对睡眠的影响有关。

FDA 批准米塔扎平用于抑郁症的标准剂量为 7.5~45mg，而用于失眠症的剂量为 7.5~30mg，超过 30mg 时米塔扎平的镇静作用将大大减弱，而剂量越小（7.5mg 和 15mg）其镇静效果越好。该药物 T_{max} 为 0.25~2 小时，$T_{1/2}$ 为 20~40 小时，因此对入睡困难和睡眠维持困难的患者有一定疗效。

临床研究显示，米塔扎平可以改善抑郁症患者的主观睡眠感觉，包括入睡困难和睡眠维持困难。客观多导睡眠图监测结果亦提示，服用米塔扎平后，抑郁症患者的入睡潜伏期明显缩短，总睡眠时间和睡眠效率显著增加，而且该药物对 REM 睡眠影响较小。由于米塔扎平作为抗抑郁药物的剂量和用于治疗失眠症的剂量接近，其更适用于抑郁症合并失眠的患者。

米塔扎平最主要的副作用是体重增加，其他还包括口干、便秘、日间嗜睡等，对肥胖、有严重肝功能异常和肾脏疾病的患者应慎用。与其他抗抑郁药一样，有双向情感障碍的患者应谨慎使用，避免诱发躁狂。

二、抗焦虑药

主要是 5-HT$_{1A}$ 受体部分激动剂。以阿扎哌隆（azaperone）类药物为代表的新型镇静催眠药，如丁螺环酮（buspirone）和坦度螺酮（tandospirone）镇静安眠作用主要是由于 5-HT 具有较强的亲和力，能够激活突触前 5-HT$_{1A}$ 受体抑制神经元放电，减少 5-HT 的合成与释放，而对抑制突触后 5-HT$_{1A}$ 受体具有拮抗作用。几乎没有耐药性和依赖性，与其他 BZ 无交叉耐药现象。优点是镇静作用轻，不易引起运动障碍，无呼吸抑制，对认知功能影响小，无明显交叉耐受现象和依赖性。但起效相对较慢，为 2~4 周，个别需要 6~7 周方起效。常见的不良反应有头晕、头痛、恶心、不安等，孕妇及哺乳期妇女不宜使用，心、肝、肾功能不全者慎用，禁止与单胺氧化酶抑制剂合用。阿扎哌隆类镇静催眠药物临床特点见表7-3。

表7-3　阿扎哌隆类镇静催眠药物临床特点

类别	药物名称	T（h）	$T_{1/2}$（h）	代谢物活性
阿扎哌隆类	丁螺环酮（buspirone）	1~2	2.5	有
	坦度螺酮（tandospirone）	0.8~1.4	1.2~1.4	/

丁螺环酮（buspirone）为 5-HT$_{1A}$ 受体的部分激动剂，激动突触前 5-HT$_{1A}$ 受体，反馈抑制 5-HT 释放，而发挥抗焦虑作用。研究表明，中枢神经系统 5-HT 是引起焦虑的重要递质。丁螺环酮抗焦虑作用与地西泮相似，但无镇静、肌肉松弛和抗惊厥作用。其抗焦虑作用在服药后 1~2 周才能显效，4 周达到最大效应。临床适用于焦虑性激动、内心不安和紧张等急慢性焦虑状态。

口服吸收快而完全，首过效应明显，蛋白结合率高达 95%，在肝中代谢，代谢产物为 5- 羟基丁螺环酮和 1-（2- 嘧啶基）哌嗪，仍有一定生物活性。$T_{1/2}$ 为 2~4 小时。肝、肾功能不良可影响本药的代谢及清除率。不良反应有头晕、头痛及胃肠功能紊乱等。无明显的生理依赖性和成瘾性。

三、非典型抗精神病药

在临床中，抗精神病药物有时也会用于治疗失眠症，总体来说其用于治疗失眠症的剂量要远低于用于治疗精神疾病的剂量，其中最常用于失眠治疗的药物包括喹硫平和奥氮平。

（一）喹硫平

喹硫平是第二代抗精神病药物，主要作用机制为拮抗组胺、多巴胺 D$_2$ 和 5-HT$_2$ 受体，低剂量使用时其药理作用主要表现为抗组胺作用。喹硫平常被用于治疗双相情感障碍和精神分裂症，临床使用时发现有 18%~34% 的患者服用喹硫平后白天出现明显的嗜睡症状，其 T_{max} 约为 1 小时，$T_{1/2}$ 约 7 小时。针对正常男性志愿者的临床研究显示，服用喹硫平后受试者的总睡眠时间、睡眠效率和 N2 期有所增加，而且入睡潜伏期和入睡后清醒总时间缩短。服用低剂量喹硫平亦可改善创伤后应激障碍患者的主观睡眠质量，缩短入睡潜伏期，甚至减少夜间惊恐发作。

基于临床经验，医生普遍认为喹硫平仅适合对传统镇静催眠药物效果欠佳的失眠症患者小剂量使用，不建议没有明显精神疾病的患者使用。为了权衡其助眠作用及白天残留嗜睡影响，建议使用剂量控制在 25~50mg。

喹硫平的副作用除了白天残留嗜睡之外，还包括 Q-T 间期延长、体重增加、葡萄糖不耐受、锥体外系症状、头痛、白细胞计数减少等。即使低剂量使用，喹硫平也能明显增加体重，因此可能会加重阻塞性睡眠呼吸暂停综合征。

（二）奥氮平

奥氮平对 5- 羟色胺、多巴胺、胆碱能 M、组胺等多种受体均有亲和力，其 T_{max} 约为 5 小时，$T_{1/2}$ 可达 30 小时，在连续使用的情况下对白天精神状态有较大的影响。精神分裂症患者服用奥氮平后，客观多导睡眠图监测显示入睡后清醒总时间及 N1 期显著减少，总睡眠时间、N2 期和慢波睡眠显著增加。在健康受试者中，奥氮平可以缩短入睡潜伏期，增加总睡眠时间、睡眠效率和慢波睡眠，减少入睡后总清醒时间和 REM 睡眠。多项研究表明，奥氮平可以显著增加慢波睡眠，这可能与其阻断 $5-HT_2$ 受体的作用有关。一项临床研究显示，奥氮平可以明显改善矛盾性失眠症患者的主观睡眠感受，因此，2017 年发布的《中国失眠症诊断和治疗指南》中，推荐奥氮平用于矛盾性失眠症患者，使用剂量为 2.5~10mg。

第四节　抗组胺类药物

一、苯海拉明

苯海拉明（diphenhydramine）属第一代组胺 H_1 受体拮抗药，发挥抗组胺的作用，主要用于消除各种由组胺释放引起的过敏症状。苯海拉明能通过血 - 脑脊液屏障，有较强的中枢抑制作用，常作为失眠治疗的辅助药。苯海拉明服用后，入睡潜伏期缩短，中途觉醒次数减少，但作用强度不大，易产生耐受。美国和日本均批准其为失眠辅助治疗药。

口服吸收完全，口服后 15~60 分钟起效，T_{max} 为 2 小时，维持 4~6 小时，98% 与血浆蛋白结合。在肝内进行首过代谢，口服后达体循环前大约被代谢50%，$T_{1/2}$ 为 4~8 小时。大部分肝内转化，以代谢物形式由尿、粪便、汗液排出，也可由乳汁分泌。本品具有药酶诱导作用，加速自身代谢。24 小时内几乎全部排出。主要不良反应包括认知损伤和妄想、口干、尿潴留等，有青光眼或老年患者应慎用。夜间服用苯海拉明，第二天会出现宿醉效应。

二、多塞平

根据其化学结构，多塞平（doxepin）现列入三环类抗抑郁药，常用于治疗抑郁症和各种焦虑抑郁为主的神经症。本药拮抗组胺 H_1 受体作用强，可延长总睡眠时间、减少觉醒次数、促进睡眠。对成人原发性失眠患者的睡眠维持困难和早醒具有改善作用，对焦虑抑郁性失眠疗效显著。能通过血 – 脑脊液屏障和胎盘屏障。不良反应少，不伴有隔天残留效应、反弹性失眠或撤药反应。因易发生致死性 5–HT 综合征，禁止与单胺氧化酶抑制剂合用。

第五节　其他类药物

一、褪黑激素 MT_1/MT_2 受体激动剂

（一）雷美替胺

雷美替胺（ramelteon）是一种高选择性褪黑激素（melatonin）MT_1/MT_2 受体激动剂，对 MT_1 的选择性大于 MT_2。MT_1/MT_2 受体主要位于丘脑下部的视交叉上核，与松果体分泌的褪黑激素结合，参与昼夜节律的调节与维持，可改善时差变化引起的症状、睡眠时相延迟综合征和昼夜节律失调性睡眠障碍。外源性褪黑激素体内 $T_{1/2}$ 短，药效不可靠。2005 年，FDA 批准雷美替胺治疗失眠。雷美替胺能明显缩短睡眠潜伏期，延长总睡眠时间，且对睡眠结构没有明显的影响，适用于入睡难患者。对生物节律紊乱性失眠和时差变化睡眠障碍，作用尤为明显。

雷美替胺口服快速吸收，T_{max} 约为 0.75 小时。口服后有较强的首过效应，呈单相快速消除，服药后 96 小时排泄基本完成。由于本品 $T_{1/2}$ 较短（平均 1~2.6 小时），每天一次给药不会导致体内蓄积。雷美替胺的主要代谢物 M–Ⅱ也具有生物活性。对人的 MT_1 和 MT_2 受体亲和力大约分别为母体分子的 1/10 和 1/5。M–Ⅱ代谢物的 $T_{1/2}$ 是 2~5 小时，且与剂量大小无关。应避免与高脂餐同服。

雷美替胺常见不良反应有思睡、头晕、恶心、疲劳、头痛和失眠。本品主要通过肝脏代谢进行消除，不宜用于严重肝损伤患者。严重阻塞性睡眠呼吸暂停患者也应慎用该药。

（二）阿戈美拉汀

阿戈美拉汀（agomelatine）是褪黑激素受体激动剂和 $5-HT_{2C}$ 受体拮抗剂。动物试验与临床研究表明，该药有抗抑郁、抗焦虑、调整睡眠节律及调节生物钟作用。阿戈美拉汀可有效提高患者睡眠连续性、睡眠质量及睡眠效率，增加慢波睡眠比例和 δ 波频率，使整夜慢波睡眠和 δ 波分布趋于正常，患者耐受性良好。不改变快速眼球运动睡眠潜伏期，不影响总睡眠时间。不良反应少，未见撤药反应。

二、食欲肽受体拮抗剂

suvorexant 是被美国 FDA 批准上市用以治疗失眠的食欲肽受体拮抗剂。suvorexant 和 orexin 受体 1（OX1）及 orexin 受体 2（OX2）有高度亲和力。动物实验证明，suvorexant 通过与 orexin 竞争性结合 orexin 双受体，阻断 orexin 的促觉醒作用，不仅促进慢波睡眠，也增加快速眼球运动睡眠。

suvorexant 口服易吸收，10mg 口服后绝对生物利用度为 82%，在 2 小时内达到峰值，在血液中主要与白蛋白、α_1- 酸性糖蛋白等蛋白结合。主要通过药酶 CYP3A4，少量通过 CYP2C19 代谢，羟基化代谢产物 M9，在体内无活性。主要通过肠道排泄，大约 66% 通过粪便，23% 通过尿液排出体外。

FDA 认为 5~15mg 是有效的安全剂量范围，推荐 20mg 为成年人适宜剂量，既保证药效，又在一定程度上降低不良反应发生的可能性。

不良反应包括自杀意念或行为、药物滥用的潜在风险、睡眠相关行为、临睡前及入睡后幻觉、白天思睡、发作性睡病等。

三、水合氯醛

水合氯醛（chloral hydrate）是三氯乙醛的水合物，用于顽固性失眠或对其他催眠药效果不佳的患者，大剂量有抗惊厥作用，可用于小儿高热、子痫及破伤风等惊厥。安全范围较小，使用时应注意。口服吸收迅速，在肝中代谢为作用更强的三氯乙醇。口服 15 分钟起效，催眠作用维持 6~8 小时。不缩短 REM 睡眠，无宿醉后遗效应。

因其具有强烈的胃黏膜刺激性，口服易引起恶心、呕吐及上腹部不适等，不宜用于胃炎及溃疡患者。大剂量能抑制心肌收缩，缩短心肌不应期，过量对心、肝、肾实质性脏器有损害，故对严重心、肝、肾疾病患者禁用。一般以10% 溶液口服，直肠给药可以减少刺激性。久用可产生耐受和成瘾，戒断症状较严重，应防止滥用。

四、甲丙氨酯

甲丙氨酯（meprobamate），又称眠尔通，为丙二醇的衍生物。具有抗焦虑、镇静、催眠和中枢性肌肉松弛作用。因其作用较弱，现基本上已被苯二氮䓬类所替代，可用于焦虑症与失眠的短期治疗。由于有较强的肌肉松弛作用，对焦虑症伴有肌肉紧张可选用。

口服易于吸收，T_{max} 为 1~3 小时，在肝内代谢，主要以无活性的羟基代谢物及其葡糖醛酸的结合形式经肾排出，10% 左右以原形排出。$T_{1/2}$ 为 6~17 小时，可透过胎盘屏障，并可在母乳中浓集，约可达到血药浓度的 4 倍。常见不良反应为思睡，可有恶心、呕吐、腹泻、无力、头痛、眩晕、运动失调、视觉障碍、低血压、心动过速等。偶见皮疹、紫癜、再生不良性贫血、血小板和粒细胞减少。久服可成瘾。

第八章
失眠症非药物治疗

本章所指的失眠症非药物治疗，是指除中医药、西药治疗方法外，其他用于治疗失眠症的方法和手段。失眠非药物治疗较药物治疗最突出的优势，是能够避免药物的不良反应和药物滥用，部分治疗措施不但短期疗效与药物相近，而且维持时间长于药物。

第一节　光照疗法

一、概念

光照疗法（phototherapy），简称光疗，是通过接受一定强度的光照，达到治疗目的的一种疗法。光照疗法是一种既简便经济又安全有效的治疗失眠症方法。

二、作用原理

生理情况下，光照是影响生物节律的最重要因素。光线通过视觉信号刺激视网膜，作用于非视锥细胞、非视杆细胞的视觉光受体，通过视网膜丘脑束将光信号传至下丘脑交叉上核内的内派性生物钟，引发松果体节律性分泌褪黑素（melatonin），白昼静止状态，夜晚合成增加，褪黑素作用于视交叉上核等部位，诱导睡眠产生。通过一定的光强度和适当的时间治疗，抑制褪黑激素分泌、产生视黑激素分泌周期节律的改变，从而调节 24 小时生物周期节律，最终改变睡眠——觉醒节律。

三、治疗方法

现在临床常用的光照疗法有三种：第一种，按治疗的时间分晨间、午间、夜间治疗。晨间治疗可以使 24 小时周期节律提前，通常应该在早晨清醒 10 分钟后进行，在习惯醒来后进行 10000 lx、30 分钟的治疗。午间治疗效果不及晨间和夜间治疗，但可用于 24 小时周期节律的调整。夜间应安排在晚上 9:00~10:00，即睡前约两小时。为了最大可能地提高治疗效果，临床医师可测定患者唾液中的褪黑激素或测定低体温时段的方法来推测其褪黑激素分泌的时间，从而更准确地调整治疗时间。第二种，根据光照度的大小分为强光治疗、弱（暗）光治疗。光照度 ≥ 2500 lx 为强光治疗；光照度 ≤ 500 lx 为弱（暗）光治疗。第三种，按照治疗时间的长短分为长时、短时治疗。长时治疗是指治疗时间 ≥ 2 小时；短时治疗是指治疗时间 ≤ 1 小时。一般情况下，光照度越大，所用光照时间就越短。

四、应用现状

美国光照疗法和生物节律协会、美国卫生保健政策与研究署、美国睡眠医学会等组织已经筹备组建光照治疗睡眠障碍工作组或发布相关指南共识。对于因经前抑郁症、青少年焦虑综合征、倒班综合征及飞行时差等引起的睡眠障碍疾病可以考虑进行探索性治疗。青少年中睡眠时相延迟综合征并不少见，这种患者通常于凌晨 1~3 点后入睡，相应地很难早晨觉醒。多数自发觉醒清醒后警觉度和精力正常。但限于社会正常的学习生活时间，往往很难任其自然觉醒。所以该部分患者的睡眠节律恢复正常很有现实意义。

延迟生物时钟疗法或单独的晨光疗法可使睡眠节律恢复正常。有研究显示，患者接受 2500lx 的晨光持续两小时，同时下午 4 点后限制光线暴露，结果体温节律和入睡潜伏期均表现为时相前移。

轻度睡眠时相延迟可以仅表现为失眠、难以早起、早晨警觉度降低等，以及下午黄昏前无法保持觉醒状态而且出现头痛感觉。该类患者可予以睡眠后光疗以实现快速调整。光疗可以从早上 8 点起予以 15~30 分钟的强光照射（10000lx），然后根据情况调整光疗时机及时间，症状缓解后予以维持。

第二节 心理和行为疗法

心理疗法（psychotherapy），又叫精神疗法，是医生与患者交往接触过程中，医生通过语言来影响患者的心理活动的一种方法。行为疗法（behavioral therapy），是指以减轻或改善患者的症状或不良行为为目标的一类心理治疗技术的总称。

目前普遍认为过度唤醒（包括生理性、皮质性和认知性过度唤醒）参与了失眠发生和发展为慢性失眠的过程。此外，失眠患者普遍存在睡眠卫生问题，这可使患者加强睡眠努力，强化睡眠挫败感、焦虑和消极期待，从而产生对睡眠障碍及其不良后果的错误信念和态度。由于这种条件反射式心理过程不断重复，结果形成了负性条件反射，即卧床行为不是诱导睡眠而是促发内源性唤醒状态，从而成为维持失眠的关键因素。失眠患者存在的这些问题是进行心理和行为治疗的主要依据。心理和行为治疗对各年龄段患者均有效，包括老年人、儿童、孕妇、催眠药长期使用者和共患内科疾病者，是慢性失眠的"标准"治疗方法。常用心理和行为疗法包括以下几类。

一、睡眠教育

睡眠教育（sleep education），指对失眠症患者进行规范化睡眠实践的教育，它有助于所有类型慢性失眠患者的睡眠。睡眠教育内容包括：告知患者人与人之间和夜与夜之间的睡眠都存在差异；入睡时间或夜间醒来在30分钟或以内属于正常。对于共患内科或精神疾病的患者，要告知他们可能存在睡眠紊乱的相关信息，如告知冠心病患者该类疾病的失眠共病率高的事实。

二、睡眠卫生教育

睡眠卫生教育（sleep hygiene education），是指通过对失眠症患者睡眠习惯和睡眠卫生知识进行必要的指导，减少或排除干扰睡眠的各种情况，以改善睡眠质和量的行为与环境。睡眠卫生教育的目的是改善行为、环境条件，通过减少或消除干扰睡眠的习惯以提高睡眠质量或睡眠时长。帮助失眠症患者认识不良睡眠习惯在失眠的发生发展过程中的重要作用，可以在一定程度上改善其睡眠状况。睡眠卫生教育内容：①睡前数小时（一般下午4点以后）避免使用兴奋性物质（咖啡、浓茶或吸烟等）；②睡前不要饮酒，酒精可致早醒；③睡前应避免高强度的锻炼；④睡前不要进食过饱或进食不易消化的食物；⑤睡前至少1小时内不做容易引起兴奋的事情（如看书、视频或某些脑力劳动）；⑥卧室环境应保持安静舒适，光线及温度适宜；⑦遵循规律的作息时间等。

三、刺激控制疗法

刺激控制疗法（stimulus control therapy），该治疗是基于条件反射原理，根据失眠患者已形成的非睡眠活动与床及卧室环境之间的干扰性条件反射，指导患者确立正确的睡眠与床及卧室间的反射联系，建立稳定的睡眠觉醒规律。刺激控制疗法主要操作要点：①有困意后才可去睡觉；②除睡眠和性生活外，不要在床上做其他事情（如阅读，看电脑、手机、电视，打电话，思考或计划活动，吃零食等）；③若20分钟内未睡着，起床到另一间房做与睡眠无关的事。只有再感到瞌睡时再上床；④若再上床后还不能入睡，重复第3步。若有必要，整夜重复此步；⑤早上有规律地按时起床；⑥白天小睡不宜过长。

四、睡眠限制疗法

睡眠限制疗法（sleep restriction therapy），是一种独立有效的治疗手段，也是一种简要的行为疗法，其主要通过缩短入睡前的卧床时间来提高睡眠效率（即实际睡眠时间/卧床时间×100%）。控制实际卧床时间，使睡眠能集中于一天中特定的时间段，培养患者良好的睡眠卫生习惯，调整机体睡眠与觉醒的时间表，把床（卧室）和就寝时间与睡眠联系在一起，以建立持久的睡眠与觉醒时相。有专家建议每晚总卧床时间不能少于5小时，否则可能会造成白天思睡等现象，影响第2天的正常生活。

睡眠限制方案：计算1~2周平均卧床时间和总睡眠时间，确定方案开始时的卧床时间；在基线平均总睡眠时间的基础上增加30分钟，但总卧床时间不少于5.5小时；根据设定的卧床时间确定患者规律就寝和起床的时间点，并保持1周。

持续监测卧床时间与睡眠时间，依据平均睡眠效率对方案进行调整：若超过90%，则平均卧床时间增加15~30分钟，若不足85%，则平均卧床时间减少15~30分钟，若为85%~90%，则不需要调整卧床时间；不要早于设定的时间点前就寝，但每天早上必须在设定的时间点起床。若按照新方案执行1周后，平均睡眠效率超过90%或不足85%，再依上述原则对卧床时间进行调整。

虽然卧床时间经多次调整，患者的睡眠效率仍可能不达标，但卧床时间必须在4小时以上。

睡眠限制疗法属于"指导"级失眠治疗方法，成为失眠的认知行为治疗中最常用的技术之一。其禁忌证是有躁狂或癫痫史，因为即使轻微的睡眠剥夺都可能增加这两个疾病的发作风险。对于年迈体虚、身患重病或共患多病的失眠患者，以及难以适应或完成睡眠限制的患者，应使用更为和缓的睡眠限制方案。在睡眠限制期间，还需监控患者的日间行为，避免日间打盹，警惕出现不良安全事件。

五、矛盾意象疗法

矛盾意象疗法（paradoxical intention therapy），是指通过患者在正常就寝时进行相反的意念控制，即努力让自己保持清醒、避免睡着的方法。主要操作要点：患者上床后应努力保持觉醒不睡去，可以关掉卧室的灯，并尽可能地睁开眼睛，一段时间后，患者慢慢适应了觉醒状态，逐渐缓解对睡眠的紧张焦虑感，这样反而有益于患者轻松入睡。

矛盾意象疗法是转移患者对于迫切入睡的错误关注，从而降低患者试图入睡时经历的担忧和焦虑，减少内源性唤醒，结果入睡会更快。矛盾意念法适用于过度关注睡眠、睡眠不足和因失眠而产生焦虑情绪的失眠症患者，是慢性失眠治疗的"指导级"推荐，可与任何形式的治疗方法联合使用。

六、放松疗法

放松疗法（relaxation therapy），指通过一系列不同形式的放松模式，来降低干扰睡眠的躯体和认知性唤醒状态，以帮助入睡。放松疗法是帮助失眠症患者入睡的辅助治疗手段，欲使患者有意识地放松身心，逐步降低全身各部分的肌肉紧张度，促进其心理情绪上的放松，以降低机体唤醒水平，对因紧张刺激而紊乱的睡眠模式进行调试。

放松疗法常用方法有渐进式放松、生物反馈、指引性想象、太极、音乐等，其中以渐进式放松最常使用。渐进式放松是引导患者经深呼吸练习后，依序调节全身肌群（如臂、颈、背、腿）的紧张和松弛度，指导患者注意对比练习过程中的紧张感与放松感。放松也可与刺激控制疗法联合应用。夜间觉醒后，患者先实践一下放松技术（每次觉醒后一次），看是否有助于再入睡。如果在20分钟内不能入睡，则离开床，待有睡意再上床。

七、生物反馈治疗

生物反馈治疗（biofeedback therapy），是指通过视听反馈训练或现代生物仪器，让患者根据不断显现的反馈信息，学习调节自己体内的生物变量，使生理功能恢复到或保持在一个合适的水平，从而有利于进入睡眠。

（一）生物反馈治疗实施

治疗前必须对患者说明仪器监测与反馈只是初期帮助自我训练的手段，而不是治疗的全过程。全盘解释可用录音带播放，再作个别答疑和补充解释。训练过程中必须注意自然地放松躯体肌肉和精神状态，解除失眠、抑郁、焦虑及患者习以为常的警觉过度与反应过度的身心状态。既不对过去念念不忘，也不对将来忧心忡忡，忘记任何现实问题，让脑海处于万念皆空状态。在身心松弛状态下不必理会可能出现一些躯体或心理感觉，如四肢沉重感，肢体的长度与体积变化感，刺痛感，上腹部温热感，唾液或泪液分泌增加或减少，尿意，精神不振，打盹，漂浮感等。常用治疗仪器有肌电反馈仪、皮肤温度反馈仪、皮电反馈仪、脑电反馈仪及血压脉搏的反馈装置等。

（二）生物反馈治疗的环境与姿势

1. 在非常安静、光线柔和、温度 26℃左右的治疗室内，患者坐在一张扶手靠椅、沙发或是呈 45° 的躺椅上，解松紧束的领扣、腰带，换拖鞋或便鞋，坐时双腿不要交叉受压。软垫宽椅使患者比较舒服，头后有依靠更好。

2. 第一次治疗与以后每次治疗的前 5 分钟，记录安装电极所获基线数据（baseline data）。

3. 训练患者收缩与放松前臂肌肉，训练脸部肌肉活动，令患者抬额、皱眉、咬牙、张嘴，然后一一放松。告诉患者观察肌表面电位微伏计上指针变化及偏转方向，与此同时，听反馈音调变化并理解其信号意义。

（三）增加精神负荷

如连续计算 100 减去 7，回忆惊险和痛苦经历等。此时观察肌电、皮肤电导、指端皮温、脉搏血压等的变化，找到最敏感的反应指标，作为下一步训练的选择指标，在精神负荷下无显著变化的生物反应指标，因在今后训练中亦无法判定疗效，故不宜选择。

（四）全身放松程序

根据 Jacobson 方法按上肢、下肢、躯干（腹部、腰部、肩背部）、颈部、面部肌肉依次放松。呼吸要求自然、缓慢、均匀。尽量保持头脑清静，排除杂念，不考虑任何问题，使自己处于旁观者的立场，体验头脑中自发地涌现什么思想，出现什么情绪，这叫作被动集中注意。如无法排除杂念，可在每次呼吸时，反复简单数数字如"1，2，3……"或是默念："我的胳膊和腿部很重，很温和"，达到自我暗示作用。此时也可想象是躺在有温暖阳光的海滩上或乡村草地上，由治疗师描述视觉景象，如鸟语、涛声与温度感觉。此时患者可嗜睡，但要避免完全入睡。

（五）治疗师注意调节反馈信号

调节阳性强化的阈值，阈值上下的两种信息用红绿不同灯光或不同频率的音调反馈，务必使阈值调整恰当，使患者获得生物性指标的阳性信号占 70%，阴性信号占 30% 左右。当阳性信号达 90% 以上，甚至 100% 时，即应提高阈值的标准要求；当阳性信号只在 50% 左右时，应降低阈值标准要求，使训练循序渐进。每次练习完毕，指出所获得的成绩。

（六）没有仪器监测的家庭作业

在比较方便的时候（如中午、傍晚睡前或清晨），自己练习，每次 10~30 分钟，每日 1~2 次，并持之以恒。

（七）评估

治疗前、治疗过程中与治疗结束后，由观察者填写记录单，患者自填症状变化量表，确定有无疗效。

八、认知行为治疗

认知行为治疗（cognitive behavioral therapy），是将认知治疗和行为治疗的内涵有机结合起来形成针对失眠的认知和行为治疗，即将就诊者不正确的认知引导为正确的认知和将就诊者不正确的行为习惯引导为正确的行为习惯，从而完善整个精神活动。

失眠患者常对失眠本身感到恐惧，过分关注失眠的不良后果，常在临近睡眠时感到紧张、担心睡不好，这些负性情绪使睡眠进一步恶化，失眠的加重又反过来影响患者的情绪，两者形成恶性循环。认知治疗的目的就是改变患者对失眠的认知偏差，改变患者对于睡眠问题的非理性信念和态度。

认知疗法常与刺激控制疗法和睡眠限制疗法联合使用，基本内容：①保持合理的睡眠期望；②不要把所有的问题都归咎于失眠；③保持自然入睡，避免过度主观的入睡意图（强行要求自己入睡）；④不要过分关注睡眠；⑤不要因为一晚没睡好就产生挫败感；⑥培养对失眠影响的耐受性。

九、人际关系治疗

人际关系治疗（interpersonal therapy），是指医者根据现实情况，教给患者处理人际关系的特殊技巧，以改进人际交往和解决人际关系问题，从而改善群体、家庭、夫妻间关系，消除人际交往中不良的行为模式，增强彼此间建设性的关系，以良性人际关系取代不良人际关系，具体包括针对单人、双人、集体、家庭、婚姻等治疗方式。

在失眠治疗中，失眠者在医护人员指导下，通过示范、讲解及提供建议等，掌握人际交往技能，使其在日常生活中运用学到的技巧，正确应对人际关系中出现的各种问题。引导失眠者改变以往人际互动中的适应不良模式，不再以无谓争辩、怀疑、猜忌、敌对的态度分析别人的动机和以负性情绪和态度与人交往。而学会以积极、恰当、正性情绪和态度，能够站在对方立场，换位思考，感同身受地真诚地对待他人，以协商、接纳、理解的方式解决问题。同时，还重视发挥失眠者的人际交往对象（配偶、家属、社交对象）的协调配合，达到人际关系治疗的最佳效果。

十、催眠治疗

催眠治疗（hypnotherapy），是用暗示手法刺激视觉、听觉或触觉，或采用某些药物使人进入睡眠的生理心理状态，从而使患者不假思索地接受医生的治疗性建议。催眠治疗的种类很多，如催眠术、催眠诱导技法、催眠音乐等。

（一）暗示的分类

催眠治疗的核心技术是暗示，暗示可以在催眠或觉醒状态下进行，后者又可分为他暗示与自暗示。他暗示，指暗示者把某种观念暗示给被暗示者，使之在被暗示者的意识与下意识中发挥作用。在催眠状态下，暗示可以使患者的意识阈狭窄，思维与联想受限、分析批判能力减弱，使被暗示者自觉接受施术者的暗示指令。催眠治疗的暗示有时并不是由人发出的，而是由药物、仪器，或音乐所产生的，但同样由暗示在起作用。催眠治疗的自暗示是把自己理解的某种暗示，作用于自己，由此产生舒适、安静、瞌睡、放松等各种感觉。某些气功静功所起的就是这种作用。

（二）催眠治疗的实施步骤

1. 讲解　向被施术者说明催眠术的性质、意义、方法和要求，让被施术者认真地去做。

2. 选择被暗示者　要用一种简单的暗示测一测被施术者对暗示的承受能力，选择容易接受暗示人进行催眠治疗。

3. 合适环境和实施步骤　催眠治疗应在光线柔和、暗淡、安静的室内进行。令被施术者平躺在床上，安定情绪，放松肌肉。开始时要让被施术者凝视头部上方的微小灯光或其他发亮的物体，久视之后将产生视觉疲劳，然后进行语言的诱导暗示，反复耐心进行，直到被施术者进入催眠状态。当被施术者进入催眠状态后，要根据其病症特点用事先准备好的暗示性语言进行治疗。

4. 适时结束　当施术即将结束时，应缓慢解除催眠状态，并逐渐暗示被施术者自我感觉良好，使其逐渐从被催眠状态下醒来，以免发生不适反应。

（三）气功诱导催眠法

与上述催眠操作方法大体相同，只是要用中医、针灸、气功学方面的知识和语言来进行，如感觉控制可以用经气运行来诱导。

十一、暴露疗法

暴露疗法（exposure therapy），暴露疗法是指让患者暴露在各种不同的刺激性情境之中，使之逐渐耐受并能适应的一类治疗方法。以考试的焦虑及其失眠为例，暴露技术的要点是让就诊者由易而难循序渐进地反复进入会引起焦虑、失眠的考试环境，逐渐习惯和适应，从而减轻或消除焦虑、失眠。①要使就诊者确信一定会在治疗后能很好应对考试环境；②让就诊者通过充分的准备后，想象考场环境和气氛（想象暴露或系统脱敏）；③用缓慢、逐步递增难度和紧张程度的方法，参加各种考试，进行系统脱敏；④进入竞争激烈、难度很高的考试；⑤如果就诊者因为害怕考试，由此引起焦虑、失眠，这一结果并不表明治疗失败，而是说明这一场合所致的害怕，较原来所做的评估更高。需要进一步了解更深层次的潜在因素，使就诊者能够适应考试场合，摆脱考试性焦虑、失眠的困扰。

十二、睡眠伴侣

睡眠伴侣（bed partners），睡眠被普遍认为是个体化现象，但事实上大多数成年人在生命中的某段时间是和伴侣一起分享一张床的。最近一些研究开始探究睡眠的二元性，有越来越多的证据表明，睡眠伴侣在睡眠的入睡和维持过程中起到重要作用。另外，最新证据显示，睡眠伴侣可以成为促进失眠患者身体适应能力和控制睡眠相关行为的有力保障，并且睡眠伴侣可以营造一种有利于良好睡眠的氛围。有学者认为，可将睡眠伴侣纳入CBT-I之中，并且将其作为未来的研究方向。虽然该理论尚未有足够的实验数据支撑，但给研究人员开拓出了一条新的临床科研思路。王继辉等探究睡眠伴侣辅助治疗对慢性失眠障碍患者行为疗法依从性及疗效的影响。研究表明，睡眠伴侣辅助的行为疗法，既可提高患者的治疗依从性，还有助于获得更好的治疗效果。

第三节　补充和替代医学疗法

一、概述

补充和替代医学疗法（complementary and alternative medicine，CAM），为一组不同的医学和卫生保健系统、实践和产品。CAM在许多西方国家，如英国、美国、德国、澳大利亚已有较普遍的应用。年轻人或受教育多的人或成年慢性疾病伴失眠者更可能使用。

二、内容范围

补充和替代疗法包括的内容范围极广，不仅包括了世界各地的传统医学、民间疗法，也包括不能适用医保的许多新疗法。一般认为，属于CAM的非药物疗法大体分为锻炼、身心干预（太极、瑜伽、气功、腹式呼吸、指引性想象、冥想、催眠疗法）、操作及躯体疗法（按摩、针灸、穴位按压、反射疗法）、物理治疗（经颅电刺激、重复经颅磁刺激、高压电场、磁疗、光治疗）、芳香疗法和能量治疗。下面介绍一些常用的补充和替代疗法。

（一）锻炼

一种普遍性认识是体格锻炼可提高睡眠质量，这种推荐常体现在促进优质睡眠的实践和睡眠卫生教育的程序中。流行病学资料表明：锻炼可使失眠主诉减少，而体力活动水平低联系着较高的失眠患病率。研究提示：社区开展的耐力训练程序（如有氧运动、快速行走）可显著改善老年人睡眠持续时间和潜伏期，轻微提高睡眠效率。在几项随机对照研究中，完成快步走或低强度有氧运动的患者感到入睡加快、总睡眠时间增加、醒来感到精力更好。

完成锻炼的次数和强度会影响对失眠的疗效。通常推荐每周完成 3~4 次锻炼，每次至少 20 分钟，强度从轻到中等度，完成时间不迟于就寝前 3~4 小时。长期适度有氧锻炼可使慢性失眠患者的睡眠、情绪和生活质量得到改善。Meta 分析数据表明：锻炼对睡眠质量（PSQI 总分和某些分项分如主观睡眠质量、睡眠潜伏期和睡眠药物使用）有中度益处，而睡眠时间参数如睡眠时间、效率和紊乱的结构没有改善。由于副作用少、费用低，参加社区基础的锻炼程序也许是中老年人防止和治疗失眠优先而容易完成的治疗方式。

（二）身心干预

按照美国国立卫生研究院的定义，身心治疗（mind-body therapy）是"强调脑、心、身和行为间的相互作用，使用心理影响躯体功能和促进健康"的实践。它是一组身心操作，包括冥想、深呼吸锻炼、指引性想象、渐进放松、瑜伽、气功和太极，还可以包括祷告、心理治疗及使用创意的治疗，如艺术、音乐或舞蹈。身心干预可能降低交感、增加副交感神经系统活性，因而恢复了两者的内稳态平衡。

1. 冥想 是一种人格转化活动和包含集中注意力、认识和慈悲的自我调节。正念冥想或专注冥想（mindfulness meditation）是吸引西方文化主义的一种冥想形式，在行为医学中的应用日益增加。1990 年出现了第一个专注冥想应激下调（mindfulness-based stress reduction，MBSR）程序，包括实验成分（正念冥想）、授课（对身心应激反应的教育）和团体处理与支持。MBSR 程序通过将正念技术整合到日常生活中来改变生活方式，鼓励参加者维持规律性冥想实践。自我调节和将正念冥想的原则融入日常生活是这种程序有长期效益的可能原因。已发现 MBSR 可改善癌症患者和具有物质滥用史青少年的睡眠。

正念失眠治疗（mindfulness-based therapy for insomnia，MBT-I）是正念方法和行为治疗的联合。它整合了睡眠医学、行为治疗和冥想实践，目的是帮助患者增进对发生慢性失眠的身心状态的了解。MBT-I包括降低夜间觉醒、有效管理对睡眠紊乱和日间疲劳的情绪状态。正念冥想的原理和实践允许睡眠打折而不是努力睡眠。使用知觉（awareness）作为平台，要求参加者用正念技巧对睡眠紊乱做出反应，而不是通过增加努力休息的自动反应。通过睡眠限制和刺激控制完成特别的行为改变。结果，患者可以使用正念冥想管理对情绪紊乱和日间疲劳的情绪反应。这是催眠药物不能针对和多成分治疗难以解决的目标。

2.太极和瑜伽　太极和瑜伽在治疗失眠中的使用也日益普遍。两者均可能改善睡眠质量、降低睡眠潜伏期和失眠程度。太极是一种缓慢的运动形式，兼具放松和有氧运动要素，对老年失眠者具有吸引力。研究表明，太极比健康教育有效，实践者的睡眠质量、睡眠效率、睡眠持续时间和睡眠紊乱指标均显著改善。对于那些有失眠主诉但不满足失眠障碍诊断标准（缺乏日间临床损害）的老年人群，由于有氧锻炼耐受性差，接受CBT-I又过于昂贵且容易受到医疗资源的限制，太极可视为对促进其睡眠质量有用的非药物治疗方法。这适合于有中度失眠主诉（PSQI ≥ 5 分）的老年人。总体而言，太极可减轻失眠的严重程度（总分），但对睡眠持续时间和质量的疗效差。

少量瑜伽的研究也显示对失眠治疗可能有效。一项6个月瑜伽练习（热身、基础瑜伽轻柔拉伸、放松和指引想象式冥想）随机试验表明，社区60岁以上人群的睡眠质量（睡眠时间、主观睡眠质量、睡眠效率、睡眠紊乱、睡眠药物使用和日间功能损害）改善好于对照组。长期瑜伽实践者（至少3年实践）睡眠质量较好。但研究对象并非满足失眠诊断标准的患者。处理方法中也包括了非瑜伽成分，如指引性想象和冥想。

3.气功　气功是一种中国传统的保健、养生、祛病的方法。以呼吸的调整、身体活动的调整和意识的调整（调息、调身、调心）为手段，以强身健体、防病治病、健身延年、开发潜能为目的的一种身心锻炼方法。研究发现：某些形式的气功可能有治疗失眠的效果。例如，历时3个月每日练习平甩功，对有绝经症状女性的躯体症状和睡眠质量均有显著改善。气功对睡眠发生潜伏期、睡眠效率和睡眠紊乱的效应似乎比PSQI的另外3个分项（主观睡眠质量、睡眠时间和日间功能）大。

（三）操作及躯体疗法

这类疗法目前的存在形式有按摩、针灸、穴位按压和反射疗法。它们都是中医学的重要组成部分。

1. 按摩 按摩的益处包括增加血液循环、放松结缔组织和肌肉、促进自主神经功能、缓解疼痛和失眠。但按摩与睡眠质量关系的文献少。研究表明，背部按摩可改善产妇和绝经期失眠女性的主观睡眠质量。睡眠评价方式（主观还是客观）、按摩区（足还是背）、干预剂量（单次治疗时间、频度和持续周数）等因素，可能影响对于按摩治疗失眠疗效的评价。具体按摩疗法见本书第六章第五节相关内容。

2. 针灸 针灸是我国最常见的失眠治疗方法之一。许多临床研究报告针灸治疗失眠有效。针灸治疗后，失眠患者的主观量表总分较基线值降低，能够缩短睡眠潜伏期、增加睡眠时间和提高睡眠效率。PSG 结果显示针灸治疗绝经后失眠女性，能够增加慢波睡眠、改善睡眠质量。针灸的镇静作用可能仅见于焦虑和失眠患者，对睡眠正常者不起作用。年龄较大、女性或文化更高的患者治疗效果较好。具体针灸疗法见本书第六章第三节、第四节内容。

3. 穴位按压和反射疗法 穴位按压是针灸的非侵袭性变体，是使用手指、手、肘或器械来刺激基于中医经络理论的穴位。目前的证据对穴位按压、反射疗法和耳穴按压治疗失眠不能提供明确结论。一项纳入中英文文献治疗失眠的系统综述显示，仅穴位按压的疗效略好于对照组。具体针灸疗法方法见本书第六章第六节相关内容。

（四）物理治疗

1. 经颅电刺激（cranial electric stimulation，CES） CES 涉及给予患者头部微小电流（通常不超过 1~2 mA）。放置电极于耳垂可能允许微电流通过颅神经到达脑干、丘脑和皮质。CES 不是失眠治疗的标准方法，但当常规方法失败时可提供一种辅助的临床干预措施。可能机制是影响了中枢内啡肽释放或调节其他神经递质如 5- 羟色胺和乙酰胆碱的活性。功能磁共振提示，CES 导致脑中线前额和顶区皮质活性抑制。据推测脑活性的抑制可能降低强迫性担忧、增加注意集中。脑电图也显示 CES 通过增加 α 波而降低焦虑。CES 对慢性失眠的治疗具有一定疗效。

2. 重复经颅磁刺激（repetitive transcranial magnetic stimulation，rTMS） rTMS

通过低频（1~5 Hz）脉冲磁场直接超极化神经细胞，以降低局部脑组织代谢，抑制大脑皮质的过度兴奋（过度唤醒）状态。rTMS 也通过增加褪黑激素分泌和脑内神经递质平衡改善睡眠。使用超低频磁波治疗 1 个月后，失眠症状改善比对照组明显。rTMS 治疗慢性失眠虽然导致总睡眠时间和睡眠效率减少，但改善深睡眠和快速眼球运动睡眠间的循环比药物和心理治疗好，睡眠质量也更好。rTMS 治疗可改善患者的下丘脑 - 垂体 - 肾上腺与甲状腺轴指标（提示身体唤醒水平），提供更好的长期疗效。因此，rTMS 可能更合理地改善睡眠结构和更持久地降低唤醒水平。重要的是，rTMS 可能代替镇静和催眠药物用于诸如妊娠、哺乳、驾驶等情况。

下篇　研究篇

第九章
失眠症基础研究

一、浅议"五脏六腑皆令人不寐，非独心也"

不寐是临床上常见的一种睡眠障碍，以睡眠时间、睡眠质量经常不能获得满足为特征的一类病症。随着环境污染、社会发展及人类疾病谱的改变，不寐的发病率逐渐上升，长期不寐对人们的工作、生活和学习造成很大的影响，给患者、家庭和社会带来不同程度的隐患和危害。西医对不寐的治疗以对症治疗为主，但容易存在远期疗效不理想、容易形成药物依赖和停药症状反弹等问题，影响其临床应用。中医治疗不寐多以脏腑辨证为主，尤重心治，有"不寐之病，首当论心，法从心论治"之说。笔者在查阅古代医家文献及现代诸多学者论文基础上，结合多年临床治疗不寐经验，提出"五脏六腑皆令人不寐，非独心也"，希望拓宽不寐的中医病因病机认识，为不寐的中医辨证论治开辟新思路和方案。

（一）五脏与不寐

1. 心与不寐 心者，君主之官，神明出焉，总统人体的魂、魄、意、志。睡眠总体以神的活动为纲纪，由心主的神所主导与控制。心主血脉，为"五脏六腑之大主"，神的安宁是寤寐正常的关键。正常睡眠活动的调节是在心的主宰与指挥下，人体内各个脏腑各司其职，互相协调的结果。心阴、阳、气、血的调和是寤寐有常的关键。若外邪侵袭或阴虚火旺，易致神舍不安，阳不入于阴而不寐；或心火独亢，心神被扰，心神不宁则不寐；或心血亏虚，血不养神，神无所归，导致不寐；或心阴不足，阴不敛阳，心阳偏亢，心神躁动不安导致不寐。治疗上以清心安神、滋养阴血、养心安神、镇心安神为主，汉代张仲景《伤寒杂病论》中黄连阿胶汤、酸枣仁汤、桂枝龙骨牡蛎汤与栀子豉汤等均可辨证化裁选用。

2. 肝与不寐　肝者，将军之官，谋略出焉，肝主疏泄、藏血，藏魂。肝脏调节气血的运行，肝生理功能正常，则人体气血运行调畅，营卫运行和合，阴阳则按时交接，人体方可正常寤寐。若患者素体阳热过盛，或五志过极化火，肝火上炎，扰动神明，心神不宁而不寐；或患者平素工作、生活压力大，加之所欲不遂，易生气等，导致肝疏泄不及，肝气郁结，致气血运行不畅，扰乱心神，发为不寐；或它病久病，瘀血内生，影响气血运行，扰乱心神，发为不寐；各种原因引起肝失疏泄，肝藏血功能失职，血不养魂，而致不寐；或肝经因痰浊阻滞，肝经气的正常运行受阻，魂不藏于肝，可致不寐。治疗上肝血虚者，治以补养肝血，方以酸枣仁汤加减化裁；痰阻肝经者，治以祛痰温胆，方以温胆汤加枣仁加减化裁；阴虚阳亢者，治以滋阴潜阳，方以天麻钩藤饮加减化裁；肝火扰心者，治以清肝泻火，方以龙胆泻肝汤加减化裁；肝气郁结者，治以疏肝解郁，方以逍遥散加减化裁。

3. 脾与不寐　脾主运化，为气血生化之源，后天之根本，在志为思。脾与胃同居中焦，脏腑互为表里，是气机升降之枢纽。生理情况下，脾气主升，喜燥恶湿；胃气以降为顺，以通为用。脾气充足，方能化生气血以养神化神，心神内守，阴阳平和，人体方可安睡。若患者思虑过度，所思不遂，脾胃受损，运化水湿失常，痰湿内生，食滞内扰，以致不寐；或脾运化失常，引起阴阳出入的道路不畅，人体阴阳失交，可发生不寐；或气血生化乏源，血不养心神，心神失养，导致不寐。治疗上常用补益脾胃、消食化滞、化痰清热、化湿和中等法，可予以归脾汤、黄连温胆汤、半夏秫米汤、保和丸等，目的在于调和中焦，恢复脾的运化功能，使脾意归舍，睡眠自常。

4. 肺与不寐　肺主气，司呼吸，主宣发肃降，朝百脉、主治节，藏魄。肺主气的功能正常，则脏腑、经络生理活动正常；人体气机调畅，精神情志活动正常，则寐寤正常。《灵枢·邪客》言："卫气者，昼日行于阳，夜行于阴。若卫气独卫其外，行于阳，不得入于阴，故目不瞑。"说明卫气的循行和睡眠具有非常密切的关系。若因各种原因，导致肺失宣肃，肺气上逆，发为咳、痰、喘，神为邪扰，发生不寐；若外邪袭表，肺卫奋起，抗邪于外，夜间卫气不得入于阴，肺所主的魄无所依归，发生不寐；若久病肺气虚弱，运血无力，导致肺气壅塞，心血瘀阻，扰乱心神不宁，致不寐；或肺气虚，宣发及肃降不及，易致营卫生化乏源，或营阴亏虚，阴不纳阳，或卫气运行缓慢，夜不入阴留于阳分，而发生不寐。治疗上或以补益肺气，助心行血，或收敛肺气，制约肝气生发太过，或肃降肺气，调理脾胃气机，或宜补肺金，生肾水。临床选用小青龙汤、百合固金汤、二陈汤、补肺汤及沙参麦冬汤等为基础方辨证加减化裁，目的在于使肺宣降有司，魄有所藏，神有所定。

5. 肾与不寐　肾主水液，主封藏，受五脏六腑之精而藏为真阴，是人体阴精之根本，肾藏志。《续名医类案》云："人之安睡，神归心，魄归肺，魂归肝，意归脾，志藏肾，五脏各安其位而寝。"说明肾精充盛，肾藏志功能正常，肾阴与肾阳平衡，则其他四脏得养，脏腑和调，睡眠正常。若他病、久病、房劳伤肾，可出现肾阴、阳、精、气的亏虚，肾虚可致肾不藏志，引起不寐；或肾阴亏损，肾水不足，水不涵木，肝阳上亢，肝火上炎，扰动神魂，引起不寐；肾水虚不能承于心，心肾失交，心火独亢，上扰神明，均可致失眠。治疗上辨证选用温补肾阳、滋肝肾补阴、养血填精、清心安神、交通心肾、安神定志为主，以金匮肾气丸、济生肾气丸、大补元煎、黄连阿胶汤、大补阴丸、交泰丸为基础方辨证加减化裁。

（二）六腑与不寐

1. 三焦与不寐　三焦，是上焦、中焦、下焦的统称。《素问·灵兰秘典论》曰："三焦者，决渎之官，水道出焉。"姜良铎教授把三焦的功能比喻成"四方通畅的管道"，认为三焦是人体气、水的通路，三焦具有总司人体气化、调节气机和通畅水道的作用。若多种原因导致人体三焦气化失常，则各个脏腑的生理功能失和，引起阴阳失衡，三焦的气、水道路不畅，则可内生瘀血、痰浊、水饮、风、火、湿、热和浊毒等邪，诸邪扰动心神，心神不安，则见不寐。治疗上采用调畅三焦，疏通枢机，方可选用温胆汤、半夏秫米汤、黄连温胆汤、柴胡加龙骨牡蛎汤等加减化裁。薛亚静教授提出"三焦调神"理论，认为通过针刺调理三焦，可达益气养血、畅达气血、化痰祛瘀之功，使气血盛、气道通，神魂魄得养，寤寐交替有序。

2. 胆与不寐　胆居六腑之首，主决断，寄相火而具有生发之气。胆为奇恒之腑，足少阳胆经位于半表半里之间，为阴阳升降之枢机，胆经的循行路线与心、脑密切相连，可以认为胆经气血运行通畅是正常睡眠的要素之一，是正常睡眠机制的重要组成部分。

子午流注理论认为：人体气血依照十二时辰阴阳消长，有规律地流注于十二经脉，而脏腑功能也相应地随时辰更替发生相应的变化。子时（夜间11时~凌晨1时）胆经当令，此时为阴阳交会、元气始生之时，阳气开始生发，是睡眠最关键的时点。病理情况下，因工作紧张、长期情绪抑郁，肝气郁结，失于疏泄，肝之余气流注于胆，可致中精之腑郁滞，痰热内生，扰动心神，出现不寐；若胆决断无权，可致思虑不宁，情绪不安，魂魄不安，影响睡眠，出现不寐。朱俊樑将因胆不寐分为胆寒、胆火内郁、胆经痰郁、胆气虚弱、胆气不通五型，分别给予温胆汤、蒿芩清胆汤、清胆竹茹汤、龙胆泻肝汤、柴胡加龙骨牡蛎汤、安神定志丸合酸枣仁汤、祛风益胆汤合交泰丸等治疗。

3. 胃与不寐 胃主受纳水谷，其气主降，以通为用。脾胃为表里脏腑，是人体气机升降的枢纽，"气血生化之源"。《灵枢·大惑论》云："夫卫气者，昼行于阳，夜行于阴，故阳气尽而卧，阴气尽则寐。"生理情况下，脾胃运化生成的水谷精微，是营卫二气的主要组成物质。若因外感、饮食、内伤七情、劳役，诸多因素均可导致脾、胃、肠功能失调，胃气不和，形成不寐；或饮食积滞，停滞中焦，胃气失和，上冲于心，心神不宁而不寐；或脾胃失常，化生水谷精微之力不足，营卫之气不足，致营卫运行失序，则产生不寐。申和将因胃不寐分为胃阴不足、食滞胃脘、胃实肠壅、脾胃湿热、脾胃虚寒、胆胃不和痰浊内扰分别用麦门冬汤、保和丸、调胃承气汤、甘露消毒丹、黄芪建中汤、黄连温胆汤等加减治疗。

4. 大肠与不寐 大肠者，传道之官，变化出焉。历代医书中关于大肠病变引起不寐论述不多，如《太平圣惠方·卷第十二·治伤寒心腹胀痛诸方》中载："治伤寒，大肠气壅，心腹胀满疼痛，四肢骨节酸疼烦闷，不得眠卧，宜服大黄丸方。"提示伤寒大肠气壅可引起不得眠卧；另外过食辛热之品，胃热炽盛，加之患者情志郁火，灼伤阴精，引起大肠津亏失调，肠道传导失司，产生"胃不和则卧不安"，此处的"胃"从广义上来讲与西医学讲的消化系统类似，包括胃、大肠、小肠等脏腑，如《灵枢·本输》云："大肠、小肠皆属于胃。"西医学"肠脑学说"认为：胃肠道中存在许多脑肠肽，如与睡眠有关的5-羟色胺、去甲肾上腺素等神经递质。当人体因各种刺激，导致胃肠道功能紊乱，肠壁内的神经丛接收到来自胃肠道的紊乱信号时，通过脑-肠轴将冲动传至大脑，会影响这些脑肠肽神经递质的分泌，从而影响正常的睡眠。治疗上以"腑以通为用"为指导，行气降气、消食导滞、润肠通便为主，以枳实导滞丸、增液承气汤、调胃承气汤等加减化裁治疗。

5. 小肠与不寐 小肠者，受盛之官，变化出焉。生理情况下，小肠与心相表里，小肠发挥受盛、化物、泌别清浊的功能，依靠心阳的濡养温煦，方可促进饮食的吸收和水液的正常代谢。饮食物泌别清浊后，清者上输到心肺，发挥养心脉功能；浊者下推至大肠及膀胱，经气化排出体外。小肠经与心经互为表里经，生理情况下两经相互联系，气血相通，功能上相辅相成。若小肠有热，热可循经上犯于心，扰动心神，引起心烦不寐；若小肠虚寒，受盛化物失职，水谷精微不足以濡养心脉，日久可致心血不足，心神不宁，心神不安则生不寐。《备急千金要方》所载心小肠俱实证言："病若头痛身热，大便难，心腹烦满，不得卧，以胃气不转水谷实也，名曰心小肠俱实。"刘学春临床应用神效琥珀散用于少阴火盛引起的失眠，认为可取其清小肠之热以养心之长处，能收到良好疗效。

6. 膀胱与不寐　膀胱为州都之官，具有贮存和排泄小便的功能。膀胱与肾脏腑相表里，经络循行上相互络属。膀胱经通过经络循行与督脉交会，膀胱经的经别循行过心，加之其循行"从颠入络脑，还出别下项"，所以与脑神的关系密切。膀胱经与阴阳跷脉交会，阳跷可运行卫气、交通阴阳，若阳明经有邪，卫阳不得顺利内合，导致阳跷失常，卫阳不得入于阴经，而停留于表，阴阳失交，可致不寐。人体的气血阴阳失衡、脑神失养、五脏功能紊乱均可引起不寐，膀胱经与人体的阴阳、五脏六腑、脑神的关系密切，故从膀胱经论治不寐有一定的理论和临床意义。徐振友等在督脉与足太阳膀胱上用抓痧疗法治疗不寐，临床疗效显著。治疗原理作者认为：膀胱经循行络肾，与阴跷、阳脉关系密切，因跷脉入脑之后与眼睑联系，可表现为司眼睑开合，而发挥主睡眠的功能。临床上通过督脉与足太阳膀胱经抓痧法，可疏通经络、活血化瘀，起到调治失眠的作用。

（三）小结

不寐是临床上常见的睡眠障碍，人体各脏腑各司其职，互相协调，人体方可正常睡眠；五脏六腑功能失常时可直接或间接导致心神不宁、心神失养，阴阳失交，从而产生不寐。不寐的发病与五脏六腑都有密切的联系，但与心最为密切，故可概括为"五脏六腑皆令人不寐，非独心也"。通过探讨不寐与脏腑的关系，旨在拓宽临床不寐中医论治思路，为中医防治不寐提供理论依据。

——原载：常学辉，张良芝. 浅议"五脏六腑皆令人不寐，非独心也"[J]. 辽宁中医杂志，2024，51（1）：71-73.

二、论郁致失眠

失眠属于生理、心理疾病，是指尽管有充足的睡眠机会和合适的睡眠环境，但对于睡眠时间和/或质量不满足，并且影响到日间社会功能的一种主观体验。其主要表现是入睡困难、睡眠维持困难和易醒。最早《黄帝内经》称之为"目不瞑""不得卧"，认为失眠为阴阳失交所致，《素问·大惑论》云："卫气不得入于阴，常留于阳。留于阳则阳气满，阳气满则阳跷盛，不得入于阴则阴气虚，故目不瞑矣。"基于《黄帝内经》的理论基础，历代医家进一步发展了对失眠病因病机的认识，各有千秋。然笔者认为，在辨证的基础上须结合当代社会环境因时因地辨证施治，陈妍等人口健康水平地区差异的影响因素研究，医疗可及性、就业状态、卫生条件的改善对地区健康水平具有正效应；伤害发生率、吸烟率、体育锻炼对地区健康水平具有负效应，因此社会环境亦是影响居民身体健康的重要因素。现今社会的飞速发展，当代人存在着生活节奏快、社会压力重、饮食作息不规律、不良生活嗜好、缺乏适度锻炼等问题，极易成"郁"，《金匮钩玄·火岂君相五志俱有论》云："今七情伤气，郁结不舒，痞闷壅塞，发为诸病。"故根据历代医家对失眠病因病机的认识结合现代社会背景，从"郁"论失眠。

郁，古又作鬱，词性多变，其意甚广。中医的郁最早出现于《黄帝内经》，阐述病机"无常之气，太过不及，其发异也"，并提出五郁治法"木郁达之、火郁发之、土郁夺之、金郁泄之、火郁折之"。后东汉张仲景《伤寒论》载有"郁郁""郁冒""怫郁"等；元代《丹溪心法》亦提出"气、血、湿、痰、食、火"六郁之说等。可知"郁"之字义有狭义、广义之分，狭义的郁，单指七情失调为病因的郁，寓"情志之郁"；广义的郁，指情志、外邪等因素所致之郁，取其结聚而不得发越、抑而不通之意，以气郁为主，兼有合并其他病邪。本文旨在探求广义之"郁"与失眠的内在联系，遵经典，法仲景，并结合西医学及社会环境，笔者认为失眠须从"郁"论，方得始终。

（一）郁致失眠理论基础

《丹溪心法·六郁》云："气血冲和，万病不生，一有怫郁，诸病生焉。故人身诸病，多生于郁。"并指出"郁"之病机为气血怫郁，气郁为主、兼有他邪，兼夹情志、外感六淫、饮食不节等。《寿世保元》云："郁者，结聚而不得发越也。当升者不得升，当降者不得降，当变化者不得变化也，此为传化失常，六郁之病见矣。"此为朱丹溪六郁理论进一步阐述，尤以气机郁滞为关键，且"六郁"又可相因为病，气郁可致湿滞，湿滞日久可化火（热），热郁而成痰，痰郁而血不行，血滞而食不消或变生他疾，正如《景岳全书·杂证谟·郁证》所说："或七情之邪郁，或寒热之交侵，或九气之怫郁，或雨湿之侵凌，或酒浆之积聚，故为留饮湿郁之疾，又如热郁而成痰，痰郁而成癖，血郁而成痞满，必然之理也。"

（二）失眠的病理变化

失眠病因虽多，但其最终的病理变化属阴盛阳衰、阴阳失交，《灵枢·寒热论》曰："阴跷阳跷，阴阳相交。阳入阴，阴出阳，交于目锐眦。阳气盛则瞋目，阴气盛则瞑目。"白天阳气盛于外，则目开清醒，夜晚阴气盛于内，则目闭睡眠，其病理变化大致可分为三类：一为阴液亏虚，机体阴液不足，不能敛阳，导致阳气越浮于外，因而失眠；二为阳气过盛，阳气太盛则致机体阴液相对不足，阴不制阳，阳气浮越于外而失眠；三为外邪阻滞，即机体的痰湿瘀血等病理产物阻碍了"阴阳交通"的道路，此即外邪"郁"于内而致。又人之寤寐由心神控制，心主神明，神安则寐，神不安则不寐，诸医家在治疗失眠时常加入具有安神定志功效的药物，以助缓解失眠症状。

（三）郁致失眠的发病机制

失眠有虚实，其预后因病情、病程而异，病程短、病情单纯者治疗收效佳；反之则相反。阴不纳阳、阴阳失交是其发病的根本，结合《黄帝内经》《丹溪心法》《伤寒论》等对失眠及"郁"的理论研究基础，包含了气郁、血郁、火郁、食郁、湿郁、痰郁、因虚致郁等。

1. **气郁**　肝主疏泄，调畅气机，中医认为肝藏血，心行血，机体活动则血液流经四肢百骸，静卧时则血液回于肝脏。宋代许叔微《普济本事方·卷一》云："平人肝不受邪，故卧则魂不归于肝，神静而不得寐。今肝有邪，魂不得归，是以卧则魂扬若离体也。"随着社会生活压力的增加，人们易产生焦虑、紧张、易怒等躁动情绪，情志失调，影响肝之疏泄，气机不畅、郁滞不通，导致魂不入肝，以致人失眠。在现代，情志是导致失眠的重要因素，研究表明有5%~30%的失眠患者存在不同程度的精神障碍，如抑郁、焦虑等；约90%的抑郁症患者伴有失眠的症状。

2. **血郁**　气郁日久，影响血液运行，以致血郁，《黄帝内经》记载气血疏通为贵，久病经络不通、暗耗阴血，而使血液郁结于内，气血运行失畅，气之出入异常，阴阳失调，发为失眠，此既是长期失眠的结果，又是造成失眠迁延不愈的重要原因。王清任在《医林改错》一书中提到"不寐一证乃气血凝滞"。

明·方隅《医林绳墨》载："夜不安者，将卧则起，坐未稳又欲睡，一夜无宁刻，重者满床乱滚，此血府血瘀。"久病必有瘀，通常失眠病程愈久者血郁之症越明显。

3. **火郁**　气郁日久尚可化火，火邪易扰动心神，神不宁则夜寐不安。《素问·刺热论》曰："肝热病者，小便先黄，腹痛多卧身热，热争，则狂言及惊，胁满痛，手足躁，不得安卧。"此为肝经湿热之邪内郁，造成失眠；《金匮要略·血痹虚劳病脉证并治》云："虚劳虚烦不得眠，酸枣仁汤主之。"是气血亏虚日久，心血受损，虚热内生，神不得安，则发作失眠。火热之邪分虚实，临证根据火邪的性质给予合适的方药。

4. **食郁**　脾主运化、主升清、主统血，是气血生化之源，为后天之本，与胃相表里，二者升降相宜，调畅中焦气机。《素问·逆调论》曰"阳明病者，胃脉也，胃者，六腑之海，其气亦下行，阳明逆，不得从其道，顾不得卧也。"一则由于肝主疏泄，胃受纳水谷赖于肝脏畅达气机之功，方能化生精微，气郁则脾不能升，胃不能降，饮食不化，产生食郁，造成失眠；二则饮食入于胃，直接影响脾胃生理功能，食谷难化阻于中焦，则气机不畅，胃脘胀满，升降失司，引起夜寐不安。《黄帝内经》的"胃不和则卧不安"更是指出饮食、脾胃功能与睡眠之间的密切联系。

5. **湿郁**　水湿之气郁滞体内，阻碍机体阴阳的交通运行，进而影响到睡眠。《素问·水热穴论》曰："故水病，下为胕肿大腹，上为喘呼，不得卧者，标本俱病，故肺为喘呼，肾为水肿，肺为逆不得卧，分为相输俱受者，水气之所留也。"湿邪阻滞，并上凌心肺，则喘不得卧。治疗上，应燥湿祛邪，邪祛则心神得安。

6. **痰郁**　湿邪郁阻于内，日久成痰。朱丹溪《症因脉治》云："胃强多食，脾弱不能运化，停滞胃家，成饮成痰，中脘之气，窒塞不舒，阳明之脉，逆而不下，而不得卧之症作矣。"周学海《形色外诊简摩》云："亦有因胃实不寐者，所谓胃不和则卧不安也。或食填太阴，或痰饮格于中焦。故凡痰据于阳，令人多卧；痰据于阴，令人不寐。"指出痰饮影响人寤寐规律变化。

7. **因虚致郁**　《古今医统大全》曰："诸病久则气滞血凝而成郁结。"久病致郁是指正气不足，进而导致病理产物堆积而成郁。并指出其治法，各因其证，当兼之以解散，故不可不知也。

（四）郁致失眠的治法治则

基于"郁"致失眠的病因病机，治疗法则采取补虚泻实，调和阴阳，多采用行气、活血、化湿、化痰、清火、消食等治法，联合安神定志之法，随证加入具有养血安神、镇惊安神、清心安神等中药，并注意配合精神治疗，消除紧张情绪，保持精神舒畅。气郁失眠者，《素问·六微旨大论》云："升降出入，无器不有。"气行则血、津液物质得以运行濡养全身，气滞则脏腑功能失调，以行气解郁为治疗大法；血郁失眠者，《素问·调经论》云："人之所有者，血与气耳。"《景岳全书·血证》载："凡为七窍之灵，为四肢之用，为筋骨之和柔，为肌肉之丰盛，以至滋脏腑，安神魂，润颜色，充营卫，津液得以通行，二阴得以调畅，凡形质所在，无非血之用也。是以人有此形，惟赖此血，故血衰则形萎，血败则形坏，而百骸表里之属，凡血亏之处，则必随所在而各见其偏废之病。"血与气同，皆是人体的基础物质，血郁则魂神无以安，发为失眠，以活血养血为治疗大法；火郁失眠者，火可有虚实之分，分别以清热泻火、补虚安神、清热除烦为治疗大法；食郁失眠者，食郁主要影响脾胃之气，体内气机升降失常，多以消食为治疗大法；湿郁失眠者，湿者易困脾土、易阻气机，以燥湿解郁为治疗大法；痰郁失眠者，湿聚成痰，易阻气机，治疗以化痰解郁为大法；久虚致郁者，治疗以补虚为主、兼以解郁散邪之法。

"郁"致失眠理论源于《黄帝内经》等经典基础理论，基于《丹溪心法》临床实践，结合现代中医对失眠的认识，笔者从"郁"着手，论述"郁"致失眠的理论基础、发病机制、治疗法则等，遵循同病异治原则，忠于中医辨证论治的法则，并注重整体观念，从整体出发综合考虑患者的体质、病势、环境等因素，以求因人、因时、因地制宜，解决现代人的失眠问题。

——原载：肖艳婷，孟毅，赵继，等. 论郁致失眠［J］. 中国中医药现代远程教育，2021，19（10）：72-74.

三、顽固性失眠与营分伏热关系探讨

失眠是临床很常见的疾病，多从痰火扰心、肝气郁结、肝郁化火、阴虚火旺、心虚胆怯、心脾两虚、瘀血阻滞、阳气不足，这几个方面辨证处方用药。临床常应用黄连温胆汤、丹栀逍遥散、龙胆泻肝汤、黄连阿胶鸡子黄汤、酸枣仁汤、天王补心丹、当归六黄汤、归脾汤、血府逐瘀汤、麻黄附子细辛汤等方剂或许多自拟方，治疗失眠。但是对于一些顽固性失眠的患者，应用上述方法不能解决问题时，就需要寻找新的思路、方法。

（一）顽固性失眠患者会出现舌质红绛

顽固性失眠患者，常年服用安眠药、各种中药，采用各种治疗方法、手段，仍然日复一日，夜夜失眠。这部分患者，症状对应于痰火扰心、肝郁化火、阴虚火旺、心肾不交病机，但舌质总是较原来有所变化。比如舌质正红、深红，甚至舌质红绛，苔黄腻，用黄连温胆汤治疗，症状对应，舌苔符合，但舌质不符；还有的患者舌质深红、绛红少苔、无苔，用黄连阿胶汤、天王补心丹、朱砂安神丸、当归六黄汤，效果不佳；急躁易怒失眠，舌红绛，苔少，脉弦，丹栀逍遥散、龙胆泻肝汤不能治愈。焦虑症、抑郁症患者更是以长期失眠为主要症状。问题出在哪里？

我们首先从患者的舌象入手，这些患者多见舌质正红、深红，甚至舌质红绛，舌质红绛表示什么？叶天士《外感温热篇》言："再论其热传营，舌色必绛。"舌质红、深红、绛红，正是气分热盛，渐内入营分的舌象。病变由气分深入营分，舌质变得越来越红，直至红绛，舌苔由黄变得越来越少，甚至少苔、无苔、苔干。

（二）再从病机分析舌象如何形成

失眠患者多有痰、热、火、阴虚这些致病因素，多是由肝气郁结化火，脾虚痰湿内盛蕴热而成；或者素体阳热亢盛，阴虚火旺；曾患发热性疾病，余热未清；如果再嗜食辛辣炙煿厚味，烟酒无度，脾气暴躁；或天气暑热难当、干燥无雨，感受风热、暑热、燥热、热毒邪气，火热极易由气分内传入营分，形成营分伏热病机，出现营分热盛证候，从而舌质红绛。

（三）营分热盛会引起失眠

中医历来以卫气在营阴内外的巡行来说明寤寐的机制，《灵枢·口问》曰："阳气尽，阴气盛，则目瞑；阴气尽，而阳气盛，则寤矣。"卫气得以昼夜有规律地循行于脉内脉外，先决条件是阴阳平衡，无虚无邪。阳气不亢才能自降于阴，阳气不虚才能自入于阴，阴分无热才能不拒阳，阴分无虚才能纳阳。如阳热亢盛、营分有热，阳气不能自降于阴、受拒于阴，或阳气虚弱、阴血亏虚，阳气不能自入于阴、受纳于阴，就会发生失眠诸症。

从温病中我们知道，热在营分症见：身热夜甚，口干不甚渴饮，心烦不寐，时有谵语，斑疹隐隐，舌质红绛，脉细数。叶天士概括营分证病机时说"营分受热，则血液受劫，心神不安，夜甚无寐"。说明失眠是营分证必见症状，同时会伴见精神症状"心神不安"。本条阐述温病热入营分病机，实则明确说明了温病热入营分会导致失眠。营分热盛，卫阳被拒于营阴，阳浮于营外，阳热上扰神魂，心神不定，肝魂不安，神魂飞扬而难寐；再则热入营分，劫夺耗伤营阴，营热阴伤则神魂失养，心不藏神，肝不藏魂，营阴不能纳阳，神魂外越而出现失眠。而如果失眠单独出现，则很难被当作营分热盛症状。

《温病条辨》中"少阴温病，真阴欲竭，壮火复炽，心中烦，不得卧者，黄连阿胶汤主之"。如火热炽盛，伤及心阴、肝阴、肾阴，则用朱砂安神丸、当归六黄汤、黄连阿胶汤、天王补心丹等，这些均是营分热盛引起失眠的证治。

（四）温病常见失眠，失眠轻重不同

吴鞠通讲"温热病中，往往有兼见不寐者，各察其因而治之"，并有大量篇幅、条文讲解温病伴见失眠的治疗。如"暑邪久热，寝不安，食不甘，神识不清，阴液元气两伤者，三才汤主之""脉虚，夜寐不安，烦渴舌赤，时有谵语，目常开不闭，或喜闭不开，暑入手厥阴也。手厥阴暑温，清营汤主之"。连同上述黄连阿胶汤所述，可以看到，对于肺卫热盛，逆传心包；或营血分热盛之极，迅即出现神昏、谵语等重症，失眠仅仅会出现于温病发展过程中，为伴随症状。许多温病，在由气分热盛发展到营血分证、昏迷的过程中，一定有烦躁、谵语、失眠症状，而且是"昼日明了，暮则谵语"，谵语之前必然失眠，只不过失眠时间有长短，失眠症状有轻重，与温病其他症状相比较，显得微不足道，大家只关注谵语、发热、阴伤症状轻重，而不会在意失眠症状罢了。此时出现失眠症状不可等同于普通失眠病症，而是营血分热盛，渐欲蒙蔽心包，出现危重证候的表现。

（五）失眠常是温病的后遗症状

如果营分邪热不甚，久羁不去，则只会见到身热夜甚、口干不甚渴饮、心烦不寐、舌质红绛、脉细数，而不会见到谵语、斑疹隐隐，失眠则是其中的一个主要症状。温病愈后，"炉烟虽熄，灰中有火"，病虽愈，但是营分邪热未必彻底清除，即"病去而内留之邪不去"；或素体热盛，邪热仍然会持续扰动心肝营血，劫伤营阴，从而失眠作为温病后遗的唯一症状、疾病而长期不愈。如

再遇食复、劳复、天气暑热，或再次感受温热邪气，或再患温病，或失眠复发，这也是失眠患者常常服药无效、不愈、经常复发的原因。临床还常常见到进食辛辣刺激食物、饮酒、天气炎热，引发、加重失眠的患者。在对温病的诊断辨证中，只是人们多关注卫气营血四阶段发热、口渴、神志变化、出血、斑疹症状，以及火热内盛、营血热极、气虚、津亏、阴伤、气阴两虚的病机证候，并没有意识到火热内入营分、营分伏热会导致失眠，甚至是顽固性失眠的结果。

（六）营分热盛致顽固性失眠的病机

失眠患者营分伏热证候，除由温病热入营分、病后余热未清引起外，还可由患者素体阳热亢盛、阴虚体质，或风寒化热入里、五志过极化火，发展而来。"热不独存，必赖物以附着"。心主血脉，心火必依附于心营心血，心热、心火即营热、营火，火热盛必然伤及心营心血，致心阴血不足；肝藏血，肝火必依附于肝血肝阴，肝热、肝火即营热、血热，肝火旺盛必然伤及肝阴血，致肝阴血亏虚。而心主神志，肝藏魂，心肝营血分热盛，营血亏虚，致神魂失养，神魂飞扬，夜不能寐。气分热炽，营分热盛，营热久留，会导致营血亏虚，气阴两虚，这五者是一脉同宗，互相关联的。

营分之热，位于温病的中间层面，可造成卫营热盛（逆传心包）、气营两燔或营血两燔的病理状态，不能表解，只可向浅层气分外达，或深层血分深入，易于造成胶着不去的状态，所以有营分伏热病机的失眠，病程长久，缠绵难愈。如再合并湿热毒邪，饮食生活调摄不慎等，则更缠绵难愈。对此只有采用透热转气、清热凉营、清热凉血法治疗，寄希望于"清""透"之法，假道以驱邪。

（七）营分伏热失眠的治疗原则

营分热盛的失眠患者，应按温病卫气营血辨证方法，仿清营汤，用透热转气、清热凉营药物，即清解气热，清热凉营以安神。再视火热盛极程度、气伤轻重、阴虚几何，佐以清热解毒泻火、益气养阴降火之法。此时清热凉营药物为君药，清解气热、滋阴生津、益气药物则为臣佐药。

按温病治法，"到气才可清气"，以苦寒药物，清热解毒以安神，病尚轻，较易治疗，黄连解毒汤、黄连阿胶汤、凉膈散、栀子豉汤、龙胆泻肝汤、温胆汤可参考。热入营分，则需"透热转气"，清气凉营，苦寒、甘寒、咸寒并用。

苦寒清热解毒，如银花、连翘、黄连、黄芩、竹叶等；咸寒如玄参、鳖甲、海参等；甘寒滋阴清热凉营，如生地黄、牡丹皮、赤芍等。

气分邪热火毒炽盛，极易内传入营血分，需要"截断疗法"，天王补心丹用玄参、生地黄、天麦冬，朱砂安神丸用朱砂、生地黄即是此意。黄芩、黄连、栀子、生地黄、赤芍、牡丹皮、玄参、丹参，朱砂、水牛角、代赭石等药性均属寒凉，分别具清热解毒、清热凉营、凉血止血、滋阴生津功效，应根据辨证、药物特性，选择性应用于顽固性失眠。泻心汤、天王补心丹、朱砂安神丸、当归六黄汤、丹栀逍遥丸、黄连阿胶汤、龙胆泻肝汤、二阴煎、清营汤、清宫汤、百合地黄汤等方中都有清热凉营药物，剂量或大或小。如果失眠患者有营分热盛证候，舌质红绛苔少，应该有意识加用清热凉营药物，或者将原方中清热凉营药物加大量应用。

（八）结语

对于营分热盛的顽固性失眠，要采用清热凉营安神法。笔者近年通过对失眠患者的病史、症状、舌脉的观察、统计，对于顽固性失眠、长期服用安眠药、舌质红绛者，应用清热凉营安神法，较之单纯清热（气分热、肝热、心火）、化痰、安神、滋阴，疗效明显提高，同时伴随的焦虑等症状也会很快消失。经检索，尚未发现应用本方法治疗失眠的报道。失眠患者中营分伏热病机是确确实实存在的，基于温病理论支持、临床实际存在治疗的需要。顽固性失眠久治无效，更应该注意有无营分伏热证候的兼夹，注重营分热盛的辨证，治疗时予以兼顾，方可不偏执。失眠与温病，失眠与卫气营血辨证，貌似毫不相干，实则从阴阳营卫与寤寐理论、失眠病理、用药方面来看，密不可分。

——原载：王育勤. 顽固性失眠与营分伏热关系探讨［J］. 中华中医药杂志，2016，31（11）：4431-4433.

四、失眠症中医证素组合规律的文献研究

失眠症是临床上常见的病症之一，长期失眠可以导致患者的注意力、判断力、记忆力及日常工作能力严重受损，降低患者生活质量，严重影响日间的社会功能和精神活动。伴随着人们生活节奏加快、工作压力增大，失眠症的发病率逐年升高，失眠已成为全球广泛关注的热点。随着对失眠症研究的不断深入，中医以其辨证治疗的独特优势，在失眠症治疗领域取得了良好疗效。但是传统中医关于失眠症证候的判断是医家在望、闻、问、切的基础上，四诊合参

而形成的，多为医家的个人经验，缺乏客观、统一的诊断标准。近年来提出的证素辨证方法，使中医证候学的研究更加规范和细致。本研究主要运用文献统计方法，对失眠症有关证型描述方面的文献进行整理，以中医证素研究为切入点，对整理的文献进行证素提取，运用统计学方法提取的证素进行统计分析，总结出失眠症的中医证素分布与组合规律，以期为今后失眠症的证候学规范化研究提供科学的依据。

（一）资料

1. 资料来源　检索 1999 年至 2013 年国家生物医学文献光盘数据（CBMdisc）和中国中医药文献数据库及中国学术期刊全文数据库（CNKI）所收集的所有相关文献。

2. 纳入标准　含有失眠症或不寐的证候或辨证治疗的文献；具有失眠症或不寐明确辨证分型的文献。

3. 排除标准　个人经验报道；两篇文章辨证分型、治疗内容一样者，仅取一篇，其余排除；关于其他原因引起的失眠症如抑郁、焦虑等引起的继发性失眠的相关文献予以排除；单一证型的相关文献。

（二）研究方法

1. 文献检索　登录上述文献数据库的电子检索界面，以"失眠症"或"不寐"为关键词进行一次检索，在此基础上，先后应用"辨证分型"或"证"或"证候"或"症状"或"中医"等为关键词进行二次检索，对电子检索未查到的文献进行手工检索补充，最终确定所选文献。

2. 证候名称　名称的统一规范按照中医药名词审定委员会颁布的《中医药学名词》、第七版《中医诊断学》教材、《中医证候鉴别诊断学》编写《失眠症证候文献数据整理规范》。对文献中出现的各种辨证分型名称进行规范整理。形成规范中医术语，将内涵相同但表述不同的中医证候名称规范成统一的名称，例如：将"痰热扰心""痰火扰神""痰火扰心"统一为"痰热扰心"。

3. 中医证素的提取　规范参考朱文峰的《证素辨证学》和《中医证候鉴别诊断学》，对文献中的中医证候进行病位和病性证素提取，如心胆气虚可分解为心、胆、气虚；心脾两虚可分解为心、脾、气虚、血虚。设置由 3~5 位主任医师组成的专题组，对在证候要素提取过程中有分歧的，由专家组讨论决定。

4. 建立文献数据库　利用 Excel 软件建立失眠症证候文献数据库，完成数据录入后由录入人员和校核人员分别进行二次检验，确保数据完整准确。

5. **统计方法**　对数据进行规范化整理，导入 SPSS13.0 软件进行数据分析。

（三）结果

1. **文献收集**　结果经过筛选，共收集合格的文献 56 篇，搜集符合标准的共计 276 条。

2. **失眠症证素分布及组合规律**

（1）证素分布情况　共提取病性因素 10 个，病位因素 6 个。

（2）证素组合形式　文献中关于证素的组合形式有二证素组合、三证素组合两种，其中二证素组合最多，占 52.27%，三证素组合占 47.73%。

单病性因素与单病位因素组合类型中以痰热＋心出现频率最高，达 47 次，构成比占 34.06%；之后分别为火＋心 24 次，构成比占 17.39%，气滞＋肝达 21 次，构成比占 15.22%；所对应的证型分别为痰热扰心、心火炽盛、肝郁气滞。

单病性与两病位组合类型中以气虚＋心＋脾出现频率最高，达 19 次，构成比 21.84%；之后依次为阴虚＋心＋肾 16 次，构成比占 18.39%，阴虚＋肝＋肾 12 次，构成比占 13.79%，火热＋心＋肝 10 次，构成比占 11.49%；所对应的证型分别为心脾两虚、心肾阴虚、肝肾阴虚、心肝火旺。

（四）讨论

证素是朱文峰教授根据中医学理论对古今辨证方法进行提炼而提出的辨证新思路。证素包括病性证素和病位证素两大部分，其中病位证素 20 项、病性证素 33 项，此外还有五官科病位 9 项。通过证素分为病位证素和病性证素可知，证素明显是对证的概念进行最小单位的解构和划分，使之体现出中医辨证内容及思维轨迹，并指出证素具有一定的组合规则、证素间可有重盛涵盖关系等基本特征。因此证素是辨证的基本要素，是具体的诊断单元，每一证素都有相应的特征证候。证素是构成病机和病名的组成部分，是对疾病的部位及性质作出的本质判断，各种具体证名都是由相关证素相互组合而构成的，因此证素是辨证的核心，把握证素的临床表现及其证候属性是准确辨证的关键。

本书以中医理论为指导，基于文献对失眠症中医证素分布与组合规律进行探讨。对失眠症相关文献进行收集整理，共提取失眠症病性、病位证素 16 个，其中病性证素 10 个、病位证素 6 个。结果发现失眠症中医辨证的病性证素以气虚、阴虚、火热、痰热为主，其次为气滞、血虚、血瘀、痰湿、阳虚、湿热，涉及实性因素主要有火热、痰热、血瘀、湿热，气滞、痰湿等，虚性因素主要有气虚、血虚、阴虚、阳虚等，病位因素以心为主，其次为肝、肾、脾、胆、胃。纵观文献分布，失眠症虚证以气虚、阴虚为主，涉及心肝肾，主要为心气虚，心阴虚，或心肾阴虚、肝肾阴虚等复杂证候，实证以火热、痰热为主，主要为心火炽盛、痰热扰心、心肝火旺等。

根据搜集到的中医证素组合情况，失眠症中医文献中关于证素的组合形式有二证素组合、三证素组合两种，其中二证素组合最多，占52.27%，三证素组合占47.73%。两证素组合即单病位因素与单病性因素组合，经过统计分析发现，以痰热+心出现频率最高，达47次，构成比占34.06%，其次为火+心，达24次，构成比占17.39%；气滞+肝达21次，构成比占15.22%；气滞+胃达17次，构成比占12.32%；血虚+心达10次，构成比占12.32%；血虚+肝达8次，构成比占5.8%，主要表现的证型分别为痰热扰心，心火炽盛、肝郁气滞、胃气不和、心血亏虚、肝血亏虚，三证素组合以单病性因素与两病位因素组合为主，其中气虚+心+脾出现频率最高，达19次，构成比占21.84%，其次分别为阴虚+心+肾，达16次，构成比占18.39%，阴虚+肝+肾，达12次，构成比占13.79%，火热+心+肝，达10次，构成比占11.49%，火热+肝+胃，达8次，构成比占9.20%，气虚+心+胆，达8次，构成比占9.20%，阳虚+脾+肾，达5次，构成比占5.75%，湿热+肝+胆，达3次，构成比占3.45%。主要表现的证型为心脾两虚、心肾阴虚、肝肾阴虚、心肝火旺、肝胃郁热、心胆气虚、脾肾阳虚、肝胆湿热等。两病性与单病位因素组合较为少见，主要是火+气滞+肝。主要表现的证型为肝郁化火证。根据以上失眠症中医证素组合规律可以看出失眠症其病位主要在心，发病与肝、脾、肾密切相关，病机主要为气血阴阳失调而引起心神失养或心神不宁而导致失眠的发生。各个病理因素相互影响，病情复杂多变，但根据证素组合情况来看，仍有规律可循。

文献研究属于二次研究，是对自己研究成果的再提炼和再挖掘。由于本研究收集到的合格文献较少，可能会导致研究结果与临床实际有所偏差，其研究结果有待于今后临床观察验证。为了能够更准确、全面地开展失眠症中医证素学研究，今后还需结合临床实际，进一步扩大样本空间，开展大样本、多中心的临床证素学研究，从而得到更为全面、客观、准确的失眠症中医证素分布与组合规律，更准确地把握疾病病机及其演变规律，为临床治疗和证候规范研究提供依据。

——原载：郑伟锋，崔应麟，常学辉. 失眠症中医证素组合规律的文献研究［J］. 时珍国医国药，2015，26（9）：2289-2290.

第十章
失眠症临床研究

一、中医对失眠的诊治

失眠亦称不寐，是由于心神失养或心神不安所致，以经常不能获得正常睡眠为特征的一类病证。主要表现：睡眠时间、深度的不足，轻者入睡困难，或寐而不酣，时寐时醒，或醒后不能再寐，重则彻夜不寐。中医学称为"目不瞑""不得寐"。由于心神不宁、神不守舍从而导致失眠。"神"的定义，广义来讲指人体生命的一切活动，狭义来讲指人的精神、意识和思维活动。"脑为元神之府""总众神也"，即统领人体的精神思维意识与一切活动。故"脑"与失眠密不可分。

（一）脑与失眠的关系

"脑"位于颅内，处于人体的最高部位，起着统摄全局的作用，脑控制着人体的一切活动包括思维意识、行为活动、生产生活。脑对外界环境反应极其灵敏，是所有神经的中枢，会在不同状态下通过神经信号作出相应的行为。脑为元阴元阳之腑，综合了五脏六腑的功能特点，脑对支配五脏六腑、四肢百骸起着至关重要的作用。"脑"为中医理论中"神"的抽象理解之一，指人体生命的一切活动及其外在表现。例如："精神内守，病安从来"，即精与神留于体内，什么病都没有了；"得神者昌，失神者亡"，即精神状态与生命盛衰密切相连。精神失调则神不守，导致脑活动失常，从而睡眠受到影响，脑与睡眠的关系密切。

（二）失眠的病因病机

中医学认为失眠的病位在脑，多与心、肝、脾、肾等多个脏腑有关，其病因为七情内伤、饮食失调、体弱劳倦等，病机是机体脏腑阴阳的失衡、气血失调，导致心神不宁。《景岳全书·不寐》所说："痰火扰乱，心神不宁，思虑过伤，火炽痰郁，而致不眠者多矣。"脾胃居于中焦，上交于心肺，与肝胆相邻，下注于肾，是人体阴阳、气血、水火、气机升降的枢纽，故提出了脾胃"持中央以运四旁"的理论。据内经理论，失眠的根本病机即阴阳的不交与不通。阴阳不交失眠的原因：阴液亏损、阳气过盛致阳气外浮；外邪阻滞而阴阳不交。失眠还因营卫失和，心神不安，脏腑失调，情志失调，体质不同等。

（三）失眠的中西医诊断

1.西医诊断　①患者主诉有失眠：入睡困难、易醒、频繁觉醒、多梦、早醒或醒后再次入睡超过 30 分钟，总睡眠时间小于 6 小时。有上述情况 1 项以上，同时伴有多梦、醒后有头晕、乏力等不适症状。②社会功能受损：白天有头昏、乏力、精力不足、疲劳、昏昏欲睡及注意力不集中等症状，严重者出现认知能力下降从而影响工作和学习。③上述情况每周至少发生 3 次，持续至少 1 个月。④排除各种神经、精神和躯体疾病导致的继发性失眠。［来源：《神经病学》（第 7 版）］

2.中医诊断　①不寐，轻者入睡困难，或寐而不酣，时寐时醒，或醒后不能再寐，重则彻夜不寐。②可伴有头昏头痛、心悸健忘、心烦、神疲等。③常有情志失常、饮食不节、劳倦过度及病后、体虚等病史。［来源：《中医内科学》（第 9 版）］

（四）中医治疗失眠

1.内治法　何华教授多从脾胃论治失眠，故多以健运脾胃为则，以保和丸合经典方加减。

（1）肝郁化火证　平素抑郁、多思多虑，如：小事生气、吵架等，导致肝气郁结，日久则化火生热，热扰心神，心神不宁。症见：不寐多梦，头晕、胀，口干苦，目赤耳鸣，不欲饮食，便秘尿赤，舌质红、苔黄厚或黄腻，脉弦数。治当理肝清火，镇心安神。何华教授多用丹栀逍遥丸合保和丸加减，方药组成：牡丹皮 15g，栀子 15g，炒黄芩 10g，泽泻 15g，柴胡 10g，当归 10g，赤芍 10g，陈皮 10g，竹茹 12g，炒鸡内金 20g，甘草 6g。

（2）痰热内扰证　平素喜食肥甘厚腻，导致脾失健运，胃失和降，则生湿生痰，日久则聚痰生热，化火扰心，心神不宁。症见：心烦不寐，头重目眩，泛恶嗳气，舌苔腻，脉滑。治当清热化痰，和中安神。何师多用黄连温胆汤合保和丸加减，方药组成：黄连 6g，炒枳实 10g，竹茹 12g，茯苓 15g，陈皮 10g，清半夏 12g，炒鸡内金 20g，炒莱菔子 15g，甘草 6g。

（3）心虚胆怯证　平素胆小怕事，易惊易恐，胆主决断，心胆气虚，神明失守。症见：虚烦不寐，胆怯心悸，乏力，气短自汗，舌淡，脉弦细。治当补气健脾，镇惊安神。何师多用安神定志丸合保和丸加减，方药组成：党参 15g，石菖蒲 10g，制远志 10g，茯苓 15g，龙骨 30g（先煎），茯神 15g，川芎 10g，炒酸枣仁 30g，陈皮 10g，炒鸡内金 20g，炒莱菔子 10g，甘草 6g。

（4）心火炽盛证　偏食辛辣刺激之物，有火内生，心经火旺，热扰神明。症见：心烦不寐，口舌生疮，小便短赤，舌尖红，脉数有力。治当清心泻火，宁心安神。何师多用朱砂安神丸合保和丸加减，方药组成：朱砂 6g，黄连 6g，当归 10g，生地黄 15g，陈皮 10g，竹茹 12g，炒鸡内金 20g，炒莱菔子 15g，甘草 6g。

（5）心脾两虚证　平素脾胃虚弱，纳食少，营养不良，心主血脉，脾统血，两者皆虚，脉络气血化生不足，运行失司，导致神不守舍。症见：不易入睡，多梦易醒，神倦食少，头晕目眩，面色少华，舌淡，脉细弱。治当补益心脾，养血安神。何师多用归脾汤合保和丸加减，方药组成：党参 10g，白术 20g，黄芪 15g，当归 10g，茯神 15g，制远志 10g，炒酸枣仁 30g，木香 10g，茯苓 15g，陈皮 10g，炒鸡内金 20g，炒莱菔子 15g，甘草 6g。

（6）阴虚火旺证　先天不足或者年老体弱，肝肾不足，阴虚则热，心与肾相交，肝肾亏虚则导致心神受乱。症见：心烦不寐，心悸多梦，口干少津，五心烦热，舌红少苔，脉细数。治当滋阴降火，交通心肾。何师多用六味地黄丸合交泰丸合保和丸加减，方药组成：熟地黄 10g，山药 10g，酒萸肉 10g，茯苓 15g，泽泻 15g，牡丹皮 10g，肉桂 9g，黄连 6g，陈皮 10g，连翘 10g，炒鸡内金 20g，炒莱菔子 15g，甘草 6g。

2. 外治法　从古到今治疗方法层出不穷，有日常生活中的，也有中医特色，包括针灸、推拿、食疗、足浴、体育锻炼等方法。

（1）针灸安眠　从古代已有记载，意在调理人体阴阳，扶正祛邪，疏经活络，从而改善睡眠。主穴：神门、内关、百合、安眠。心经原穴神门、心包经络穴内关以宁心安神；百会穴位于颠，入络脑，清头目宁神；安眠穴为经验有效穴。作用于人体安眠穴位有很多，除了主穴以外还可选配穴，辨证分析，选取适当的穴位配伍运用，效果更佳。

（2）推拿安眠 运用推拿手法作用于人体促进睡眠。患者俯卧位，用各种手法施术于患者背部两侧膀胱经和腹部，一指禅推法着重特殊经验穴，推面部，环头顶及额部，分抹面颊，之后双手置于患者枕后重点点揉玉枕附近的阿是穴。点按睛明穴可以缓解疲劳，揉眼眶可以使眼睛视物更清晰，可以使失眠时改善日常状态。捏脊不仅能够放松肌肉促进睡眠，还可以治疗小儿发热。提捏颈部可以缓解从而帮助睡眠。

（3）食物安眠 食物也可安眠。如：小米含色氨酸和淀粉，促进胰岛素分泌，增加色氨酸进入脑内的数量，从而安眠；大枣含维生素、有机酸、铁、钙、磷等，可补血安神，有催眠疗效，尤其老年人。所以生活中的小米粥、红枣山药粥等，不仅能够促进睡眠，还可以养胃和脾。

其实食疗是最贴近人们日常生活，食物是人类不可或缺的物质之一，生活中不仅有小米和红枣能够帮助睡眠，合理的饮食习惯一样能够调节睡眠。

（4）足浴安眠 以养心安神为治则，用酸枣仁、合欢花、夜交藤、茯神、远志等中药为主，还可配以活血调经之红花、路路通、郁金等，于睡前用煎汤熏洗双足，促进皮肤吸收，血脉流畅，达到安眠的效果。足浴在现代生活中十分方便快捷，药液比普通热水的药理作用更能够缓解疲劳，改善其睡眠质量。

（5）运动安眠 着重体育锻炼可延长睡眠时间，快速进入浅睡眠及改善睡眠质量。比如慢跑、跳绳、游泳等，适度的体育锻炼，不仅能改善睡眠质量，还有益身心健康，塑造体型。

（五）总结

我们社会在发展，人们的生活水平在进步，随之而来日常生活、工作、学习也就更紧张，失眠症的发病率与日俱增，传统中医方法多样，疗效显著，副反应小，备受推崇。但中医治疗失眠仍存在一定的问题，如缺乏辨证的统一性，对药物的作用机制缺乏深入研究，致中医在国外发展步履艰难；研究方法设计缺乏严密性，疗效评判标准不统一，降低可信度。我们更应该深入地研究传统中医，促使中医发扬光大。

——原载：吕书奇，何华．中医对失眠的诊治［J］．中国中医药现代远程教育，2019，17（6）：92-94.

二、探析《伤寒论》不寐证治

不寐为临床常见病，早在《黄帝内经》中就有相关论述，称其为"不得眠""不得卧"等。其病名最早出现在《难经·四十六难》："老人卧而不寐，少壮寐而不寤者，何也？"《灵枢·口问》曰："卫气昼日行于阳，夜半则行于阴，阴者主夜，夜者主卧……阳气尽，阴气盛，则目瞑；阴气尽而阳气盛，则寤矣。"言天有所变，人有所应，自然界阴阳交替变化，在天为昼夜晨昏，在人为寐为寤，人之阴阳出入，本于天之阴阳出入，故"营卫之行不失于常，故昼日精，夜不寤也"。不寐的基本病机为阴阳失和，阳不入阴。《素问·逆调论》言"阳明者，胃脉也，胃者，六腑之海，其气亦下行。阳明逆，不得从其道，故不得卧也。《下经》曰：'胃不和则卧不安。'此之谓也"，指出气机升降出入是维持正常寤寐的基本条件，或因于实；痰湿、瘀血、积滞等阻滞气机，或因于虚；五脏气血虚衰，转运不利，均可导致"营卫之道涩""营卫之行失常"而影响寤寐。

《伤寒论》是中医四大经典之一，其确立了辨证论治之法则，把《黄帝内经》中营卫、阴阳的理论与临床实践紧密结合，为临床辨治本病提供了思路。现就《伤寒论》中不寐证治探析如下。

（一）不寐实证证治

1. 热扰胸膈证　热扰胸膈证论述见于《伤寒论》第76条："发汗后，水药不得入口为逆，若更发汗，必吐下不止。发汗吐下后，虚烦不得眠，若剧者，必反复颠倒，心中懊憹，栀子豉汤主之。"此条言太阳病，误治伤津，胃中空虚，邪热趁虚内扰胸膈所致的不寐。发汗吐下后，实邪已去，余热不出，邪热内扰，胃逆则君火不降，热扰心神故虚烦不得眠。其病位偏于上，方选栀子豉汤，因栀子、豆豉俱轻，用以辛凉宣散、透邪畅中而安寐。

2. 热扰胸腹证　热扰胸腹证论述见于《伤寒论》第79条："伤寒下后，心烦腹满，卧起不安者，栀子厚朴汤主之。"太阳伤寒病在表，下之虚其里则表邪内陷，壅滞于胸腹之间，阳明之气上逆而浊阴不降，在上则心烦，在下则腹满，故见卧起不安。栀子厚朴汤以栀子清宣郁热，枳实、厚朴以泻满而降逆。《神农本草经》言栀子"主五内邪气，胃中热气"，其病位在胃，胃气不降，邪热上扰心神，故烦不得眠。

3. 水热互结证　水热互结证论述见于《伤寒论》第139条："太阳病二三日，不能卧，但欲起，心下必结，脉微弱者，此本有寒分也。反下之，若利止，必作结胸；未止者，四日复下之，此作协热利也。"本条言因结胸不能卧的证治。病在表，若其人本有水饮，下之外邪内陷，与饮互结可见下利，此里虚邪热下注，若利止而心下硬者，知水热结于上成结胸；心肺之气以降为顺，现水热郁滞，热扰心胸则烦躁，水碍气机则短气，故可见喘满不得卧，方选大陷胸汤。方中芒硝、甘遂泄热逐水，合大黄以降胃逐邪外出。

4. 血热互结证　血热互结证论述见于《伤寒论》第 106 条："太阳病不解，热结膀胱，其人如狂，血自下，下者愈。其外不解者，尚未可攻，当先解其外。外解已，但小腹急结者，乃可攻之，宜桃核承气汤。"此条言太阳病蓄血不能卧的证治。太阳病表热不解，循经内蒸而结于膀胱，"血在上则健忘，血在下则如狂"，血热互结于下焦，其人如狂而不得卧，瘀热内结于膀胱，在卫则小便不利，在荣则血瘀不行，故作急结之状，为下焦蓄血之证谛也。治以桃核承气汤泄热破瘀。若少腹硬满，其人发狂不得卧者，以抵挡汤下之。

5. 阳明热盛证　阳明热盛证论述见于《伤寒论》第 71 条："太阳病，发汗后，大汗出，胃中干，烦躁不得眠，欲得饮水者，少少与饮之，令胃气和则愈。"太阳病过汗伤津可致阳明病的不寐。阳盛之人，发汗后胃中水分被夺，而致阳热有余。胃以降为顺，现邪热壅滞，胃气不和则烦躁不得眠，此欲转属阳明之势。因燥热未甚，故少少与之水以和胃气。若燥热已甚，少水不救盛火，则用白虎汤泄其里热。

6. 阳明腑实证　阳明腑实证论述见于《伤寒论》第 242 条："患者小便不利，大便乍难乍易，时有微热，喘冒不能卧者，有燥屎也，宜大承气汤。"此条言阳明腑实证的不能卧。燥热结于内，微见于外，故时有微热；气有通塞，则大便乍难乍易；胃气郁遏，腑气不利，肺气肃降被遏，故喘冒不得卧。是以《素问·腹中论》曰："不得卧而息有音者，是阳明之逆也。"治以大承气汤涤荡肠胃，使邪祛胃和则安。

（二）不寐虚证证治

1. 血虚证　血虚证论述见于《伤寒论》第 86 条："衄家，不可发汗，汗出必额上陷，脉急紧，直视不能眴，不得眠。"此条言血虚发汗而致的不寐。衄家津液亡于上，阴虚而阳盛，阴不涵阳，若再发其汗，汗出液竭，诸脉失养，形不足则额上脉陷，热有余则脉急紧，阳气不能行于阴故不得眠。

2. 阳虚烦躁证　阳虚烦躁证论述见于《伤寒论》第 118 条："火逆下之，因烧针烦躁者，桂枝甘草龙骨牡蛎汤主之。"本条言过汗后心阳不足导致的不寐。以烧针发汗，火劫逼迫，邪复入里而下之，在外则过汗心阳被伤，心神不得潜敛，故烦躁不安。治以桂枝甘草龙骨牡蛎汤，方中桂枝、甘草补中而助心阳，龙骨、牡蛎镇惊敛神而治烦躁。

3. 阳虚阴盛证　阳虚阴盛证论述见于《伤寒论》第 61 条："下之后，复发汗，昼日烦躁不得眠，夜而安静，不呕，不渴，无表证，脉沉微，身无大热者，干姜附子汤主之。"本条言太阳病下后复汗，阳气大伤，阴寒内盛之不得眠。阳旺于昼，阴旺于夜，白天人体的弱阳得到天阳相助而与阴争，故烦躁不得眠；晚上阴气用事，弱阳无力与之抗衡，故而安静。不呕知非少阳证，不渴而无阳明证，无表证知非太阳证，其脉沉微而身无大热，此少阴真阳衰微，残阳欲亡，阴虽盛而未相格，阳虽微而尚有依附。故方选干姜附子汤，方中干姜回脾胃之阳，附子复肝肾之阳，急煎顿服以力挽残阳。

4. 亡阳死证　亡阳死证论述见于《伤寒论》第 300 条："少阴病，脉微细沉，但欲卧，汗出不烦，自欲吐，至五六日自利，复烦躁不得卧寐者死。"本条论述阴盛格阳的少阴死证。少阴病，脉微细沉，但欲卧，此阴阳俱虚，汗之复亡阳，残阳上越则欲吐，阳微而阴盛故不烦，此一派阴寒之象。当以四逆汤急温少阴。若至五六日，中气衰败，脾阳已绝而见自下利，亡阳外越则烦躁不得卧寐，此纯阴而无阳，乃死候。《伤寒论》第 344 条："伤寒发热，下利厥逆，躁不得卧者，死。"此条言厥阴病阴极阳亡的不寐。伤寒发热，为邪盛于外，下利厥逆，阳亡于内，阴气独盛，故躁不得卧，阳气已绝，故死。

（三）不寐虚实夹杂证证治

1. 阳虚痰扰证　阳虚痰扰证论述见于《伤寒论》第 112 条："伤寒脉浮，医以火迫劫之，亡阳必惊狂，卧起不安者，桂枝去芍药加蜀漆牡蛎龙骨救逆汤主之。"此条言心阳虚兼以痰扰的不寐。伤寒脉浮当发其汗，以火劫迫使大汗出，汗出太过而亡阳，心阳不足以主神，则狂；火逆逼迫，邪无从出，浊邪上犯故惊、卧起不安。治以桂枝去芍药加蜀漆牡蛎龙骨救逆汤。因病在阳位，故去芍药，以蜀漆除邪气，龙骨、牡蛎镇魂魄。

2. 胃虚水邪上犯证　胃虚水邪上犯证论述见于《伤寒论》第 158 条："伤寒中风，医反下之，其人下利日数十行，谷不化，腹中雷鸣，心下痞硬而满，干呕，心烦不得安。医见心下痞，谓病不尽，复下之，其痞益甚。此非结热，但以胃中虚，客气上逆，故使硬也。甘草泻心汤主之。"此条言太阳误下胃虚，痞利俱甚的不寐。伤寒中风医反下之，若其人脾胃素虚，下之更虚，运转迟缓则谷不化，腹中雷鸣，胃气上逆而干呕，阳不得从其道则心烦不得安，脾胃之气升降失调，则心下痞硬而满。此为胃中虚，其病势急迫，治以甘草泻心汤，重用甘草缓急补中焦之虚。

3. 阴虚热扰胸膈证　阴虚热扰胸膈证论述见于《伤寒论》第 303 条："少阴病，得之二三日以上，心中烦，不得卧，黄连阿胶汤主之。"此条言少阴少阳并病所致的不寐。少阴病，其本虚，若上焦复有热，心神被扰，则见心烦不得卧，治以黄连阿胶汤滋阴降火、交通心肾。《注解伤寒论》言："阳有余，以苦除之，黄连、黄芩之苦以除热；阴不足，以甘补之，鸡子黄、阿胶之甘以补血；酸，收也，泄也，芍药之酸，收阴气而泄邪热也。"

4. 阴虚水热互结证　阴虚水热互结证论述见于《伤寒论》第 319 条："少阴病，下利六七日，咳而呕渴，心烦不得眠者，猪苓汤主之。"少阴病，若内有水饮，复有热，水热之邪阻滞，热扰心神则烦，在上焦则咳，在中焦则呕，在下焦则下利。方选猪苓汤以清热育阴利水。柯琴曰："芩、连以直折心火，用阿胶以补肾阴；鸡子黄佐芩、连，于泻心中补心血；芍药佐阿胶，于补阴中敛阴气……是则少阴之火，各归其部，心中之烦不得眠可除矣。"

（四）小结

不寐的病机不外乎阴阳失和、阳不入阴。《伤寒论》中不寐以虚、实论之，其实者，因于热盛，或有形之邪阻滞，阳不能入于阴；其虚者，阴虚不纳阳，或阳虚游弋于外而不得入于阴，甚或成亡阳死证；虚实夹杂则兼之，总由"营卫之道涩"而致。治疗当谨守病机，实则泻之，虚则补之，虚实夹杂当分清主次，随证治之。

——原载：常学辉，李元正，张良芝. 探析《伤寒论》不寐证治［J］. 国医论坛，2020，35（4）：5-7.

三、择时论治失眠

失眠，又称"不得卧""不寐"，是指以经常不能获得正常睡眠为特征的一种常见疾病，轻者入睡困难，或入睡后易被惊醒，醒后难以再次入睡，严重者彻夜不得眠。随着经济全球化的迅速发展，社会节奏的不断加快，随之而来人们的生活压力也越来越大，饱受失眠困扰的患者亦是与日俱增。中医中药在治疗失眠上有自己的独特优势，临床上多从心、肝、肾、脾胃等脏腑论治失眠，辨证施治，一人一证、一人一方，但治疗效果有时却不尽如人意，随着时间医学影响的不断扩大，失眠的择时论治也越来越引起学者的重视，在辨证论治的基础上配合中医时间医学择时治疗，常取得令人满意的临床疗效。现就择时论治失眠探析如下。

（一）中医失眠的病因病机

1. 不寐与阴阳、营卫 中医认为人之寤寐主要由心神控制，而营卫阴阳的正常运作是保证心神调节寤寐的基础。《素问·生气通天论》中记载："阴平阳秘，精神乃治。"阴气平顺，阳气固守，两者互相调节而维持其相对平衡，是进行正常生命活动的基本条件。《灵枢·大惑论》云："卫气不得入于阴，常留于阳，留于阳则阳气满，阳气满则阳跷盛，不得入于阴则阴气虚，故目不瞑矣。"故阴阳失交、营卫不调，阴虚不得纳阳，阳盛不得入于阴而发为不寐。

2. 不寐与脏腑 《素问·宣明五气》云："心藏神，肺藏魄，肝藏魂，脾藏意，肾藏志。"可以看出五脏皆是藏神之所，五脏的生理功能失调和病理变化，引起脏腑机能紊乱，气血失和、阴阳失调，神志不宁而发生不寐。其病位主要则之于心，并与肝、胆、脾胃、肺、肾等脏腑密切相关。

（二）择时治疗失眠的理论基础

中医学"择时服药"的内容丰富，源远流长，自成体系，在博大精深的中医理论体系中占有重要的地位。纵观阴阳五行、天人相应、五运六气、子午流注等无不包含时间医学的内容。

1. 天人相应，天人合一 《黄帝内经》在"天人合一"的哲学基础上提出了"天人相应"理论，"人与天地相参，与日月相应也"。"天人相应"的整体观与动态观是中医"择时服药"理论的核心思想。天、地、人是一个有机的整体，人与天地相应。昼夜消长、日出而作、日落而息、春夏秋冬四季更替、寒热变化、五脏应时、五脏之气的生、长、化、收、藏无不体现着"天人相应"的整体观，遵循"必先岁气，无伐天和"择时原则。正如《素问·四气调神大论篇》记载有"春三月，此谓发陈……夜卧早起……夏三月，此为蕃莠……夜卧早起……秋三月，此谓容平，早卧早起……冬三月，此为闭藏……早卧晚起"。春季晚睡早起，夏季晚睡早起，秋季早睡早起，冬季早睡晚起。一年四季阴阳消长不尽相同，人类睡眠时间根据"早睡早起"这个原则，也必须有所出入，以顺其自然界阴阳消长规律的变化而同步一致。清代徐灵胎认为，给药时间"早暮不合其时……不惟无益，反能有害"。失眠更有其特殊的时效性，昼精夜寐，在失眠的治疗中，准确的辨证论治，再根据药物的药性特点，结合人体生理活动的昼夜规律，选择最佳给药时间，才能更好地发挥药效，达到事半功倍的效果。

2. 阴阳平衡，阴阳顺势　阴阳消长是天地之间万物变化的总纲和根本。人体体内的阴阳也应与自然界阴阳消长规律相适应。昼为阳，夜为阴。人体顺应阴阳，于是就有了寤和寐的交替。寤属阳，为阳气所主，寐属阴，为阴气所主。《素问·生气通天论篇》曰："朝则阳气始生，日中而盛，日暮而收，夜半而藏，人体阴阳气血盛衰消长，气机升降出入，均与自然界阴阳消长变化升降相同步。"因此把握好阴阳失调的病机，在辨证论治的基础上结合五脏应时理论，配合自然昼夜阴消阳长，择时论治失眠，达到阴平阳秘的状态，不寐乃治。夜间泻阳补阴促进睡眠，白昼升阳缓解神疲乏力。既可保证夜间睡眠，亦可白天精神抖擞。

（三）择时论治失眠的应用

1. 择时应用药物治失眠　《灵枢·顺气一日分为四时》曰：夫百病者，多以旦慧、昼安、夕加、夜甚。"说明人在昼夜阴阳自然变化过程中，生理活动、病情等也随之而变化，失眠因其特殊的时效性，最佳的服药服用不同的方剂，顺从人体昼夜阴阳消长，借助阴阳气血的运行，达到事半功倍的效果。谢恬将中医古籍中"因方择时"内容做了整理：温阳补肾药宜平旦服；滋阴养血药宜入夜服；益气升阳药宜午前服；安神镇静药宜临卧服。腾晶等选取卯时（早6时）和酉时（晚6时）作为失眠患者的服药时间，认为以时辰论，平旦太阳初升，一般为卯时，气始出于表，温煦肌表，夕为酉时，气趋于里，卯、酉是阴阳平衡点，此时用药可顺应阴阳交替转化之势而调和营卫，取得满意的临床疗效。杨海侠根据《黄帝内经》择时服药的理论，结合子午流注及中医天人相应的观点，选择阴虚火旺型的不寐患者，在酉时（17~19时）服用酸枣仁汤，滋养肾水，上济于心，阴阳平衡，肾水既济，心肾相交，效果显著。

2. 择时应用针刺治失眠　针刺治疗失眠主要来源于子午流注理论，是古代中医先贤发现的一种专门研究人体气血流注按时间推移、有规律地循行于脏腑经络的理论，是以井、荥、输、经、合理论配合阴阳五行为基础，应用天文学中天干、地支理论，推算经气流注盛衰开合，按时取穴的一种古典治疗方法。廖雪等采用"子午流注纳子法"择时针刺治疗失眠，根据十二经脉的井、荥、输（原）、经、合与阴阳五行木、火、土、金、水相生关系，产生子、母穴，以脏腑配合时辰，结合辨证，虚者补其母（穴），实者泻其子（穴），显著改善了患者的睡眠质量。

3. 择时应用耳穴组方治失眠 耳穴是耳郭皮肤表面与人体脏腑、经络、组织器官、四肢百骸相沟通的部位，也是脉气输注所在。耳是人体的一个缩影，刺激耳穴可以治疗全身的疾患。赵子玲等根据阴阳理论，"善补阴者，必于阳中求阴"，结合昼夜规律、阴消阳长，下午为阳中之阴，采用在下午申时（15~17时）阴气渐长之时，加压刺激耳穴（心、肾、神门）的方法治疗失眠症，取得预期疗效。

4. 择时应用开穴推拿治失眠 张怀东等运用子午流注推算法结合经穴的开合进行推拿手法治疗失眠患者，在申、酉时辰段开穴治疗，运用补法点按并推至阴、复溜、通谷、阴谷、京骨、太溪以补虚；运用泻点法按束骨、涌泉、采用反推以泻实，结果显示应用子午流注开穴推拿疗效显著。

5. 择时应用刮痧治失眠 彭德忠等根据子午流注理论中经脉与每日十二时辰的对应关系，对所选经络在特定时间内进行刮痧操作，虚证采用顺经邪刮法，实证采用逆经斜刮法，结果显示基于子午流注理论的刮痧疗法对改善围绝经期女性睡眠质量有较好的疗效。

6. 择时应用顺势足浴治失眠 吴霜等在基于营卫理论择时顺势足浴调护失眠患者睡眠质量研究中，对照组分别于晚上临睡前及上午任意时段实施桂枝汤中药足浴；时辰组分别于卯时（5~7时）、酉时（17~19时）实施桂枝汤中药足浴；时辰分方组于卯时采用桂枝汤加桂枝柴胡足浴晨方，酉时采用桂枝汤加白芍龙骨牡蛎足浴晚方。证实基于营卫理论择时顺势足浴法可有效调护失眠，显著改善患者睡眠质量。

7. 择时运动治失眠 葛庆英等认为将择时运动作为一种辅助治疗手段应用于克服极地生物时间结构紊乱综合征，在治疗极地生物时间结构紊乱综合征方面发挥积极作用，具有广阔应用前景。

（四）小结

"药可治病，亦可致病。"临床中若只重视辨证论治、组方严谨和药证切合，往往不能取得令人满意的疗效。服药、治疗的时间不当，在扰乱人体正常生理节律的同时，还可产生或加大药物的不良作用。失眠因其特殊的时效性，启示我们在治疗上更应该善于结合择时论治。笔者从失眠的病因病机、择时论治的理论基础以及临床文献中多种有效的择时治疗失眠的报道，为临床工作者拓展思路，推广应用择时论治失眠。

——原载：孟毅，李茹，郜妞妞，等. 择时论治失眠［J］. 中华中医药杂志，2019，34（1）：302-304.

四、从六腑辨治不寐探析

不寐，又称失眠，临床上以不能获得正常睡眠时间、深度为主要表现，是临床上常见的一种睡眠障碍。当今社会，生活节奏加快、生活方式改变，加之社会快速发展和竞争加剧，不寐的发病率、患病率逐年升高。有报道称，我国睡眠障碍的发病率已经达到10%，45.4%的人曾有过持续1个月的失眠经历，不寐给个人及社会也带来各种程度的隐患和危害。西医治疗不寐以对症治疗为主，但存在远期疗效不理想、易形成药物依赖和停药症状反弹等问题，这些问题限制了西药的应用。临床上中医对不寐辨证论治多从五脏着手，笔者查阅文献资料历代医家对失眠的论治等多方面分析，结合多年临床治疗不寐经验，认为五脏六腑皆可致不寐，非独五脏也。以下就"六腑皆可致不寐"进行论述，为中医从六腑防治不寐提供理论依据，为临床治疗不寐开辟新思路。

（一）不寐病因病机分析

中医学无失眠描述，根据其临床表现，属于"不寐""不得卧""不得眠"范畴。"不寐"最早见于《难经·四十六难》里的"老人卧而不寐，少壮寐而不寤者，何也？……故昼日不能精，夜不得寐也"。《黄帝内经》还云："夫百病之始生也，皆于风雨寒暑，清湿喜怒，喜怒不节则伤脏……"此段话说明大多数疾病包括不寐的发生与外感六淫、内伤情志有关。现在一般认为失眠的病因往往是多种诱因杂合，总的来说包含饮食不节、内伤七情、劳逸失调、它病久病等。失眠的病因虽多，但其病理病机可以分为两个方面：①阳盛阴衰，阴阳失交。阴阳是互根互用、消长平衡的关系，中医认为正常的睡眠是阴阳平衡运行的结果，若阴虚不能纳阳，阳盛不得入于阴，阴阳失交，阳气浮越于外可致失眠；②气血营卫失和。生理情况下，人体正常生命活动，包括睡眠等，需要气机调畅、血脉充和，脏腑气血生化功能才能得以保持稳定，营卫之气调和是睡眠正常的物质基础。病理情况下，因感受外邪、饮食不节、情志所伤等，引起气血失和，累及脏腑之气、营卫之气，使营气衰少，卫气内伐，或卫气浮于体表不得入阴，血不足不能濡养脏腑，神魂失其主、神气不得内守可致不寐。

（二）不寐从六腑辨治分析

既然阴阳失交、气血营卫失和是不寐发病机制，不寐治疗大法应是调和阴阳气血、疏通营卫。不寐从五脏辨证论治论述较多，本文仅分别从六腑论治不寐，旨在拓宽不寐治疗思路，增强治疗效果。

1. 不寐从胆论治 《素问·灵兰秘典论》曰："胆者中正之官，决断出焉。"由上可知，生理情况下胆有主决断的功能。胆主决断正常，人才能情绪稳定。肝与胆相为表里，肝主疏泄为刚脏，胆泌清液为阴柔之质，只有肝胆功能正常刚柔才能相济，这就是所谓的"胆，能善能怒，能刚能柔。"同时，胆为奇恒之腑，足少阳胆经位于半表半里之间，为阴阳升降之枢机，胆经的循行又与心脑密切相连，可以推断出胆经气血运行通畅也是正常睡眠必不可少的要素之一。病理情况下，若胆决断无权，可致思虑不宁，情绪不安，影响睡眠，出现失眠。子午流注理论认为：一天中，子时为胆经当令，正是阴阳交汇、阳气开始升发之时，此时是深度睡眠的关键节点。现代睡眠医学认为：成年人深NREM 睡眠主要出现在上半夜，浅 NREM 睡眠一般出现在下半夜，这从一方面也佐证了从胆论治不寐的重要性。吴晓东等人总结董湘玉教授经验指出：不寐与肝、胆关系最为密切，在四逆散合温胆汤的基础上，自拟清胆化痰汤治疗不寐卓着成效；对于情志不遂，肝胆郁而化痰所致不寐，治以清胆和胃，化痰安神，一旦痰化郁解，胃气平和，诸症自愈，不寐得减；杜辉教授临床观察发现十味温胆汤治疗心胆气虚不寐临床疗效显著。符为民教授指出：胆主决断，少阳主枢，而且胆与心、脑关系密切，其临证时亦多从胆寒、胆火、胆郁痰扰、胆虚等四个证型论治胆病之不寐，临床疗效斐然。

2. 不寐从小肠论治 经络学说认为手少阴心经与手太阳小肠经互为表里经，两者相互络属，相互连接。小肠腑与心脏在经脉上互为表里，相互联系，在气血上相通，故两者生理功能上相辅相成。《素问·灵兰秘典论》曰："小肠者，受盛之官，变化出焉。"说明小肠具有受盛化物、泌别清浊的功能，通过此功能来维持饮食的吸收和水液的正常代谢，小肠泌别物中清者上输心肺发挥养心脉作用，浊者推至大肠及膀胱排出体外。不能忽视的是，小肠受盛化物、泌别清浊功能必须在心功能正常下完成，心阳的温煦及心血的濡养保证了小肠化物的功能。临床上五志过极化火，心火有热可下移小肠；反之，如小肠有热，亦可循经络上犯于心，出现不寐，心烦，口舌生疮等症状；如小肠虚寒，其受盛化物功能失职，人体的水谷精微不足以濡养心脉，日久出现心血不足，血不养心，心神失养，心神不安出现不寐。《备急千金要方》记载："病若头痛身热，大便难，心腹烦满，不得卧，以胃气不转水谷实也，名曰心小肠俱实。"一方面说明心小肠俱实之证，另一方面说明心、小肠异常引起不寐。刘学春教授指出神效琥珀散常用于治疗石淋水道涩痛，对于少阴火盛引起的失眠可取其清小肠之热以养心之长处，能收到良好疗效。

3. **不寐从胃论治**　《素问·逆周论》曰："胃不和则卧不安。"这是不寐从胃论治最早的描述，意思是因患者暴饮暴食，导致饮食积滞，胃气失和，可引起不寐。中医认为：胃为五脏六腑之大主，胃具有受纳水谷、传化物而不藏的功能，胃气主降，胃以通为用，以降为和。脾胃为后天之本，气血生化之源，是人体气机升降的枢纽，脾胃功能正常维持脏腑功能的协调和气血生化运行，人体可正常寐寤。如因各种因素引起患者饮食积滞，停滞于中焦胃腑，使胃气失和，人体气机升降失常，胃中浊气不降反升，上冲到心，导致心神不宁出现不寐。如因情志失调，胃气不和，脾胃运化功能失常，使水谷精微化生乏源，气血亏虚，不能濡养心神出现不寐；如各种原因引起脾胃枢机不利，继而影响卫气的运行，导致白日卫气当出于阳而不出，夜晚卫气当入于阴而不入，出现阴阳不交，可致不寐。正如《灵枢·营卫生会》所说："营气虚少，而卫气内伐，故昼不精，夜不瞑。"若患者感受湿热外邪，湿壅化热留滞中焦，可致胃脘灼热疼痛，痞满欲吐，或胃阳不足，过食生冷，浊阴扰胃，可出现隐痛喜暖喜按，纳呆便溏，皆可引起"卧不安"，由此可以推断出多数失眠患者，在其病程中始终存在胃气不和，升降无序，故调和胃气之法为治疗失眠的根本大法。何华教授认为不寐与脾胃密切相关，脾胃健运既能生营阴又能去邪实，脾胃升降有序，则清阳升浊阴降，气化有序，寤寐自得，临床常以保和丸加减治疗，以达开化源、消壅滞、畅气机，辨证论治，每获良效。倪海军教授临床研究发现补中益气汤治疗脾胃气虚型不寐临床疗效显著。赵春一教授从"肠道菌群失调"探讨不寐论治，认为脾胃位居中焦，若其受损最易影响他脏，研究发现补中益气汤可以通过改变患者肠道菌群结构，调节肠道菌群的代谢功能，从而起到改善睡眠的效果。

4. **不寐从大肠论治**　历代医书中关于大肠病变引起不寐论述不多，如《太平圣惠方·卷第十二·治伤寒心腹胀痛诸方》中载："治伤寒，大肠气壅，心腹胀满疼痛，四肢骨节酸疼烦闷，不得眠卧，宜服大黄丸方。"提示：伤寒大肠引起的气机壅滞可引起不寐，用大黄丸方通腑行气安眠。临床上患者因过食辛热，加之情志刺激，胃热与肝郁化火相合，引起大肠津亏，传导功能阻滞，导致"胃不和则卧不安"。需要强调的是，此处所说的"胃"不仅仅为藏象学说中胃腑，它从广义上来讲与西医学中的消化系统相类似。早在《灵枢·本输》就云："大肠、小肠皆属于胃。"说明大肠、小肠和胃均为传化之腑，《黄帝内经》中提到的"胃"是指包括胃、大肠、小肠在内的"胃系统"。现代诸多研究成果也对此学说提供了有力的证据，例如，"肠脑学说"指出：肠神经系统主要分布在食管、胃和大小肠管壁内，从解剖结构看壁内神经丛神经元与颅脑神经元也有相似性和相关性，它们通过相应的感觉神经元、运动神经元及中间神经元的协调运动，最终完成消化系统的各种复杂功能；胃肠道中也同样存在许多脑肠肽，如与睡眠相关的神经递质 5- 羟色胺、去甲肾上腺素等。临床上当胃肠道功能出现紊乱时，当肠壁内神经丛接收到来自胃肠道的信号时，它通过脑肠轴将刺激冲动上传，冲动传至大脑时就会影响这些脑肠肽的分泌，继而影响睡眠。单海燕指出：溃疡性结肠炎的形成与脑肠轴功能失调有关，而溃疡性结肠炎本身具有迁延性，易复发的特点，往往会导致或加重失眠，治疗此类患者从胃肠着手，使胃肠和，则夜寐自安。

5. 不寐从膀胱论治　不寐与膀胱之间的论述主要涉及膀胱经，对于其经络循行，《灵枢·经脉》曰："膀胱足太阳之脉，起于目内眦，上额，交巅。其支者：从巅至耳上角。其直者：从巅入络脑，还出别下项，循肩膊内，挟脊抵腰中，入循膂，络肾，属膀胱。"从上述描述中可以看出，膀胱经经脉循行路线当中"上额，交巅"，"从巅入络脑"，所以通过针刺刺激膀胱经，可调节大脑的兴奋功能，使意志平衡功能恢复正常。膀胱经属膀胱腑络肾，与阴跷、阳跷脉关系紧密，《灵枢·寒热病》曰："阴跷阳跷，阴阳相交，阳入阴，阴出阳。"说明阳跷脉有运行卫气、交通阴阳的作用，如阳明有邪，使卫阳不得顺利内阖，导致阳跷有病，引起卫阳不入阴经，而停留于表，可致不寐。足太阳膀胱经循行路线经过人体的头面、颈部，本经的病变会引起患者头痛、颈肩部强痛、上肢放射性麻木疼痛等症，这些症状都会直接或间接引起失眠，且因病程迁延不愈，会产生恶性循环。胡金凤在总结东荣贵教授经验中指出：足太阳膀胱经，内居五脏六腑之腧穴，与脏腑生理功能息息相关，通过针刺膀胱经之脏腑腧穴，可以疏通五脏之气，清泻五脏之火，安抚五脏之志，通调五脏之神，从而使精神内守，寤寐自得。史华敬临床研究发现：由颈椎病引起的颈性失眠患者，针刺足太阳膀胱经头颈部循行腧穴，促进人体血液循环，调节人体交感神经、副交感神经，降低脊神经的应激力，针刺足太阳膀胱经头颈部循行腧穴还有止痛、缓解血管痉挛的作用，最终改善睡眠状态。

6. 不寐从三焦论治　《素问·灵兰秘典论》曰："三焦者，决渎之官，水道出焉。"说明三焦具有"受藏"和"出"的功能，具有"泻而不藏"的特点，故《黄帝内经》将其称为六腑之一。三焦不是一个固化的抽象概念，而是用"以象定藏"观念下的藏象概念的典型，所以三焦的生理功能也不能局限于水液代谢，其"水道出焉"也不仅指津液的通道。从广义上来讲，"气道""水谷之道""营卫之道""经脉"等都是"渎"与"水道"，都应归三焦统辖，心火、肾水相交的通道亦在三焦，只有三焦通畅方能导上宣下，水火相交，营卫之气从胃中水谷精微化生，营卫之气的布散循环也是由三焦"决渎"功能司职，所以说三焦总领营卫气血，使其循行常道。《灵枢·荣卫生会》篇提到：老年人因为"营气衰少，而卫气内伐"，故而"昼不精夜不眠"；而少壮之人"血气盛，肌肉滑，气道通，营卫之行，不失其常"，故而"昼精而夜眠"。从此论述来看，营卫的失衡状态是造成不寐的根本，若三焦决渎功能失司，则气道涩，营卫通利失常，可引起不寐。周春霞指出临床治疗不寐时，应考虑到三焦通畅与否，采用调畅少阳三焦枢机之剂，如半夏秫米汤、温胆汤、黄连温胆汤、柴胡加龙骨牡蛎汤等。黄拓在总结连建伟教授经验中指出：临床治疗不寐多从"三焦决渎"概念入手，常以半夏秫米汤与二陈汤、温胆汤、保和丸、逍遥散、补中益气汤、归脾汤、资生丸等方复方合用，收效甚佳。薛亚静提出"三焦调神"理论，认为可以通过针刺调理三焦，以达到益气养血、畅达气血、化痰祛瘀的作用，使气血盛、气道通，神魂魄得养，可使寤寐交替有序。

（三）小结

失眠是临床上常见的睡眠障碍，阴阳失交、气血营卫失和是失眠发病机制，失眠的治疗大法应是调和阴阳气血、疏通营卫。笔者在研究历代中医经典论著基础上，结合现代医家、学者研究成果报道，从中医经典文献论述、现代临床实践反证、实验研究辅证等方面对不寐与六腑关系进行探讨，旨在进一步揭示"六腑皆可致不寐，非独五脏"的内涵，为中医从六腑防治不寐提供理论依据，为临床治疗不寐开辟新思路。

——原载：张创业，常学辉. 从六腑辨治不寐探析［J］. 国医论坛，2023，38（2）：17-19.

五、不寐从肺论治

不寐是临床常见病症，指睡眠发生或维持出现障碍，睡眠质量不能满足人体生理需要，进而影响生活及健康的疾病。最新研究报道称，我国不寐患病率高达 42.5%，成为影响人们正常生活的重要因素。不寐在《黄帝内经》中称为"目不瞑""不得眠""不得卧"。历代医家对不寐论述颇多，认为病位主要在心，与肝胆、脾胃、肾均相关，现行普通高等教育中医药类规划教材《中医内科学》将不寐归为痰热扰心、肝火扰心、心胆气虚、心脾两虚及心肾失交 5 个证型。纵观历史，对肺与不寐的关系论述甚少，肺与不寐的关系并没有得到足够的重视。笔者查阅文献，结合临床所见，拟从如下几个方面探讨不寐从肺论治。

（一）肺与不寐的生理病理

中医理论认为，肺主气，司呼吸，主宣发肃降，肺朝百脉、主治节，肺藏魄。《素问·五脏生成》曰："诸气者，皆属于肺。"说明肺主气的功能正常，对全身机体气机运行起着重要的调节作用，气机的正常运行是脏腑、经络生理活动的基础。生理情况下肺的功能正常，则气的功能也正常。气机调畅，人的精神情志活动如常，故能寐。若因各种原因导致肺失宣肃，肺气上逆，发为咳嗽、气喘，呼多吸少，神为邪扰而不能寐。清代唐宗海在《血证论》中指出："肺病不得卧者，肺为华盖，立则叶垂，卧则叶张。水饮冲肺，面目浮肿，咳逆倚息，卧则肺叶举而气益上，故咳而不得卧。"肺主气属卫，卫气属于元气的一部分，源于肾而固于肺。人体的营卫之气昼夜循行 50 周，至夜营卫都会于阴，营卫相会时入睡。由于营卫之气昼夜循行的变化规律，人体出现寤寐的不同生理活动。中医学认为寐是神安于五脏而憩的状态，寤是神游于外有感知而运的状态。肺藏魄，人的精神意识活动分属于五脏，当脏腑功能失调，令神不安于舍即产生不寐。由此可见，肺与不寐生理病理关系密切。

（二）肺卫之气与不寐中医学素来强调

"天人相应"，有学者认为，自然界昼夜的阴阳变化，对卫气的昼夜循行规律有直接影响，由此形成了人规律性的睡眠活动。肺主一身之气，卫气的生成和运行都有赖于肺。生理情况下当卫气行于体内阴分时，人便入睡；当卫气行于体表阳分时，人便醒寤。若因肺气虚，无力助脾宣发五谷形成卫气，也无力推动卫气循行，则卫气不足，循行失常，导致失眠的发生。如《灵枢·邪客》曰："卫气者，昼日行于阳，夜行于阴。若卫气独卫其外，行于阳，不得入于阴，故目不瞑。"若肺气过盛，可造成卫气的升降出入失常，卫气循行于阳分阴分异常，则可出现寤寐异常，导致失眠的发生。如《素问·病态论》曰："人不得偃卧何也……肺者，藏之盖也，肺气盛则脉大，脉大则不得偃卧。"

肺主气，心主血，气能生血，肺气不足则易致血亏不养神而失眠。临床上老年人失眠常见，多由气血衰少所致，如《灵枢·营卫生会》曰："壮者之气血盛，其肌肉滑，气道通，营卫之行，不失其常，故昼精而夜瞑；老者之气血衰，其肌肉枯，气道涩，五脏之气相搏，其营气衰少而卫气内伐，故昼不精，夜不瞑。"失眠的发生与卫气失常密切相关，正所谓"卫不和则卧不安"，而"卫不和"则与肺的功能失调有着紧密的联系。如仲景创立的桂枝加龙骨牡蛎汤能调和卫、摄纳心神，有学者用本方加减治疗营卫不和、阴阳失调之不寐，颇有良效。

（三）肺之宣降与不寐

肺主气，司呼吸，主宣发肃降。临床上肺的宣降功能正常，则气的功能也正常。气机调畅，人的精神情志活动如常，故能寐；若外邪侵袭伤肺，影响肺气的宣降功能，则肺布散气和津液功能失常出现呼吸不畅，胸闷喘咳；水液内停，化为痰饮，阻塞气道，则发为呼吸困难，喘咳不得卧。肺宣发肃降无权，津液运行乏力，水道不通，液聚为痰，痰郁化热，表现痰热扰心，出现心烦不寐之症；肺失肃降，肝失条达，气机不畅，肝郁化火，表现肝火上炎而急躁不寐。清代沈时誉《医衡》载有梅鼎所补"寝食说"，认为若水气上逆，喘嗽有音，不能仰卧，病在肺也。肺宣发失司，内伤及肺，多影响肺气的肃降，肺失肃降则呼吸表浅或短促，咳喘气逆不得寐。再如《症治脉因·不得卧》曰："肺壅不得卧之因：或肺素有热，金被火刑，或肺家有痰。肺气闭塞，或肺燥液干，肺热焦满；或肺家有寒，肺气不利。凡此皆成肺壅不得卧之症也。"

（四）肺藏魄与不寐

《灵枢·本神》言："肺藏气，气舍魄。"中医学认为魄是以精为物质基础的生理本能，"并精而出入者谓之魄"。肺喜润恶燥，若因热邪炽盛，肺阴受损，肺不藏魄可致失眠；或因肺气虚，则肺魄不能制肝魂，致神魂飞扬而发不寐；若肺阴不足失于濡润则焦躁难耐，阴虚内热则魄失所养，魄气变换，百脉不和，精神魂魄扰动不定，卫不入营，魄不归脏，夜不成寐。如《冯氏锦囊秘录》曰："更有肺金魄弱，肝魂无制，寐中而觉神魂飞扬者。"

唐代孙思邈在《备急千金要方》"心脏脉论"条下曰："五脏者，魂魄宅舍，精神之依托也。魂魄飞扬者，其五脏空虚也，即邪神居之，神灵所使鬼而下之，脉短而微，其脏不足则魂魄不安。魂属于肝，魄属于肺。"明确提出了魂魄对于不寐发生的重要影响，以五脏藏神的生理功能为基础，认为脏虚邪居，魂魄不安而发不寐。

肺在志为悲，"所谓善悲者，不必实有可悲之事，心中只是怏悒不快，虽遇可喜，亦只强力为欢笑而已"。(《杂病源流犀烛》)"悲则心系急，肺布叶举，而上焦不通，营卫不散，热气在中，故气消矣"。(《素问·举痛论》)肺气不足，则精血亏虚，阴不敛阳，阴阳不交而失眠；悲忧则首伤心神，神不归心而不寐；悲忧过度则容易导致肝气疏泄失职，肝气郁结，气郁化火扰乱心神而不眠；悲忧过度则容易伤及脾胃，脾胃不和，"胃不和则卧不安"。

（五）肺和他脏的相关性与不寐

1. 肺心相关 肺主一身之气，心主一身之血，两者相互协调，保证气血的正常运行，心血得畅，心有所养，心舍稳健，则神志安定。《素问·灵兰秘典论》曰："心者君主之官，神明出焉；肺者相辅之官，治节出焉。"《灵书·经脉》曰："心手少阴之脉……复从心系却上肺。"肺为华盖，与心同居胸中，肺与心之间联系密切，二者之间的联系由宗气之作用而得以实现。若肺气不足或者肺气壅滞，宗气不足，无法贯心脉行气血，心血阻滞，心失所养，神不守舍，则发不寐。另外肺为贮痰之器，各种原因导致痰浊水饮壅肺，肺失清肃，气机逆盛，扰乱心神则发为不寐。《金匮要略·肺痿肺痈咳嗽上气病脉证治》云："咳逆上气，时时吐浊，但坐不得眠，皂荚丸主之。"《金匮要略·痰饮咳嗽病脉证并治》言："咳逆倚息，短气不得卧，其形如肿，谓之支饮……咳逆倚息，不得卧，小青龙汤主之。"外邪袭表，肺易受邪，或邪气郁而化火，或肺阴亏耗而生虚火，金侮火而转化为心火，心火扰神。若肺气壅滞上焦气机不畅，则心气郁结，心神不安。若肺失宣降，发为呛咳，则直接影响心神安定而发不寐。

2. 肺肝相关 肺属金，主肃降；肝属木，主升发，"肝生于左，肺藏于右"，肝气从左升发，肺气从右肃降，肝升肺降，相互协调，对全身气机的调畅、气血的调和起着重要的调节作用。生理情况下肺气充足，肃降正常，则有利于肝气的升发。若因肺失清肃，燥热内盛，可伤及肝阴，致肝阳亢逆，而出现头痛、易怒、胁肋胀痛、不寐等肺病及肝之候。徐良等运用润肺平肝法治疗肝阳上亢、肺阴受耗的燥咳不寐，使得肝阳得平、肺阴得补、心神得安而取得良效。

3.**肺脾相关** 肺主气而司呼吸，吸入自然界的清气；脾主运化，化生谷之精并进而化为谷气。清气与谷气在肺中汇为宗气。宗气贯注于心脉，促进心脏推动血液运行，上奉于心则心神安，神安则寐。肺为生气之枢，脾为生气之源。脾化生的谷精、谷气和津液，有赖于肺气的宣降运动以输布全身。若肺气虚弱，宣降失司，则子病犯母，导致脾气受损，最终影响宗气的生成，宗气不足，推动血脉无力，心神失养，神不安则不寐。

4.**肺肾相关** 肺主气而司呼吸，肾藏精而主纳气。人体的呼吸运动，虽由肺所主，但亦需肾的纳气机能协助。"肺为气之主，肾为气之根"。（《景岳全书·杂证谟》）两者相互协同。若肺气久虚，肃降失司，则影响肾的纳气功能，以致出现呼吸表浅，气短喘促，喘而不得卧。另外，肺肾阴阳，相互滋生。金为水之母，肺阴充足，下输于肾，使肾阴充盈。若肺阴久虚而损及肾阴，最终发展为肺肾阴虚，虚热扰心则导致不寐的发生。

由上可见，肺与不寐的关系可以从生理病理、肺卫之气异常、肺主魄功能失常、肺宣降失司、肺与他脏关系失常等几方面探讨。由于肺的功能失常往往间接造成不寐，临床上从肺论治不寐没有得到足够的重视。笔者认为，不寐从肺论治具有一定的合理性和可行性，可以完善中医治疗不寐的理论方法。

——原载：张良芝，黎民，常学辉. 不寐从肺论治 [J]. 国医论坛，2016，31（2）：211-213.

六、浅议"失眠从肾论治"

失眠，又称不寐或不得眠，是以经常不能获得正常睡眠为特征的一类病症，主要表现为睡眠时间短、睡眠浅，轻者入睡困难，或眠而不酣，时睡时醒，或醒后不能再眠，重则彻夜不眠。对失眠的辨证论治，一般医家多从心、肝论治，较少论与肾的关系。笔者在探析古代医籍的基础上，结合临床实际，发现不寐病从肾论治亦有很好的疗效。本文探讨不寐从肾论治的机制及用药，以飨同道。

（一）历代医家论述

历代医家认为：人的睡眠以机体阴阳和谐为本，体内的阴阳之气的运行，阴阳消长的变化，决定着睡眠－觉醒的正常规律。人体睡眠的情况和阴阳的盛衰有着密切的关系。失眠主要是由于机体阴阳平衡失调，阴虚阳盛，阳不入阴，神不守舍所致。《灵枢·口问》曰："阳气尽，阴气盛则目瞑，阴气尽而阳气盛则寐矣。"人体阴虚则不能制约阳气,阳气难入于阴,不与阴交而妄越妄动,导致心神浮越、神魂不守而失眠。张介宾言:"寐本乎阴,神其主也,神安则寐,神不安则寤。"朱丹溪认为相火藏于肝肾之阴分,肝肾之阴充足,阴血静谧,阴阳相互制约而平衡,肾之真阴可制约相火,而使心神相守,不致失眠。徐东说:"因肾水不足,真阴不升,而心火独亢,不得眠者。"丹溪亦云:"主封藏者,肾也。"均认为失眠与肾有一定的关系。

(二)病因病机

中医学认为:肾主水液,主封藏,受五脏六腑之精而藏为真阴,是人体阴精之根本,故人体阴液不足、不受阳纳致失眠之关键在于肾。肾阴亏损,肾水不足,一不能滋养肝肾,使肝血不充,肝阳不制,肝火上炎扰动神魂;二不能承于心,使心阳失潜,心火独亢上扰神明,均可导致失眠。具体如下。

1.心肾不交 正常情况下心与肾的关系是水与火的关系,肾水上济于肾使心火不致过亢,心火下及于肾使肾水不致过寒。由于心肾之间的水火、阴阳、精神的动态平衡失调,称为心肾不交。心肾不交之失眠多因邪入少阴肾经,郁久化热,热邪煎熬肾水,不能上济心阴,以致心火亢盛,不能下交肾水,形成阴虚阳亢。肾阴亏损,水不济火,不能上养心阴,心火偏亢,扰动心神,则会出现失眠。徐东皋说:"因肾水不足,真阴不升,而心火独亢,不得眠者。"丹溪亦云:"主封藏者,肾也,司疏泄者,肝也,二者皆相火,而其系上属于心。"可见阴虚失眠之病位于肾及心、肝,基本病因为肝肾阴液亏虚,不能养肝济心,心肝阳火亢逆而扰动神魂。《罗氏会约医镜·论不寐》云:"肾水既亏,相火自炽,以致神魂散越,睡眠不宁。"《辨证录·虚烦门》亦云:"夫心中之液,实肾内之精也。心火畏肾水之克,乃假克也;心火喜肾水之生,乃真生也。心得肾之交,而心乃生,心失肾之通,而心乃死。虚烦者正死心之渐也。"可见,肾水不足,心失所养,则虚烦而致失眠。

2.肝肾阴虚 肾属水,肝属木,肝与肾为母子相生,肾为肝之母,肝为肾之子。肝肾关系又有"肝肾同源""乙癸同源"之称。肾精充足则肝血充盛,而肝所藏之血是魂的物质基础,肝藏血,血舍魂,神魂都有赖于血的滋养。肾阴亏损,肾水不足,则精血不化,肝血不充,肝阳不制,肝火上炎,扰动神魂,汪蕴谷《杂症会心录·不寐》言:"若肝肾阴亏之辈,阳浮于上,营卫不交。神明之地,扰乱不宁,万虑纷纭,却之不去。"若肾水不足,肝木失养,魂不守舍,则会出现失眠、多梦。

（三）临床治疗

1. 心肾不交证　心肾不交之失眠，根本为肾水亏虚，不能上济于心，心火炽盛，不能下温肾水，心肾不交，则心烦不寐。临床多表现为心烦不寐，入睡困难，心悸多梦，多伴头晕耳鸣，腰膝酸软，五心烦热，咽干少津，舌红少苔，脉细数。张仲景《伤寒论》"少阴病，得之二三日以上，心中烦，不得卧，黄连阿胶汤主之。"黄连阿胶汤中黄芩、黄连泻心火，白芍、阿胶、鸡子黄滋肾水，则心肾交通，心烦去，则寐安。在《辨证录·不寐门》中用六味地黄丸加减应用以大补肾水，来制上亢之心火。方中熟地黄、山萸肉、山药滋补肝肾，填精益髓；泽泻、茯苓、丹皮健脾渗湿，清泄相火，以滋补肾阴为主。

2. 肝肾阴虚证　肝肾阴虚之失眠，其根本也为肾阴亏虚，不能滋养肝血，肝火上炎扰动神明，而致失眠。临床多表现为寐浅易醒或不能入睡、多梦，伴见烦热，潮红，口渴，腰膝酸痛，舌红苔少，脉细数弦。针对肝肾阴虚，朱丹溪《丹溪心法》中以大补阴丸为方加减应用。方中熟地黄滋养肝肾，养阴血，生精补髓；龟甲滋补肝肾，潜降肝阳同时养心安神；黄柏苦寒泻火坚阴，猪脊髓甘润，滋补精髓培补肾水，诸药合用滋肝肾补阴，养血填精。

（四）小结

失眠是现代临床常见病、多发病，其总的病机是阴阳失交，营卫不和，阳不入于阴，脏腑气血功能失调。失眠从肾论治在临床越来越多受到重视，病机上主要为心肾不交，肝肾阴虚均可导致不寐。治法上，通过滋肾水降心火，交通心肾；滋补肝肾，养血填精等治肾之法对不寐患者进行治疗，可取得了良好的临床疗效。临床上多根据病者个体因素，辨证论治，对常用方加减应用，只要辨证准确，临床都会收到一定的疗效。

——原载：常学辉，杜萌萌. 浅议"失眠从肾论治"［J］. 时珍国医国药，2014，25（2）：419.

七、浅议不寐从脑论治

不寐是指以经常不能获得正常睡眠为特征的一类病证，主要表现为睡眠时间、深度的不足，轻者入睡困难，或寐而不酣，时寐时醒，或醒后不能再寐，重则彻夜不寐。长期不寐对于正常生活和工作会产生严重负面影响，甚至会导致恶性意外事件的发生。对于不寐的论治多数认为其病位在心，与肝、肾、脾密切相关，病机以阳盛阴衰，阴阳失交为主，治疗以补虚泻实，调整脏腑阴阳为原则。笔者在探析文献的基础上发现，脑在本病的发病过程中亦起着重要的作用，本文拟从其病因病机出发，结合笔者临床实践经验，浅议不寐从脑的角度论治，以供各位同道参考。

（一）病因病机

脑，又称元神之府，又名髓海，《黄帝内经》中有"诸髓者，皆属于脑""脑为髓之海"，其主要生理功能是主宰生命活动，主精神意识，主感觉运动。有关脑与不寐的关系的论述，在文献中记载较少。尽管《难经》中有不寐病名最早的记载，其云："老人卧而不寐，少壮寐而不寤"，且《黄帝内经》中有不寐的病因、病机详细的论述，然涉及脑与不寐发病的不多，随着后世医家对不寐病机的认识不断深入，逐渐形成了营卫不和说、阴阳失调学说、脏腑损伤说、气血紊乱说、神主失用说、邪气致病说、阴阳跷脉说等，其中有学者提出阴阳失调学说、神主失用学说两者实则是相通的，两者的交汇点在于中医的脑，这可以部分阐述脑与不寐发生的机制。

1. 脑神与不寐　　神，广义的神是指人整体生命活动的主宰和总体现。狭义之神是指人的精神、意识、思维、情感活动等。《黄帝内经》有五脏神的论述，"五脏所藏：心藏神、肺藏魄、肝藏魂、脾藏意、肾藏志"。其中心所藏之神和脑所藏之神到底哪一个是根本，历代医家认识不完全统一，随着西医学的发展，对中医上脑所藏之神有了新的认识，认为其具有统司五脏所藏之神的功能。《本草纲目》云："脑为元神之府。"其中元神是人体最重要的神，是人神志活动的原动力，禀受先天精气而产生，为生命之根本。《景岳全书·不寐》云："寐本乎阴，神其主也，神安则寐，神不安则不寐。"《血证论》有："寐者，神返舍，息归根之谓也。"说明神与不寐的发生密切相关。其引起的不寐可能主要是神不安其舍，导致神不安的主要病因是邪扰于神、气血不足不能养神。

（1）邪扰于神，神不安于舍　　常见的邪气有痰热，食积。平素饮食不节之人，好食肥甘厚腻之品，易损伤脾胃，生湿生痰，痰湿郁久化热，痰热扰乱脑神，则五脏神不安其舍，出现不寐、多梦、心烦的症状。《黄帝内经》云："胃不和则卧不安。"食积胃肠，加之现代生活当中部分人长时间饮用咖啡、浓茶，扰乱神明，易出现不得安寐。

（2）气血不足，神不安于舍　　《黄帝内经》云："肝藏血，血舍魂……脾藏营，营舍意……心藏脉，脉舍神……肺藏气，气舍魄……肾藏精，精舍志。"神是生命活动的整体体现，其物质基础是气血充足。如若劳倦太过，过逸少动可导致脾胃健运失司，气血生化乏源，导致气血不足，不能濡养五脏神，使神不安于舍，脑神主宰生命活动功能失司，易致魂魄游荡飞扬，出现不寐、多梦。

2. 脑髓与不寐　脑有髓海之称，为髓汇聚之处。肾为先天之本，藏精生髓，髓充养于脑，《黄帝内经》说："诸阳之神气，上会于头，诸髓之精，上聚于脑，故头为精髓神明之府。"髓为阴，脑神为阳，阴为体阳为用，髓海充足，脑神健旺，脑神主宰的生命活动才得以正常调控，人体的精神、意识、情感等活动得以正常表现。若肾精不足，髓海空虚，脑神失调，阴阳失交，则致不寐，如《黄帝内经》所云："髓海不足，则脑转耳鸣，胫酸眩晕，目无所视，懈怠安卧。"引起肾精不足的主要原因有年老体衰、房劳过度或先天不足，后天失养，易导致肾中精血耗损或化生乏源，无以充养髓海。

（二）临床治疗

对于不寐从脑病角度的治疗，目前临床上缺乏规范化的治疗方案，不同人对其治法不同，张颖颖认为从脑与五脏的角度辨证论治，提出健脑、调五脏神的方法，结合不同年龄段辨证论治。宋媛等认为从脑和督脉的角度，运用督脉理论，选取督脉上穴位进行辨证施治。高希言等采用调卫健脑的方法，通过调节卫气，通督益髓，健脑安神改善大脑功能治疗不寐。笔者根据自己多年的临证实践经验，认为对于不寐从脑的角度治疗，贵在辨证论治，可采用以下几种方法："清热化痰，清脑安神法""消食和胃，宁脑安神法""益气养血，补脑安神法""补肾填精，健脑安神法"。

1. 清热化痰，清脑安神法　适用于痰热扰神导致的不寐，临床常见心烦不寐，胸闷脘痞，舌苔黄腻，脉滑数。方选黄连温胆汤加减。药用半夏、陈皮、黄连、枳实、竹茹、生龙骨、生牡蛎等。

2. 消食和胃，宁脑安神法　适用于食滞胃脘导致的不寐，临床常见不寐，脘腹痞满胀痛，嗳腐吞酸，舌苔厚腻，脉滑。方选保和丸加减。常用山楂、神曲、陈皮、半夏、连翘等。

3. 益气养血，补脑安神法　适用于气血不足导致的不寐，临床常见不寐，神疲食少，四肢倦怠，面色少华，舌苔薄，脉细无力。方选归脾汤加减。常用药物党参、白术、当归、黄芪、远志、酸枣仁、茯神等。

4. 补肾填精，健脑安神法　适用于肾精不足导致的不寐，临床常见不寐，入睡困难，腰膝酸软，头晕耳鸣，舌红，脉细。方选六味地黄丸加减。常用药物熟地黄、山茱萸、山药、丹皮、茯神、夜交藤、鸡血藤等。

（三）小结

不寐是临床常见病，脑神和脑髓在其发病中起着重要的作用，然目前临床中缺乏有效的从脑论治不寐的规范化方案，且对于脑的论治缺乏有效的引经药物，笔者认为其从脑论治关键是辨证论治，根据辨证加减选用相应药物，以期为不寐的治疗提供有效的方法，以解决患者的苦。

——原载：孟毅，乔明亮，常学辉，等. 浅议不寐从脑论治［J］. 中国民族民间医药，2014，23（11）：47-53.

八、浅议"失眠从脾胃论治"

失眠，古称"不寐""不得眠""不得卧""目不瞑"，是以经常不能获得正常睡眠为特征的一类病证，主要表现为睡眠时间、深度的不足，轻者入睡困难，或寐而不酣，时寐时醒，或醒后不能再寐，重则彻夜不寐。临床多从心、肝、肾论治失眠，较少论及脾胃不和所致失眠。随着经济发展，城市化，人民生活水平的提高，肥甘厚腻之品在用餐中的比重加大，加之普遍缺乏运动锻炼，饮食不规律，暴饮暴食，脾胃不和所致的失眠在临床越来越常见。笔者在此不揣浅陋，浅论脾胃失和所致失眠。

（一）历代医家论述

历代医家对脾胃不和导致失眠也有论述，《素问·逆调论》载："阴阳者，胃脉也，胃者，六腑之海，其气亦下行，阳明逆，不得从其道，故不得卧也。经曰胃不和则卧不安，此之谓也。"徐春甫《古今医统大全·不寐候》中认为脾虚火郁，痰火扰心可致失眠。"痰火扰心，心神不宁，思虑过伤，火炽痰郁，而致不寐者多矣……有脾倦火郁，夜卧遂不疏散，每至五更随气上升而发躁，便不成寐，此宜快脾发郁，清痰抑火之法。"清代程国彭《医学心悟·不得卧》论述食积、痰湿可引起失眠。"有胃不和卧不安者，胃中胀闷疼痛，此食积也，保和汤主之……。有痰湿壅遏神不安者，其症呕恶气闷，胸膈不利，用二陈汤导去其痰，其卧立安。"

（二）病因病机

脾胃与心经脉相连、五行相关、功能相济、升降相宜。脾胃同居中焦，互为表里，为气机升降之枢。脾为后天之本，主运化水谷精微和水液，脾气主升，喜燥恶湿。胃主受纳和腐熟水谷，以通为用，以降为顺。脾胃受损，则易导致脾胃不和，痰湿内生，食滞内扰，以致寐寝不安。具体如下。

1. 脾胃化源不足致失眠　《黄帝内经》云："人以水谷为本。""人以胃气为本。"《阴阳应象大论》篇曰："谷通于脾。六经为川，肠胃为海，九窍为水注之气。九窍者，五脏主之。五脏皆得胃气，乃能通利。"脾胃为气血生化之源，化源充足，心神得养，夜寐得安。脾胃失和，化生气血受阻，导致心血心阴亏虚，心失所养，心神不安，发为不寐。更牵连其他脏腑，可见心脾两虚、心胆虚怯或肝肾阴亏、相火偏亢，均会导致心神不安而成不寐之疾。张景岳《景岳全书·不寐》"不寐证虽病有不一，然惟知邪正二字则尽之矣。盖寐本乎阴，神其主也，神安则寐，神不安则不寐。其所以不安者，一由邪气之扰，一由营气不足耳。"

2. 脾胃气化不利，心肾不交导致失眠　胃主降、脾主升，二者同居中焦，上通下达，为五脏六腑气机升降出入之枢纽。脾胃各安其职，升降出入顺畅而心肾得以相交，心火降于肾，以温肾水，使肾水不寒；肾水上资于心，以制心火，使心火不亢，心神得阴之固摄，不为阳动，自安其宅而寐可成。升降失常，则心肾不交，则发为失眠多梦。正如张聿青《医案》所述："胃为中枢，升降阴阳，于此交通，心火俯宅坎中，肾水上注离内，此坎离之既济也。水火不济，不能成寐，人尽知之；不知水火不济，非水火不欲济也，有阻我水火相交之道者，中枢是也。"

3. 脾虚痰火内生，上扰心神导致失眠　脾喜燥恶湿，为生痰之源。脾虚痰湿内生，阻滞气机，郁久化火，痰火中阻，中州不畅则胃腑失于和降，气机不能正常升降出入，反致痰火之邪随逆乱之胃气上扰神明，以致心神不安而失眠。清代程国彭《医学心悟·不得卧》："有痰湿壅遏神不安者，其症呕恶气闷，胸膈不利，用二陈汤导去其痰，其卧立安。"

4. 饮食积滞胃腑，胃气上逆导致失眠　胃腑以通为顺，以降为和，宜实而不满，泻而不藏，若因饮食不节，食积内停，则胃腑不通，气机阻滞，胃气上逆而夜寐不安。清代程国彭《医学心悟·不得卧》："有胃不和卧不安者，胃中胀闷疼痛，此食积也，保和汤主之。"清代张璐《张氏医通》言："中有宿食痰火，此为胃不和则卧不安也。"可见夜寐不宁、腹胀纳呆、嗳腐吞酸或呕吐宿食、泛呕痰涎、苔腻脉滑者，用半夏秫米汤加山楂、神曲、莱菔子之类以消导和胃，或以保和丸加减。

（三）临床治疗

由上可知，脾胃本身病变或病变影响其他脏腑均可导致失眠。前人在脾胃不和治疗失眠方面积累了丰富的经验。李中梓："不寐之故，大约有五：一曰气虚，六君子汤加酸枣仁、黄芪；一曰阴虚，血少心烦，酸枣仁一两，生地黄五钱，米二合，煮粥食之；一曰痰滞，温胆汤加南星、酸枣仁、雄黄末；一曰水停，轻者六君子汤加石菖蒲、远志、苍术，重者控涎丹；一曰胃不和，橘红、甘草、石斛、茯苓、半夏、神曲、山楂之类。大端虽五，虚实寒热，互有不齐，神而明之，存乎其人耳。"程国彭《医学心悟·不得卧》："有胃不和卧不安者，胃中胀闷疼痛，此食积也，保和汤主之；有心血空虚卧不安者，皆由思虑太过，神不藏也，归脾汤主之；有风寒邪热传心，或暑热乘心，以致躁扰不安者，清之而神自定；有寒气在内而神不安者，温之而神自藏；有惊恐不安卧者，其人梦中惊跳怵惕是也，安神定志丸主之；有痰湿壅遏神不安者，其症呕恶气闷，胸膈不利，用二陈汤导去其痰，其卧立安。"

现代医家从脾胃治疗失眠方面，胡珂、纪云西认为痰热扰神失眠为失眠重要病机，施以半夏汤（半夏秫米汤）合温胆汤以清热化痰，和胃安眠，取得了良好效果。毛臻认为失眠的治疗从脾胃入手主要有补脾和胃法、疏肝和胃法、暖肝和胃法、化痰和胃法、攻下和胃法。以此为据，治疗上多获良效。介世杰结合五行理论认为脾为心之子，又因脾胃相表里，若脾胃功能失调，宿食停滞，或胃肠积热，胃失和降，子病及母，影响心神致使心神不安而失眠。获得广泛认可，疗效确切。

（四）小结

由上可知，脾胃化源不足，气血亏虚、脾胃气化不利，心肾不交，脾虚痰火内生，上扰心神及饮食积滞胃腑，胃气上逆均可导致失眠。临证分别采用健脾益气养血、化痰清热、交通心肾、和胃安眠之法，均可取得一定的疗效。内伤脾胃，百病由生，故治疗失眠不可拘泥于从心论治，需重视脾胃之为病对睡眠的影响，病有内、外、久、暂、轻、重、缓、急之别，治有标本、先后、逆从、补泻之异，知常达变，才能更好地治疗疾病，更好地服务于大众健康。

——原载：史付鑫，常学辉，董宁. 浅议"失眠从脾胃论治"[J]. 光明中医，2013，23（1）：32-34.

九、浅议"失眠从六郁论治"

失眠又称不寐，是气血运行不畅，阳不入阴，营卫失调所致的以经常不易入睡为特征的一类疾病。表现为入睡困难，或睡而易醒以及醒后不易入睡等症状。《丹溪心法·六郁》说："气血冲和，万病不生，一有怫郁，诸病生焉。故人身诸病，多生于郁。"气郁、血郁、食郁、痰郁、湿郁、火郁均可致机体气血津液运行失调，营卫失和，从而引起失眠。本文拟从病案入手，浅议失眠从六郁论治。

（一）气郁致失眠案

李某，女，45岁。2009年3月初诊。患者1个月前因家庭琐事，夜不能寐，心情烦闷，急躁易怒，1周前症状加重，伴有胸闷，纳呆，大便不畅，舌淡红，苔薄白，脉弦。处方：柴胡疏肝散加减。药用：柴胡15g，白芍15g，当归10g，枳壳10g，厚朴10g，川芎10g，炙甘草6g，香附10g，陈皮10g，焦三仙各6g，酸枣仁30g，合欢皮18g，夜交藤15g。患者服7剂后睡眠明显改善，情绪平稳，胸闷消失，大便通畅。

按语：人体的各种生理活动，以气为动力，能推动脏腑气化，输布津液，宣畅血脉，消化水谷。若情志过极，忧思郁怒，首害气机。肝气郁结，疏泄失常，气机郁滞，气郁由是而成。所谓气郁，通常是指肝气郁结。肝司疏泄，以气为用，气之疏泄，则可使周身之气机，脏腑之功能活动条达畅茂。肝气郁结，疏泄失司，木郁而致诸脏气机皆不得畅达，最终致使心脉不畅，心神不安以致失眠。治以疏肝、理气、安神。方中柴胡与白芍相伍，一散一收以疏肝达郁，枳壳、厚朴、香附以宽胸畅气，当归、川芎以达活血理气之功效，患者纳呆为土虚木克之候，则加半夏、陈皮、焦三仙以理气健脾、消食化积，加酸枣仁、合欢皮、夜交藤以宁心安神。

（二）血郁致失眠案

景某，男，38岁。2010年6月初诊。患者2个月前不慎跌倒，昏迷数分钟后随即清醒，遂未做处理，1周前出现不易入睡且睡而多梦易醒，精神倦怠，面色苍白无华，偶有头蒙，头刺痛，头昏沉，二便调，舌质灰暗，脉弦紧。处方：血府逐瘀汤加减。药用：桃仁15g，红花10g，当归10g，川芎15g，生地黄10g，赤芍8g，柴胡10g，枳壳8g，桔梗6g，炙甘草6g，牛膝15g，酸枣仁30g，远志18g，合欢皮15g，琥珀3g（冲服）。患者服用14剂后，睡眠质量明显提高，头蒙、头昏沉症状也有所改善。

按语：气郁及血，则为血郁。血之运行，听命于气，故气为血之帅。今气既郁滞，则不能帅血畅行，是以血郁。《丹溪心法·六郁》说："血郁者，四肢无力，能食便红，脉沉。"瘀血内阻，久而化热，心神被扰则多梦易醒。患者跌倒致血瘀体内，瘀血久而化热，复扰心神则致失眠且多梦易醒。气机阻滞，清阳不升则偶有头蒙、头昏沉、头刺痛。气血不达则精神倦怠，面色苍白无华。舌质灰暗，脉弦紧皆为气血阻滞之征象。证属血瘀扰神。治以活血通络，清心安神。方中用桃仁、红花、当归、生地黄、川芎、赤芍、牛膝以活血通络，柴胡、枳壳、桔梗以理气行滞用于治本，再酌加酸枣仁、远志、合欢皮、琥珀以奏清心安神之功。

（三）食郁致失眠案

杨某，男，35岁。2010年10月初诊。患者1周前连续数日吃请筵宴，多食肥甘厚腻之品，5天前出现夜不能寐，胃脘胀满，吞酸嗳气，腹满不思饮食，大便不通，舌苔厚腻，脉实数。处方：保和丸加减。药用：焦山楂15g，炒神曲15g，莱菔子10g，生大黄6g（后下），枳实10g，厚朴10g，陈皮12g，茯苓12g，清半夏12g，连翘9g，栀子9g，郁金15g，生龙齿30g，合欢皮15g，酸枣仁30g。患者服用7剂后纳眠可，胃脘胀满消失，大便通畅。

按语：暴饮暴食，宿食停滞，胃失和降而不得寐。正如《医学心悟·不得卧》所云："有胃不和卧不安者，胃中胀闷疼痛，此食积也，保和汤主之。"患者多食肥甘厚腻之品，食滞胃脘以致阳气行于外而不得入于阴，遂出现失眠之症。证属食滞胃脘，胃失和降，心神失安。治以消食导滞，畅达气机，潜心安神。方用焦山楂、炒神曲、莱菔子消食导滞以治饮食内停，气机不畅，浊阴不降而致的胃脘胀满，吞酸嗳气以及腹满之候，连翘、栀子以清解食积所生之热，生大黄、厚朴、枳实以行气通便，佐以合欢皮、酸枣仁、生龙齿以潜心安神。

（四）痰郁致失眠案

张某，男，32岁。2009年9月初诊。患半个月前不明原因出现失眠，头目昏蒙，呕恶，胸脘痞闷，口苦而黏腻，舌苔黄腻，脉滑数。处方：黄连温胆汤加减。药用：川黄连 6g，胆南星 10g，茯神 12g，法半夏 12g，陈皮 12g，枳实 10g，竹茹 10g，石菖蒲 10g，酸枣仁 30g，远志 10g。患者服用 14 剂后睡眠质量改善显著，头目昏蒙减轻，呕恶、胸脘痞闷等症状消失。

按语：气滞痰聚，痰浊内阻，郁而化热，上扰心神。正如《古今医统大全·不寐候》所言："痰火扰心，心神不宁，思虑过伤，心炽痰郁，而致不寐者多矣。"亦可有痰浊内阻，心脉失养，心神失安。恰如《证治要诀》所云："大抵惊悸，健忘，不寐，皆是痰涎沃心，以致心气不足。"痰浊内阻而致胆胃不和，胆为清净之府，性喜宁谧而恶烦扰。痰瘀化热，胆被痰热之邪清扰，失其宁谧则心神不宁而不寐，痰蒙清窍则头目昏蒙，胆胃不和，胃失和降则呕恶，胸脘痞闷。证属痰热内扰心神。治以化痰清热，和中安神。方用川黄连、茯神、法半夏、陈皮、枳实、竹茹以清热化痰、理气宽胸则头目昏蒙，呕恶，胸脘痞闷，口苦而黏腻，舌苔黄腻，脉滑数之症立除，再配以石菖蒲、酸枣仁、远志之品则安神功效立显。

（五）湿郁致失眠案

宋某，女，48 岁。2010 年 7 月初诊。患者半年前去南方探亲，回到北方家中 3 日后即出现不明原因的入睡困难，时有头痛，胸闷脘痞，全身困重，不思饮食，渴不欲饮，大便稀溏，舌苔白腻，脉滑。处方：三仁汤加减。方用：杏仁 10g，白蔻仁 10g，生薏苡仁 30g，半夏 10g，厚朴 8g，滑石 18g，通草 10g，竹叶 10g，夜交藤 18g，合欢皮 15g，酸枣仁 30g。患者服用 21 剂后，晚上入睡如常，纳可，胸闷脘痞、全身困重等症状较前明显减轻。

按语：湿邪中阻，脾胃失调，气机升降失司，心神失宁。或由湿郁而化热，心神被扰均可致失眠。患者从南方归来多感受南方湿温之邪，卫阳被遏则入睡困难而时有头痛，湿性重浊故全身困重，湿热蕴于脾胃，运化失司，气机不畅则不思饮食，渴不欲饮，大便稀溏。证属湿热困脾，心神不安。治以宣畅气机，清利湿热兼以宁神。方中杏仁、白蔻仁、生薏苡仁使三焦分消，滑石、通草、竹叶甘寒淡渗以利湿清热，半夏、厚朴以行气化湿、散结除满，兼用夜交藤、合欢皮、酸枣仁安神之味则湿热之邪立除，心神顿安。

（六）火郁致失眠案

张某，女，50 岁。2008 年 8 月初诊。患者近日诸事不顺，心情焦躁，1

周前出现心烦不寐，入睡困难，胸中懊侬，口渴喜冷饮，小便黄，大便干，舌红，脉数。处方：导赤散加减。药用：生地黄15g，川木通5g，栀子10g，黄连6g，麦冬20g，生大黄6g（后下），甘草6g，柏子仁30g，酸枣仁30g，五味子15g。患者服用14剂后，入睡较前容易，心烦不寐、胸中懊侬、口渴喜冷饮等症状明显好转，二便调。

按语： 气郁日久，化火熏灼，横逆犯胃，上扰心神。如《医效密传·不得眠》所云："热病邪热盛，神不清，故不眠。"患者心经热盛，心火循经上炎，心神不宁则症见心烦不寐，入睡困难，心与小肠相表里，心热下移小肠则小便黄，火热耗竭津液则大便干结。证属心火亢盛，心神不宁。治以清心泻火，养心宁神。方中用生地黄、川木通、栀子、黄连凉血清热以制心火，同时加用麦冬滋阴制火而不恋邪，用生大黄以通泄大便兼清里热，再加柏子仁、酸枣仁、五味子以养心宁神，标本兼治，此症可痊。

结语

总之气郁、血郁、食郁、痰郁、湿郁、火郁皆可以引起机体阴阳失调，阳不入阴而致失眠。然"六郁"又可相继而生，气郁可导致湿滞，湿滞日久可成热，热郁而成痰，痰滞而血不行，血滞而食不消化。应根据患者是否有气阻、血瘀、痰结、湿滞、食积、火扰等而分别采用行气、活血、祛痰、化湿、消食、降火等法兼以宁心安神以治疗失眠。在进行药物治疗的同时也应注重对患者进行心理疏导，及时对患者加以鼓励，树立起患者治愈的信心，解除心结则治疗会更加见效。

——原载：常学辉. 浅议"失眠从六郁论治"[J]. 中国中医药现代远程教育，2012，10（12）：10-11.

十、浅议失眠择时施治

失眠是指以睡眠障碍为主的一种睡眠质量欠佳的症状，临床上以入睡困难、睡眠不深、易醒多梦、醒后难以入睡、早醒、睡眠质量下降、醒后不适感、疲倦、记忆力减退为主要症状。中医中药治疗失眠历史悠久，理法方药比较完备，具有一定的优势，但治疗效果有时却不尽理想，随着时间医学的影响，失眠的择时施治越来越引起学者的重视，现就失眠择时施治论述如下，旨在为同道治疗失眠提供新的思路，使医学更好地为人类健康服务。

（一）中医睡眠生理病理认识

中医学认为：人的正常睡眠，系由心神所主，阴阳之气自然而有规律地转化，五脏六腑功能协调的结果。时间与睡眠息息相关，随着人体阴阳消长的变化，决定了睡眠和觉醒的生理活动。就一日而言，平旦时人体的阳气随自然界阳气生发而由里出外，阳气渐长，则人寤；正午时分人体阳气盛于外部，黄昏则阳气渐消，入夜则阳气潜藏于内，则入寐；阳入于阴则寐，阳出于阴则寤。以一日分为四时，朝则为春，日中为夏，日入为秋，夜半为冬。人的阴阳调和，血脉通利，故"昼精而夜寐"，夜晚有充足高质量的睡眠，体力和精力得以恢复，白天精力充沛，思维敏捷。

失眠属于中医学"不寐""不得眠"范畴。在古代医学文献中，"不寐"之名最早见于《难经》。《难经·四十六难》曰："老人卧而不寐，少壮寐而不寤者，何也？……老人血气衰，……故昼日不能精，夜不得寐也。"《景岳全书·不寐》论述失眠病机较为确切，认为"不寐证虽病不一，然惟知邪正二字尽矣。盖寐本乎阴，……，神安则寐，神不安则不寐。其所以不安者，……，一由营气之不足耳"。或"痰火扰乱，心神不宁，思虑过伤，火炽痰郁，而致不眠者多矣"。目前大多数学者认为失眠受多种因素的影响，除受五脏虚实影响之外，尚与六腑、痰火瘀等病理产物和时间因素有关，其病理变化总属阳盛阴衰，阴阳失交，心脾两虚、心肾不交、阴虚火旺、肝阳扰动、心胆气虚及胃中不和等因素扰乱心神，使心神失养，导致不寐产生。

（二）失眠择时施治的理论探讨

清代徐灵胎认为，给药时间"早暮不合其时……不惟无益，反能有害"。根据各个药物的药性特点，人体生理活动的昼夜节律，综合考虑选择最佳给药时间，才能更好地发挥药效。根据药物的药性特点与人生理活动的昼夜节律相结合，能使其获得药半功倍的效果。

中医认为人体具有四时节律性，五脏、六腑、精、气、神、血、津液、舌象、脉象及情志活动均有随时间而变化的节律性。中医哲学主张天人合一，认为人是大自然的组成部分，人的生活习惯应该符合自然规律。《黄帝内经》"圣人之治病也，必知天地阴阳，四时经纪"，"因时制宜"的治疗原则，反复提到要"因天时而调血气"，无论择时用药或子午流注针法，都必须随时间的不同，采用相应的措施，否则会有"失时反候，百病不治"的严重后果。由此可见时间规律的变化能对人体病理、生理的各方面都产生很大影响，因此利用时间规律来提高包括失眠在内的许多疾病的临床疗效就成为目前诸多医家治疗失眠探究的一个主要方面。

中医时间医学理论源远流长，"日出而作，日落而息"，随着自然界四季的更替、昼夜的变化而劳作和休息，是中国人所向往的一种"天人合一"的生活状态，这种天人合一的平衡很容易受到影响而被打破，致使阴阳失平，导致人的病理状态发生。失眠具有时相性，具有一定节律性的睡眠很容易受到这种变化规律的影响，轻者入睡难，容易醒，重者彻夜难眠，噩梦纷扰。失眠与时相的特殊关系启示我们，治疗上如果重视时机因素，是可以提高其疗效的。

（三）择时施治失眠的应用

1. 针灸择时施治失眠 针灸择时施治失眠，主要为子午流注理论。子午流注是古代中医先贤发现的一种专门研究人体气血流注按时间推移、有规律地循行于脏腑经络的理论，其理论基础来源于两千多年的《黄帝内经》，是以井、荥、输、经、合理论配合阴阳五行为基础，应用天文学中天干、地支理论，推算经气流注盛衰开合，按时取穴的一种古典治疗方法。中医认为人体中十二条经脉对应着每日的十二个时辰，由于时辰在变，不同经脉中的气血不仅有盛衰变化，也有相对固定的时间，气血迎时而盛，去时而衰，逢时为开，去时为阖，定时开穴，以纠正人体的偏盛偏衰，从而达到阴平阳秘，精神乃治的目的。十二时辰对应相应的经络脏腑具体如下：子时（23点至1点），足少阳胆经最旺；丑时（1点至3点），足厥阴肝经最旺；寅时（3点至5点），手太阴肺经最旺；卯时（5点至7点），手阳明大肠经最旺；辰时（7点至9点），足阳明胃经最旺；巳时（9点至11点），足太阴脾经最旺；午时（11点至13点），手少阴心经最旺；未时（13点至15点），手太阳小肠经最旺；申时（15点至17点），足太阳膀胱经最旺；酉时（17点至19点），足少阴肾经最旺；戌时（19点至21点），手厥阴心包经最旺；亥时（21点至23点），手少阳三焦经最旺。严愉芬运用子午流注纳支法理论，将针刺时间定在酉时（下午五点半），泻阳陵泉，并补复溜、太溪，起到壮水制火，滋阴涵木的作用，成功治愈一例夜晚1时左右失眠患者；刘建采用子午流注纳支法，择时选择本经补泻或子母经补泻的方法，除针刺申脉、照海、神门主穴外，择时辨证施穴。肝郁化火者，午时泻神门、少府；阴虚火旺者，酉时补阴谷、太溪，戌时补复溜，午时泻神门、少府，3组穴位交替使用；痰热内扰者，辰时泻厉兑、足三里；心胆气虚者，未时补少冲、胆俞，酉时补阴谷、胆俞，两组穴位隔日交替使用，疗效显著。因此，子午流注学说对临床择时治疗失眠有重要的指导价值，我们应借助子午流注学说的理论，抓住气血开阖的规律，因势利导，调和阴阳气血，增加临床疗效，最终达到治疗疾病的目的。

2. 中药择时施治失眠　对于择时用药的概念，郭延东认为是指利用人体具有生理性节律活动和病理性周期变化及这种活动变化对疾病的发生、发展所产生的影响，对药物所产生的时间效应等特点，通过选择最佳时间服药，使之最大限度地发挥药物疗效并减免毒副作用和减少使用剂量的一种治疗方法。因为昼夜温差、气压、温度的变化对人体的影响及药物对不同疾病或病在人体的不同阶段所产生的效力有差异。《灵枢·顺气一日分为四时》："朝则人气始生，病气衰，故旦慧；日中人气长，长则胜邪，故安；夕则人气始衰，邪气始生，故加；夜半人气入脏，邪气独居于身，故甚也。"故一日之内应对病邪所在不同的部位，在最佳疗效时段服用不同的方剂，从而达到调节生命节律、顺应天地之时，充分发挥人的潜力，激发其内在的生理功能，使之能发挥与药物协调的作用，从而达到治病的目的。

王振认为失眠的服药方法应与普通疾病的服药方法不同，要重视服药时间。他认为午后阳尽阴生，阴气渐盛，阳气自动而静，逐渐潜藏，此时服用安神之品，乃顺应天时，因势利导之举，故应于午后和睡前服药。腾晶等选取卯时（早6时）和酉时（晚6时）作为失眠患者的服药时间，认为以时辰论，平旦太阳初升，一般为卯时，卫气始出于表，温煦肌表，夕为酉时，气趋于里，卯、酉是阴阳平衡点，此时用药可顺应阴阳交替转化之势而调和营卫，能达到事半功倍的治疗效果。王凤杰认为安神药应夜卧时服（可在睡前半小时至1小时服用）。其理论最早可追溯到宋代许叔微《普济本事方》，其中的辰砂远志丸和珍珠母丸镇心安神，提倡夜卧时姜汤送下；《校注妇人良方》中的名方天王补心丹，嘱"临卧竹叶煎汤送下"；王肯堂酸枣仁汤也提出了夜卧前服。左瑞等提出分时辰论治失眠理论，认为子时（23点至1点）失眠调治从胆经论治，方以柴胡加龙骨牡蛎汤加减；丑时（1点至3点）从肝经论治，方用乌梅丸；寅时（3点至5点）从肺经论治，选用自拟八味丸（菟丝子、淫羊藿、枸杞子、骨碎补、茯苓、白术、砂仁、黄柏）。杨海峡根据《黄帝内经》择时服药的理论，对阴虚火旺的不寐患者每日16时服用，每日1次，总有效率达93.02%。

3. 西药择时施治失眠　李江等运用西药时辰疗法治疗失眠，认为临睡时宜服用起效较快的催眠药如马来酸咪达唑仑片、水合氯醛；睡前 15~30 分钟服用起效慢的，如苯二氮类的地西泮、氯西泮、三唑仑等，对失眠的治疗有一定的作用。杨世杰指出：镇静催眠药可以诱导入睡和延长睡眠时间，使患者的精神、体力得到恢复，但是药物性睡眠和生理性睡眠毕竟不同。药物对睡眠时相的影响各不相同，如巴比妥类显著缩短非快动眼睡眠（REMS）和快动眼睡眠（SWS），苯二氮草类则延长非快动眼睡眠第 2 期，而缩短慢波睡眠期；水合氯醛和格鲁米特则抑制 REMS。

4. 其他方法择时施治失眠　彭德忠等根据子午流注理论中经脉与每日十二时辰的对应关系，结合刮痧部位经脉在与其对应的时辰内行刮痧疗法，虚证采用顺经邪刮法，实证采用逆经斜刮法，结果基于子午流注理论的刮痧疗法对改善围绝经期女性睡眠质量有较好的疗效。张怀东等运用子午流注开穴推拿治疗失眠症，在申、酉时辰段开穴治疗，运用补法点按并推至阴、复溜、通谷、阴谷、京骨、太溪以补其不足；运用泻点法按束骨、涌泉、采用反推以泻其有余，结果运用子午流注开穴推拿疗效显著。

（四）讨论

中医学认为时间与睡眠的关系息息相关，睡眠和觉醒的生理活动受人体内阴阳消长变化的影响。失眠是临床上常见疾病之一，其与时相的特殊关系启示我们治疗上考虑择时施治，从临床文献中针灸子午流注择时施治、中药择时施治、西药择时施治、推拿、刮痧等临床案例加以论证，提示我们在以后失眠的治疗中可以在未增加用药成本的情况下，以自然界的阴阳消长气机升降规律为基础，顺应人体自身的生理病理节律变化，注意择时施治，可为改善失眠提供一种安全、经济、有效的方法，可以推广应用。

——原载：常学辉，位磊，张良芝. 浅议失眠择时施治 [J]. 辽宁中医杂志，2017，44（1）：78-80.

十一、针刺联合艾灸引气归元穴组疗法在脑卒中后失眠患者中的应用效果

脑卒中是由于脑部血管破裂或血管堵塞阻碍血液流经大脑引起的一种急性脑血管疾病。当血管堵塞影响到眶部皮质、额叶底部、丘脑及下丘脑结构、脑干网状结构抑制区及上行网状系统时，就会导致失眠，脑卒中后失眠是最常见的并发症之一，主要表现为白天瞌睡，晚上入睡困难、少眠多梦甚至彻夜不

眠，导致失眠患者心情抑郁、神经恢复缓慢和生活质量下降等问题。根据调查显示，全球脑卒中后失眠患者高达96%，国内脑卒中患者中61%的患者并发失眠症。当前多采用镇静药物或抑郁药物治疗等方法，但药物副作用明显，不能减轻脑卒中患者的压力，因此，为寻找更有效的非药物方法缓解脑卒中后患者失眠障碍，本研究采用针刺联合艾灸引气归元穴组疗法对脑卒中患者进行治疗，现报告如下。

（一）资料与方法

1. 一般资料　选取2017年6月~2019年6月河南省中医院神经内科的脑卒中患者60例为研究对象，按照数量表法分为对照组和试验组，每组各30人，其中试验组男18例，女12例，平均年龄（67.27±4.18）岁；对照组男13例，女17例，平均年龄（67.54±4.15）岁。两组患者在性别、年龄和病程等基线资料方面进行相同标准归一化比较，差异无统计学意义（$P > 0.05$），有可比性。

2. 入选标准

（1）纳入标准　①患者符合脑卒中病症，并在病发后出现失眠的诊断标准；②年龄：60~80岁；③认知能力正常；④无其他病症引起失眠症状；⑤知情并自愿同意参加并签署研究协定。

（2）排除标准　①神志不清不能正常交流配合医生治疗者；②伴有恶性肿瘤或心功能衰竭等恶性疾病；③已经或长期服用安眠药物患者；④由其他病症诊断导致失眠患者。

3. 方法　对照组采用放松疗法。即对穴取中脘、气海、下脘和关外引气归元组穴进行揉压按摩，40分钟/次。对照组在放松疗法的基础上采用针刺联合艾灸对引气归元组穴进行治疗。将艾绒做成麦粒大小的艾炷，将红花油涂抹到引气归元穴组的穴位上，点燃艾炷，将艾炷垂直于穴位上方3~5cm处，等待20~30分钟，患者感到灼痛时用镊子将艾炷去下，每个穴位6壮；后选取0.3mm×40mm的一次性毫针加热消毒后直刺上述穴位皮下，进针时要缓慢，当有轻微阻力时停止进针，轻捻转针60~70秒，留针30~40分钟，起针后消毒棉棒按压针孔30秒。2日1次，14次1个疗程，疗程间休息2天，共两个疗程。

4. 观察指标

（1）匹兹堡睡眠量表质量指数评分　我们使用匹兹堡睡眠量表质量指数（pittsburgh sleep quality index，PSQI）简表来对患者的睡眠状况进行评分，量表分为 4 个主要维度共 38 个条目。以《中药新药治疗失眠的临床研究指导原则》为疗效判定准则，睡眠时间正常或夜间睡眠时间达到 6 小时及以上深度睡眠且醒后精力充沛为临床痊愈；睡眠时间增加 3 小时且睡眠深度加深为治疗明显有效；失眠症状减轻，但睡眠时间增加不足 3 小时为治疗有效；治疗后失眠状况无明显变化甚至失眠加重为治疗无效。此问卷的 Cronbach's α 系数为 0.933，信效度良好。

（2）中医状况量表评分　本文采用中医症状量表评分及治疗前后评分差值来评价治疗前后患者中医症状的缓解情况，治疗前后差值越大，表示中医症状减轻幅度越大，效果越好。量表的 Cronbach's α 系数为 0.942，信效度良好。

（3）日常生活活动能力疗效评　采用日常生活活动能力疗效评定（ADL）量表来对患者治疗前后日常活动能力作出评价。治疗指数 =（ADL 治疗后得分 − ADL 治疗前得分）/ADL 治疗前得分 × 100%，疗效指数 ≥ 25% 为显效；疗效指数 ≥ 10% 为有效；疗效指数 < 10% 为无效。量表的 Cronbach's α 系数为 0.897，信效度良好。

5. 统计学方法　数据采用 SPSS18.0 软件进行统计分析，计量资料以均数 ± 标准差（$\bar{x} \pm s$）表示，组间比较采用 t 检验；计数资料以例数和百分比（%）表示，组间比较采用 χ^2 检验，以 $P < 0.05$ 为差异有统计学意义。

（二）结果

1. 睡眠质量 PSQI 量表比较　对照组患者和试验组患者治疗前后的 PSQI 分数分析，治疗前试验组与对照组患者的睡眠质量得分比较（$P < 0.05$），差异有统计学意义。治疗后对照组的 PSQI 量表分数远高于试验组（$P < 0.05$）。

2. 中医状况量表评分比较　从试验组与对照组中医状况量表评分可以看出：未经治疗的对照组患者中医症状量表得分远低于试验组各名患者，而试验组治疗后的差值显著高于对照组，且对比差异有统计学意义（$P < 0.05$）。

3. 两组治疗前后 ADL 评分比较　从试验组、对照组 ADL 得分比较可以看出：经过治疗后的试验组患者疗效指数远高于未经过治疗的对照组患者，差异有统计学意义（$P < 0.05$）。

（三）讨论

当前，西医学中，将失眠定义为"不寐"，发生脑卒中后，由于脑部血管堵塞或破裂导致脑部血管发生病变，发生神经功能缺损，失眠及生活能力的丧失。脑卒中后导致的失眠症状会使患者产生呼吸困难、焦虑抑郁、大便小便异常、睡眠时有难以忍受的疼痛症状甚至在睡眠时精神错乱，给患者带来了极大的痛苦和心理压力，并且失眠延缓了神经功能及血管的恢复，严重影响患者的生活质量，并加大可诱发脑梗死和脑出血的发病率。

针刺联合艾灸疗法，首先引中脘、气海、下脘和关外引气归元组穴，具有安神放松的功效，能够促进呼气平稳、镇静、催眠、滋养心脏、营养神经、调畅情志的功效，在诸多研究中，均有显示针刺和艾灸在脑卒中患者发生睡眠障碍时治疗的积极作用，针刺可以提高患者人体血、尿中的褪黑激素，提高患者的睡眠质量。艾灸具有壮阳祛湿的功效，缓解患者身体和心理压力，放松大脑，减轻心理负担，调节消极情绪，提高治疗信心。采用针刺联合艾灸疗法治疗脑卒中后失眠症状，可完全取代服用镇静、抑制类药物对患者的神经和身心带来的负面影响。本研究的最大优点在于，将针刺与艾灸相结合，将两种治疗脑卒中失眠症的主要方法相结合，二者相互作用，取长补短，以更高效的方式给予患者更好的治疗体验，特别在本研究中，采用针刺联合艾灸疗法的患者匹兹堡睡眠质量评分显著高于对照组，经过针刺联合艾灸疗法的患者干预后大部分恢复正常睡眠或夜间达到 6 小时的深度睡眠，且干预后试验组患者的中医状况量表治疗前后差值显著高于试验组，具有优良的改善患者当前中医状况的功效，并且治疗前后日常生活活动能力疗效评定疗效指数超过 50%，对患者日后生活能力及恢复产生极大的积极作用。

综上所述，针刺联合艾灸引气归元穴组疗法对脑卒中后失眠患者的医用效果显著高于采用放松疗法治疗效果，并且在预防脑出血和心肌梗死等突发性心脑血管疾病、减少镇定类药物对患者产生的副作用、降低脑卒中患者的心理压力和减轻患者及其家庭的经济压力等方面起到了积极的作用，针刺联合艾灸能够从分子、器官等多个层面起到促进脑部功能恢复，能起到常规疗法所不能起到的效果，随着中医治病方式的推广，针灸联合艾灸治疗的方式逐渐得到了广大中老年脑卒中患者的认可，具有很好的医疗临床推广价值。

——原载：郭健. 针刺联合艾灸引气归元穴组疗法在脑卒中后失眠患者中的应用效果 [J]. 黑龙江医学，2021，45（3）：240-241，244.

十二、蒙药配合艾灸疗法治疗失眠症疗效观察

失眠症作为临床常见病及多发病，发病因素与机体自主神经功能失调相关，临床学者认为失眠症发病机制与神经系统功能紊乱、精神因素、环境因素

具有高度关联，该病诱发因素较多，临床根治难度较大，易复发，严重影响身心健康。现代西医针对失眠症多采用行为治疗、药物催眠、心理治疗等手段，临床发现，传统镇静催眠药物可于短时间内改善睡眠质量，长期应用具有不同程度戒断反应，于停药后复发概率较高，于生活质量提升无显著效果。同时长时间用药，极易导致高血压、恶心、呕吐、焦虑等不良反应，危害机体健康。近年来随着人们生活节奏加快，生活作息改变，失眠症发病率呈逐年递增趋势，发病年龄呈现年轻化，受到临床学者高度关注。本研究观察蒙药配合艾灸疗法治疗失眠症的临床疗效，报道如下。

（一）资料与方法

1. 一般资料　选取 2019 年 1 月 ~2020 年 3 月我院收治的 70 例失眠症患者作为研究对象，按照随机数表法分为两组，各 35 例。艾灸组男性 20 例，女性 15 例；年龄 26~75 岁，平均年龄（53.28 ± 1.82）岁。联合组男性 19 例，女性 16 例；年龄 22~79 岁，平均年龄（53.31 ± 1.79）岁。两组一般资料差异无统计学意义（$P > 0.05$）。

2. 治疗方法　艾灸组给予传统艾灸治疗，借助双孔实木灸盒，选取适宜规格艾灸，点燃后置于盒内，以皮肤温热为宜，主要艾灸八髎穴、脾俞穴，持续艾灸 10~30 分钟后，将艾灸盒移至膀胱经及督脉，沿第一、第二侧线移动艾灸，持续艾灸 10~30 分钟后，指导患者呈仰卧位，艾灸关元穴、神阙穴，持续艾灸 10~30 分钟后，指导患者更换为坐位，艾灸双侧足三里穴，持续艾灸 10~30 分钟，指导患者呈俯卧位，艾灸涌泉穴，持续艾灸 10~30 分钟，要求每次艾灸间隔 5~10 分钟后，检查局部皮肤反应，观察是否存在温度过高或过低情况。每个部位最多艾灸 30 分钟，依据机体耐受度决定艾灸总时长。联合组在艾灸组基础上联合使用蒙药治疗，于早餐后口服 15 粒珍宝丸、3g 阿嘎日 -2；午餐后口服 13 粒高尤 -13；晚餐后口服 13 粒阿米巴如其 -11；睡前口服 13 粒阿敏额尔敦、3g 苏格木勒 -3 汤。两组均持续治疗 7 日。

3. 评价标准　①采用匹兹堡睡眠质量评估量表（PAQI）对睡眠障碍、睡眠时间、入睡时间、睡眠质量等进行量化评分。②依据睡眠质量改善情况，若睡眠正常，则为显著；若睡眠时间增加 3 小时以上，则为起效；若不满足上述标准，则为无效。有效率 =（显著＋起效）/ 总例数 ×100%。

（二）结果

1. 两组 PAQI 评分比较 治疗前两组睡眠障碍、睡眠时间、入睡时间、睡眠质量等评分差异无统计学意义（$P > 0.05$）；治疗后两组睡眠障碍、睡眠时间、入睡时间、睡眠质量等评分比治疗前降低，联合组睡眠障碍、睡眠时间、入睡时间、睡眠质量显著优于艾灸组，差异有统计学意义（$P < 0.05$）。

2. 两组失眠症治疗效果比较 联合组治疗总有效率（97.14%，34/35）显著高于艾灸组（82.86%，29/35），差异有统计学意义（$P < 0.05$）。

（三）讨论

失眠症作为临床常见病及多发病，可伴随器质性病变发生，临床影响因素较多，受躯体功能及精神因素的影响，失眠后极易出现无精打采、全身乏力、不安、头痛、注意力涣散等情况，严重影响精神状况，易导致继发自主神经功能紊乱、焦虑症、抑郁症，危害消化系统、心血管系统，降低生活质量。西医学针对失眠症多采用药物治疗，但于临床治疗中发现，传统催眠药物具有一定不良反应，临床应用安全系数较低，逐渐被临床取代。临床学者于失眠症治疗中发现，艾灸疗法具有显著疗效，考虑疾病发病与脏腑功能具有高度关联，借助艾灸起到阴阳调和、疏通气血、纠正虚实夹杂阴阳失衡的病症，加之艾叶性温，归肝、肾、脾经，可起到温经通络、活血化瘀之效，有效改善失眠症状。本研究于传统艾灸治疗的同时联合使用蒙药治疗，以起到舒经活络、安神镇静的效果，联合艾灸可有效缩短起效时间，稳定疗效，改善睡眠质量。经平行比对显示，治疗前两组睡眠情况差异无统计学意义；治疗后两组睡眠障碍、睡眠时间、入睡时间、睡眠质量等评分较治疗前降低，联合组睡眠障碍、睡眠时间、入睡时间、睡眠质量显著优于艾灸组。经疗效评估，联合组治疗总有效率显著高于艾灸组。

综上，于失眠症治疗中采用蒙药配合艾灸疗法，可显著改善睡眠质量，疗效确切。

——原载：陈萍萍. 蒙药配合艾灸疗法治疗失眠症疗效观察［J］. 中国民族医药杂志，2021，27（6）：30-31.

十三、清热化痰安神颗粒治疗失眠 36 例临床观察

（一）临床资料与方法

1. 病例选择标准 ①符合国家中医药管理局颁布的《中医病证诊断疗效标准》中有关不寐的诊断标准；②符合《中华医学会精神科分会精神障碍诊断标准（CCMD-3）》中有关失眠症诊断标准；③年龄在 20~60 岁并签订知情同意书；④排除各种躯体疾病或其他精神疾病引起的失眠及失眠伴有心、肝、肾或其他系统疾病者，排除在观察前 4 周内规范使用抗精神病药及抗抑郁药者以及已知的酒精及药物依赖者。

2. 患者的分组及用药

（1）病例选择　2007 年 3 月至 2007 年 10 月在我科门诊治疗的失眠症患者 80 例（脱落 8 例）随机分为 A 组和 B 组各 36 例。其中 A 组：男 20 例，女 16 例；年龄 20~58 岁，平均年龄（39 ± 18.7）岁；就诊时间为发病后 1 个月 ~20 年。B 组：男 22 例，女 14 例；年龄 21~60 岁，平均年龄（40 ± 19.8）岁；就诊时间发病后 1 个月 ~20 年。以上病例均经匹兹堡睡眠质量指数（PSQI）评分证实两组资料经统计学处理无显著性差异（$P > 0.05$）。

（2）治疗方法　A 组即颗粒剂组给予中药清热化痰安神颗粒（黄连 2 包，栀子 1 包，法半夏 1 包，陈皮 1 包，茯苓 2 包，酸枣仁 1 包，远志 1 包，龙齿 2 包，琥珀 1 包）三九药业提供免煎颗粒，每日 1 剂，分早晚 2 次冲服。连续用药 60 天。B 组即水煎剂组给予等量中药清热化痰安神水煎剂（黄连 6g，栀子 10g，法半夏 6g，陈皮 6g，茯苓 20g，酸枣仁 10g，远志 6g，龙齿 30g，琥珀 3g）严格按照煎药要求取汁 400mL，每日 1 剂，分早晚 2 次分服。连续用药 60 天。

（二）结果

两组治疗后中医临床疗效比较、治疗前后两组匹兹睡眠质量指数（PSQI）评分和中医证候评分无显著性差异（$P > 0.05$）。

（三）讨论

中医学中失眠又称为"不寐""不得眠""不得卧""目不瞑"等。认为本病的病因包括情志所伤、饮食不节、病后、年迈、禀赋不足、心虚胆怯等因

素，其病位主要在心，发病与肝郁、胆怯、脾肾亏虚、胃失和降密切相关，其病机或由心脾两虚，气血不足，心胆气虚，触事易惊，导致心神失养所致；或为肝郁化火，五志化火，痰热内扰，阴虚火旺，引起心神不安所致。西药治疗以镇静催眠药（苯二氮䓬类、非苯二氮䓬类、巴比妥类）为主配合抗精神病药、抗抑郁药等治疗。中医药治疗剂型种类很多，使用剂量、方法各异，许多患者认为中药水煎剂浪费时间，服用及携带不方便，很多患者因此而不能坚持服药，降低了中药水煎剂治疗的依从性，影响临床疗效。基层医疗单位多种联合使用加重患者经济负担，造成药源浪费和临床用药混乱。

我们经过长期的临床观察和总结，认为该病在临床上主要为痰热内扰所致者多见为多火多痰之疾。究其原因为在现代快节奏的社会环境下，工作、学习和生活中长期情绪紧张，精神压力加大，导致心火亢盛，思虑气结，久则伤脾，脾虚不能化湿，湿痰内生，又因平素饮食不节，恣食肥甘、醇酒厚味，以致宿食停滞酿成痰热，扰动心神而致心神不宁，神不安则不眠。正如《景岳全书·不寐》引徐东皋所说"痰火扰乱，心神不宁，思虑过伤，火炽痰郁，而致不眠者多矣"。故提出清热化痰安神法治疗失眠，并依据此法研制出清热化痰安神颗粒。

清热化痰安神颗粒由黄连、栀子、半夏、陈皮、茯苓、远志、酸枣仁、龙齿、琥珀组成。方中黄连、栀子为君，黄连苦寒，入心、肝胃、大肠经，具有清热燥湿，泻火解毒之功效，善清心经实火及中焦湿火郁结；栀子苦寒清降，清泻三焦火邪，有清心除烦之效，二者合用清心泻火；半夏燥湿化痰，《别录》称其"消心腹胸膈痰热满结"，陈皮理气健脾，燥湿化痰，《神农本草经》言其"主胸中瘕热"，辅以茯苓、远志、酸枣仁益心脾而宁心安神，龙齿、琥珀镇惊安神，平肝潜阳。诸药相伍共奏清热化痰、宁心安神之功。

我们观察两组 72 例病例得出以下结论：清热化痰安神颗粒经过中药提纯，加工，维持原有功效，与清热化痰安神水煎剂治疗结果并无显著差异，颗粒携带服用更加方便，且口感较好，恶心、呕吐、腹痛等副反应较少，节省时间，减少患者煎、服药痛苦，增加患者服药依从性，从而缩短用药疗程，减少医疗费用，减轻患者经济负担值得推广。

——原载：周萍，刘伟，王松龄. 清热化痰安神颗粒治疗失眠 36 例临床观察 [J]. 四川中医，2008（7）：68-69.

十四、安神汤治疗痰热内扰型失眠症临床疗效

失眠症是指以睡眠障碍为主的一种睡眠质量欠佳的症状。随着现代社会飞速发展及竞争压力的日益激烈，人们工作、生活压力越来越大，失眠症的发病率也日趋升高。研究资料显示 16~18 岁失眠症发病率是 15.8%。长期的失眠容易使人的免疫功能下降，导致人体脏器功能的紊乱，严重者可出现溃疡、高血压、冠状动脉粥样硬化性心脏病、糖尿病及精神系统疾病等并发症，对患者身心造成的创伤更为严重。目前西医治疗常用苯二氮䓬类与非苯二氮䓬类药物为主，但是残留效应、遗忘效应、停药效应、成瘾性等限制药物的广泛使用。中医药治疗以其整体治疗、辨证用药、不良反应小、无成瘾性和依赖性的独特优势在失眠的治疗中占有一定的优势。2014 年 4 月 ~2015 年 2 月笔者采用自拟安神汤治疗痰热内扰证失眠患者 30 例，效果显著，现总结如下。

（一）临床资料

1. 患者来源　60 例患者均来自河南省中医院脑病科门诊患者，随机分为治疗组 30 例，对照组 30 例。

2. 诊断标准　中医诊断标准参照"中药新药治疗失眠症的临床研究指导原则"中痰热内扰证不寐标准。西医诊断标准参照《中国精神障碍分类与诊断标准》第 3 版失眠症诊断标准。

3. 纳入标准　符合西医失眠症诊断标准者；符合中医不寐痰热内扰证标准者；年龄在 18~65 岁；患者自愿参加临床观察。

4. 排除标准　精神分裂症、抑郁症、焦虑症或其他精神障碍引起的失眠；汉密尔顿抑郁量表（HAMD）评分 ≥ 17 分；汉密尔顿焦虑量表（HAMA）评分 ≥ 14 分的患者；近 2 周内服用过治疗失眠、抗抑郁、抗焦虑等作用于中枢神经系统的药物或心理、物理等非药物疗法的患者；合并有心、肝、肾和其他系统等严重原发性疾病者；过敏体质，已孕、备孕或哺乳期妇女。

5. 一般资料　入选患者随机分为两组：①治疗组 30 例，男 10 例，女 20 例；年龄 20~63 岁，平均（42.80 ± 12.65）岁；病程 1~50 个月，平均（15.50 ± 11.12）个月；②对照组男 8 例，女 22 例；年龄 18~60 岁，平均（41.87 ± 11.99）岁；病程 1~48 个月，平均（18.43 ± 12.18）个月。两组患者的性别构成、年龄分布、病程等方面上无显著性差异（$P > 0.05$），具有可比性。

（二）治疗方法

1.治疗组　治疗组给予安神汤口服，药用：法半夏30g，夏枯草12g，黄连10g，竹茹10g，枳实12g，陈皮12g，茯神30g，酸枣仁30g，生龙齿30g，生牡蛎30g，珍珠母30g，甘草6g。每日1剂，药物均由河南省中医院草药房制备，水煎每袋200mL，2袋/天，早晚分服，共服用4周。

2.对照组　给予艾司唑仑片1mg×20片（湖北制药有限公司生产，规格1mg/片），1片/天，睡前半小时口服，共服用4周。

所有患者在治疗期间注意避免情志刺激，睡前忌饮咖啡、浓茶、碳酸饮料、酒和吸烟等，作息时间规律。患者长期使用的降血压、降血糖、冠心病预防等药物在治疗期间除非特殊情况均保持不变。

（三）疗效观察

1.疗效标准　参照《中药新药治疗失眠症的临床研究指导原则》制订。

2.治疗结果　治疗4周后治疗组临床痊愈12例、显效10例、有效6例、无效2例，总有效率93.3%；对照组临床痊愈8例、显效7例、有效9例、无效6例，总有效率80.0%。治疗组临床疗效优于对照组（$P < 0.01$）。

（四）讨论

中医学中无失眠症的名称，根据其临床表现归属中医学"不寐""不得眠"的范畴，病机总属阴阳失调、阳不交阴。在《灵枢·口问篇》："卫气昼日行于阳，夜半则行于阴。阴者主夜，夜者卧。阳气尽，阴气盛则瞑，阴气尽，阳气盛则寤。"指出人的寤寐生理活动是随昼夜的阴阳消长变化的。《景岳全书·不寐》引徐东皋语："痰火扰乱，心神不宁，思虑过伤，火炽痰郁而致不眠者多矣。"我们的临床研究发现痰热扰心证是临床上失眠最常见的证型之一。病因病机为情志失调，肝郁气滞，胆火郁热，灼津为痰；或忧思伤脾，脾虚生痰；或心胆气虚，惊恐气乱而致津液化而为痰；或五志化火，痰火相结；或劳逸失调，气机呆滞，聚湿生痰；或偏食辛辣浓茶厚味，饮食起居失调，酿湿生痰，积热化火，痰火内生。或年老体虚，脏腑功能衰退，肾失蒸腾，津液失布，停滞不运，结聚成痰，痰日久生热，痰热胶结。痰火上蒙清窍，元神被遏，阳气并于上，阴不胜于阳；或痰火内扰，气血逆乱，阳不入于阴，阴阳失调，神失守舍，故失眠。

安神汤是经验方，由法半夏、夏枯草、黄连、竹茹、枳实、陈皮、茯神、酸枣仁、生龙齿、生牡蛎、珍珠母、甘草组成。方中半夏和夏枯草为本方的主药，半夏气味俱薄，能升能降，"沉而降"阴中之阳也，夏枯草"辛厚苦轻"阳中之阴也，"升则通阳，降则归阴"，有祛邪、协调脏腑、交合阴阳之功；半夏得至阴之气而生，夏枯草得至阳之气而长，二药配伍，调和肝脾，使阴阳平衡，顺应阴阳变化规律而善治失眠。黄连清心降火；竹茹甘而微寒，化痰清热；枳实、陈皮理气健脾，燥湿化痰；茯神、酸枣仁养心安神，滋阴除烦；生龙齿、生牡蛎、珍珠母则重镇潜阳安神，补气养血通络，此方重在清热化痰。

——原载：张良芝，常学辉，杜萌萌. 安神汤治疗痰热内扰型失眠症临床疗效［J］. 辽宁中医杂志，2016，3（7）：1422-1424.

十五、神衰散治疗心脾两虚型失眠临床疗效观察

失眠中医学称为"不寐""不得卧""目不瞑"。神衰散是河南省中医院国家级明老中医王立忠教授多年临床经验方，本人在崔应麟教授指导下运用神衰散治疗心脾两虚型失眠患者，取得显著临床疗效，现报告如下。

（一）对象与方法

1. 观察对象　本观察病例均为河南省中医院脑病科门诊失眠症患者，大部分患者伴有入睡困难，梦多易醒，神疲食少，心悸健忘，同时常伴有头晕目眩，面色少华，四肢倦怠，腹胀便溏，舌淡苔薄，脉细无力。根据患者就诊序号，奇数为治疗组即神衰散组（40例），偶数为对照组即阿普唑仑组（40例）。观察过程中治疗组脱落3例，对照组脱落2例。入组前对两组患者年龄、性别、治疗前 PSQI 评分、失眠中医证候积分等进行统计学分析，结果显示无显著性差异（$P>0.05$），具有可比性。

2. 中医诊断标准　依据国家中医药管理局颁布的《中医病证诊断疗效标准》心脾两虚型失眠症诊断标准：入睡困难，梦多易醒，神疲食少，心悸健忘，同时常伴有头晕目眩，面色少华，四肢倦怠，腹胀便溏，舌淡苔薄，脉细无力。

3. 西医诊断标准　符合《中华医学会精神科分会精神障碍诊断标准（CCMD-3）》中诊断失眠症标准：入睡困难、睡眠浅、夜梦多、易早醒或醒后难再入睡、醒后常有不适感、疲乏或白天困倦等。

4. 纳入标准　入组患者符合失眠中医辨证诊断标准和匹兹堡睡眠质量指

数（PSQI）评分大于 8 分；年龄分布在 20~60 岁。

5. 用药方法　治疗组给予神衰散口服。先将预先已经烘干的西洋参、白蔻仁、蝉蜕、薄荷等药物打细成粉状，再充分与朱砂、琥珀混拌均匀，然后再次打为极细粉面。将已经打细药粉平分为 60 等份小包，每日早晚饭后各口服一小包，病情严重患者午饭后可以加服一次，更严重的患者可以用灯心草煎水送服。对照组每晚睡前口服 0.4mg 阿普唑仑（上海医药集团信谊制药总厂生产，国药准字 H31021282，0.4mg×24 片 ×1 盒）。两组患者连续用药 28 天，治疗期间不得再兼用其他任何镇静催眠药物。

6. 观察指标　入组治疗前及治疗第 28 天后各进行一次匹兹堡睡眠质量指数（PSQI）评分及失眠中医证候积分。

7. 疗效评定

（1）中医疗效评定　依据《中药新药临床研究指导原则》中"判断治疗失眠有效的中药新药临床研究指导原则"的疗效标准来评定。临床痊愈：患者睡眠时间达到既往正常时间或夜间睡眠时间达到 6 小时以上，睡眠深沉，睡醒后精神充沛。显效：患者睡眠时间增加 3 小时以上，睡眠深度加深。有效：失眠症状减轻，睡眠时间增加少于 3 小时。无效：失眠症状无明显改善或反加重者。

（2）西医疗效评定　依据患者用药前后匹兹堡睡眠质量指数（PSQI）评分计算。计算方法：疗效指数 =［（治疗前评分—治疗后评分）/ 治疗前评分］×100%。显效：疗效指数＞ 70%。有效：35% ＜疗效指数＜ 70%。无效：疗效指数＜ 35%。

（3）失眠中医证候学疗效评定　临床治愈：失眠中医证候积分减少＞90%。显效：70% ＜失眠中医证候积分减少＜ 90%。有效：30% ＜失眠中医证候积分减少＜ 70%；无效：失眠中医证候积分减少＜ 30% 或者增加者。

（二）结论

中药"神衰散"组方在改善心脾两虚型失眠症患者的临床症状、中医症候积分和 PSQI 评分方面明显优于阿普唑仑，且没有任何副作用。

（三）讨论

历代医家对失眠的病因病机有了比较统一的认识。一般认为失眠是因饮食不节，情志失常，劳倦、思虑过度及病后、年迈体弱等众多病因下导致机体的"阳盛阴衰，阴阳失交"。病位在心，涉及肝、脾、肾。随着现代快节奏的社会环境，人们在工作、学习和生活中长期情绪紧张，精神压力增大，特别是脑力劳动者用脑过度而锻炼不足更易导致失眠。这类失眠患者究其原因为思虑过度伤及心脾，心伤则阴血暗耗，脾伤则食少，纳呆，生化之源不足，营血亏虚，以致心神失养而失眠；过逸少动则致脾虚气弱，运化不健，气血生化乏源，不能上奉于心，而至心神不安。或正如《类证治裁·不寐》说："思虑伤脾，脾血亏损，经年不寐。"《景岳全书·不寐》云："思虑太过者，必致血液耗亡，神魂无主，所以不眠。""神衰散"由西洋参、朱砂、琥珀、薄荷、白蔻仁、蝉蜕组成。方中西洋参性甘凉，归脾、心、肾、肺经，大补元气、宁神益智、补肾益精、和胃健脾为主药，《医学衷中参西录》："能补助气分，兼能补益血分。"辅以薄荷、蝉蜕清肝醒脑，朱砂、琥珀镇心安神定魂魄；白蔻仁芳香引气暖脾，使补而不滞为佐药，全方具有补气健脾益肾，清肝益智，镇心安神和胃之功。

——原载：张文涛，崔应麟. 神衰散治疗心脾两虚型失眠临床疗效观察[J]. 中医临床研究，2014，6（32）：76-77.

十六、活血化痰安神方治疗顽固性失眠临床研究

失眠是指入睡和（或）睡眠维持困难所致的睡眠质量或睡眠时间达不到正常生理需求而影响日间社会功能的一种常见的睡眠障碍性疾病。顽固性失眠，病程超过1年以上，并伴有头痛、头昏、心悸、健忘、多梦等症状，易引起多脏器功能紊乱和免疫功能低下，并与高血压、冠状动脉性心脏病、糖尿病、神经疾病等密切相关，严重影响人们的正常生活、工作和学习。本病长期用西药治疗易产生药物依赖，且疗效并不理想。中医药治疗顽固性失眠有独特的疗效。笔者自2010年1月至2011年1月采用活血化痰安神方治疗顽固性失眠30例，取得比较满意的疗效，现报道如下。

（一）资料与方法

1. 一般资料 选取自2010年1月至2011年1月河南中医学院第二附属医院脑病科门诊患者60例，采用随机数字表法以1∶1的比例随机分为治疗组与对照组各30例。其中，治疗组女20例，男10例；年龄21~62（47.4±10.2）岁；病程13~48（21.9±8.5）个月；症状计分20~40（26.9±3.3）分。对照组女17例，男13例；年龄18~65（47.3±10.5）岁；病程12~48（19.6±7.7）个

月；症状计分 19~40（26.6±3.0）分。两组患者在性别、年龄、病程、病情等一般资料经统计学分析无显著性差异（$P > 0.05$），具有可比性。

2. 病例纳入标准　①参照《中国精神障碍分类与诊断标准》第 3 版（CCMD-3）失眠症的诊断标准。②病程超过 1 年以上，并伴有头痛、头昏、心悸、健忘、多梦等症状。③年龄在 18~65 岁。④排除合并有严重的心、肝、肾、造血系统、内分泌系统等疾病者；精神病患者；滥用药物、有酗酒史或对镇静催眠药物已成瘾者；孕期或哺乳期妇女。

3. 治疗方法　两组患者均予舒乐安定片（艾司唑仑）（湖北制药有限公司生产，每片 1mg）1~2mg，睡前 30 分钟口服。治疗组在此基础上给予活血化痰安神方。方药组成：桃仁 10g，红花 10g，郁金 12g，川芎 10g，法半夏 30g，竹茹 10g，黄连 9g，枳实 9g，陈皮 9g，朱茯神 15g，酸枣仁 30g，生龙骨 18g。每日 1 剂，水煎取汁 400mL，早晚分服。治疗期间忌浓茶、咖啡、辛辣刺激食物。疗程为 1 个月，治疗后观察两组疗效。

4. 疗效判定标准　参照《中药新药临床研究指导原则》：①治愈：临床症状消失，睡眠时间恢复正常或在 6 小时以上，睡眠深沉，醒后精力充沛；②显效：临床症状基本消失，睡眠明显好转，睡眠时间增加 3 小时以上，睡眠深度增加；③有效：症状减轻，睡眠时间增加不足 3 小时；④无效：治疗后失眠无明显改善或症状加重。

（二）结果

治疗组共 30 例：治愈 12 例，显效 8 例，有效 8 例，无效 2 例，有效率为 93.3%；对照组共 30 例：治愈 4 例，显效 7 例，有效 8 例，无效 11 例，有效率为 63.3%。两组疗效比较经 Ridit 分析，$\mu=3.033$，$P=0.002 < 0.05$，差异统计学意义。

（三）讨论

失眠属于中医学"不寐"的范畴，病位主要在心，与肝、脾、肾密切相关。其基本病机是阴阳失交，营卫不和，脏腑功能失调，阳不入于阴。顽固性失眠是一种临床常见病，主要表现为入睡或维持睡眠困难，甚则彻夜不寐，日间疲倦感，迁延日久，易产生焦虑情绪，不利于入睡，如此形成恶性循环。本病病程长，病情重，缠绵难愈。笔者认为顽固性失眠多由痰瘀互结，心神被扰所致。其发病机制为：久病入络，脉络阻滞，血行不畅而成瘀；脏腑功能失调，津液运行障碍，水液停聚而成痰；痰瘀互结，血脉不畅，心神被扰，神不守舍，发为不寐。治疗当活血行气、化痰安神。活血化痰安神方为经验方，全方由红花、桃仁、郁金、川芎、法半夏、陈皮、竹茹、黄连、枳实、朱茯神、酸枣仁、生龙骨等药物组成。其中，红花、桃仁、郁金、川芎活血祛瘀、行气解郁；法半夏、陈皮燥湿化痰；竹茹、黄连、枳实清热化痰、降气导滞，和之半夏、陈皮，温凉并用，使理气化痰之力增；朱茯神（朱砂制茯神）、酸枣仁、生龙骨宁心、养心、镇惊安神。诸药相伍，共奏活血行气、化痰安神之功。现代药理研究亦证实：红花能明显增强中枢抑制作用，使清醒动物进入深度睡眠。郁金的主要有效成分姜黄二酮能明显延长家猫的各期睡眠，尤其慢波睡眠Ⅱ期和快动眼睡眠期。川芎中的阿魏酸和川芎嗪能显著抑制小鼠活动的兴奋性，有镇静催眠功能。半夏可明显增加睡眠率，有延长睡眠时间的趋势。枳实挥发油可显著减少小鼠扭体反应和自发活动次数，有一定程度的中枢抑制作用。茯神可延长睡眠时间，其提取成分羧甲基多糖有较好的镇静作用。小剂量的朱砂有抗焦虑作用。临床研究表明：活血化痰安神方治疗顽固性失眠效果满意，疗效显著优于单纯用舒乐安定组。通过临床观察发现：应用活血化痰安神方无明显不良反应，部分患者在服用本方7天后睡眠即明显改善。本研究证实：活血化痰安神方治疗顽固性失眠疗效满意，可明显缩短入睡时间，改善睡眠质量，是一种治疗顽固性失眠的有效经验方。

——原载：陶永琛，常学辉. 活血化痰安神方治疗顽固性失眠临床研究[J]. 中医学报，2014，27（4）：473-474.

十七、桂枝加龙骨牡蛎汤治疗高血压伴失眠症62例

高血压为常见的慢性疾病，为心脑血管病的重要致病因素，具有发病率和致残率高等特点。高血压常合并失眠，国内外研究发现高血压是失眠障碍的一个重要的诱因，原发高血压患者共病失眠的发生率高达50%；反之，失眠导致患者血压升高，相关临床研究结果显示，失眠加速了交感神经活动，从而导致血管内皮依赖性舒张因子的降低，并加重血管血压负荷和肾脏的钠潴留，不仅增加高血压患病的风险，也加重了高血压疾病的病情。失眠症与高血压之间互为因果、相互影响。目前西医多以对症治疗为主，中医认为二者病因相同、病机相通，根据辨证论治对其进行分型治疗，可异病同治。笔者根据临床实践，采用桂枝加龙骨牡蛎汤对其治疗，效果满意，现汇报如下。

（一）资料与方法

1. 一般资料　124 例病例均为 2013 年 6 月 ~2015 年 6 月河南省中医院门诊部的门诊患者，采用 SPSS 软件随机分为治疗组和对照组，治疗组 62 例，对照组 62 例。治疗组中男性 26 例，女性 36 例；平均年龄（52.4±18.4）岁；高血压平均病程（10.2±9.1）年，失眠症平均病程（5.8±2.4）月。对照组中男性 28 例，女性 34 例；平均年龄（51.8±16.7）岁；高血压平均病程（8.6±7.2）年，失眠症平均病程（6.0±1.8）月。2 组患者在年龄、性别及病程等一般基线资料差异无统计学意义（$P > 0.05$），具有可比性。

2. 诊断标准　西医诊断标准：高血压患者符合《中国高血压防治指南（第三版）》制定的原发性高血压诊断标准，其中收缩压 > 140mmHg，舒张压 > 90mmHg，另患者目前正在用抗高血压药，血压虽然低于 140/90mmHg，亦应该诊断为高血压；失眠症患者符合中华医学会神经病学分会睡眠障碍学组 2012 年《中国成人失眠诊断与治疗指南》中制定的诊断标准。中医证型诊断标准：查阅相关文献，自拟高血压伴失眠症阴阳两虚证证候标准，主要临床表现：入睡困难，多梦易醒，伴有头晕昏痛，心悸耳鸣，腰膝酸软，神疲乏力，潮热盗汗，五心烦热，小便清长等。舌红稍淡，脉沉细。

所有患者由 2 名专门的医护人员评估同时符合上述标准并签署知情同意书后才准予入组。

3. 排除标准　存在心、脑、肺等严重并发症的患者；药物相关性失眠或患高血压前就存在顽固性失眠史者；伴有睡眠呼吸暂停综合征者；缺乏良好的理解和沟通的患者；患者不愿加入本次研究。

4. 治疗方法　基础治疗：两组患者均给予常规西医降压药物处理。对照组：在基础治疗的基础上，给予氯硝西泮片（江苏恩华药业股份有限公司，批号：H10930004），2mg，每晚 1 次，口服，疗程为 4 周。

5. 观察指标

（1）匹兹堡睡眠质量指数（PSQI）　由 BuysseD.J 教授编制，用于评定研究对象最近一个月的睡眠质量。PSQI 参与计分的有 18 个条目，共组合成睡眠质量、入睡时间、睡眠时间、睡眠效率、睡眠障碍、催眠药物和日间功能障碍 7 个维度，每个维度按 Likert4 级计分方式（0~3 分）计分，所得总分越高，表示睡眠质量越差。专门的医护人员于试验前后及随访结束后采用一对一的形式指导患者填写问卷，问卷回收后由其统计评分，计算出总分。

（2）血压值　根据《中国高血压防治指南（第三版）》血压监测方法，由固定人员采用柯氏音法进行监测，每次测量三遍，每次间隔 5 分钟，取其平均值。记录试验前、试验结束时及试验结束后 4 周研究对象的上午 08:00~10:00 的血压值。

6. 疗效判定　标准参照《中药新药临床研究指导原则》中失眠疗效评定标准：①显效：不服西药催眠药物，睡眠时间恢复正常或夜间睡眠时间在 6 小时以上；②有效：睡眠明显好转，睡眠时间增加 3 小时以上；③好转：症状减轻，睡眠时间增加不足 3 小时；④无效：睡眠无明显改善或恶化。

（二）结果

经治疗后治疗组总有效率为 93.4%，略高于对照组 90.2%，但差异不具有统计学意义（$P > 0.05$），说明中药治疗失眠与常规西药疗效相当；治疗结束 4 周后，治疗组总有效率为 90.2%，高于对照组 72.4%，差异具有统计学意义（$P < 0.05$），说明中药可以有效治疗高血压伴失眠症，并且远期疗效稳定。

（三）讨论

高血压是临床中常见病、多发病，临床以动脉血压持续升高为主要表现，具有"三高一低"的特点。随着我国人口老龄化程度加剧，其发病率呈逐年上升的趋势，严重影响着患者的身心健康，并且长期高血压容易并发重要脏器的损害，使其临床症状复杂多变，其中失眠就是其常见症状之一。研究表明，高血压与失眠之间相互影响，并形成恶性循环，高血压可以导致失眠，同时失眠也常使血压升高。而有关高血压如何导致失眠，西医一般认为高血压形成机制的多种因素对睡眠有很大程度的影响，如交感神经兴奋、血管活性物质前列腺素分泌减少、中枢神经递质释放异常等，均可直接或间接地诱发失眠。

中医学把高血压多归属于"眩晕""头痛"的范畴，多认为失眠是在其基础证型（肝阳 / 火亢盛、阴虚阳亢、肾精不足、痰浊阻滞、阴阳两虚等）的基础上经情志因素、饮食因素诱发而发生。对其治疗西医多以对症治疗为主，长期服用多存在大量的不良反应及并发症，并且可能干扰降压药物的疗效，而中医多把该病分为肝郁化火、阴虚火旺、痰热内扰、阴阳两虚、痰瘀阻滞等型，进行辨证论治，疗效显著。

笔者通过临床观察发现，高血压合并失眠基本病机多为本虚标实，本虚以肝肾阴虚、阴阳两虚为主，标实以痰、火为主，笔者认为该病多在长期高血压基础上，肝肾阴虚，导致机体阴阳失衡，阳不入阴，肝阳上亢，久病之后夹痰火扰乱心神而发为失眠。又鉴于此，笔者以调和阴阳、潜阳入阴、泻火化痰、养血安神为治则，用桂枝加龙骨牡蛎汤治疗本病。

桂枝加龙骨牡蛎汤是在桂枝加龙骨牡蛎汤的基础上加酸枣仁、柏子仁、夜交藤、合欢皮、法半夏、夏枯草而组成。桂枝加龙骨牡蛎汤原方出自《金匮要略》，具有调和阴阳，潜阳入阴的作用，析其方义：桂枝、甘草辛甘化阳，芍药、大枣酸甘化阴，姜枣和胃补中，扶阳益阴；生龙骨、生牡蛎有潜阳敛阴，安肾宁心的作用，加入酸枣仁、柏子仁酸甘化阴，养血补肝；夜交藤、合欢皮宁心安神；法半夏、夏枯草可清泻痰火，引阳入阴，古代医家很早就已经认识到了半夏、夏枯草对失眠的治疗作用，《医学秘旨》曰："盖半夏得阴而生，夏枯草得阳而长，是阴阳配合之妙也"，诸药合用，达到调和阴阳、潜阳入阴、泻火化痰、养血安神之效。

现代药理研究表明，作为成方，桂枝汤具有较强的镇痛镇静作用，可抑制小鼠自由活动，并可增强巴比妥类催眠药的作用，在此基础上，增加专用于治标所用的药物，加潜阳固涩的龙骨、牡蛎组成桂枝加龙骨牡蛎汤，其镇静作用增强。而单药药理研究发现：桂枝所含桂皮醛、大枣所含黄酮－双－葡萄糖甙A、龙骨与牡蛎所含丰富的钙质、酸枣仁所含黄酮碳苷和酸枣仁总黄酮、柏子仁醇法提取的有效成分、夜交藤及合欢皮水煎液、半夏、夏枯草等均有不同程度的镇静催眠作用。同时桂枝所含桂皮醛、夏枯草有降压作用。从而也说明本方在辨证用药的同时，亦符合现代药理，从而在治疗失眠的同时亦有降压作用。

本研究发现，在治疗结束时，治疗组与对照组总有效率相当（$P > 0.05$），PSQI总分都明显下降（$P < 0.05$），而在治疗结束后4周时，治疗组总有效率明显高于对照组（$P < 0.05$），PSQI总分明显低于对照组（$P < 0.05$），说明中药联合西药治疗失眠，能够提高其远期疗效；在后期，服用同样小剂量的西药时，治疗组的疗效更明显，说明中药西药联合应用后，能明显减少西药的服用量。本研究还发现，在治疗结束和治疗结束后4周时，两组都能明显降低患者的基线血压，其中治疗组更为明显（$P < 0.05$），但没有发现哪一组具有更稳定的降压效果。

综上研究发现，桂枝加龙骨牡蛎汤联合西药治疗高血压伴失眠症疗效显著，其远期疗效尤为明显，并且长期来说，其能够明显减少服用西药的剂量。另外，其在改善睡眠的同时可以协助降压，并且降压效果较为明显，值得推广。

——原载：任德启，贾刘云，孟毅，等. 桂枝加龙骨牡蛎汤治疗高血压伴失眠症62例 [J]. 中国中医药现代远程教育，2016，14（11）：66-69.

十八、乌灵胶囊结合中医辨证治疗失眠症 90 例

失眠症中医学又称为"不寐"，是患者对睡眠时间和/或质量不满足并影响日间社会功能的一种主观体验，通常表现为入睡困难（入睡时间超过30分钟）、睡眠维持障碍、早醒、睡眠质量下降和总睡眠时间减少（通常少于6小时），同时伴有日间功能障碍。2014年2月~2015年1月，笔者采用乌灵胶囊结合中医辨证治疗失眠症90例，总结报道如下。

（一）一般资料

选择本院门诊就诊的失眠症患者180例，采用平行对照法随机分为治疗组和对照组。治疗组90例，男38例，女52例；年龄平均（42.9±19.3）岁；病程平均（9.8±1.7）个月。对照组90例，男32例，女58例；年龄平均（41.8±18.6）岁；病程平均（9.6±1.6）个月。两组一般资料对比，差别无统计学意义（$P > 0.05$），具有可比性。

（二）病例选择标准

1. 西医诊断标准　按照《中国成人失眠诊断与治疗指南》中失眠症的诊断标准：

（1）存在以下症状之一：入睡困难、睡眠维持障碍、早醒、睡眠质量下降或日常睡眠晨醒后无恢复感。

（2）在有条件睡眠且环境适合睡眠的情况下仍然出现上述症状。

（3）患者主诉至少下列1种与睡眠相关的日间功能损害：①疲劳或全身不适；②注意力、注意维持能力或记忆力减退；③学习、工作和/或社交能力下降；④情绪波动或易激怒；⑤日间思睡；⑥兴趣、精力减退；⑦工作或驾驶过程中错误倾向增加；⑧紧张、头痛、头晕，或与睡眠缺失有关的其他躯体症状；⑨对睡眠过度关注。

（4）病程标准：急性失眠（病程＜1个月）；亚急性失眠（1个月≤病程＜6个月）和慢性失眠（病程≥6个月）。

2. 中医诊断标准　按照《中医病证诊断疗效标准》中不寐的诊断标准。

①轻者入睡困难，或睡后易醒，醒后不易入睡，重者彻夜难眠；②多伴有心烦、心悸、多梦、健忘、身倦等症。

3. 中医辨证标准　阴虚火旺证：心烦不寐，潮热盗汗，舌红，苔少，脉细数。心脾两虚证：多梦易醒，心悸乏力，舌淡，苔薄白，脉细虚。心胆气虚证：心烦失眠，心慌胆怯，舌淡红，苔少，脉细虚。

（三）试验病例标准

1. 纳入病例标准　①符合病例选择标准；②年龄 20~65 岁；③病程 2~10 个月；④匹兹堡睡眠质量指数（PSQI）评分在 8~21 分；⑤经多导睡眠监测（PSG）明确诊断；⑥因情感障碍（抑郁或焦虑）引发占 60%，围绝经期综合征引发占 20%，失眠症占 20%；⑦患者知情同意。

2. 排除病例标准　①不符合病例选择标准和纳入病例标准者；②躯体疾病或精神障碍疾病导致的继发性失眠者；③酒精和药物依赖者；④妊娠或哺乳期妇女。

（四）治疗方法

对照组采用中医辨证治疗。阴虚火旺证，给予不寐Ⅲ方，药物组成：黄连 12g，阿胶 15g，麦冬 12g，生地黄 12g，白芍 10g，柏子仁 15g，夜交藤 30g，元参 12g，丹参 30g，五味子 9g，珍珠粉 1g。心脾两虚证，给予不寐Ⅳ方，药物组成：党参 15g，黄芪 15g，炒白术 20g，茯苓 20g，当归 12g，酸枣仁 20g，川芎 6g，炙甘草 6g，远志 10g，陈皮 12g，朱砂粉 0.2g。心胆气虚证，给予不寐Ⅴ方，药物组成：党参 18g，茯苓 20g，远志 10g，石菖蒲 10g，酸枣仁 30g，炙甘草 9g，淮小麦 30g，大枣 10 枚，生龙齿 30g，煅牡蛎 30g，朱砂粉 0.2g。以上中药方均采用免煎配方颗粒（由四川新绿色药业科技发展股份有限公司提供），每日 1 剂，加开水 200mL 冲化，分早晚 2 次温服。治疗组在对照组治疗基础上加用乌灵胶囊（由浙江佐力药业股份有限公司生产，批号 Z19990048），3 粒/次，每日 3 次，口服。

两组均以 8 周为 1 个疗程，治疗 1 个疗程后判定疗效。

（五）观测指标

1. 疗效性指标　两组均于治疗前后进行匹兹堡睡眠质量指数（PSQI）评分；进行多导睡眠监测（PSG），观测患者睡眠质量。

2.安全性指标 两组均于治疗前后行血、尿、大便常规，肝、肾功能，以及心电图检查，观测不良反应发生情况。

（六）疗效判定标准

参照《中药新药临床研究指导原则》中不寐的疗效判定标准。治愈：睡眠时间恢复正常或睡眠时间达 6 小时以上，睡眠深沉，醒后精神振作，随访半年未再复发。显效：睡眠明显改善，睡眠时间较前增加 3 小时以上，睡眠深度增加。有效：症状减轻，睡眠时间较前增加不足 3 小时。无效：治疗后症状无改善，甚至加重。

（七）结果

本研究结果显示：乌灵胶囊结合中医辨证治疗失眠症，较单纯中医辨证治疗差别有统计学意义（$P < 0.01$）；治疗组治疗后的 PSQI 评分和睡眠效率均较对照组差别有统计学意义（$P < 0.01$）。此结果表明：采用具有滋肾养脑、助肾交心功效的乌灵胶囊结合中医辨证治疗失眠症疗效确切，能显著改善患者的失眠症状，使用方便，且无不良反应发生，值得临床进一步推广和研究。

（八）讨论

失眠症系中医学"不得眠""不寐""不得卧"等别称，早在《素问·逆调论》中就有"胃不和则卧不安"的记载，《金匮要略·血痹虚劳病》中亦有"虚劳虚烦不得眠"的论述。形成失眠的原因很多，或为思虑过度、内伤心脾、心胆气虚、阴虚火旺、肝阳扰动，或为阳不交阴、心肾不交等。西医学认为：失眠症的发病机制包括生理、机体、精神、药物等方面。西医多采用西药（以催眠镇静为主，如巴比妥类、苯二氮䓬类、非苯二氮䓬类等）治疗，伴随精神症状者可适当配合抗精神、抗焦虑抑郁药物等，非药品治疗包括心理（行为、认知）治疗、卫生教育、音乐治疗等；但均不能达到满意效果。乌灵胶囊的主要成分乌灵菌粉为浅棕色至棕色粉末，气特异，味甘淡，主要功效是补肾健脑、养心安神。该药富含多糖、腺苷、Y-氨基丁酸、甾醇类及谷氨酸、赖氨酸等多种氨基酸，另有维生素（维生素 E、B_1、B_6、K_1 等）和微量元素（Zn、Fe、Ca 等）等多种成分。药理研究表明：乌灵胶囊具有显著地调节中枢神经机能、镇静作用，对各种记忆障碍有改善作用，可提高机体免疫功能，显著改善患者的抑郁和焦虑不安症状。

——原载：王伟民，张明明. 乌灵胶囊结合中医辨证治疗失眠症 90 例 [J]. 中医研究，2015，18（12）：16-18.

十九、浅议半夏在失眠治疗中的运用

失眠属于中医学"不寐""不得眠""不得卧"范畴，以睡眠时间、深度的不足为主要表现，是临床常见的内科疾病，常反复发作，影响患者的正常生活和工作。失眠严重者可诱发或加剧头痛、胸痹、心悸、中风、眩晕等病证。失眠的治疗包括药物治疗和非药物治疗，其中，中药治疗是一种主要的、有效的治疗方法。半夏是天南星科植物半夏的块茎部分，性温，味辛，有毒，归脾、胃、肺经，具有燥湿化痰、降逆止呕、消痞散结之功。本文从理论依据和临床实践两个方面对半夏在失眠中的应用进行总结。

（一）半夏治疗失眠的理论依据

1. 失眠的病因病机 失眠的病因复杂，主要包括饮食不节、情志失常、劳倦思虑过度及病后、年迈体虚等。病机总属阳盛阴衰，阴阳失交。一方面为阴虚不能纳阳，另一方面为阳盛不得入阴。失眠大致分为虚、实、失和 3 类：虚者以阴血亏虚为主；实者以痰结、湿滞、气郁、血瘀、火郁为主；失和者以阴阳失交、气血脏腑不和，尤其心肾、脾胃、肝胃、胆胃、胃肠不和等为主。失眠的病因病机虽然复杂，但不外乎阴阳失调、阳不归阴，治疗当以补虚泻实、调整阴阳为主。

2. 文献记载 古代医家认为，半夏具有引阳入阴、交通阴阳的功效，而这种功效是由其生长特点决定的。《夏小正·五月》载："夏至之日鹿角解，又五日蜩始鸣，又五日半夏生。"指出半夏开始生长于夏至后十日左右。中医认为"夏至一阴生"，夏至时节是自然界阴阳二气的盛衰开始发生变更、发生交替的时候。半夏在阴寒之气的滋养下开始生长，是"从阴到阳"；另外，半夏具有主"降"的功能特点，又是"从阳到阴"。因为半夏具备这两个方面的特性，所以诸多医家认为半夏具有交通阴阳的作用，在治疗失眠时选用半夏，能取得令人满意的疗效。张锡纯在《医学衷中参西录》中云："半夏生当夏半，乃阴阳交换之时，实为由阳入阴之候，故能通阴阳，和表里，使心中之阳渐渐潜藏于阴，而入睡乡也。"这是对半夏治疗失眠较为全面的描述。

3. 实验研究 现代研究表明，半夏具有镇静和安眠作用。詹爱萍等研究发现，生半夏法半夏的水提物能显著提高戊巴比妥钠阈下剂量的动物入睡率；

半夏醇提物与苦参水提物联合应用可明显延长戊巴比妥睡眠小鼠的睡眠时间。陈刚研究发现，半夏醇提物有明显的镇静催眠作用。但是关于半夏镇静催眠的作用机制尚不明确，王东明认为半夏通过生物碱、挥发油、脂肪酸、番醇类等成分，可降低组织细胞内一些酶的活性，发挥抑制中枢神经系统的作用，从而起到镇静催眠作用。

（二）半夏治疗失眠的临床实践

王东明依据《黄帝内经》半夏秫米汤之意，以半夏秫米汤为主方随症加减治疗作为治疗组，以谷维素、安神补脑液治疗作为对照组，比较两种方法对失眠的治疗疗效，结果显示治疗组总有效率明显高于对照组。蔡光先等统计分析1994~2005年国内期刊发表的失眠文献中的中药应用情况，结果显示，半夏的使用频率为15.4%。现代医家善用半夏治疗不同证型的失眠，疗效显著。

（三）临床用药注意事项

半夏治疗失眠的临床应用研究较多，但临床应用时需注意配伍、炮制方法、用量用法、使用禁忌等，方可使治疗安全有效。

1. 配伍　半夏治疗失眠自古至今论述较多，文献记载常见配伍如下。

（1）半夏配秫米　《灵枢·邪客》载半夏秫米汤治疗失眠："沸置秫米一升，治半夏五合，徐炊，令竭为一升半，去其滓，饮汁一小杯，日三，稍益，以知为度。故其病新发者，复杯则卧。"半夏秫米汤方中，秫米性凉，味甘，益阴而通利大肠。李时珍言："秫，治阳盛阴虚，夜不得眠半夏汤（即半夏秫米汤）中用之，取其益阴气而利大肠也，大肠利则阳不盛矣。""流水千里以外……扬之万遍"，即后人所谓甘澜水，其源远流长，能荡涤邪秽，疏通下达，取此煎药可调和阴阳。半夏、秫米合用，助以甘澜水，使本方有通有补、有升有降，共奏补虚泻实、沟通阴阳、调和营卫之功，是调和阴阳以治疗失眠之良方。

（2）半夏配夏枯草　夏枯草，味苦、辛，性寒，入肝、胆经，有清肝火、散郁结的功效，是治疗失眠的常用药物。明代李时珍在《本草纲目》记载夏枯草得名为："夏至后即枯，盖禀纯阳之气，得阴气则枯。"半夏、夏枯草配伍能顺应天时，调整阴阳，使营卫循行恢复正常。明代张四维在《医学秘旨》中解释半夏配夏枯草作用时言："盖半夏得阴而生，夏枯草得阳而长，是阴阳配合之妙也。"半夏、夏枯草配伍正是顺应了阴阳盛衰的自然规律，也与人体营卫循行的节律相合。夏枯草禀纯阳之气，能使浮散的卫气布于阳分，半夏得阴而生，能把卫气从阳分引入阴分。半夏、夏枯草配伍，共同恢复营卫如环无端地正常循行，促使人体睡眠昼夜节律的重建。

（3）半夏配首乌藤 首乌藤，味甘微苦，性平，入心、肝经，有养心安神、祛风通络之功，主治失眠、多梦等症。《本草备要》谓首乌藤："夜则藤交，一名六藤，有阴阳交合之象。"《临证指南医案》云："《灵枢》云，阳气下交入阴，阳跷脉满，令人得寐。"临床中半夏配首乌藤也可促进"阴阳配合"，使人体阴阳协调，神安则寐。

（4）半夏配百合 百合，味甘微苦，性微寒，归心、肺经，具有养阴润肺、清心安神之功。《太平圣惠方·卷十三》载半夏散治疗失眠，半夏配伍百合治疗伤寒百合病。马明和应用法半夏配百合治疗失眠，根据伴随症状佐以合欢花、茯苓、石菖蒲，以舒郁健脾、化痰安神，使阴阳相交，神安得寐。

（5）半夏配百部 明代徐树丕《识小录》提出半夏配百部治疗失眠。《识小录》载："半夏一名守田，一名水玉，能治夜不寐。姑苏张镰水，名康忠，常（尝）治董尚书浔阳不眠，用百部一两，半夏一两，董即得美睡，酬之百金。"

2. 炮制 因半夏有毒，其炮制方法甚多，历代有熬制、姜制、煮制、泔制等，共计 70 余种，包括 30 余种药汁炮制的配方和加工方法。《中华人民共和国药典》2015 年版收录了半夏、清半夏、姜半夏、法半夏，此外还有竹沥半夏、半夏曲、仙半夏、京半夏等炮制品。有学者统计发现，运用半夏不同炮制品治疗失眠时，使用频率由高到低分别为法半夏、清半夏、姜半夏、半夏曲、生半夏、竹沥半夏。临床应用半夏治疗失眠主要分为生半夏和制半夏两大类。生半夏虽有毒，"生令人吐，熟令人下，用之汤洗令滑尽"，但临床实践证明，生半夏入汤剂是安全有效的。颜德馨教授指出，生半夏可治疗诸多疑难杂症，生半夏、制半夏虽一字之差，但临床疗效相差甚大，半夏炮制后毒性虽去，但其药力大为减弱，轻症初病或可取效，但重病痼疾则难以奏效。

3. 用量 半夏用量说法不一，多数中医典籍记载半夏用量多为 3~9g。吴鞠通论半夏"一两降逆，二两安眠"；《灵枢·邪客》云："饮以半夏汤一剂，阴阳已通，其卧立至。"此处半夏汤所用半夏剂量为 5 合（折今约为 65g。马明和认为，治疗失眠时半夏需用 30~60g 方可奏效。胡述文提出，半夏治疗不寐证剂量应用 30~60g，甚至达 120g（须久煎）。黄和等认为，治疗失眠时半夏剂量根据症状应用 60~150g。葛乐品等认为，治疗失眠时，生半夏、清半夏、姜半夏多用 1~19g，法半夏多用 10~19g，最大剂量可用到 60g，竹沥半夏、半夏曲多用 10~19g。由此可见，半夏治疗失眠时用量一般较大，均超过《中华人民共和国药典》所载剂量。

4. 注意及使用禁忌 半夏虽为治疗失眠的要药，疗效良好，但半夏毕竟为大毒之品，乃古今医家之共识，因此临床运用半夏治疗失眠须慎用之。大剂量使用半夏时多用法半夏，法半夏经过炮制后，药性和缓，毒性大减，遵医嘱使用。若患者病情顽固，缠绵难愈，则须用生半夏治疗，生半夏入药须先煎30 分钟以减其毒性。小儿及孕妇禁用。

（四）小结

失眠严重影响人们的身心健康，其作为一个世界性的公共卫生问题亟待解决，中医药治疗失眠具有独特优势。中医古籍记载及现代研究均证明，半夏具有良好的镇静安眠功效，但须注意其炮制方法、用量用法、使用禁忌等，根据病情合理配伍，方可取得较好的效果。

——原载：常学辉，李天佛. 浅议半夏在失眠治疗中的运用［J］. 中国民间疗法，2020，28（23）：64-66.

二十、丹栀逍遥散治疗失眠应用心得

失眠，中医学谓之"不寐""不得眠""不得卧"，是以经常不能获得正常睡眠、睡眠时间及（或）深度严重不足为主要临床表现的一种病症，其病机总属阳盛阴衰、阴阳失交，其病有虚有实，虚者多由阴血不足、心失所养，实者多是邪热内盛、扰乱心神。随着现代社会的发展，工作和生活压力致使很多人存在不同程度的失眠问题，且以肝郁化火为临床常见的证型。其临床症状主要表现为心烦难以入眠、急躁易怒、口干口苦，或有胸胁胀痛，舌质红、苔黄、脉弦数等。丹栀逍遥散疏肝健脾、养血安神，临床用于此种类型失眠疗效显著，笔者结合病案，将临证心得阐述如下。

（一）组方分析

丹栀逍遥散出自清代薛己之《内科摘要》，又名加味逍遥散、八味逍遥散，是在宋代《太平惠民和剂局方》所载逍遥散的基础上加丹皮、栀子化裁而成。方中丹皮清热凉血以清血中伏火，栀子泻火除烦并能导热下行，两者合用以平其火热；柴胡长于疏肝解郁，使肝郁得以条达；白芍酸甘，敛阴养血、柔肝缓急；当归辛温，养血活血，归、芍与柴胡相伍，使血气和而肝气柔，养肝体而助肝用；白术、茯苓、甘草益气健脾，一取《金匮要略》"见肝之病，知肝传脾，当先实脾"之意，实土以防木乘，又因"脾胃为气血生化之源"，补脾胃以助营血生化，再则借茯苓宁心安神之功以助眠。全方宗《黄帝内经》"木郁达之""火郁发之"之意，共奏疏肝健脾、清热养血、宁心安神之功，由此则肝郁得解、肝火可清，而夜寐自安。

（二）病案举例

1.**病案 1**　荆某，女，于 2017 年 9 月 4 日就诊，主诉：入睡困难两月余。

初诊：入睡困难，急躁易怒，气短，手心汗出，纳食可，舌体胖大，质稍暗，苔薄黄，脉弦。详查症状，观其舌、脉，证属肝气郁结，横逆乘脾，阴血亏少，火热内生，治宜疏肝健脾，清热养血，方选丹栀逍遥散加减。处方：丹皮 10g，栀子 15g，柴胡 10g，白芍 20g，当归 20g，薄荷 10g，茯神 30g，白术 15g，酸枣仁 15g，夜交藤 30g，夏枯草 30g，法半夏 30g，香附 15g，川芎 15g，贯叶金丝桃 10g。水煎服，每日 1 剂，分早晚 2 次温服，连服 7 剂。

二诊（9 月 13 日）：药后手心出汗消失，烦躁减轻，自觉咽中有异物感，舌稍暗，苔腻，脉弦。上方去当归，加厚朴 15g，紫苏叶 10g，薏苡仁 30g。再服 7 剂，嘱其饮食宜清淡。

三诊（9 月 20 日）：入睡困难较前好转，心烦、急躁易怒减轻，口干，舌稍暗，苔薄白，脉弦。上方去丹皮、栀子，加丹参 30g，合欢皮 30g，继服 7 剂。

四诊（9 月 25 日）：未诉入睡困难，偶有多梦，舌淡红，苔薄白，脉弦。上方加紫石英 30g，甘松 10g，继服 7 剂。

五诊（10 月 25 日）：睡眠已基本恢复正常，遂嘱其停药。

3 个月后回访，未诉不适。

按语：肝主疏，喜条达而恶抑郁，若肝气失于条畅，使气机郁滞，"气有余便为火"，肝火上炎烦扰心神，阳盛不能入于阴则致夜寐不宁；再则，火盛可以伤阴，阴血不足则肝魂无以藏，亦可致心烦不寐。方中柴胡疏肝解郁，当归、白芍养血平肝，白术益气健脾；丹皮、栀子清热凉血，薄荷透达郁热，夏枯草专清肝火，共除其火热；患者失眠日久，茯神、酸枣仁、夜交藤合用以加强宁心安神之功；"治火先治气"，故用川芎、香附活血行气解郁，贯叶金丝桃疏肝解郁兼能清热利湿；厚朴、紫苏叶合法半夏取"半夏厚朴汤"之"辛苦行降、痰气并治"之用。纵观全方，肝脾并调，气血并治，共奏疏肝健脾、清热安神之功。

2. 病案2 孙某，男，于2017年7月17日就诊，主诉：入睡困难半年余。

初诊：入睡困难，心烦急躁，伴头昏、乏力、头痛，舌淡红，苔黄腻，脉弦，平素口服"阿普唑仑片0.4mg，qn"，既往"冠心病、颈椎病"病史5年余。观其脉、症，此系肝气郁结，气郁化火，酿生痰热，蒙蔽清窍所致，治宜疏肝清热、除烦安神，方选丹栀逍遥散加减。处方：牡丹皮10g，栀子15g，柴胡10g，白芍20g，当归20g，淡豆豉15g，法半夏20g，夏枯草20g，丹参30g，胆南星10g，酸枣仁15g，夜交藤30g，合欢皮30g。水煎服，每日1剂，分早晚两次温服，连服7剂。阿普唑仑片（北京益民药业有限公司生产，国药准字H11020890，0.4mg×20片）0.4mg，每晚1次。

二诊（7月24日）：服药后入睡困难较前稍好转，头昏、乏力较前减轻，仍有头痛，舌苔薄黄，脉弦。上方加黄芩15g，菊花15g，继服10剂。阿普唑仑片0.4mg，每晚1次。

三诊（8月7日）：入睡困难明显好转，未诉头昏、头痛、乏力等，苔稍黄腻。患者要求服用中成药调理，遂予其丹栀逍遥片（湖南天济草堂制药有限公司生产，国药准字Z20054941，0.35g×36片）6片/次，每日两次；舒肝解郁胶囊（成都康弘药业集团股份有限公司生产，国药准字Z20080580，0.36g×36粒）2粒/次，每日2次；阿普唑仑片减至0.2mg。

四诊（8月14日）：停服阿普唑仑可正常入睡，嘱继续口服"丹栀逍遥片、舒肝解郁胶囊"巩固疗效。

2个月后回访，未诉不适。

按语：清代唐容川《血证论》有云"盖以心神不安，非痰即火。"然与火虽系两端，实可互化，痰郁可化热，热盛即为火；火热灼伤阴津，又可炼液为痰，痰、火皆为阳热之邪，扰乱心神则致心烦不得眠。方中柴胡、当归、白芍养血平肝解郁；丹皮、栀子、夏枯草清热患者心烦急躁明显，故用淡豆豉清心除烦以安神；头昏、乏力、苔黄腻皆是痰热上蒙所致，故用胆南星、法半夏清热燥湿化痰；酸枣仁、夜交藤、合欢皮共用以增强全方安神之力；酌加丹参取其活血止痛、宁心安神之力；因其头痛明显，故用黄芩、菊花清上焦之邪热以利其清窍。全方补中有散，行中有收，以达疏肝养血、清热除烦、宁心安神之用。

3. 病案3 王某，女，2017年10月23日就诊，主诉：入睡困难伴早醒半月余。

初诊：入睡困难，早醒，夜间睡眠 2 小时左右，心烦急躁，日间乏力，头晕、头脑不清醒，胸闷，长叹息，口服"阿普唑仑片 0.4g，qn"，效差，纳少，二便可，舌质偏红，苔白稍腻，脉弦。详查病情，审其脉症，此属肝郁乘脾，脾失健运，湿邪困阻中焦，上蒙清窍，复加郁热化火，扰乱心神，治宜解郁清热，宁心安神，方选丹栀逍遥散加减。处方：丹皮 10g，栀子 15g，柴胡 10g，白芍 20g，当归 20g，薄荷 10g，茯神 30g，白术 15g，党参 20g，丹参 30g，夜交藤 30g，酸枣仁 15g，柏子仁 30g，龙骨 30g，牡蛎 30g，贯叶金丝桃 10g，香附 15g。日 1 剂，分早晚两次温服，连服 10 剂，同时配合黛力新片（丹麦灵北制药有限公司生产，H20080175，10mg×20 片）10mg/ 次，每日两次；米氮平片（华裕制药有限公司生产，国药准字 H20041656，30mg×10 片）15mg/ 次，每晚 1 次调节情绪，阿普唑仑 0.4mg，每晚 1 次。

二诊（11 月 6 日）：药后睡眠控制尚可，近日心悸、头晕，舌尖红，苔薄白，脉弦。上方加桂枝 15g，甘草 10g。继服 15 剂，西药同前。

三诊（11 月 20 日）：睡眠一般，饮食、体重增加，心悸，口苦，舌红，苔薄黄，脉弦。上方去白术、党参，加生地黄 50g，夏枯草 30g。继服 15 剂，西药停米氮平，阿普唑仑减至 0.2mg，黛力新片同前。

四诊（12 月 6 日）：睡眠已基本恢复正常，诸症悉除，遂嘱其停药。

3 个月后随访，未诉不适。

按语：女子属阴，以血为本，以肝为先天，肝气有余则易于郁滞，肝郁则气盛，气盛则化火，火性炎上，烦扰心神；再则，木郁乘土，中焦失司，运化失职，饮食、水湿不化，困遏胸阳，上蒙清窍。方中丹皮、栀子、薄荷泻火透热解郁，柴胡、当归、白芍养血柔肝、疏肝活血；患者胸闷、太息明显，以香附、贯叶金丝桃理气开郁；其纳食减少，故以党参、白术健脾益气，培补中焦；患者起病急，病程短，症状突出，茯神、夜交藤、合欢皮、柏子仁合用以养心安神，泻火解郁，再以龙骨、牡蛎重以镇之，安其神志；后以桂枝、甘草温通胸阳，缓其悸症。全方攻补兼施，相伍相成，共达清热解郁，理气健脾，养心安神之效。

（三）小结

临床观察发现，肝郁化火型失眠的发患者群集中在青、中年患者，这与其学习、工作、生活压力过大，熬夜过多，思虑过甚，以致肝气郁滞，疏泄失职有关。《黄帝内经》有云："肝藏魂，主情志，喜条达，恶抑郁。若数谋不决，或情志不畅，则肝气郁结，气枢不转，欲伸则内扰神魂而致不寐。"失眠的病位虽在心，但追本溯源，实与肝之疏泄正常与否密切相关。肝为刚脏，最易动荡，其气以通为顺，若情志不遂，气郁化火，或久病暗耗阴津，阴虚阳亢，火热妄动，扰乱心神，皆可发为不寐，正如《太平圣惠方·卷四》言："若阳热内扰，心阳充实而不入阴分，心火燔灼神明，神明为之躁动不安而不居其所，精神情志则亢奋不宁，使人烦乱，难以安静入睡，或睡而不实、梦游、多惊、畏惧不安。"此乃母病及子，相生之谓也。临证应注意辨证论治，详查病情，对于肝郁化火之失眠证，可以丹栀逍遥散为基本方，酌情加减，以提高疗效。

——原载：赵童，孟毅，张林娜，等. 丹栀逍遥散治疗失眠应用心得［J］. 中国民族民间医药，2018，27（13）：60-62.

二十一、基于"胃不和则卧不安"论述半夏泻心汤治疗失眠临床经验

半夏泻心汤出自《伤寒杂病论》第149条："伤寒五六日，呕而发热者，柴胡汤证具，而以他药下之，柴胡证仍在者，复与柴胡汤……但满而不痛者，此为痞，柴胡不中与之也，宜半夏泻心汤。"该条文本是论述少阳病误用下法，中气受损，斡旋失司以致出现心下痞的证候，然而后世医家在临床应用中发现该方以其辛开苦降、寒热并调之功，在治疗脾胃型失眠方面有独到的疗效。

（一）从脾胃论治失眠

明代李中梓在《医宗必读》中论述失眠的病因"不寐之故，大约有五：一曰气虚，一曰阴虚，一曰痰滞，一曰水停，一曰胃不和"，不寐原因很多，但归结不寐总的病机为阳不入阴。《灵枢·口问》曰："阳气尽，阴气盛，则目瞑，阴气尽而阳气盛则寤矣。"归结阳不入阴的根本则是心肾不交，离火不能下降入阴，坎水无以上升入阳。《素问·逆调论》中有"帝曰：人有逆气不得卧而息有音者……阳明者，胃脉也，胃者六腑之海，其气亦下行。阳明逆，不得从其道，故不得卧也。《下经》曰：胃不和则卧不安，此之谓也。"表明此类失眠病机乃足阳明胃经之气不从其道、上冲心胸所致，同时阐述了运化失职，湿浊内生，转枢不利，终致失眠的病机。由此可见，"胃和"乃"卧安"的先决条件，脾胃同处于中焦，唯有二者纳运协调，升降相因，燥湿相济，才可达到阴阳和谐，精神乃治。此处名"胃不和"，实则包括阳明经、脾胃、大小肠不合。《灵枢·本输》："大肠属上，小肠属下，足阳明胃脉也。大肠小肠，皆属于胃，

是足阳明也。"脾主升清，胃主降浊，为气机升降的枢纽，脾胃运化腐熟水谷，为气血生化之源，为人体功能活动提供物质基础。凡食积内停，胃失和降，脾胃亏虚，气血乏源，胃阴不足，阳气失和等。均可引起气机不利，阴阳失和，卧不安寐。

1. 脾胃和则昼醒夜寐　脾胃乃气血生化之源，后天之本，脾胃运化正常，营卫化生充足，阴阳交泰，心神得养，睡眠才得以实现。《素问·玉机真藏论》有云："五脏者，皆禀气于胃，胃者，五脏之本也。"且脾胃处于中焦，上接心肺，旁连肝胆，下至肾命，乃人体气血阴阳之枢纽，脾胃"持中央以灌四旁"，脾和胃健则化源充足，五脏得以充养，李杲云"若胃气正常，饮食入胃，其荣气上行，以舒心肺"。心血充沛则心神得安，魂有所依，滋养肝木则血有归藏，充精填髓则髓海充沛，元神得养，如此心神健安，情志畅达，自可昼醒夜寐，规律如常。

2. 胃不和则卧不安　失眠病因多属气血阴阳失衡，阳不入阴所致，《灵枢·口问》载"卫气昼日行于阳，夜半行于阴……阳气尽，阴气盛，则目瞑，阴气尽而阳气盛，则寤矣"，可知阴阳平衡是昼醒夜寐的关键。《灵枢·大惑》有云："其肠胃小，皮肤滑以缓，分肉解利，卫气之留于阳也久，故少瞑焉。"由此可以看出，卫气的运行受脾胃运化的影响，若卫气在体表，阳分停留时间过长则难以入阴，阴阳失交，故而失眠。脾主升清，传输水谷精微，胃主降浊，排泄糟粕。若清阳不升，浊阴不降则或生湿，或化火，或聚而生痰，病理产物蓄积会进一步影响气机，从而加重失眠。失眠与脾胃虚损常常互为因果，失眠患者通常存在暴躁易怒、思虑过度、焦躁不安等不良情绪，而这些不良情绪作为致病因素往往可使脏腑气血运行紊乱，酿生病理产物，导致脾胃受损。所以，临床治疗应兼顾予以考虑。

（二）从调畅枢机论治失眠

1. 中焦虚痞致失眠　半夏泻心汤作为《伤寒杂病论》名方，主治枢机不利之痞证。《伤寒杂病论》第149条"但满而不痛者，此为痞，柴胡不中与之也，宜半夏泻心汤"及《金匮要略·呕吐哕下利病脉证治》"呕而肠鸣，心下痞者，半夏泻心汤治之"。病因为少阳病误用下法，导致中气受损，斡旋失司，枢机不利，气机壅滞于中焦，故而心下胀满。又因脾胃为交通之枢纽，长期气机壅滞，必然升降紊乱，上热下寒，扰动心神，导致失眠。根据经络走行来看，卫气入夜沿足阳明胃、手阳明大肠经循行，通过阳跷脉控制眼睑开合而司睡眠，如果阳明经出现寒热、虚实、气滞、血瘀等病理变化，则影响睡眠，发生不寐。

2. 寒热错杂解方义 半夏泻心汤以小柴胡汤去柴胡、生姜，加黄连、干姜而成，变小柴胡汤和解半表半里之枢机为交泰上下寒热之错杂，处方为半夏（洗）半斤、黄芩三两、人参三两、干姜三两、甘草（炙）三两、黄连一两、大枣十二枚。本方以辛温之半夏为君药，化痰和胃，降逆消痞，配以干姜温中暖脾，二者合用以辛开散结；黄芩、黄连为苦寒之药，用以清热开痞，并有苦降泄满功；以人参、大枣甘温益气，补中焦受损之气机，使脾升胃降，中焦之气畅达；甘草调和诸药，补中健脾。诸药合用使痞满除而中焦自利。半夏泻心汤以寒热并进和阴阳、苦辛并用调升降，补泻兼施顾虚实，成为平调寒热之名方。

3. 因人而异善辨证 半夏泻心汤组方精良，临床疗效明显，但是由于患者体质不同，临床实践中会出现寒热错杂但各有偏盛的情况，不能拘泥于原方诸证，而应从实际出发详加辨别。根据临床常见病例，可将其分为3类：其一，患者偏于湿热，常以入夜难眠，心下胀满，或伴嘈杂、反酸为主诉，伴见舌苔黄腻、口苦，此类症状即半夏泻心汤原方证型，方中黄连、黄芩用量多于半夏、干姜，适用于脾胃湿热的类型，故以原方用量即可。叶天士亦云"苦寒能祛热除湿，辛通能开气宣浊"，用此方治疗中焦湿热，湿热除则胃安。其二，患者症状寒热错杂偏于寒湿，以心下痞满，难以入眠，平素畏寒，时常腹痛、腹泻，舌苔白为主症，此时宜减黄芩、黄连用量，同时配以高良姜、吴茱萸等药温中散寒，或酌情增加干姜用量，以温胃健脾，增加肠胃蠕动，促进饮食物的消化。其三，患者寒热症状皆不明显，唯以胃脘痞硬为主症，仍以半夏泻心汤治之，取其散结消痞、调和阴阳之功，使患者阴阳和而眠安。

4. 灵活用药巧组方 临床遣药组方如沙场点兵，应详加斟酌，熟知各味药性，才能达到理想的疗效。半夏泻心汤之君药半夏，不仅散结消痞，降逆止呕，还可交通阴阳。《黄帝内经》"卫气行于阳，不得入于阴，为不寐，饮以半夏汤，阴阳既通，其卧立至"，阐述半夏有阴阳交泰和谐之功。本方之佐药人参，补中焦之气，又可"安精神，除邪气"，并有补中安神之功。夏枯草亦是治疗失眠的良药，《本经疏证》载夏枯草可"通阴阳……治不眠"，《医学秘旨》"盖半夏得阴而生，夏枯草得阳而长，是阴阳配合之妙也"，与半夏同用可顺应天时，调整阴阳，使营卫循行有序。脾虚湿盛者可加茯苓健脾益心；梦境纷纭者加白薇除烦止梦；入睡困难者加酸枣仁养心安神；伴有情绪欠佳，焦虑不安者加合欢皮、贯叶金丝桃疏肝解郁安神；心胸憋闷烦躁者，加香附理气解郁、郁李仁宣郁除烦；痰热壅盛者加佛手、胆南星清热祛痰。

（三）病案举隅

患者，女，45 岁，2017 年 6 月 16 日初诊。

自述近 3 年来失眠发作，屡治不愈，日渐严重，入睡困难，烦躁难安，甚则彻夜不寐，只能通过服用艾司唑仑片入睡。开始每晚 1 片口服，逐渐药效减弱，遂增至每晚 3~4 片方可入睡，且睡眠质量差，晨起未有身心轻快之感。平素纳差，饮食物不易消化，常自觉心下胀满痞塞不通。现症见：精神不振，面色少华，形体消瘦，心烦易怒，纳差，大便数日未行，舌质红，苔黄厚黏腻，脉微弦。辨证属痞证。考虑若使其安卧，必先和胃，治以散结消痞，除烦安神。方选半夏泻心汤加减，处方：姜半夏、党参、贯叶金丝桃各 20g，黄芩片、干姜各 15g，黄连片 10g，枳实 12g，首乌藤 30g，大枣 4 枚，甘草片 9g，7 剂，每日 1 剂，水煎服，嘱其服用艾司唑仑片减至每晚 2 片。

2017 年 6 月 23 日复诊：患者诉服药当晚即觉憋闷烦躁减少大半，睡眠明显改善，偶发胃脘反酸不适，遂于原方基础上加煅瓦楞子 30g（先煎），续服 7 剂，并嘱其停用艾司唑仑片。2017 年 6 月 30 日再诊，患者诉胃纳正常，大便每日 1 行，无其他不适，效不更方，原方续服 7 剂。

半个月后复诊，诸症皆消，随访半年，未再复发。

（四）结语

失眠对人们的生活影响越来越大，可因肝火旺盛、痰热扰心、心脾两虚、心肾不交、脾胃失和等因素导致。半夏泻心汤用药切合病机，半夏、生姜以辛温之性散中焦虚寒，黄芩、黄连以苦寒之势清上中二焦之热，人参、大枣益气健脾以补中焦之虚，加首乌藤、酸枣仁、合欢皮以增安神之功。本方辛开苦降，寒热平调，使离火降而坤土升，则阴平阳秘，精神乃治，实乃非治不寐之方而寐自治，无安神之药而神自安，于临床辨证化裁，定可取得理想疗效。

——原载：郭佳莹，孟毅，乔明亮，等. 基于"胃不和则卧不安"论述半夏泻心汤治疗失眠临床经验 [J]. 中国民间疗法，2019，27（17）：3-5.

二十二、柴胡加龙骨牡蛎汤临床应用举隅

柴胡加龙骨牡蛎汤出自《伤寒论》第 107 条："伤寒八九日，下之，胸满

烦惊，小便不利，谵语，一身尽重，不可转侧者，柴胡加龙骨牡蛎汤主之。"伤寒病误下后，有如结胸、下利等病归于一处者，也有如本证，各症状散漫于一身者。如尤在泾于《伤寒贯珠集》中所论述："胸满者，邪痹于上；小便不利者，邪痹于下；烦惊者，邪动于心；谵语者，邪结于胃，此病之在里也。一身尽重，不可转侧者，筋脉骨肉，并受其邪，此病之在表也。"本病表里俱受其邪，由于正气耗损，邪气内陷，弥漫三阳，是故该病乃表里三焦俱病的症候，必当阴阳合散以为治。《素问·阴阳离合论》云："是故三阳离合也，太阳为开，阳明为阖，少阳为枢。"可见少阳的枢机作用对气机升降起到了重要作用，然少阳枢折于内，生阳之气无从可启，胸阳开则胸满，合则烦惊；决渎之官受限，则小便不利；阳明内郁，扰动心神，故见谵语；三焦俱为邪热弥漫，气化不利，是以一身尽重之症。此错杂之病，当以错杂之药治之。柴胡加龙骨牡蛎汤由小柴胡汤计量减半，去甘草，加龙骨、牡蛎、铅丹、桂枝、茯苓各一两半，大黄二两组方，方中12味药共奏寒热、升降、补泻之功，因其和解清热、解郁安神而成古今临床治疗精神情志类疾病的名方。孟毅教授结合多年临床经验，辨证施治，灵活运用本方治疗不寐、郁证、癫痫等多种疾病，现介绍如下。

（一）不寐案

程某，女，45岁。2017年4月13日初诊，患者以"失眠5年余"为主诉前来就诊，诉近5年来，常自觉心胸憋闷、烦躁，每于夜间加重，转侧难眠，甚至彻夜不寐，严重影响生活，患者2年前行乳腺瘤手术，术后常感乳胀，平素心烦、易怒、喜叹息，伴口苦，喜冷饮，小便黄，大便干，舌尖红、苔黄腻，脉弦。辨证属少阳、阳明合病，治以和解少阳，通腑泄热，方选柴胡加龙骨牡蛎汤加减，药用：柴胡20g，黄芩15g，法半夏15g，党参15g，桂枝15g，茯苓15g，龙骨15g，牡蛎15g，大黄10g（后下），煅青礞石30g，夜交藤30g，大枣6枚，7剂，每日1剂，水煎服。

2017年4月20日复诊：患者诉夜间憋闷、烦躁感较前减轻，乳房仍时有胀痛，舌脉同前，遂于原方基础上加用橘仁10g，枳壳10g，续服7剂。

2017年4月27日三诊：上述症状均有好转，效不更方，半个月后复诊，诸症皆消，随访半年，未再复发。

按语：失眠指入睡困难，睡眠维持困难或兼而有之，并伴有疲劳、躯体不适（头疼、触痛、胃肠功能紊乱等）、认知改变（注意力、记忆力下降等）、情绪改变（紧张、低落、焦虑等）、生活质量下降等症状。由于现代生活节奏加快，各种社会压力纷至，失眠日趋成为影响人们生活的一大疾患。早在《黄帝内经》中就有关于失眠的描述，称其为"不寐"，病机多属阴阳失衡，《灵枢·口问》载："卫气昼日行于阳，夜半行于阴，……阳气尽，阴气盛，则目瞑，阴气尽而阳气盛，则寤矣"，可见阴阳消长平衡乃昼醒夜寐的关键，因此治疗上主要通过平衡脏腑阴阳，以期"阴平阳秘，精神乃治"。程某心胸憋闷，善叹息，提示少阳被郁，肝木不舒；口苦、喜冷饮提示胆火上炎；大便干提示热邪与肠中糟粕搏结，炼劫津液，症属少阳阳明合病，故选方柴胡加龙骨牡蛎汤。《脾胃论》云："胆者，少阳春生之气。春气生则万化安，故胆气春生，则余脏从之，所以十一脏皆取决于胆也。"胆气畅达对于十一脏的生理活动，表里出入，升清降浊，均有关键作用。《伤寒明理论》有云"大抵胸胁满，以邪气出入里，未停留，为实气郁积而不行，致生满也，和解斯可矣。"故用半量小柴胡汤以和解少阳枢机不利，清泻胆腑郁热，使郁热除，则气机畅达，内陷之邪得以转出；桂枝入太阳经以透达通阳，协助小柴胡汤使里邪得以转出，西医学研究表明桂枝对中枢神经系统具有镇静作用，桂皮醛小鼠灌胃可使其自发活动减少；茯苓、夜交藤养心安神，《本草主义》以"而惟以此为普通品，则亦无效"描述夜交藤治疗失眠的必要性，其有效成分与戊巴比妥钠有显著协同作用，一定剂量下可使慢波睡眠时间延长；龙骨、牡蛎用以重镇安神，龙骨可增强戊巴比妥钠的催眠效果，与牡蛎协同作用，提高睡眠质量；方中用大黄10g以通腑泻浊，荡涤弥漫三焦之邪；铅丹含小毒，故以青礞石代用，以起重镇平肝之效。二诊时患者症状较前明显改善，唯余气滞明显，加用橘仁、枳壳以理气、散结、止痛，缓解乳房胀痛，后患者诸症皆消。

（二）郁病案

患者徐某，女，50岁。2016年11月8日初诊，患者诉近段情绪低落，对日常生活缺乏动力，急躁易怒，不愿与人交谈，自觉浑身憋闷、沉重，时而头痛，时而胸痛，腹胀，排气即愈，纳可，夜眠差，醒后难眠，小便不利，大便调，舌红苔薄白，脉弦。诊断为郁证，辨证属肝郁气滞证，方选柴胡龙骨牡蛎汤加减，药用：柴胡20g，黄芩15g，姜半夏15g，党参15g，桂枝15g，茯苓15g，龙骨15g，牡蛎15g，大黄5g（后下），煅青礞石20g，炒莱菔子30g，苏梗20g，大枣15g，干姜15g，7剂，每日1剂，水煎服。

2016年11月15日复诊：患者诉服药后诸症减轻，舌象同前，脉沉弦，于原方基础上加用贯叶金丝桃 10g，加强疏肝解郁之功，续服 10 剂，1 个月后随访，诸症皆消。

按语： 抑郁症是以持久的心境障碍为特征的一种疾病，表现为长期的自发性情绪低落、离群、躯体不适及睡眠障碍。由于近年来生活压力增大、工作节奏加快，抑郁症的发病率持续升高。目前，抑郁症已然成为全球第四大致残疾病，因此对抑郁症防治的研究亟待加快进展，以期减少发病率及缓解不适症状。西医治疗抑郁症的药物多为针对发病机制研发，但长期服用会产生恶心、呕吐、肝肾毒性等不良反应，且因为药物的作用谱较窄，较难形成广泛疗效。抑郁症在中医属于"郁证""脏躁""百合病"等范畴，《杂病源流犀烛·诸郁源流》云："诸郁，脏器病也，其原本于思虑过深，更兼脏器弱，故六郁之病生焉。六郁者，气、血、湿、热、食、痰也。"柴胡加龙骨牡蛎汤方理气解郁兼以解湿、热、痰、食之郁，标本同治。患者表现为持续性情绪低落，并伴随憋闷、疼痛、胀气、眠差等躯体化症状，治以理气解郁为主，并兼以导滞除滞、重镇安神。肝主疏泄，性喜条达而恶抑郁，若五脏失调，七情内伤，必伤及肝，使其气机不畅。《素问·本病论》曰："人或恚怒，气机上而不下，即伤肝也。"明代赵献可提出"凡郁皆肝病"，疏肝理气对于治疗郁病的重要性可见一斑。方中小柴胡汤用以疏肝解郁，同时柴胡可作为引经药，引诸药入肝经，增强疗效；患者腹胀明显，配以炒莱菔子，苏梗以增强行气之力；龙骨、牡蛎、煅青礞石三药共奏安神助眠之功；二诊加用贯叶金丝桃 10g，研究表明贯叶金丝桃可控制 5-HT 再摄取，能显著改善抑郁状态，药后症状全部消失。

（三）癫痫案

患者李某，男，19 岁，2015 年 11 月 5 日初诊，患者以"癫痫 17 年，加重 1 月余"为主诉前来就诊，患者 2 岁时因高烧引发癫痫，后未持续正规治疗，现每周癫痫发作 1 次，以夜间为主，发作前多有先兆，每于腹痛后发作，纳眠可，小便调，大便黏腻，舌暗红，苔白腻，脉弦。辨证属痰瘀阻窍证，方选柴胡龙骨牡蛎汤加减，药用：柴胡 20g，黄芩 15g，姜半夏 15g，党参 15g，桂枝 15g，茯苓 15g，龙骨 15g，牡蛎 15g，大黄 10g（后下），煅青礞石 20g，全蝎 10g（另包），蜈蚣 2 条（另包），薏苡仁 30g，甘草 10g，芍药 15g，大枣 15g，干姜 15g。7 剂，日 1 剂，水煎，蜈蚣、全蝎焙后研末，入药冲服。

2015 年 11 月 12 日复诊：患者诉效果欠佳，观其舌脉同前，于原方基础上加石菖蒲 15g，嘱其续服 7 剂。

2015 年 11 月 19 日三诊：患者诉近一周未再发作癫痫，且大便较前通利，效不更方，40 剂后，患者症状消失。

随访半年，未再复发。

按语：癫痫是因脑神经异常放电引起的反复发作性脑功能失调综合征，以意识丧失和肌肉抽搐为主要表现。癫痫在中医称为"痫病"，认为该病多因七情失调、脑部外伤、过度劳累、先天因素等导致脏腑功能失常，气机内乱，以致风、火、痰、瘀蒙蔽清窍，癫痫病机复杂，病程顽缠，方以柴胡加龙骨牡蛎汤加减，小柴胡汤调和肝胆，以桂枝、茯苓调和上冲之气，配以芍甘，柔肝缓急，缓解肢体痉挛后的酸痛不适感；取味涩之龙骨镇静安神，配以咸寒之牡蛎，摄纳浮阳，解热除烦；配以半夏、大黄、薏苡仁，更增其豁痰除湿之功；全蝎、蜈蚣息风止痉；原方铅丹有毒，改用青礞石，增坠痰下气、平肝镇惊之效。全方诸药协调，以期扶正祛邪，使误下之邪巧出体外，病祛体安。复诊时患者诉效果欠佳，考虑其为顽疾久滞，恐未能即刻见效，观其舌脉同前，证型未变，遂定原方续服，并加菖蒲 15g，以增开窍化痰，醒神益智之功。

（四）结语

柴胡加龙骨牡蛎汤是古代治疗精神情志类疾病的一张名方，其基本病机可概括为少阳胆腑不利，表里三焦俱病，根据具体病性，或夹湿、夹痰、夹火、夹气滞，甚或虚实并见，错综复杂。但症状百端，需谨遵其宗，根据《方舆輗》论述"以胸满烦惊为主证，其余皆客证也"，孟毅教授认为《方舆輗》所诉主证并非使后人拘泥于但见"胸满烦惊"一证是也，而是由少阳枢机不利，开合失司所致诸证，临床需详辨病机，将和解少阳、泄热通腑、清泄胆火、温中益气用药于一方，以解少阳胆腑郁热，清兼夹诸积滞。由于此类疾病病机复杂，故其治疗用药也需多加斟酌，若虚烦不得眠者，加夜交藤，合欢皮，枣仁以宁心安神；痰盛者，加石菖蒲、竹茹、远志化痰开窍定痫；风阳亢扰者加钩藤、石决明，甚或予龟甲、鳖甲重镇潜阳；热盛动风者加生铁落，龙胆草；抽搐甚者，加全蝎、地龙以息风止痉；若久病气血亏虚者，加当归、黄芪补气生血。临床上此类疾病纷繁复杂，远非本文所列之数，但若基本病机相同，方证相投，选药得当，定可取得满意的疗效。

——原载：郭佳莹，孟毅，乔明亮，等. 柴胡加龙骨牡蛎汤临床应用举隅 [J]. 中国中医药现代远程教育，2018，16（11）：16-18.

二十三、浅析黄连阿胶汤与栀子豉汤之虚烦不得眠

不寐最早见于《黄帝内经》，又称为"不得卧""目不瞑"，是以不能获得正常睡眠为特征的一类病证。张仲景将其分为外感和内伤两类，并有"虚劳虚烦不得眠"的论述。其中《伤寒论·少阴病脉证并治》曰："少阴病，得之二三日以上，心中烦，不得卧，黄连阿胶汤主之。"且《伤寒论·太阳病脉证并治》中亦云："发汗吐下后，虚烦不得眠，若剧者，必反复颠倒，心中懊恼，栀子豉汤主之。"可见黄连阿胶汤、栀子豉汤均能治疗"虚烦不得眠"，但二者无论是病因病机还是临床应用主证等均有很大区别，临床中应加以区别应用。兹就二者在虚烦不得眠中的应用大致介绍如下。

（一）何为"虚烦不得眠"

虚烦不得眠，为病证名，亦称虚烦不得卧，指心烦失眠的病证。"虚烦"乃热而不实，指心烦而心下无硬满，与心下硬满烦躁有别。本证可由气虚、阳虚、阴虚、余热等不同因素导致。夫虚烦者，心胸烦扰而不宁也。由伤寒汗、吐、下后，邪热乘虚客于胸中，或病后余热留恋，或津涸、血虚、肾亏、虚人停痰饮、虚劳等所致。《症因脉治》云："身表已纯，口虽作渴，不能消水，二便清利，神气懒怯，时时欲睡，时时惊醒，此虚烦不得卧之症也。"

（二）黄连阿胶汤与栀子豉汤之区别

1. 遣方用药不同

（1）黄连阿胶汤　黄连阿胶汤以黄连为主，其味苦性寒，归心经，苦为火之味，故善入心以清热，使心火不亢而能下交于肾。辅以苦寒之黄芩，共奏清热除烦之效。芍药味酸，有补阴敛阴之功，用阿胶滋肾阴，补心血，使肾水上济于心，心火不亢；《本草备药》载："鸡子黄入心经，镇心安神，益气补血，散热定惊。"故鸡子黄善养心神滋肾阴，且能镇惊安神。综观其方，火热之邪以黄芩、黄连清泻心火，除烦热；阴虚则以阿胶、白芍、鸡子黄滋补肾阴。柯韵伯认为此方治上下焦之水火未济；吴鞠通则认为此方是一刚御外，一柔护内。两位医家，一主上下、一主内外，各得其趣。笔者亦认为，此方祛邪与扶正兼施，共奏滋阴泻火，交通心肾之效。

（2）栀子豉汤　栀子豉汤中栀子味苦性寒，归心经，用以为君，泻火除烦，导热下行，除心中虚烦。豆豉色黑入肾，其气香窜，其性升发，能宣散心

经郁热，长于宣散表邪，并可解烦。《本草经疏》云："盖黑豆性本寒，得蒸晒之，气必温，非苦温则不能发汗开腠理；苦以涌吐，故能治烦躁满闷，以热郁胸中，非宣剂无以除之。"由此而知，淡豆豉由黑豆发酵而成，既是食物，又可作为药物使用。黑豆经发酵，有发汗解表的作用，方中即取其发散来宣发郁滞，以使体内郁热得以宣散。方中用药精当，二者相伍，清热而不寒滞，宣透而不燥烈。此方宣中有降，降中有宣，共奏透邪泄热，除烦安神之效。

2. 病因病机有别

（1）黄连阿胶汤　黄连阿胶汤病机为心肾不交，阴虚火旺。本证心烦不得卧，显属少阴热化，此时真阴已虚，邪火又炽，二者互为因果，失眠必深重无疑。此虚烦不得眠，亦常可有头晕，耳鸣，健忘，咽干口燥，情绪急躁，舌红少苔脉细数等症，总属肾阴虚之内伤虚证。张锡纯曰："初得即为少阴病，非自他经传也，初得既有热象，肾虚兼有热者，肾素虚者，其真阴之气不能上济以镇心，心火原有摇摇欲坠之机，是以少阴之病初得，肾气为伏气所阻，欲上升以济心尤难，故他病之现象犹未呈露，而心中已不胜热象之烦扰而不能安卧矣。"即旨言肾阴素虚，不能上济于心，心火独亢于上所致心烦不得眠也。肾藏精，其为先天之本，肾阴亦称真阴、元阴，肾阴为滋润、濡养全身各脏腑之基，肾水不足，则脏腑失于濡养，可出现阴虚不纳阳之不寐；心属火，肾属水，肾水不足，不能上济心阴，心火独亢于上，水火不济，火盛神动，心肾不交而虚烦不得寐。心藏神，主司人体精神意识思维活动。人之寤寐，由心神控制，心神失养或邪扰心神，则会出现不寐等神志方面的异常。

（2）栀子豉汤　栀子豉汤病机为无形邪热郁扰胸膈，心神被扰。此以虚烦不得眠，心中懊侬，反复颠倒，卧起不安，舌红，苔薄黄，脉浮紧为主症。其本乃外感所致实证，并非久病之真虚。"虚"言其病机，说明汗吐下后正气受伤，同时邪热虽陷而未与有形实邪相结，病性属虚；"烦"言其兼证，谓其伴有心中烦扰不宁。诚如《医方集解》云："汗吐下后，正气不足，邪气乘虚结于胸中，故烦热懊侬。烦热者热而烦扰；懊侬者，懊恼侬闷也。昼动为阳，夜卧主阴，阳热未散，阴气未复，故不得眠。"外感热病初期，表证未解，误用汗吐下后，损伤人体正气，卫阳不足，外邪乘虚入里，郁而化热，邪热内扰胸膈，胸膈乃心肺所居之所，心主神，肺主气，热邪壅滞，气机不畅，故心中烦热，心神为郁热所扰，心神不安，故见虚烦不得眠。这里的"虚烦"，指由无形邪热所致的心烦。阳邪内陷，不与痰水、宿食等有形实邪相结，郁而不伸，扰乱胸膈，故虚烦。

3.临证应用需辨证

（1）黄连阿胶汤之阴虚火旺不得眠　患者刘某，男，26岁，素体壮鲜病，近苦于工作压力较大诸多不顺，忧愁难解，致心烦失眠。始，入睡困难，醒后许尚可入寐。后，通宵达旦难以成寐。服安定等镇静药，量小无济于事，量大亦仅寐3~4小时。初诊：精神差，头晕头蒙，耳内蝉鸣，记忆力下降，心烦，口干口苦，寐后多梦，梦中遗精，舌红少津，边尖尤甚，苔薄黄燥，脉弦细而数。观其舌、脉、症，此心肾不交证也。先贤谓五志过极，皆可化火。盖忧思气结日久，心火亢盛，如赤日炎炎，致真阴内耗，肾水亏虚，水火不济，故而不寐，不寐则遗泄。张景岳谓："精之藏制虽在肾，而精之主宰则在心。"故当清心火，滋肾水，务求水火相济，主明神安。拟黄连阿胶汤原方：黄连6g，黄芩10g，阿胶10g，白芍15g，鸡子黄2枚，共3剂；

二诊：1剂即可入睡，3剂尽，每晚可睡5~6小时，心烦耳鸣亦明显减轻，嘱其守方续进；

三诊：共服12剂，睡眠恢复如前，遂停药。

2个月后随访，未诉不适。

（2）栀子豉汤之邪热郁扰不得眠　患者张某，女，25岁，工人，平素体健，性格开朗，自述近半年来，性情改变，心烦易怒，心中烦热，夜不能寐，多方求医，效果甚微，观其服方多为养心益肾，重镇安神之类。详询病史，患者半年前偶感外邪，未服药物治疗，随后出现此证。初诊：外感发热后，心中烦热，闷塞不舒，夜不能寐，已半年余，近日心烦易怒，不寐则烦，烦则愈不能寐，自述痛苦异常。口稍干不苦，纳可，小便稍黄，大便正常。舌淡红，苔薄白稍黄，脉弦数。

据患者舌、脉、症，为外感后，无形邪热郁扰胸膈，心神被扰，故见心中烦热，闷塞不舒，夜不能寐，前医多用滋补安神类，盖为神机未明也，遂投以栀子豉汤加减，生栀子12g，淡豆豉15g，黄连9g，肉桂5g，磁石30g，郁金15g，合欢皮15g，共3剂。

二诊：服药后睡眠质量明显改善，心中烦热，闷塞不舒较前减轻，嘱其守上方继服4剂；共服7剂，睡眠良好，未再出现心中烦热，闷塞不舒，遂停药。

3个月后随访，未诉不适。

（三）小结

《景岳全书·不寐》载："不寐证虽病有不一，然惟知邪正二字则尽之矣。

其所以不安者，一有邪气之扰，一有营气不足耳。有邪者多实证，无邪者皆虚证。"黄连阿胶汤与栀子豉汤均可用于虚烦不得眠，实乃一虚一实也。黄连阿胶汤以滋肾阴，养心血，清内热而除虚烦，主要用于心肾不交，阴虚火旺所致失眠。栀子豉汤清中有宣，宣中有降，二药合用，共奏清宣郁热之效，主要用于无形邪热郁扰胸膈，心神被扰所致的失眠。二者有虚实之别，且病因、病机及主证等均有所不同，临床应用应加以鉴别。

——原载：羊田，李鹏辉，孟毅，等. 浅析黄连阿胶汤与栀子豉汤之虚烦不得眠［J］. 中国中医药现代远程教育，2016，14（6）：56-57，73.

二十四、温胆汤治疗失眠体会

失眠，中医学称"不寐"，是以不能获得正常睡眠为特征的一类病证。其病位主要在心，与肝脾肾密切相关。病机总属阳盛阴衰，阴阳失交，即阴虚不能纳阳及阳盛不得入于阴。不寐在治疗中需分虚实，虚者可见心脾两虚，心胆气虚或阴虚火旺；实者可见痰热、实火等扰动心神，致心神不安。其中，痰热是导致不寐的重要病机，《景岳全书·不寐》引徐东皋语："痰火扰乱，心神不宁，思虑所伤，炽痰郁而致不眠者多矣。"《证治要诀》有云："有痰在胆经，神不归舍，亦令不寐。"温胆汤旨在理气化痰、和胃利胆，可使阳气得升，胆经得温，失眠自愈。笔者结合临证治验，对温胆汤在失眠的临床应用做简要论述，愿对今后的临床应用有所参考。

（一）组成

温胆汤是临床常用的一种古代名方，现所用的温胆汤多遵循宋代陈无择的《三因极一病证方论》所载，方由半夏、竹茹、枳实、陈皮、茯苓、生姜、甘草、大枣组成，主治"心胆虚怯，触事易惊，梦寐不祥，或异象感惑，遂致心惊胆摄，气郁生涎，涎与气搏，变生诸证。或短气悸乏，或复自汗，四肢浮肿，饮食无味，心虚烦闷，坐卧不安，即凡心胆虚怯之证"。方中半夏为君，降逆和胃，燥湿化痰；竹茹为臣，清热化痰，止呕除烦；枳实行气消痰，使痰随气下；佐以陈皮理气躁湿；茯苓健脾渗湿，则湿去痰消；使以甘草益脾和胃而协调诸药。全方有理气化痰，清胆和胃之效。临证用于心烦不寐，胸闷烦满，头重眩晕，心悸胆怯，嗳气、吞酸、口苦、不思饮食，苔黄腻，脉滑数。

（二）医案选录

案1 吴某，女，36岁。于2013年5月20日就诊。主诉"入睡困难，夜寐不安1年余"。初诊：失眠，入睡困难，心烦，急躁易怒，胸闷脘痞，头身困重，神疲乏力，心悸胆怯，舌红稍暗，苔黄腻，脉弦细。详观其舌、脉、症，此乃肝郁气滞，木郁乘脾，痰热内扰，上扰心神，心神失宁也。诚如清代唐容川《血证论·卧寐》云："盖以心神不安，非痰即火。"故治以疏肝利胆、清热化痰、和中安神。方选温胆汤加减。

处方：胆南星10g，竹茹15g，陈皮10g，法半夏20g，枳实10g，黄连6g，淡豆豉15g，川芎15g，茯神30g，酸枣仁20g，夜交藤20g，合欢皮30g，生龙齿20g，生牡蛎20g，石菖蒲10g，甘草6g。水煎服，每日1剂，分早晚两次温服，连服7剂。

二诊：服药后自觉入睡较前好转，心烦，头身困重等症较前明显好转，胃纳欠佳，上方去石菖蒲加磁石20g，连翘12g，炒莱菔子10g，神曲15g。共7剂，嘱其清淡饮食，适当运动。

三诊：入睡困难较前明显好转，未再诉心烦，胸闷脘痞，心悸等不适，患者要求服用中成药调理，嘱其服用枣仁安神胶囊巩固疗效。

2个月后随访，未诉不适。

按语： 古语云，女子以肝为用，肝藏血主疏泄，体阴而用阳，合于胆，性喜柔和舒畅，恶烦扰窒郁。肝胆气机郁结，木郁乘土，脾胃升降失序，则土滞湿聚酿成热痰，热痰与火合邪，扰动心神，遂致失眠，治以理气化痰，清胆和胃，不宜单纯镇静安神。方中胆南星、竹茹、甘草、陈皮、清半夏利胆清热祛痰；患者失眠日久，耗伤心血，加用茯神、夜交藤、枣仁补血养心安神；同时加用合欢皮疏肝解郁安神；黄连、淡豆豉清心火，宣郁除烦。全方攻补兼施，共达调达上下，和畅气机之功。

案2 刘某，男，41岁。于2015年7月20日就诊。主诉"入睡困难，夜寐不安10年余"。初诊：入睡困难，眠浅，易醒，夜寐约3小时，多梦，心烦，口苦，平素喜熬夜，晚餐进食多，运动量少，多年吸烟史，习惯性便秘，舌质偏红，舌苔黄腻，脉象滑数。据患者舌、脉、症，此为饮食不节，脾胃运化失职，痰热内生，扰乱心神所致。此即为"饮食自倍，肠胃乃伤"也。治则为结者散之、热者寒之，法以清热化痰，和胃安神。方用温胆汤加减。

处方：胆南星12g，黄连10g，竹茹15g，陈皮10g，法半夏20g，枳实

10g, 茯神 30g, 大黄 10g, 炒莱菔子 15g, 煅磁石 30g, 炒枣仁 20g, 合欢皮 30g, 炒山楂 15g, 焦神曲 15g, 炒麦芽 15g。水煎服,每日 1 剂,分早晚 2 次温服,连服 7 剂。嘱其合理饮食,戒烟,勿熬夜,适当运动。

二诊:服药后自觉入睡困难较前有所好转,睡眠质量较前明显改善,夜寐 3~4 小时,便秘较前好转,仍有多梦,上方去大黄加生龙骨 30g,生牡蛎 30g,柏子仁 30g,夜交藤 30g。共 7 剂。

三诊:入睡尚可,睡眠较实,夜寐约 5 小时,仅偶有梦多,嘱其守上方继服 7 剂,配合服用"枣仁安神胶囊"以安神。

四诊:睡眠已基本恢复正常,遂嘱其停药。

3 个月后随访,未诉不适。

按语: 脾为生痰之源,饮食不节,损伤脾胃,脾胃运化失常,痰湿内生,郁而化热,扰动心神,故可见失眠,治以健脾和胃,化痰清热,养心安神。方中胆南星、竹茹、甘草、陈皮、清半夏利胆清热祛痰;患者属顽固性失眠,用磁石以镇心安神,加用茯神、夜交藤、枣仁补血养心安神,同时用合欢皮疏肝解郁安神,焦三仙以健脾和胃。全方标本兼顾,攻补兼施,共达调和脾胃,清热化痰之功。

案 3 张某,女,52 岁。于 2014 年 4 月 16 日就诊。主诉"夜寐不安,情绪低落 3 月余"。初诊:入睡困难,思虑多事,情绪低落,闷闷不乐,头昏目胀,腹胀纳呆,舌红,苔黄腻,脉弦细。观其舌、脉、症,此乃肝气郁结,木郁乘土,痰热内扰,上扰心神所致,且肝郁较重。治以清热化痰,解郁安神。方选温胆汤加减。

处方:胆南星 12g,黄连 10g,竹茹 15g,陈皮 10g,法半夏 15g,枳实 10g,生薏苡仁 30g,炒莱菔子 15g,槟榔 10g,天竺黄(人工)10g,合欢皮 30g,紫石英 10g,甘松 10g,佛手 15g,香附 15g,郁金 15g,砂仁 10g。水煎服,每日 1 剂,分早晚 2 次温服,连服 10 剂,同时配合服用黛力新片巩固疗效。

二诊:服药后自觉睡眠较前明显好转,情绪基本恢复正常,嘱其停用黛力新片,上方加炒枣仁 15g,共 10 剂。

三诊:睡眠已基本恢复正常,诸症悉除,遂嘱其停药。

3 个月后随访,未诉不适。

按语: 肝主疏泄,喜条达恶抑郁,肝气郁结,木郁化火是酿痰之源,痰热内生,上扰心神,故失眠,治以清热化痰,解郁安神。方中胆南星、竹茹、甘草、陈皮、清半夏利胆清热祛痰;患者肝气郁结较甚,故当用合欢皮、佛手、香附、郁金共奏疏肝解郁安神之效；患者腹胀纳呆，故用枳实、生薏苡仁、炒莱菔子、槟榔、砂仁共奏健脾祛湿，消食除胀之功。全方标本兼顾，攻补兼施，共达清热化痰、解郁安神之功。

（三）讨论

辨证论治是中医学基本诊疗特色，只有把辨证、辨病、辨症有机结合起来才能提高临床疗效。徐灵胎在《兰台轨范》序中说："欲治病者，必先识病之名，能知病名，而后求病之所由生，知其之所由生，又当辨其生之因各不同，而病状有所异，然后考其治之之法，一病必有主方，一方必有主药。"《素问·逆调论》云："阳明者，胃脉也。胃者六腑之海，其亦下行。阳明逆，不得从其道，故不得卧也。"胃主受纳，其气宜降，饮食不节，肠胃受伤，宿食停滞，胃失和降，或肝郁气滞，木郁乘脾，皆可酿为痰热，痰热内生，热助阳胜，热蒸阴亏，阴不敛阳，上扰神明，心神被扰而不安，故当治以温胆汤。方名温胆者，罗东逸谓："和即温也，温之者，实凉也。"其主治痰热内扰之不寐，但病因病机确有不同。临证应注意详审病机，辨证、辨病相结合，精当选方，以提高临床疗效。

——原载：罗丕舵，羊田，李鹏辉，等. 温胆汤治疗失眠体会［J］. 中国中医药现代远程教育，2016，14（9）：124-126.

二十五、失眠的非药物治疗

失眠症是指以经常不能获得正常睡眠为特征的一类病证。患者主要表现为睡眠时间和深度的不足，表现形式多种多样，如入睡困难、早醒、睡中易醒、醒后难以再度入睡、睡眠质量下降（表现为多梦）、睡眠时间明显减少，甚则彻夜不眠。失眠症在人群中发生率非常高，国外流行病学调查结果显示，每年大约有33%的人出现过睡眠障碍，有17%的人为严重失眠。长期失眠，严重影响人们身体健康，并可导致多种身心疾病。现将失眠症的病因及非药物治疗论述如下。

（一）失眠的常见病因

失眠在中医学中称为"不寐""不得眠""不得卧""梦寐惊悸"等。中医认为不寐的原因很多，思虑劳倦，内伤心脾，阴阳不交，心肾不交，阴虚火旺，肝阳扰动，心胆气虚以及胃中不和等因素均可影响心神而致不寐。不寐原因虽多，但总是与心脾肝肾及阴虚不足有关，其病理变化，总属阳盛阴衰，阴阳失交。

西医学认为，失眠是由于长期过度紧张的脑力劳动、强烈的思想情绪波动引起，也可因疼痛、盗汗、咳嗽、喘息、夜尿、吐泻、工作时间不固定、睡眠时间不规律、环境嘈杂或服用兴奋性饮料或药物等原因，使大脑皮层兴奋与抑制相互失衡，导致大脑功能紊乱而致。

（二）失眠的非药物疗法

1. 饮食治疗　药补不如食补，失眠者食疗方如果采用得当，会有一定催眠功效。

（1）远志枣仁粥　远志 15g，炒酸枣仁 10g，粳米 75g，粳米淘洗干净，放入适量清水锅中，加入洗净的远志、酸枣仁，用大火烧开后转小火煮成粥，可作夜餐食用。此粥有宁心安神、健脑益智之功效，可治老年人血虚所致的惊悸、失眠、健忘等症。

（2）鹌鹑枸杞粥　鹌鹑蛋 10 只，枸杞 15g，核桃仁 15g，将鹌鹑蛋蒸熟去壳，枸杞浸泡数分钟，核桃仁炒熟碾碎，加适量大米慢火煮成粥。有滋阴补血、养心安神之功效，适用于心脾两虚失眠症。

（3）双仁粥　酸枣仁 10g，柏子仁 10g，红枣 10 个，大米适量，加水煮成粥，空腹饮用。有补脾养心、健胃益气之功效，适用于心脾两虚失眠症。

（4）五味子蜜饮　五味子 30g，蜂蜜 20g，将五味子洗净，加适量水用大火煮沸，改用小火煎煮 20 分钟，去渣取汁，待汁转温后加入蜂蜜搅匀，分次服用。有宁心安神、养阴润肠之功效，适用于肝肾阴虚型失眠症，对伴有心悸者尤为适宜。

（5）富含纤维的蔬果　多吃富含纤维的蔬果，如桃子、苹果、胡桃、荔枝、玉米、笋干、芹菜、藕等，有利于清肠。小肠和心相表里，肠清则心火则不旺；同时吃点养心安神的食物，如桑椹、龙眼肉、大枣、银耳、木耳、百合、莲子、牛奶、蜂蜜等，均有助于睡眠。

2. 针灸、按摩治疗

（1）针灸

取穴：百会、四神聪、神门、三阴交、安眠。

随证配穴：肝郁化火型，加太冲、风池、阳陵泉、期门；痰热内扰型，加丰隆、后溪、申脉、大陵、厉兑；阴虚火旺型，加心俞、肾俞、照海、大陵、太溪、太冲；心脾两虚型，加心俞、脾俞、足三里、内关；心虚胆怯型，加心俞、胆俞、大陵、丘墟、风池。

根据病证虚实，采用对应的补泻手法，虚证用补法，实证用泻法，虚实夹杂用平补平泻法。每天 1 次，10 天为 1 个疗程，间隔 5 天行下一个疗程。

（2）耳穴贴压

取穴：神门、皮质下、心、脑。

随证配穴：肝郁化火型，加肝、胆；痰热内扰型，加脾；阴虚火旺型，加肾；心脾两虚型，加脾；心胆气虚型，加胆。

用胶布将王不留行籽固定于上述穴位，嘱患者每天用手指按压上述穴位至局部有疼痛感或胀痛感，或有热感、疼麻感，每天按压 4~5 次，每次 1~3 分钟。春夏季可留 1~2 天，秋冬季可留 3~4 天。

（3）按摩

取穴：主穴：心俞、肝俞、脾俞、胃俞、肾俞、胆俞、印堂、膻中、神门、内关。配穴：命门、天枢、足三里、三阴交、气海、关元等。

操作：①患者取卧位，施术者站于一侧，在患者背部、腰部沿督脉和膀胱经以掌推法自上而下直推 10 次，分推 10 次。②以单手或双手重叠揉腹 3~5 分钟；然后在头部施术，即分推印堂至太阳 5~10 次，点揉印堂至百会 5~10 次，点揉风池、风府各 1 分钟。

（4）捏脊　患者俯卧，暴露脊背部。医者用滚法在脊背部由上到下施术 3~5 遍，拿双侧肩井穴若干遍，然后双手掌重叠，用掌根由上到下按揉两侧膀胱经各 3~5 遍，接着依次点按厥阴俞、心俞、肝俞、胆俞、脾俞、肾俞、气海俞、关元俞等穴 3~5 遍，每点按一遍，随即用手掌轻抚一遍膀胱经。再用空拳或侧掌由上到下有节奏地叩击肩背腰臀等部位若干遍，力度逐渐减轻，每天 1 次，10 天为 1 个疗程。

3.足浴　远志、红花各 9g，枣仁、磁石、龙骨、桃仁各 15g，水煎两次，待温度适宜时将双足浸于药液中，使药液浸过足面。每晚睡前 1 次，每次浸泡 30 分钟，半个月为 1 个疗程。

4.药枕

（1）将白菊花晒干，捣成粗末，装入枕芯，制成药枕，适用于肝阳上亢所致的失眠。

（2）将灯心草烘干，用粉碎机轧成粗末，装入枕芯，制成药枕，适用于心火亢盛所致的失眠。

（3）将石菖蒲去灰渣，洗净晾干，并碾压成粗末，装入枕芯，制成药枕，适用于痰浊上扰清窍所致的失眠。

（4）将当归、甘松、黄芪、白芍、茯苓、干地黄、葛根、大枣分别烘干，研成粗末后混匀，装入枕芯，制成药枕，适用于气血亏虚引起的失眠。

（5）将当归、赤芍、红花、威灵仙、徐长卿、葛根、菊花、川草乌等制成药枕，对于颈椎病所致失眠疗效较好。

5.情志疗法　失眠多与七情为病有着密切的联系。根据中医"悲胜怒，怒胜思，思胜恐，恐胜喜，喜胜忧（悲）"的理论，在临床上可以用情志的相互制约关系来达到治疗的目的。

——原载：常学辉. 失眠的非药物治疗［N］. 中国中医药报，2010-08-13（5）.

第十一章
名家经验研究

一、从卫气营血探讨何华教授在治疗失眠中清热药的应用

何华教授是河南省中医院名医堂主任医师，硕士研究生导师，第六批全国老中医药专家学术经验继承工作指导老师，李鲤名医工作室负责人。从事中医医疗、教学、科研工作近三十余年，师承李振华、张磊等国医大师和李鲤、郑绍周等国家级名老中医，熟读中医经典古籍，通晓历代名医名家主要学术思想及诊疗特点，博采众长，继承创新，擅长治疗失眠、头痛、眩晕等内科杂病。

失眠为各种因素导致的以不能获得正常睡眠为特征的一类疾病。临床主要表现为多梦、易醒、入睡困难等症状。失眠属中医"不寐"范畴，又称"不得卧、不得眠"，其发生与患者的年龄、性别、情绪等密切相关。若失眠经久不愈，或反复发生，则会严重影响人们的正常生活。何华教授认为失眠的发生与气血的亢盛密切相关，提出清热安神的思想，常在失眠的治疗中加入清热药来调整阴阳失衡以达安神效果。下面将对卫气营血、清热药及失眠三者之间的关联进行分析，并从卫气营血角度探讨何华教授在治疗失眠中清热药的具体应用。

（一）失眠与清热药

对于失眠病因病机的认识，从古至今，历代医家皆有论述。如《素问·逆调论》中记载"胃不和则卧不安"，从脾胃论述失眠的发生。《血证论》中"肝藏魂，人寤则魂游于目，寐则返于肝"，则是从肝阐述失眠的形成。《类证治裁》"思虑伤脾，脾血亏虚，经年不寐"，认为脾虚为失眠的病因。当代医家在前人的基础上，根据临床所得，亦提出自己所见。王平教授认为情志不畅，肝失疏泄是不寐的关键病因，认为当从心肝论治失眠。姜良铎教授重视调通三

焦，提出"从三焦论治，调畅三焦郁滞"的重要思路。新安王氏内科认为治疗应以调整脏腑阴阳偏颇为主，从脑入手，补肾填髓，养心安脑宁神、肝肾同治。虽然失眠的病机各异，但其根本可归于阴阳失调，阳不入阴。正如《灵枢·大惑论》所云："卫气不得入于阴，常留于阳，留于阳则阳气满，阳气满则阳跷盛，不得入于阴则阴气虚，故目不瞑矣。"《类证治裁·不寐》云："阳气自动而之静，则寐；阴气自静而之动，则寤；不寐者，病在阳不交阴也。"在此基础上，何华教授结合临床经验，认为阳气偏盛，阴阳不和，乃失眠发生的主要病机，故治疗失眠中常配伍清热药。清热药是指性偏凉，味多苦，或甘，或辛，或咸，以清除热邪为主要作用的一类药。临床多用于治疗阳热偏盛所致的相关疾病。故根据失眠的病机与清热药的药性特点，临床上应用清热药来治疗失眠，从而起到抑制偏盛之阳，调和阴阳之失的作用。因有卫分、气分、营分、血分及虚热、实热等证的不同，故清热药的功效亦有侧重，其中多数药物以清热、凉血、解热毒、退虚热为主，部分药物兼能燥湿、利湿、滋阴、发散。

（二）卫气营血与失眠

人体阴阳变化表现到物质上，可以从卫气营血的运动与盛衰上反映出来。卫气营血源于《黄帝内经》，如《灵枢·营卫生会》曰："人受气于谷……其清者为营，浊者为卫。"《灵枢·决气》曰："上焦开发，宣五谷味……是谓气……中焦受气取汁，变化而赤，是谓血。"卫气营血与失眠的联系，可以从卫气的功能与营血的作用中体现。正如《灵枢·口问》云："卫气昼日行于阳，夜半则行于阴，阴者主夜，夜者主卧……阳气尽，阴气盛则目瞑；阴气尽而阳气盛则寤矣。"卫气的正常运行及盛衰，是失眠产生的根本原因。而卫气与营血相互依存，又可助营血的运行与固摄，使其正常运行。至于营血，《灵枢·营卫生会》云："老者之气血衰……其营气衰少而卫气内伐，故昼不精，夜不瞑。"营虽较血浅，为血中之气，但营与血同源于水谷精微，且功能相似，均发挥营养及滋润全身的作用。周慎教授根据卫气运行理论，以"补其不足，泻其有余，调整虚实"为原则治疗失眠。何宝文等以营卫理论为基，通过"卫气不得入于阴"及"营气亏虚，卫气内伐"2种病机阐述失眠。

（三）辨证论治

医家叶天士结合历代医家经验及自己实践所得，将其总结发挥，形成了卫气营血辨证理论。其辨证理论通过卫分证、气分证、营分证、血分证这4个层次的变化，来阐述疾病过程的先后发展阶段及病变的浅深。卫气营血理论作为中医学基础理论之一，不仅可用于指导温病的治疗，亦可广泛用于指导内科疾病的辨证及治疗。如刘翠荣等运用卫气营血理论分期论治溃疡性结肠炎，何兆等从卫气营血理论入手，探讨燥痹的病机及治疗，郭晓强等应用卫气营血理论，对艾滋病的 3 个分期（急性感染期、无症状期、艾滋病期）辨证治疗。下面将从"卫、气、营、血" 4 个方面具体分析何华教授治疗失眠过程中清热药的应用。

1. **从卫分论治，宣散表邪** 风寒侵犯肌表，郁而化热或风热扰袭易使卫气浮动，营卫不和而引发失眠。如《伤寒论》中"伤寒下后，心烦腹满，卧起不安者，栀子厚朴汤主之"，《症因脉治》中，明代秦景明将外感失眠分为 7 个证型进行论治。临床以发热，头痛，咳嗽，咽痛，微烦不得眠，脉浮等为主要症状。此时多属急性失眠，病程时间短，病位最浅，病情最轻。此类失眠何华教授多以辛凉解表，祛热除烦为法则。常选用金银花、桑叶、菊花等清热药，因其属叶、花、梗之类，质轻上浮，易于宣散以透邪。金银花芳香轻散，可疏散肌肤热邪透达体表。桑叶甘寒质轻，可轻清疏散。《本草经解》云："桑叶入太阳，苦能清，甘能和，故除寒热。"菊花体轻达表，气轻上浮，长于疏风散热。正如叶天士《温热论》中所言"在卫汗之可也"，吴鞠通认为"治上焦如羽，非轻不举"，通过配伍金银花、菊花、桑叶清泄卫表热邪，使营卫调和，从而治疗失眠。

2. **从气分论治，泻火润燥** 心为火脏，主神志，邪热气盛则易被扰动。如五志过极，心火内炽，扰动心神则失眠；脾倦生湿或宿食停滞，郁生痰热，上扰心神则失眠。气分失眠多由于正邪剧争，气分热盛伤津，导致阳气亢盛，不得入阴。此状态下的失眠临床表现为：入睡困难，身热，口渴，心烦，舌红、苔黄，脉数。该证失眠病位较浅，虽病情较重，但正气未衰，妥当治疗则预后较好。治疗此类失眠时，何华教授以泻火润燥为主要治法，临床常加用石膏、竹叶、知母等清热泻火药。石膏凉而能散，不仅善清气分热证，同时还能解肌透热。《疫疹一得》云："味淡气薄，能解肌热；体沉性降，能泄实热。"淡竹叶甘寒入心，善清心除烦。《药品化义》云："气清入肺，是以清气分之热，非竹叶不能。"知母寒润，《本草纲目》谓之乃肺肾二经气分药。正如叶天士所云："到气才可清气。"上述药物除具有清气泄热的作用外，亦有生津润燥之功效，制约阳热之余，兼能滋润津液，从而使阴阳调和。此外，若湿气偏重，常用黄芩、黄连、黄柏等清热燥湿药。黄芩善清肺火及上焦之湿热。《医学启源》谓其乃"治肺中湿热……必用之药"。黄连清燥之力强于黄芩,偏于中焦之郁热,且黄连入心,尤善心火。黄柏沉降,入下焦,善清泻相火。由于病变部位有胸膈、胃肠、肝胆的不同,故在临床选药时,亦有些许不一。若偏于胸膈,口舌生疮,咽痛,则多加用连翘、栀子、黄芩、竹叶。若偏于脾胃,积热上攻,出现口臭、牙龈肿痛,则选用石膏、黄连、天花粉。若偏于肝胆,出现胁肋疼痛,口苦,吞酸,则加用龙胆草、黄连。

3. 从营分论治,滋阴透散　心主血属营,营阴不足,不能上济于心,虚热内生而失眠;邪热入营,耗损津液,扰动心神,亦可导致失眠。王育勤教授认为营分伏热与顽固性失眠密切相关。临床主要表现为:多梦易醒,身热夜甚,躁扰不安,口干不喜饮。此证病位较深,已伤及阴液,若不及时治疗,病易转为危重。"入营犹可透热转气",何华教授在治疗营分失眠时,常以滋阴泻火,轻清透泄为治法。用药常选用青蒿、白薇、生地黄等清虚热药。青蒿辛香苦寒,长于清透阴分伏热。《本草新编》言其能"泄火热而不耗气血"。白薇清退虚热之余,不伤阴液精血。《本草正义》云其"不嫌其伤津,又不偏于浊腻"。生地黄甘寒质润,可滋阴清热,实为清补之品。《本经逢原》云:"患者虚而有热者宜加用之",正所谓"炉烟虽熄,灰中有火",治疗时不仅要清泄养阴,应更加注重透散,可加入金银花、连翘等轻清发散药,在清泄营分热邪的同时,牵引伏火透散肌表,使病除而不留弊。

4. 从血分论治,凉血祛瘀　血分失眠常因阴血不足,脏腑失养,心神不安则发生失眠,或因瘀血停滞,脉络不通,久则瘀热交结而失眠。张副兴等认为血瘀是造成失眠顽固不愈的重要原因,主张从瘀论治失眠。临床常表现为:彻夜不眠,头痛,心烦谵语,夜间发热,舌暗有瘀点,脉涩。此时病情较重,且常顽固不愈,病情趋缓。"入血就恐耗血动血,直须凉血散血",何华教授在治疗此类失眠时,以凉血祛瘀为法则。常用药为赤芍、牡丹皮、玄参等清热凉血药。赤芍善除血分郁热,能凉血散瘀且消肝经郁滞。《神农本草经》云其能"除血痹,破坚积"。牡丹皮入阴分,在清热凉血之余,兼有清透之力。辛行而散,可活血行瘀。《本草疏证》云:"牡丹皮入心,通血脉中壅滞与桂枝颇同。"玄参凉血降火,有清上滋下之功,可直走血分而通血瘀。正所谓"久病入络""久病必瘀",顽固性失眠常伴有瘀血,在治疗时配合活血化瘀之品,可以起到以清为消的作用。若失眠因阴血不足引起,配伍时加用养血滋阴药,以求标本同治。

（四）验案举隅

患者，女，45 岁。2020 年 1 月 5 日初诊。主诉：失眠 1 年余，加重 3 天。患者自诉 1 年前无明显诱因出现失眠，表现为入睡困难，多梦易醒，平素性急易怒，月经失调，经色稍暗，3 天前病情加重，彻夜不眠，烦躁，口干，大便干结。舌红偏暗、苔微黄，脉弦数。西医诊断：失眠。中医诊断：不寐。证型：心肝火旺，营阴亏损。治以平肝潜阳，清心安神，透热养阴。方以柴胡加龙骨牡蛎汤加减。用药如下：柴胡 10g，黄芩 9g，炒酸枣仁 20g，茯苓 20g，合欢皮 20g，龙骨 30g（先煎），牡蛎 30g（先煎），栀子 10g，竹叶心 9g，麦冬 15g，玄参 9g，生地黄 15g，赤芍 15g，丹参 6g，生甘草 6g。10 剂，每日 1 剂，水煎服。

二诊（1 月 15 日）：患者述服药后睡眠改善，心情较前平稳，口微渴，大便可。舌红、苔白，脉弦细。上方龙骨、牡蛎均减为 15g，改赤芍为白芍，加入首乌藤 15g，知母 10g，金银花 9g，连翘 6g，继服 10 剂。其间月经经量、色均改善，后诸症好转，续服 10 剂巩固，未再复发。

按语：患者为中年女性，年龄已近女子七七之数，脏腑逐渐虚衰，元阴暗耗，营血亏损。加之平素性急，烦躁，则邪热偏盛，营阴更损，阳盛不得入阴，阴阳失交，则入睡困难，多梦易醒。《症因脉治》云："阳火扰动血室，则夜卧不宁矣。"心肝火盛则出现彻夜不眠，烦躁；营阴损耗可则出现口干、便干；失眠日久则瘀血易生，故出现月经失调，色暗。方中柴胡与黄芩为仲景常用药对之一，一升一降，《本经疏证》云："黄芩协柴胡，能清气分之热。"酸枣仁养心安神补血；茯苓宁心安神；合欢皮解郁安神；龙骨与牡蛎相须为用，重镇安神。《先醒斋医学广笔记》说："治不寐以清心火为第一要义"，故加入栀子、竹叶心清泄心火；加入麦冬养阴清心，《本草拾遗》谓其可"去心热，止烦热"。病虽在气分，却已伤阴入营血，故生地黄、玄参凉血滋阴。且叶天士认为"久病入络"，方中选用赤芍、丹参以凉血散瘀。甘草调和药性。诸药合用，平肝泻火，养心安神，清热活血，使邪热消退，阴阳调和，共奏安眠之功。二诊时，患者实证已消，虚证渐显，故治疗以滋阴透散为主。方中虽减轻平肝之力，却增强益阴之功，加入首乌藤可安神通络，《本草正义》称："但止堪供佐使之助，因是调和阴阳者，故亦有利无害。"知母去火保阴。金银花、连翘清轻发散，引邪外透。

——原载：郑辉辉，何华，霍秀云，等. 从卫气营血探讨何华教授在治疗失眠中清热药的应用［J］. 中国中医药现代远程教育，2022，20（15）：65-67.

二、何华教授运脾和胃治疗失眠症经验总结

何华教授现任河南省中医院名医堂名誉主任，系中华中医药学会内科分会第一届临床诊断专业委员会委员，郑州市中医药学会脑病专业委员会副主任委员。全国优秀中医临床人才、河南省"112"跨世纪人才工程临床专家、河南省中医院国家级重点专科脑病学科学术继承人，精通中西医诊治内科相关疾病，传统中医结合现代西医学，辨病结合辨证，特别是神经内科病和内科杂病的诊治积累了丰富的临床经验。

（一）失眠的病因病机

中医学认为，其病因病机多种多样，病因有七情内伤、饮食失调、房劳体弱等，病机为机体阴阳失衡、气血失调，致心神不宁。其中脾胃不和导致失眠尤为突出，现代生活节奏快，工作及学习紧张，易导致人体思绪郁结，久而伤脾，脾虚则不能运化水湿，酿湿为痰，又因平素饮食不调，嗜食肥甘厚腻，醇酒炙煿，致宿食内停，既生痰热阻闭心营，扰动心神致心神不守则夜不眠。脾胃位于中焦，上交于心，与肝胆相邻，下接于肾，是人体脏腑阴阳、全身气血、气机升降的枢纽，故提出了脾胃"持中央以运四旁"的理论。《素问·逆调论》中记载："阳明者，胃脉也。胃者，六腑之海，其气亦下行。阳明逆，不得从其道，故不得卧也。下经曰：胃不和则卧不安，此之谓也。"导师何华教授认为脾胃为后天之本，与五脏六腑密切相关，脾胃得以运化，则气血充盛、阴阳平衡。失眠主要由于阳不能入阴从而阴阳失交所致，重视固护脾胃，使其运化得当，人体气充血盛，阴阳平衡则安眠。因此导师认为失眠与脾胃密切相关，应用运脾和胃法从调和中焦以促进睡眠。

（二）验方分析

导师认为失眠多与脾胃不和密切相关，多以运脾和胃为治则，以和胃安神汤加减，经验方理论来源于保和丸，出自《丹溪心法·积聚痞块五十四》，原文：山楂（六两）、神曲（二两）、半夏、茯苓（各三两）、陈皮、连翘、萝卜子（各一两）上为末，炊饼丸如梧子大。每服七八十丸，食远白汤下。现取上方加麦芽，以消一切食积，见于积聚痞块篇而未见于伤食篇，前言"痞块在中

为痰饮，在右为食（一云痰）。积在左为血块"，块为有形之物，痰与食积死血而成，治当降火消食积，言"食积即痰也"，"凡积病不可用下药，徒损真气，病亦不去，当用消积药使之融化"。脾胃失运易生痰生湿，形成痰饮，痰饮居中，或左或右，左与血结而右与食结，言消一切食积者，胃气降于右，痰与食结而成积，积聚体内上扰神明，使心神不宁则失眠。和胃安神汤从运脾和胃出发，脾胃和则卧得安，固护中焦，运化水研究表明保和丸可用于治疗失眠等多种心脑血管系统疾病。

（三）辨证分型

1. 脾胃虚弱 症见不寐，健忘，头晕，口干，倦怠乏力，气短自汗，腹胀，不思饮食，便溏，舌淡、苔薄白，脉细弱。治当益气健脾。何华教授多用和胃安神汤加减（白术 10g，陈皮 10g，竹茹 12g，炒鸡内金 20g，炒莱菔子 15g，炒山楂 10g，炒麦芽 20g，甘草 6g）。脾胃无所主，虚弱无以健运，气无所生，气虚则可出现体弱无力，免疫力低下等症状，和胃安神汤为主，加白术补脾益气，竹茹去除痰湿。

2. 脾虚湿盛 症见不寐，肠鸣辘辘，胸闷痰多，食少，纳呆，舌淡红、边有齿痕、苔滑，脉滑。治当健脾化湿。何师多用和胃安神汤加减（茯苓 15g，茯神 15g，陈皮 10g，炒鸡内金 20g，炒莱菔子 15g，炒麦芽 20g，车前草 15g，炒薏苡仁 30g，甘草 6g）。脾为储痰之器，脾胃失运则生痰湿，痰湿壅盛上扰心胸，扰乱心神则出现失眠，胸闷痰多等症状，和胃安神汤为主，加茯苓、薏苡仁健脾除湿，茯神祛湿安神，车前草利水渗湿。

3. 脾胃阴虚 症见虚烦不寐，多梦，口干唇燥，嘈杂，食少，五心烦热，舌红少苔，脉细数。治当健脾滋阴。何师多用和胃安神汤加减（熟地黄 10g，牡丹皮 15g，陈皮 10g，炒鸡内金 20g，炒莱菔子 15g，炒山楂 10g，炒麦芽 20g，百合 9g，石斛 20g，甘草 6g）。

（四）医案举隅

贾某，男，36 岁。2017 年 8 月 18 日初诊。失眠、焦虑半年。患者半年前因工作紧张出现睡眠不足，常过虑，时惊恐出汗，胃不适等症状，为求诊治遂来本院门诊就诊，现症见：神志清，精神欠佳，眠差，头晕，面色少华，神疲乏力，胃不适，纳差，二便可，舌暗红，苔薄白，脉弦滑。中医诊断：不寐（脾胃失和，肝郁不舒）。方药：炒麦芽 20g，陈皮 10g，竹茹 12g，炒莱菔子 15g，连翘 15g，炒鸡内金 20g，太子参 12g，石菖蒲 12g，郁金 15g，制远志 10g，炒酸枣仁 30g，茯苓 15g，茯神 20g，龙骨 30g（先煎），牡蛎 30g（先煎），浮小麦 25g，百合 30g，生地黄 15g，佛手 10g，甘草 6g。7 剂，每日 1 剂，分早晚 2 次温服（饭后 1 小时服）。

按语：《黄帝内经》有云："肝藏魂，主情志，喜条达，恶抑郁。若数谋不决，或情志不畅，则肝气郁结，气枢不转，欲伸则内扰神魂而致不寐。"肝主疏泄，主调畅气机，喜调达而恶抑郁，患者有精神紧张史，精神压抑致肝失疏泄，肝气郁结，肝郁而化火上扰心神，患者平素脾胃功能差，常觉神疲乏力，胃部不适感，其脾失健运，胃失和降，中焦传导失司，运化功能失调，气血生化乏源，加之患者肝郁，而使心神不宁，从而导致失眠，日久不愈恐伤其肾。故治以疏肝安神、补心脾肾。方用和胃安神汤为主，和胃安神汤取自保和丸，方中用麦芽、莱菔子、鸡内金可消一切食积，不用下法，不伤脾胃，陈皮、竹茹、连翘清热化痰、健脾消痞，酸枣仁、远志、茯苓、茯神安神定志，郁金、佛手疏肝解郁，太子参健脾益气不伤正，百合、生地黄滋阴清热，龙骨、牡蛎重镇安神，甘草以调和诸药，共奏安神之效。

2017 年 8 月 25 日二诊：患者睡眠好转，惊恐症状减轻，胃仍有不适，大便干结，舌暗、苔白，脉沉弦。方药：上方去太子参，制远志，改百合为 20g，加焦神曲 10g，木香 10g，砂仁 6g（后下），海螵蛸 30g，醋延胡索 15g，共 7 剂。

按语：服用上方后肝气得舒则睡眠好转，惊恐症状减，胃部症状突出，脾胃失调，运化失职，胃不和则卧不安，用神曲、砂仁、木香养胃健脾，气虚症状消失，则去除补气药物，加重养阴疏肝，敛阴疏肝健脾使其睡眠改善。

2017 年 9 月 4 日三诊：患者睡眠好转，可酣睡数小时，惊恐减轻，仍易烦躁，午后心烦，舌暗红、苔薄白，脉弦。方药：上方去木香，砂仁，海螵蛸，加栀子 10g，共 7 剂。

按语：患者睡眠有所改善，惊恐减，肝气瘀滞得以条达，患者烦躁，加之舌苔脉象，显示一派热象，佐以栀子清热泻火以清心安神。

2017 年 9 月 11 日四诊：失眠症状明显好转，惊恐减，时有右上腹不适，舌暗红、苔黑（染苔），脉弦滑，守上方继服 7 剂，以巩固治疗。

按语：患者症状较前好转，时有腹部不适感，基本方不变，继续疏肝养胃安神。

（五）总结

何华教授从医 30 余载，认为脾胃在治疗失眠上的作用至关重要，脾胃处于中焦，为上下焦之枢纽，可升降气机，使脏腑和谐。脾胃为后天之本、气血生化之源，气血充盛，润泽脑络，调摄心营，夜则安寐。她在临床上多从脾胃论治失眠，常以基础方与脾胃药加减治疗，辨证论治，效果甚佳。中医博大精深，源远流长，何华教授常教导我们勤求古方，博采众长，辨证论治，组方配药不可呆板，随症加减临床上才能取得更好的疗效。

——原载：吕书奇，何华. 何华教授运脾和胃治疗失眠症经验总结［J］. 中国中医药现代远程教育，2019，17（18）：45-47.

三、李鲤教授辨治失眠经验举隅

李鲤教授为全国第三批、第四批老中医药专家学术经验继承工作指导老师，河南省中医事业终身成就奖获得者，业医四十余载，精研东垣、丹溪学说，著有《临证保和心鉴》一书，审时度势，推崇寓补于消法，独具匠心，妙用保和一方随症加减，用药平稳，多有桴鼓之效，善于治疗心脑血管疾病、肝胆病、痿证、老年痴呆病等内科疑难杂病。

失眠通常指患者对睡眠时间和（或）质量不满足，并影响白天社会功能的一种主观体验，以不易入睡，或睡中反复易醒，或早醒不能入睡，甚至彻夜不能入眠，常伴有白天精力疲惫、头昏眼花、头痛耳鸣、心悸气短、记忆力不集中、工作效率下降等表现。近年来随着外界条件如生活质量、人际关系、睡眠环境、睡眠习惯等的改变，失眠的患者越来越多，严重影响着患者的身体健康、生活质量和工作状态，给患者带来极大的痛苦。失眠属于中医学"不寐""不得眠""不得卧""目不瞑"等范畴。中医对于该病的辨治具有悠久的历史，并积累了丰富的临床经验，李鲤教授在博采前贤的基础上，师古而不泥古，临证发微，积累了丰富的临床经验。吾有幸成为其名医工作室一员，跟师左右，听师教诲，略有一得，粗略总结其治疗失眠的经验，以飨同道。

（一）病因病机

《灵枢·营卫生会》曰："营在脉中，卫在脉外，营周不休，五十而复大会，阴阳相贯，如环无端。卫气行于阴二十五度，行于阳二十五度，分为昼夜，故气至阳而起，至阴而止。夜半而大会，万民皆卧。"这是有关正常睡眠生理机制的记载，睡眠与阴阳营卫关系密切。《灵枢·天年》说"营卫之行，不失其常，故昼精而夜瞑"。《灵枢·邪客》曰："夫邪气之客人也，或令人目不瞑不卧出者，……厥气客于五脏六腑，则卫气独卫其外，行于阳不得入于阴，……阴虚故目不瞑。"《素问·逆调论》中说的"胃不和则卧不安"。详细记载了不寐的形成是营卫失和，阳盛阴衰，胃之不和的结果。张景岳详细阐明了神主不寐的病因及病机，其认为"寐本乎阴，神其主也，神安则寐，神不安则不寐。其所以不安者，一由邪气之扰，一由营气之不足耳"。李鲤教授遵《黄帝内经》之理论，认为失眠之形成不离阴阳失调，胃之不和，同时，崇尚景岳之说，重视神不安则不寐。

李鲤教授认为当今社会，由于社会竞争加剧，人的精神压力加大，易致情志失和，导致神不守舍；或由于生活水平的提高，平素饮食不节，嗜食肥甘厚腻，聚湿生痰，痰阻脉道，痰瘀扰神，或肠胃乃倍，胃不和则卧不安；或由于生活方式的改变，起居无常，少动多静，导致阴阳不相顺接，阴阳失调；或由于老龄化加剧，年老肝肾自半，导致阴精不足，阴阳失调。其认为失眠的主要病因不外饮食不节、情志失和、起居失常、年老体衰等因素；认为失眠的病位在心，涉及肝脾肾等；病理因素不离痰、瘀、火、气、虚；基本病机是阴阳失调，营卫运行失常；推崇理论是"胃不和则卧不安""神不安则不寐"等。主张失眠的治疗以补虚泻实、调整脏腑阴阳为原则。

（二）辨治要点

1. 八纲为先，重辨阴阳虚实　"八纲辨证"是中医学基本辨证纲领之一，李鲤教授认为对于疑难杂症的辨治不离八纲，纲举目张，才能效如桴鼓。对失眠的辨治多以八纲辨证为先，重在辨治阴、阳、虚、实，失眠不离阴阳。《灵枢·口问》曰："卫气昼日行于阳，夜半则行于阴，阴者主夜，夜者主卧；阳气尽，阴气盛则目瞑，阴气尽而阳气盛，则寤矣。"致病因素不离虚实，致病后辨治亦不离虚实，《景岳全书》中将不寐分为有邪、无邪两种类型，认为"有邪者多实证，无邪者皆虚证"。李鲤教授认为该病的辨证过程中，首辨阴阳，需明阳盛还是阴衰，阳盛有心火亢盛、肝火上炎、痰热扰神、气郁化火扰神之分，阴衰有心、肝、肾阴液的不足；次明虚实，须知致病因素有痰、瘀、火、气、虚，实证有痰湿内盛、痰热扰心、瘀血阻络、肝气郁结，虚证有心阴不足、心气不足、肝肾阴虚，或形成虚实夹杂证候。

2. 五行生克，重视脾胃传变　五行学说是中医最重要的理论，主要是根据五行的特性来分析归纳人体的各种功能活动，运用五行间的生克、乘侮、母子关系等指导疾病的治疗和预防。李鲤教授对于失眠的治疗，始终不忘五行生克，其认为失眠尽管与心肝脾肾相关，主要病位在心，心神安则寐，不安则不寐，但心之子为脾，母病易及子，子病亦及母，因此，重视失眠与脾胃的关系，强调失眠辨治不忘心之子。其认为心血主要靠后天脾胃的充养，脾胃同居中焦，"中央土以灌四傍"，是气血生化之源，营血、卫气亦来源于脾胃运化所产生的水谷精微，若脾胃功能失常，化生精微不足，则使营卫虚少，心血不能得以滋养，或运行迟滞，使卫气当出于阳而不出，当入于阴而不入，常常引发失眠；另认为胃不和则卧不安，《素问·逆调论》说："不得卧而息有音者，是阳明之逆也。足三阳者下行，今逆而上行，故息有音也。阳明者，胃脉也，胃者六腑之海，其气亦下行，阳明逆不得从其道，故不得卧也。"由于饮食不节，损伤脾胃，酿湿成痰，痰阻气机，胃气不和，浊气不降，上逆扰心则形成失眠。李师临证多以和中宁志汤（保和丸变方）加减应用。

3. 寓补于消，妙用保和加减　寓补于消法是消法的延伸。《医学心悟》云："消者去其壅也，脏腑、经络、肌肉之间，本无此物，而忽有之，必为消散，乃得其平。"李鲤教授在此基础上，认为居今之士，出现貌似虚弱，但不受其补的现象，提出开化源、除壅滞之法，以消代补，藉消以补。其对失眠的辨治亦多采用此法，其认为失眠主要与饮食不洁、七情失和、年老体弱有关，多数患者辨证以实证为主，或虚实夹杂，纯虚证较少见，此时不可纯补、纯泻，而应开后天之源。李鲤教授运用寓补于消法，多以保和丸为基础方，认为保和丸全方药味性情平和，无偏寒、偏热之嫌，也无大补峻泻之弊，可调理后天之本。

（三）辨证分型

1. 痰热内盛，上扰心神　症见：心烦不易入睡，多梦易醒，胸满懊恼，伴有口苦，目眩，咳吐黄色黏痰，舌苔黄腻，脉滑数。证属痰热内盛，上扰心神所致。治以清热化痰，养心安神。方以保和丸去半夏，加胆南星、竹茹加减应用。常用药：加黄连以清心降火；加生龙骨、生牡蛎以镇惊安神；加酸枣仁、夜交藤以养心安神。

2. 肝气郁结，郁而化火　症见：入睡困难，多梦易醒，醒后难以入睡，伴有胁肋部胀痛不适，急躁易怒，目赤，口苦，耳鸣，舌红，苔黄，脉弦滑。证属肝气郁结，郁而化火，扰乱心神。治以疏肝理气，清心安神。方以保和丸和青皮、郁金加减应用。常用药物：青皮、郁金以行气疏肝；加栀子以泻火除烦；加酸枣仁、夜交藤、合欢皮以养心安神。

3. 气血不足，痰瘀阻络　症见：入睡困难，多梦，易醒，伴有周身乏力，面色苍白，气短，胸闷，或咳吐白痰，舌质暗，舌底脉络迂曲，苔白腻，脉弦细。证属气血不足，痰瘀阻络，蒙闭清窍。治以补益气血，和中化痰，活血化瘀，养心安神。方以保和丸和八珍汤加减应用。常用药：太子参、五味子、寸冬以益气补阴养血；当归、川芎、赤芍、丹参、鸡血藤以活血化瘀通络。

4. 肝肾阴虚，心肾不交　症见：心烦难以入睡，多梦易醒，伴有心悸不安，腰膝酸软，五心烦热，咽干口渴，或口腔溃疡，舌红少苔，脉细数。证属肝肾阴虚，心火不能下炎，肾水不能上济，心肾不交。治以保和宁志汤、酸枣仁汤和交泰丸加减应用。常用药：加天冬、麦冬、金钗石斛以养阴生津。

5. 肝胃不和，胃气上逆　症见：入睡困难，甚则彻夜难眠，伴有胃脘部胀满不适，嗳气、纳呆，精神萎靡不振，舌质淡红，苔白厚，脉弦滑。证属肝胃不和，气机不畅，胃气上逆，扰乱心神。治以疏肝理气，和胃降气。方以保和丸加减应用。常用药：加青皮、郁金、苏梗行气疏肝；加石菖蒲、远志以化痰安神。

（四）验案举隅

患者，女，55 岁，焦作人，已婚。因入睡困难 7 月余来诊。患者于 7 个月前，无明显诱因出现入睡困难，寐而易醒，醒后难以再次入睡，经多方治疗不效，遂来诊。既往患有类风湿关节炎，高胆固醇血症。

初诊（2013 年 12 月 11 日）：入睡困难，寐而易醒，醒后难以再次入睡，两膝关节夜卧时疼痛明显，小腿痛，遇冷明显，烘热汗出，脱发，吐白黏痰，量多，偶有心慌，胸闷，气短，纳食欠佳，大便次数多，质稀不成形，小便正常。舌质暗红，苔黄腻，舌底静脉迂曲，脉弦数。平素胆小易惊，全身乏力，记忆力差，头惛，颈部僵硬不适，低头时明显。此属于中医不寐的范畴，乃肝肾阴虚，痰瘀互阻，上蒙清窍。治以和中化痰，活血化瘀，益气养血，滋补肝肾，佐以养心安神。方以保和丸加减。

处方：陈皮 15g，清半夏 12g，云苓 30g，炒莱菔子 12g，焦山楂 15g，焦建曲 15g，连翘 12g，酸枣仁 25g，川芎 12g，知母 12g，茯神 30g，丹参 25g，赤芍 20g，秦艽 20g，木瓜 20g，远志 10g，石菖蒲 20g，青皮 20g，郁金 20g，甘草 10g，太子参 20g，黄芪 20g，生姜 3 片，大枣 5 枚（掰）。取 7 剂，每日

1剂，水煎取500mL，早晚各服1次。消痰通络丸60g×10瓶。用法：6g/次，3次/日，口服。

二诊（2013年12月20日）：服上药后，失眠改善，大便次数减少，成形，仍脱发，痰多白黏，口干不欲饮水，纳食少，食多易胀气打嗝，乏力，烘热，记忆力差，舌尖红，质暗，苔薄黄，边有齿痕，脉弦数。BP：90/66mmHg。在上方基础，加用滋补阴液，理气健脾之品。守上方加寸冬15g，五味子15g，炒枳壳15g，木香15g。取7剂。煎服同上。

三诊（2013年12月30日）：服上药后，睡眠明显改善，能够睡着，夜间2~3点易醒，痰减少，仍咽部不适，偶心前区疼痛，耳鸣，食后胃胀，呃逆，纳少，下肢乏力，疼痛，语声低微，心慌，心慌时汗出，舌苔中部稍黄腻，舌淡红，边有齿痕，脉沉弦细。守上方加何首乌20g，酸枣仁用至30g。14剂。煎服同上。

回访述服上药后，睡眠明显改善，未出现夜间易醒，其他症状改善不明显，患者未再坚持服药。

按语：此系肝肾阴虚，痰瘀互阻案。《黄帝内经》云：女子"七七，任脉虚，太冲脉衰少，天癸竭，地道不通，故形坏而无子也。"该患者老年，年老体衰，肝肾不足，相火妄动，君火不安其位，扰动心神；加之平素脾胃虚弱，或脾阳不振，健运失司，津液代谢失调，聚湿成痰，随其升降，无处不到，或滞留血脉，血行不畅，或蒙蔽清窍，扰及心神，正如《景岳全书·不寐》引徐东皋语："痰火扰乱，心神不宁，思虑过伤，火炽痰郁而致不眠者多矣。"另患者失眠日久，邪气扩散，由气传血，由经入络，脉道阻滞，蒙蔽清空，扰及心神，正如《医林绳墨》所谓："血乱而神明失常也。"诸因相加，终至肝肾阴虚，痰瘀互阻，蒙蔽清空，心神失养。

患者入睡困难，寐而易醒，醒后难以再次入睡，是肝肾阴虚，痰瘀互阻之象；肝肾阴虚，虚火内扰，故见心慌；肾阴不足，不能滋、养腰腑，故见两膝关节疼痛，小腿痛，烘热汗出，脱发；脾胃虚弱，故见大便次数多，质稀不成形；痰瘀互阻，可见吐白黏痰，量多，胸闷，气短；舌脉皆是肝肾阴虚，痰瘀互阻之证。此为虚实夹杂之证，治不宜纯补、纯泻，宜寓补于消之法，方选保和丸和酸枣仁汤加减。保和丸是李师常用方，此方可和脾胃、消痰积，散郁结，消各种有形之邪，有利于正气的恢复；酸枣仁汤是《金匮要略》中名方，"虚劳虚烦不得眠，酸枣仁汤主之"，该方具有养血安神，清热除烦之效，佐以远志养血安神；配青皮、郁金以行气解郁，石菖蒲以化痰开窍，三药合用痰消气顺；丹参、赤芍、秦艽、木瓜以活血化瘀，使血归其道，神得其养；太子参、黄芪益气健脾，使脾健痰消顾其本，诸药合用以期肝肾得养，痰消瘀化，神安其舍。二诊，患者仍感打嗝，胀气，烘热汗出，加用寸冬、五味子、炒枳壳、木香以滋补阴液，理气健脾。三诊，患者夜间易醒，酸枣加量，以期养血安神，加用何首乌以补肝肾，治其本。三诊之后，患者失眠症状明显好转，继服中药以善其后。

总之，跟李鲤教授学习时间短暂，然收获颇丰。李鲤教授经常强调"防治疾病时，辨证辨病因相结合，灵活应用于临床；学术上提倡博览古今文献，汲取历代医家经验，勤于临床揣摩应用于临床"，吾辈只有不断多思、多悟、多临床，才能体会学验之丰，用药之巧，文中点滴经验加以分享，以期有助于后学。

——原载：孟毅，乔明亮，李莉. 李鲤教授辨治失眠经验举隅［J］. 时珍国医国药，2015，26（6）：1494-1495.

四、李鲤辨治不寐验案4则

不寐是以患者经常不能获得正常睡眠为特征的一类病证，临床主要表现为睡眠时间、睡眠深度的不足，患者轻者入睡困难，或寐而不酣，时寐时醒，或醒后不能再寐，严重者则彻夜不寐。李鲤教授，河南省中医院主任中医师，硕士研究生导师，全国名老中医，第三、四、五批全国老中医药专家学术经验继承工作指导老师，河南省中医药管理局"河南中医事业终身成就奖"获得者。李鲤教授从事中医临床、教学、科研60余年，擅长治疗中风病、不寐、冠心病、心肌炎等心脑血管病，注重中医阴阳、五行、脏腑、经络整体观念的运用和研究，倡导"寓补于消"的理论。笔者有幸跟师侍诊，兹将其治疗不寐验案4则总结如下，以飨同道。

（一）痰瘀互阻、肝阳上亢型不寐案

患者，女，65岁，2013年7月3日初诊。主诉：失眠两年余。患者自述两年来因事逐渐出现入睡困难，易醒，醒后不易入睡。平素易口干，纳食可，小便正常，大便不成形。舌质淡红，舌体胖大，苔少，舌中部苔薄白，脉弦滑。既往有高血压病病史5年。中医诊断：不寐（痰瘀互阻、肝阳上亢型）。治法：和中化痰，平肝息风，活血安神。方药：保和汤合天麻钩藤饮加减。处方：陈皮12g，姜半夏12g，茯苓30g，炒莱菔子10g，焦山楂15g，焦建曲

12g，天麻 15g，钩藤 20g（后下），地龙 20g，石决明 30g，栀子 10g，黄芩片 15g，炒杜仲 20g，桑寄生 20g，干益母草 20g，首乌藤 30g，续断片 20g，甘草片 10g，生姜 3 片，大枣 5 枚（切）。15 剂，每日 1 剂，水煎分两次服用。

2013 年 7 月 19 日二诊：患者诉服上药后，睡眠明显改善，口干好转。舌暗红，舌体胖大，齿痕舌，苔白稍厚，脉弦滑。处方：守上方，加菊花 20g，蔓荆子 10g，葛根 15g，鸡血藤 20g。15 剂，每日 1 剂，水煎分两次服用。

2013 年 8 月 8 日三诊：患者诉服上方后，睡眠佳，口干消失。舌质红，舌体胖大，齿痕舌，苔白腻，脉弦滑。继续服用中成药消痰通络丸（河南省中医院院内制剂，豫药制字 Z04010469，口服，每次 6g，每日 3 次）巩固治疗。

按语： 本案患者辨证为痰瘀互阻、肝阳上亢之不寐。李鲤教授认为高血压与失眠互为影响，一方面高血压可导致失眠，另一方面失眠也可加重高血压。针对这一类患者，应在辨证论治的基础上运用息风降压类中药，血压如果得到控制，失眠症状多有减轻或消失。该患者年过六旬，肝肾不足，肝阳上亢，加之年老脾虚，化湿不足，致痰浊内生，日久血运不畅致瘀血阻滞，痰瘀阻扰心神，则见不寐。李鲤教授指出本病为本虚标实之证，治疗应标本兼治，以和中化痰、平肝息风、活血安神。方选保和丸配合天麻钩藤饮，保和丸中陈皮、姜半夏、茯苓、炒莱菔子、焦山楂、焦建曲和中消痰，天麻、钩藤、石决明、地龙平肝息风，栀子、黄芩清热泻火，使肝经不致偏亢。益母草活血利水，配合杜仲、桑寄生、续断补益肝肾，茯神安神定志。二诊患者舌体胖大，齿痕舌，苔白稍厚，脉弦滑，乃是脾虚湿盛、中气下陷所致，治宜健脾益气、升阳止泻，加菊花、蔓荆子平肝息风，葛根升阳止泻。诸药合用，痰湿得祛，脾气得健，肝阳得平，不寐得消。

（二）气虚血瘀、肝郁化火型不寐案

患者，女，29 岁，2013 年 8 月 3 日初诊。主诉：睡眠质量不佳 9 个月。患者 9 个月前睡着后多梦，晨起醒后困乏，腰部酸困，休息后缓解，头胀痛，脾气不佳，易生气，饮食不佳，二便调。舌质红，舌体胖大，苔少，脉沉弱。中医诊断：不寐（气虚血瘀、肝郁化火型）。治法：益气活血、疏肝泄热，佐以和中化痰。方药：和中宁心汤合桃红四物汤加减。处方：陈皮 12g，姜半夏 12g，茯苓 30g，炒莱菔子 10g，焦山楂 15g，焦建曲 12g，太子参 20g，麦冬 15g，五味子 15g，当归 15g，白芍 15g，川芎 12g，桃仁 10g，红花 10g，巴戟天 15g，甘草片 10g，生姜 3 片，大枣 5 枚（切）。7 剂，每日 1 剂，水煎分两

次服用。

2013 年 8 月 10 日二诊：患者服上药后，睡眠明显改善，便秘，3 天 1 行，月经后期 1 周，经色暗，白带色黄，量减少，纳可。舌稍暗，苔薄白，脉沉细。处方：在原方基础上加肉苁蓉片 15g。30 剂，煎服法同前。

2013 年 11 月 12 日三诊：患者服上方后，睡眠佳，晨起精神明显改善，食欲增加，白带量减少，腰酸消失，余症仍在，但已较前明显减轻。

按语：李鲤教授指出，本案患者脾胃素虚，运化失司，水湿停聚而为痰，痰浊内盛，则出现饮食不佳；痰湿上犯清窍，则出现晕车，时有恶心。李鲤教授认为，脾胃为五脏六腑之海，若中焦失和，运化不足，气血亏虚，血不养心，可出现不寐，又因痰为有形之邪，易阻滞气机，造成气虚血瘀而加重不寐；肝气郁久化火，肝火上扰心神，加重不寐。治疗宜益气活血，疏肝泄热，佐以和中化痰。李鲤教授自拟和中宁心汤合桃红四物汤治疗该型不寐。和中宁心汤方中含生脉散，以益气养阴，桃红四物汤去生地黄以养血活血化瘀。李鲤教授运用桃红四物汤时常根据患者临床症状变化而调整，针对脾胃有湿邪及阳虚者多去生地黄，因该品性寒而滞，故脾虚湿滞、腹满便溏者不宜使用。二诊患者大便秘结，加用肉苁蓉，与巴戟天相配以补肾助阳、补血润肠。诸药合用，共奏和中化痰、益气活血、疏肝泄热、理气止痛、补肾助阳之功，使痰湿除，气血和，肝胃调，肾阳固，则诸症自除。

（三）气阴两虚、痰热扰神型不寐案

患者，女，35 岁，2013 年 8 月 10 日初诊。主诉：入睡困难 3 年余。患者 3 年来，眠浅易醒，醒后不易入睡，左脚足跟麻木，平素易上火，常觉胸闷、气短、乏力，稍活动则症状加重。自服逍遥丸、安神补脑液等效果不佳。现症见：眠浅易醒，醒后不易入睡，耳鸣，喜叹息，得嗳气则舒，月经提前，量少，色暗，行经初色发黑，饮食量少，大便量干，2~3 天 1 行，小便可。舌质暗红，舌体胖，苔黄腻，脉沉弦细无力。中医诊断：不寐（气阴两虚、痰热扰神型）。治法：益气养阴，清热除烦，佐以和中化痰，养血安神。方药：和中宁心汤合酸枣仁汤加减。处方：陈皮 10g，姜半夏 10g，茯苓 20g，炒莱菔子 10g，焦山楂 12g，焦建曲 12g，连翘 10g，太子参 20g，麦冬 15g，五味子 15g，当归 15g，白芍 15g，酸枣仁 20g，川芎 10g，知母 10g，茯神 20g，郁金 15g，甘草片 10g，生姜 3 片，大枣 5 枚（切）。7 剂，每日 1 剂，水煎分两次服用。

2013 年 8 月 19 日二诊：患者服上药后，睡眠稍改善，仍耳鸣，乏力，足

跟麻，近 2 天小便无力，尿频，不黄，大便 2~3 天 1 行，质不干，口臭。舌质偏红，苔薄白，脉沉细。处方：守上方，加天冬 20g，郁金增至 20g。7 剂，煎服法同前。

2013 年 8 月 26 日三诊：患者服上方后，睡眠有所改善，易上火，尿频，上火时口气大，时有耳鸣，夜间醒来易心慌，空气闷时易呼吸困难。舌偏红，苔薄黄，脉沉细，口不干，大便不规律且不干。处方：守上方，加白茅根 20g，枸杞子 20g，菊花 20g，竹茹 12g。10 剂，煎服法同前。

两周后随访，患者诉睡眠佳，胸闷、心慌消失，精神明显改善，纳食增加，大便正常，余症减轻。

按语：本案患者为气阴两虚、痰热扰神之不寐。因脾胃素虚，痰浊内盛，脾主运化和胃主受纳功能受到影响，故饮食量少，大便质干。其舌质暗红、舌体胖，苔黄腻，脉沉弦细无力，也是脾虚湿盛、湿热蕴结的表现。李鲤教授认为，脾胃为后天之本，气血生化之源，脾胃虚弱，运化乏力，易生痰湿，痰为有形之邪，易阻滞气血运行而致瘀；气血生化不足，易致肝藏血不足，肝阴血不足，虚热内扰，而致不寐，影响心神，心失濡养而出现心系症状，如胸闷、心慌、气短等。治疗以和中宁心汤化裁兼顾心脾二脏，方中生脉饮可补心气、益心阴，保和汤加减方健脾运胃，以绝生痰之源。酸枣仁汤兼顾肝脏，取其清热除烦、养血安神之功。患者平素易上火，喜叹息，得嗳气则舒，说明患者肝郁气滞，内有郁热，加郁金以行气解郁、清心凉血。诸药合用，标本兼治，共奏和中宁心、养血清热除烦、补益气阴之功。

（四）肝郁化火型不寐案

患者，女，38 岁，2013 年 7 月 19 日初诊。主诉：间断失眠 4 年，再发两周。患者 4 年前因情志刺激，即感胸胁胀闷，入睡困难甚至彻夜难眠，心烦急躁，服逍遥丸等药症状可逐渐缓解。两周前因诱因再发失眠，症状基本同前，但程度较前加重，服上述药物无效。现症见：入睡困难，彻夜难眠，心烦急躁，口苦纳差，面色焦虑，眶下色黑。舌质红，苔黄厚，脉弦滑。中医诊断：不寐（肝郁化火型）。治法：疏肝解郁，清热安神。方药：丹栀逍遥散加减。处方：牡丹皮 20g，栀子 10g，柴胡 12g，当归 12g，白芍 15g，茯神 30g，麸炒白术 30g，薄荷 15g（后下），炒酸枣仁 30g，龙骨、牡蛎各 30g（先煎），炙甘草 12g。患者服药 3 剂仍入睡困难，故加黄连片 10g，枳实 12g，竹茹 15g，法半夏 10g，陈皮 15g，焦三仙各 15g，再服 4 剂后患者睡眠逐渐正常。

按语：本案患者因情绪刺激，导致肝气郁结，疏泄不及，则见胸胁胀闷；肝气郁结日久化火，肝火上扰心神，则见不寐、心烦急躁。患者因再遇情志刺激，肝郁加重，症状反复并加重。李鲤教授指出该患者因情志刺激反复发作导致肝气郁结，日久肝乘脾犯胃，致胃失和降。正如《金匮要略》云："夫治未病者，见肝之病，知肝传脾，当先实脾，四季脾旺不受邪，即勿补之。中工不晓其传，见肝之病，不解实脾，唯治肝也。"《素问·逆调论》云"胃不和则卧不安"。李鲤教授治疗该患者以疏肝解郁、清热安神为治法，用药得当，疗效显著。在丹栀逍遥散方基础上加黄连、陈皮、法半夏、焦三仙，以清热和胃降逆，患者症状迅速缓解，可见治病谨守病机的重要。

（五）小结

李鲤教授临床诊治不寐经验丰富，辨证准确，用药恰当，疗效显著。针对痰瘀互阻、肝阳上亢型不寐，治宜和中化痰、平肝息风、活血安神，方以保和汤合天麻钩藤饮加减；气虚血瘀、肝郁化火型不寐，治宜益气活血、疏肝泄热，方以和中宁心汤合桃红四物汤加减；气阴两虚、痰热扰神型不寐，治宜益气养阴、清热除烦，佐以和中化痰、养血安神，方以和中宁心汤合酸枣仁汤加郁金加减；肝郁化火型不寐，治宜疏肝解郁、清热安神，方以丹栀逍遥散加减。李鲤教授指出，临床不寐多虚实夹杂，对本虚标实、虚实夹杂者，又当根据具体情况，急则治其标，缓则治其本，或标本兼治，皆须灵活变通。

——原载：张良芝，常学辉. 李鲤辨治不寐验案 4 则［J］. 中国民间疗法，2022，30（13）：93-95.

五、王松龄教授治疗失眠经验

王松龄教授，河南中医学院第二附属医院主任中医师，硕士研究生导师。王松龄教授从事中医临床、教学、科研工作 40 余年，临证经验丰富，医术精湛，擅长治疗神经内科疑难杂症，对失眠的治疗有其独到之处。笔者有幸跟随王松龄教授学习，受益良多，现将其治疗失眠的经验总结如下。

（一）重视辨证论治

中医药治疗失眠可辨证治疗，重在调和脏腑功能，而不似西药治疗般强行干预神经调节功能，造成各种毒副反应，因此中医药治疗失眠具有很大优势。失眠临床可分为多个证型，王松龄教授重视辨证，强调只有辨证准确，才能据此制定正确的治疗方案，从而取得良好疗效。

1. 肝郁化火证 症见不寐多梦，甚者彻夜不眠，急躁易怒，伴头晕头胀，目赤耳鸣，不思饮食，口干而苦，大便易干结，舌红苔黄，脉弦而数。治以疏肝泻火，镇心安神。以丹栀逍遥散合朱砂安神丸加减治疗。王松龄教授认为肝郁化火，扰乱心神，此时的主要矛盾在于火，因此以黄连、栀子、牡丹皮等泻火药物为主，伍以疏肝解郁之品如香附、郁金、合欢皮、茯神等梳理气机，调畅情志以正本溯源，同时火热易伤阴液，故需根据病之新久轻重酌情配伍滋阴药物以扶其正。

2. 痰热扰神证 症见心烦不寐，胸闷脘痞，泛恶嗳气，伴头重，目眩，口苦，舌偏红，苔黄腻，脉滑数。治以清化痰热，和中安神。以黄连温胆汤合礞石滚痰丸加减治疗。王松龄教授认为，痰性黏腻，与热搏结，不易祛除，药轻则不能中病。故用青礞石、半夏等重坠性猛之品坠痰下气，与清热药并举以收清化热痰之效；同时配伍理气、安神之类，可收奇效。

3. 心脾两虚证 症见心烦不寐，入睡困难，寐而易醒，心悸多梦，健忘，神疲食少，伴头晕目眩，四肢倦怠，面色少华，腹胀便溏，舌淡苔薄，脉细无力。治以补益心脾，养血安神，以归脾汤合酸枣仁汤加减治疗。人的精神活动必须得到血液的滋养才能有序进行。而有形之血不能速生，无形之气所当急固。因此，王松龄教授治本证重在补气，气为血之帅，气旺血自生，气血充盛，心脾得以滋养则神安而诸症悉除。酌加行气醒脾之品，使补而不滞，少佐安神和胃之药，胃中和则神自安。

4. 心肾不交证 症见心烦不寐，入睡困难，心悸多梦，伴五心烦热，潮热盗汗，头晕耳鸣，咽干少津，舌红苔少，脉细数。治以滋阴降火，交通心肾，以天王补心丹合黄连阿胶汤加减治疗。王松龄教授认为本证根本病机为肾水虚于下，不能上济于心，而心火亢于上。故重用滋阴清火药物以育肾水，泻心火，交通心肾，心肾和调则神自安寐，再稍加安神药佐之即可。

5. 心胆气虚证 症见虚烦不寐，遇事易惊，终日惕惕，胆怯心悸，伴气短自汗，倦怠乏力，舌淡，脉弦细。治以益气镇惊，安神定志，以安神定志丸合半夏秫米汤加减治疗。王松龄教授主张治本证时应以安神为主，多用茯神、远志、酸枣仁、百合之品，配以补气敛气之药，补敛并举以调治心气，可稍用桂枝助阳化气，定惊止悸，又防补敛太过，常收良效。

（二）强调神主寤寐

人之寤寐由心神控制。王松龄教授认为，不论是何种原因引起的失眠，不论其病机之寒热虚实，其所导致的根本变化都是打乱了人体心神的平衡宁静。神不归舍，则不能入寐，神归于舍而不能静藏，则睡而易醒，浅睡多梦。正如《景岳全书·不寐》所论："盖寐本乎阴，神其主也，神安则寐，神不安则不寐。"张仲景以调和阴阳为大法治疗失眠，或清宣郁热，或通腑泄热，使阴平阳秘，精神乃治，落脚点都在神安则寐。现代社会竞争日趋激烈，人们经常处于紧张应激状态。人之心神本就高度紧绷，有不安之趋势，稍遇刺激便会心神不定，不得安静而致失眠，因此，更应高度重视调治心神。正如古人所说："先睡心，后睡眼"，要形神共养，掌握解决心理冲突和释放心理压力的方法，提高心理承受能力，使得心神保持自我安静平衡的能力提高，则不易导致失眠。故王松龄教授主张治疗失眠在针对病因的基础上要同时配伍宁心安神之类药物，如酸枣仁、百合、远志等，如此，才能取得较好的疗效。

（三）主张调理郁证

郁证是指由于情志不舒、气机郁滞引起的一类疾病。明清医家逐渐开始注意情志因素在郁证发病中的作用，徐春甫明确指出郁证的病因是七情不舒，且郁久可导致多种疾病。王师认为，失眠患者多伴郁证，失眠与郁证之间存在双向联系。正如《诸病源候论·气病诸候·结气候》曰："结气病者，忧思所生也。心有所存，神有所止，气留而不行，故结于内。"《辨证录·不寐门》中亦论曰："气郁既久，则肝气不舒，肝气不舒，则肝血必耗，肝血既耗，则木中之血上不能润于心。"如此则致不寐。失眠患者长期不能获得正常睡眠，则易忧愁多思不能自制，忧思则气结，日久而成郁证。而郁证患者或抑郁或焦虑，对自身的身体状况极为敏感，气郁难平，本就易致失眠，而睡眠质量稍有下降则会格外关注睡眠问题，如此心神愈加不安而更不易安睡。故失眠与郁证互为因果，失眠会导致郁证，郁证亦可致失眠，进而加重病情，使病情复杂化。若单只治疗失眠而忽视郁证，则疗效甚微。故王松龄教授主张治疗失眠的同时必须重视郁证，配伍调畅气机，怡情易性之类药物如香附、川芎、合欢皮等，往往能取得令人满意的疗效。

（四）验案举例

患者甲，男，42岁，2015年3月19日初诊，失眠一年余，入睡困难，睡而易醒，醒后难以再次入睡，每晚睡眠时间共约4小时，心烦多梦，胸脘痞闷，口苦，偶有头晕、反酸，大便干，舌质红，苔黄厚腻，脉弦滑数。患者体型较肥胖，平素急躁易怒，王师四诊合参，认为此病为肝火夹痰，上扰心神所致，诊断为不寐，痰热扰心证。治以清化痰热，和中安神。处方：黄连12g，清半夏10g，枳实15g，大黄6g，茯苓20g，清礞石30g，竹茹12g，生龙齿30g，香附12g，郁金15g，神曲20g，朱砂粉（冲服）0.2g。7剂水煎服。

二诊：患者难以入睡症状有所缓解，睡眠时间较前延长，心烦程度减轻，大便仍干结，仍有胸脘痞闷、反酸、目眩。舌红苔黄腻，脉弦滑数。守上方去朱砂粉，加白芥子6g，桃仁12g。14剂水煎服。

三诊：患者难以入睡症状基本好转，但仍易醒、多醒，整晚睡眠时间可达6小时，心情好转，情绪平和，大便正常，无胸脘痞闷、反酸、目眩。舌红苔淡黄微腻，脉略滑数。守一诊方去青礞石、枳实、神曲、朱砂粉，大黄减为4g，加夜交藤20g，合欢皮15g，琥珀粉（冲服）3g。14剂而愈，睡眠质量达到患者心理预期，嘱患者平日适度锻炼，保持心情平和。

随访2个月，未见复发。

——原载：李亚翔，王松龄. 王松龄教授治疗失眠经验［J］. 中医临床研究，2016，8（17）：67-68.

六、王松龄从六经辨治顽固性失眠经验采菁

失眠一症中医学称为"不寐"或"不得眠"，根据2013年相关调查显示，67.9%国人表示自己有过半年失眠症状，其中26.6%的人每周都会失眠，严重者每周失眠次数达3次以上（6.4%）。随着生活节奏的加快，失眠的患病率将继续攀升。其人或入睡困难，或多梦易醒、寐而不酣，或早醒不能寐，且往往伴随着焦虑抑郁等负性情绪的积累，而这些负性情绪又会加重患者的失眠症状，导致顽固性失眠的发生。

《灵枢·本经》曰："经脉者，所以行气血而营阴阳。"营卫均循脉而行，通过三阴三阳经的开阖枢功能，流转于脏腑肌肉腠理之间，维持机体正常功能。倘若六经的开阖枢失利则卫气不得入阴，阴阳不得顺接故不得卧。顽固性失眠患者病情较长，其阴阳失衡日久交通必有所碍，徒调其失衡而不疏导其通

路，是许多患者用药罔效的主要原因。王松龄教授是河南省中医院教授，第五批国家级名老中医，在治疗顽固性失眠中十分注重六经的调治，且常选用药对巧妙配伍，临证收效甚佳。现将其从六经辨治顽固性失眠的诊疗思路与用药经验总结如下。

（一）经验采菁

1. 太阳病补营通卫调其机关　太阳为三阳之表，以开为顺，开关利则卫阳昼出夜敛，寤寐有时。开关通利与营卫调和密不可分。太阳病营卫失和病机在《伤寒论》中可大致分风寒在表、卫阳被遏和卫阳不固、营阴外泄两类，而现代人起居失常，情志内郁，营阴暗耗，卫阳浮越，其顽固性失眠患者营卫失和多为卫强营弱之证。卫强营弱则太阳不开，卫气不得入里而常留于太阳，留于太阳则阳气满，故"昼精夜不暝"是其特点。症见入睡困难甚则彻夜不眠，白昼亦无困意，周身酸痛，自汗出，舌淡红，苔薄白，脉浮缓。

顽固性失眠症见太阳者当调其营卫，方选桂枝汤类。桂枝辛温，助卫而通阳；白芍酸寒，敛阴而和营，一散一收、一走一守，调和营卫，相得益彰。桂枝汤原方桂芍量相等，根据现代人卫强营弱的特点，在治疗顽固性失眠时将白芍加量以增强补营之力。川芎为血中之气药，走营分兼行卫气之滞，少佐之使药力达于太阳经肌肤腠理之间，开卫气入阴之路。且药理研究显示，川芎所含挥发油及水煎剂有镇静作用，水煎剂能对抗咖啡因的兴奋作用。常用剂量为桂枝 6g，白芍 15g，川芎 4g，若彻夜不眠者白芍量可加大为 20g，并酌情加当归、豨莶草、百合、夜交藤诸药以养营通脉，并于睡前顿服，每获良效。

依据清代名医陈修园用百合紫苏治疗不寐的经验，取百合朝开暮合之性，似开关启闭，与太阳经昼开夜闭功能相符；舍紫苏者实乃今人多营血亏耗，用之多有所碍；夜交藤性甘平，其藤茎自动交合。《本草正义》曰："治夜少安寐，盖取其能引阳入阴耳。"取类比象，用二药引阳入阴，交通营卫，实为恰当。疗太阳病之顽固性失眠，常在桂枝芍药基础上加此药对，以加强贯穿营卫调和阴阳的作用。

2. 少阳病和解法随证化裁　少阳主枢，既助太阳宣散营卫于外，亦助阳明受纳水谷于内，故三阳之中以少阳为其根本。若失其条达，枢机失运，三阳经不相顺接，卫气不得正常通行导致失眠。少阳内郁日久，痰火相生扰动心神为现代顽固性失眠伴抑郁焦虑状态的主要因素，在遇到汉密尔顿焦虑 / 抑郁量表评分较高的患者，多从少阳论治。其经半表半里，所以其病理机转既可外出太阳，亦可内入阳明，但仍以少阳为主，故治疗以和解少阳为主，随证治之。症见入睡困难，心烦焦虑，口干口苦，时冷时热，太息不止，舌红苔薄腻，脉弦细。

小柴胡汤之所以调达枢机、宣畅少阳，关键在于柴胡、黄芩二药。张锡纯谓其"柴胡禀少阳生发之气，肝气不舒畅者，此能舒之；胆火炽盛者，此能散之；黄芩善入肝胆清热兼能调气，无论何脏腑，其气郁而作热者，皆能宣通之"，二药相伍和解枢机，通达表里，气血调畅，不寐自然而解。合于太阳者与柴胡桂枝汤调营卫，合于阳明者加青礞石、决明子通其腑；偏于火者加夏枯草、灯心草；偏于痰者佐石菖蒲、茯神；偏于郁者佐麦芽、佛手。

小结胸病正在心下，按之则痛，脉浮滑者，小陷胸汤主之。其证与临床慢性胆囊炎的临床表现颇相似，其顽固性失眠伴有抑郁焦虑状态的患者多伴有心下按之则痛的小结胸证。调查显示，在慢性胆囊炎患者心理社会因素分析中发现，患者多表现为躯体化、强迫、抑郁、焦虑等症状，故对于此类患者，和解枢机的同时常用黄连、半夏、栝楼三药散结开郁、清热涤痰，每获良效。

3. 阳明病通腑和胃兼顾卫阳　　两阳合明谓之阳明，为多气多血之经。其营卫之气会于中焦，腐熟水谷，化物布散周身。《素问·逆调论》曰："胃不和则卧不安。"若其人嗜食辛辣厚味，或暴饮暴食，胃腑不胜其劳，其气不得通降，阻碍卫阳正常入阴则失眠。日久胃肠积热上炎胸膈，干扰心神而致顽固性失眠。《伤寒论》阳明病提纲"阳明之为病，胃家实是也"是其特点。症见烦躁难入眠，或眠间噩梦连连，恶热咽干，大便秘结，舌红苔黄燥，脉沉实有力。

《伤寒论》阳明病清热泻实是治疗阳明病的两大法则，承气汤为主方，但其苦寒力猛、腹满疼痛用之则可，用之治失眠略有不宜。诚因卫气的正常通行为睡眠的根本，其苦寒之物虽可通腑但易伤阳，故取其意而不用其物。青礞石味甘咸，性平，本厥阴之药，用其治疗痰火夹杂阳明腑实之失眠，取其重坠下行之性，咸能软坚，质重沉坠，功专下气坠痰、开痰火下行之路。其积热上扰心神故少佐栀子清热解郁，两药相合以通降胃气、清热除烦，胃气和则卫气通，卫气通则目得瞑。二药重坠性凉，故常加顾护脾胃之药，防伤阳之瘀。

半夏味辛，直驱少阴厥阴之气，使其上达于阳明，升其清气而浊阴自降，腑气得通，故《医学起源》云：半夏有"大和胃气之功。"《本草纲目》云其能"治腹胀，目不得瞑"，皆取其升清降浊和胃安眠之功。薏苡仁健脾除湿，和胃而不伤正，配以半夏润其通道，降其浊气，对胃肠排空起到推动作用，多用于顽固性失眠伴习惯性便秘。在临床上对木郁土壅、胃失和降的患者，加该药对并重用薏苡仁 50~60g，疗效显著。

4. 太阴病温运中州以开其源　太阴居阴分之表，输散三阳经的营卫气血与三阴脏腑。太阴清浊失判，开机不利，一则卫阳不升、浊阴不降而神疲乏力、大便稀溏；一则营血乏源、心神失养而易醒善惊，腹痛喜按。"昼不精便溏善惊"是其特点。王松龄在治疗太阴病时常言，太阳开机不利在于"开"，而太阴开机不利却在于"运"。太阴脾土为喜燥恶湿之脏，治疗时当遵《伤寒论》"当温之"的原则，土暖得运，清浊有序而营卫有常。症见入睡虽易但眠浅多梦，晨起疲倦，时腹自痛，大便稀溏，舌淡胖嫩，苔水滑，脉沉弱。

治疗常取张仲景苓桂术甘汤与枳术汤合方，桂枝配伍茯苓温阳化饮，加入白术以增强脾的运化功能。枳实行气消痰，佐之可促进胃肠蠕动，临床对老年人的顽固性失眠多从太阴论治，认为老年人失眠为阳气虚损、升发不足所致，常取上4味用于治疗老年顽固性失眠伴慢性肠炎、慢性胃炎、肠易激综合征等舌苔白润口不渴者。

5. 少阴病交心肾勿忘理脾胃　少阴内传厥阴、外接太阴，为三阴之枢。若枢机失运则卫气从里出表中断，阳不出阴扰动神明而出现不寐，而枢机运转的关键在于心肾相交、水火既济，故治疗顽固性失眠证属少阴者，当以交通心肾为要。交通心肾，一要调其所亏，使水充火旺、上达下济有力；二要疏其通道，使上下交通之路无碍。多数医家调补心肾往往注重前者，王松龄在治疗少阴病时往往加理脾胃之品，因上焦之心火下炎与下焦肾水上济，均需通过中焦的转输，倘若中焦失运、上下不得交济，徒加补益心肾之药罔效。"但欲寐，脉微细"是其特点，症见眠浅易惊、似睡非睡、早醒、心悸健忘、腰腿酸困、舌淡尖红、脉沉细等。

《金匮要略》中百合地黄汤主治百合病，其主症与顽固性失眠心肾不交型颇为相似，欲行不能行、欲卧不能卧及如寒无寒、如热无热乃为心阳与肾水不和相互交争的结果，口苦、小便赤、脉微数诸长期症状则反映了百合病整体为虚热的特点，故在治疗顽固性失眠伴绝经期综合征、神经症、神经衰弱等临床表现为虚热症状的患者均归到少阴经，给予百合地黄汤加以交通心肾多获良效。

酸枣仁是历代医家用治不寐症的首选药物。《本草新编》中云：枣仁"宁心志，益肝胆，补中，去烦止渴，安五脏。"治疗顽固性失眠见其脉虚者，无论寒热均可加之。取巴戟天辛甘温肾而不燥，鼓动肾水上济心火，取神曲者以脾经之药配入心肾药中，柯韵伯言神曲"推陈致新，上交心神，下达肾志，以生意智",通过神曲健脾运脾之功,打通三焦输布通道,配伍枣仁与巴戟天使心阳与肾阴更易交达,改善失眠症状。

6. 厥阴病寒热并施养肝之体 厥阴居阴分之里主阖,三阴气血交媾于厥阴,有阴尽阳生之意。若厥阴营血衰少、阳气内伐、阴尽阳生受阻或水寒木郁、化火扰神,均可导致失眠。著名中医学家刘渡舟曾说:"凡临床所见之肝热脾寒或上热下寒,且其寒为真寒,其热乃真热,迥非少阴之隔阳、戴阳之证,皆应归于厥阴病以确其治则。"治疗上仅用滋阴清热或益气温阳不仅不能除病反而会加重病情,故当养肝与清上温下兼顾,阴平阳秘,精神乃治。厥阴乃藏魂之经,病者魂动而多梦,"梦多呓语,上热下寒"是其特点。症见眠浅多梦,梦魇夜惊,心中烦热,胃中嘈杂恶食凉物,大便稀溏,舌红苔黄腻,脉沉弦无力。

顽固性失眠伴绝经期前后诸症的患者,往往因肝血失用、阳气内伐而出现精神恍惚、悲伤欲哭、心中烦乱、睡眠不安等脏躁之证。经云:肝苦急,食甘以缓之。甘草味甘性平补养心脾。麦为肝家之谷,可养心肝阴除客热亦可疏肝。甘草与小麦养肝之体,但取效较慢,常配以甘平之生龙齿,取其重坠翕收之力以安魂魄,甘草、淮小麦、生龙齿三药合用对其忽冷忽热、言行失常、寒热错杂的顽固性失眠伴严重抑郁焦虑状态疗效显著。

水寒及木,肝失条达,久则郁而化火,肾阳虚与郁热并见,形成寒热错杂的病机。虽有郁热,单清火则元阳弥微,虽有下寒,独温阳则火更炽。治疗当清上温下、寒热并用。《伤寒论》厥阴病条文中虽没有直接论述不寐,但乌梅丸条文中的"躁无暂安时""静复时烦"的描述,皆为心神不安类表现,契合不寐病机。守乌梅丸之义,乌梅味酸可泻肝而无伤阴之弊;肉桂启下焦肾阳,上煦肝木,阳充则生发有力,佐以黄连清其上焦郁热,三药合用可使肾水得温,木郁得散,郁火得消。

(二)典型病案

代某,男,42 岁,2015 年 3 月 19 日初诊:因工作压力较大出现失眠,在各大医院来回奔波,收效甚微。患者自诉每晚睡眠时间约 4 小时,彻夜辗转入眠较难,稍有入眠即噩梦连连,胸脘痞闷,口苦,腹胀不适,大便干结 3 天未解,舌质红,苔黄厚腻,脉弦滑数。患者体型较肥胖,平素急躁易怒,四诊合参,诊断为不寐阳明型,治以清化痰热、和中安神。处方:黄连 12g,清半夏 10g,枳实 15g,大黄 4g,茯苓 20g,青礞石 30g,竹茹 12g,生龙齿 30g,香附

12g，郁金 15g，薏苡仁 40g，白芥子 6g，桃仁 12g，7 剂水煎服。

二诊：难以入睡症状有所缓解，睡眠时间较前延长，心烦程度减轻，大便仍干结每日 1 行，仍有胸脘痞闷、目眩、舌红苔黄腻、脉弦滑数。守上方去白芥子、桃仁，继服 14 剂。

三诊：难以入睡症状基本好转，但仍易醒多醒，整晚睡眠时间可达 6 小时，心情好转，情绪平和，大便正常，舌红苔淡黄微腻，脉略滑数。守一诊方去枳实、大黄，加夜交藤 20g，合欢皮 15g，14 剂而愈。睡眠质量达到患者心理预期，嘱患者平日适度锻炼，保持心情平和。

随访 2 个月，未见复发。

（三）结语

张景岳云："无邪而不寐者，必营气不足也。"甘味药能补能和能缓，乃平调阴阳之佳品，最宜用于本虚之顽固性失眠。太阳病之白芍、夜交藤，阳明病之薏苡仁，太阴病之白术、茯苓，厥阴之甘草、淮小麦，少阴之百合、枣仁等均体现了王松龄善用甘味药之特点，其甘温以温阳通脉，甘平以补益诸虚，甘寒、酸甘之属以调阴阳，这也恰恰说明其注重六经调治的同时，仍视本虚为顽固性失眠的根本。在运用六经辨治顽固性失眠时，十分注重三阴三阳的开阖枢功能。在治疗上甘温以助太阳太阴之开，通腑以助阳明之顺，平调寒热以顾少阳厥阴之通等皆取其性而治之。朱砂、琥珀诸物虽重镇安神，可取一时之效，但因重坠沉涩之性阻碍六经正常运转，治疗顽固性失眠患者常不为用。顽固性失眠患者是精神压力与失眠互为因果，长期积累所致，往往带有明显的紧张、焦虑、恐惧等负性情绪。王松龄治疗顽固性失眠时，通过对患者交谈找出导致其失眠的内心冲突或症结，从而进行开导；并针对患者紧张焦虑的情绪嘱其顺其自然，为所当为。告诫患者靠药物维持睡眠不是长久之计，自身心理的调节才是根本，使患者树立信心，通过心理干预配以药物以达到最佳治疗效果。

——原载：赵彦青，宫剑鸣，赵灿. 王松龄从六经辨治顽固性失眠经验采菁［J］. 中国中医基础医学杂志，2017，23（6）：880-882.

七、王松龄治疗痰热扰神失眠的经验

失眠指患者对睡眠时间和（或）质量不满足并影响日间社会功能的一种疾病，在中医学中属于"不寐"或"不得眠"等范畴。目前西医仍以镇静催眠药物作为治疗失眠的首选药物，但由于其长期使用会产生依赖性，停药时出现戒断症状等副反应，中医药治疗失眠的优势日益突出。王松龄教授系河南省中医院主任中医师，享受国务院政府特殊津贴专家，是全国第五批老中医药专家学术经验继承指导老师，河南中医药大学硕士研究生导师，兼任师承博士研究生导师，国家中医药管理局脑病重点专科河南省中医院重点专科学术带头人。他从事心脑血管教学科研临床工作近五十年，其经验丰富，疗效显著，尤其对失眠的治疗有独到见解。笔者有幸跟随王师学习，受益匪浅，现将王松龄教授运用自拟清痰宁神方治疗痰热扰神型失眠的经验作如下简单介绍。

（一）古今医家观点

《黄帝内经》中虽无"失眠""不寐"之说，但称为"目不瞑""不得眠""不得卧"。《素问·逆调论》记载有"胃不和则卧不安"，认为凡痰湿、食滞内停等致寐寝不安者均属于此。《灵枢·邪客》中载："今厥气客于五脏六腑，则卫气独卫其外，行于阳，不得入于阴。行于阳则阳气盛，阳气盛则阳跷陷，不得入于阴，阴虚，故目不瞑"，指出邪气客于脏腑是导致失眠的外在因素，卫气行于阳，不能入阴是失眠的总病机。张仲景在《伤寒杂病论》及《金匮要略》中多次论及本证，将"不寐"的病因概括为外感和内伤两大类，并创立了酸枣仁汤、栀子豉汤、黄连阿胶汤等治疗失眠症的多首名方，为后世辨证论治失眠奠定了坚实的理论基础。明代医家张景岳在《景岳全书·不寐》中指出："不寐证虽病有不一，然惟知邪正二字则尽之矣。盖寐本乎阴，神其主也。神安则寐，神不安则不寐。其所以不安者，一由邪气之扰，一由营气之不足耳。有邪者多实证，无邪者皆虚证"，认为"不寐"的病机不外有邪、无邪两方面。

如今人们生活富裕，喜食肥甘厚味，加之不良的生活习惯，所以临床上多见痰湿体质之人。张明雪认为精神压力过大，可促进"五志过极化火"之"内火"形成，同时还可导致痰湿体质从阳化热化火，导致痰火互结。"中焦脾胃不和、脾虚失运痰盛"以及"肝郁气滞化火、心火上炎扰神"乃痰热扰神型失眠的病机。李敬林认为现今人们多嗜食肥甘厚味，情志不遂，痰热内生，上扰心神，致阳不入阴而失眠，把痰热作为失眠的重要病机，提出从痰论治，兼疏肝解郁、理气化痰、劳逸有度、精神调摄，并用温胆汤治疗痰热扰神型失眠的见解。赵红等通过临床观察认为本病病因病机多为顽痰作祟、肝经郁热、痰火内扰、心神不安，治疗应以清热化痰、平肝安神为法。

（二）审证求因，从痰论治

王松龄教授认为失眠的病因较多，病机复杂，临床治疗起来颇为棘手。经过长期的临床观察，发现就诊的患者以痰热扰神型失眠多见，而该型失眠患者多见于女性、脑力劳动者、肥胖者，认为该型失眠的病机主要是食滞痰积，升降失序，土壅侮木，热痰扰神。究其原因，多因平素恣食肥甘，脾胃受损，升降失序，内生湿浊，土壅侮木，肝失疏泄，郁久化热，其湿浊轻者热化，重者化火，痰热蕴蒸，上扰心神，使心神不守，心阴失藏，致使心阳外越而心神难以潜藏，故而失眠。正如《景岳全书·不寐》中言："痰火扰乱，心神不宁，思虑过伤，火炽痰郁，而致不眠者多矣。""百病多由痰作祟"，痰邪致病广泛，症状表现复杂，既可化火、化燥，又可上犯清窍，且病势缠绵，病程较长。痰邪既是致病因素又是病理产物，在一定条件下，两者可以相互影响，相互转化。作为致病因素，痰可郁久化热，上扰心神而不得眠；作为病理产物，长期失眠患者脏腑功能失调，易生痰湿。正如《古今医统大全·不寐候》中言："痰火扰心，心神不宁，思虑过伤，火炽痰郁，而致不寐者多矣。"故王师治疗痰热扰神型失眠多从痰热论治，每获佳效。

（三）依法组方，随症加减

王松龄教授在临床辨治痰热扰神型失眠时牢牢把握住清痰安神这一总治则，并在前人基础上，结合多年临床经验，由枳实白术散合泻心汤与礞石滚痰丸化裁成自拟清痰宁神方，经过长期的临床观察，疗效甚佳。此方由青礞石、生大黄、川黄连、胆南星、竹茹、茯神、枳实、生白术、生薏苡仁、生龙齿组成。方中青礞石长于坠痰下气，定惊安神，为君药；生大黄、川黄连清心胃之火，助礞石导痰热下行，共为臣药；胆南星、竹茹、茯神豁痰开窍安神，枳实、生白术、生薏苡仁健脾益气祛湿，以截痰源，共为佐药；生龙齿镇惊安神，清心豁痰，均入心经，直达病所，为使药。据现代药理学研究，该方中的多数药物有镇静安神作用，如青礞石能有效降低脑内兴奋性氨基酸递质含量而起到镇静作用；茯神具有一定的镇静催眠和抗惊厥作用；生龙齿通过降低多巴胺和高香草酸水平起到使中枢神经镇静的作用。

不寐属心神病变，其病位主要在心，与肝、胆、脾、胃、肾等皆有关。故王松龄教授在治疗失眠时，从中医学的整体观念出发，辨证论治，因人制宜，以此方为基础方剂，辅以调和脾胃、疏肝理气、重镇安神、滋补心肾等法进行治疗。若服药后，大便转溏，每日达 2~3 次者，可加炒扁豆，甘草、炒山药等药补益脾胃；若伴胸闷不舒，善太息明显者，可加郁金，合欢皮，香附等药疏理肝气；若心烦甚，时有躁狂，可加磁石，川贝母，琥珀粉，珍珠母等药潜镇心神；若病情稳定，痰热渐去而有口干，易醒者，可加麦冬，丹参，酸枣仁等药滋补心肾。因长期失眠者多伴有抑郁焦虑，故王松龄教授在辨证论治的同时还嘱患者注意精神调摄，从事适当的体力劳动，养成良好的睡眠习惯。正如《黄帝内经》云："恬淡虚无，真气从之，精神内守，病安从来。"

（四）典型医案

杨某，女，45 岁。2017 年 5 月 23 日初诊。因压力大，1 年前劳累后出现入睡困难，甚者彻夜辗转不眠，伴头晕，昏沉，头顶部胀痛，平素易急躁，曾就诊于本院，舌质红苔黄腻，左脉细滑数，右脉沉细。睡眠呼吸监测示：睡眠连续性差，睡眠效率降低，总睡眠时间 5.4 小时，REM 期睡眠比例减少。据舌脉症诊断为不寐（痰热扰神证），治以清化痰热、和中安神，方予清痰宁神方加减：胆南星 4g，青礞石 30g，川黄连 6g，大黄 4g，枳实 10g，炒白术 30g，炒薏苡仁 30g，茯神 20g，生龙齿 30g，竹茹 20g，郁金 12g，夜交藤 20g，琥珀粉 3g（冲服），牛黄 1g。14 剂，每日 1 剂，水煎服，分早晚两次口服。

二诊：患者入睡困难症状有所缓解，心烦程度减轻，头晕昏沉消失，佐匹克隆片减半，舌淡红苔黄腻，脉弦滑数。守上方去郁金，继服 14 剂。

三诊：患者近日因儿子高考压力，再次出现入睡困难，大便稍溏，舌淡红苔薄腻，左手脉略滑数，右手脉沉细。守二诊方去牛黄，大黄，加合欢皮 10g，香附 10g，继服 14 剂，后行睡眠呼吸监测示：睡眠连续性可，总睡眠时间 6.5 小时，睡眠基本正常。

随访 3 个月，未见复发。

——原载：赵景州，侯园园，王松龄. 王松龄治疗痰热扰神失眠的经验[J]. 中国中医药现代远程教育，2018，6（8）：75-77.

八、王松龄运用猪苓汤治疗少阴失眠经验

睡眠是人们生活中不可缺少的生理现象，保证了机体各种生理功能的正常运行，但随着社会、经济的发展，人们生活节奏的加快及工作压力的加大，失眠已经成为临床常见疾病。长期失眠会导致记忆力减退，继而出现焦虑、抑郁等情绪，严重者会发展成精神病、神经症等，也会导致高血压、糖尿病、高脂

血症等代谢性疾病，严重影响患者健康生活质量。西医学把镇静催眠类药物作为治疗失眠的首选，但长期服用此类药物会产生依赖性，停药后还可能出现病情的反复甚至加重。中医对失眠的认识较为深入，治疗该病有独特优势。

王松龄教授为河南省中医院主任中医师，享受国务院政府特殊津贴专家，第五批全国老中医药专家学术经验继承工作指导老师。王松龄教授从事临床工作 50 余年，中医理论扎实，临证经验丰富，临床疗效显著，尤其对失眠的治疗有独到见解。

（一）古代医家对失眠的认识

《灵枢·大惑论》云："夫卫气者，昼日常行于阳，夜行于阴，故阳气尽则卧，阴气尽则寤。"《灵枢·营卫生会》云："营卫之行不失其常，故昼精而夜瞑。"《黄帝内经》从营卫、阴阳循行规律阐释了寤寐的生理机制，提出不寐总病机为阴阳失调。另外《素问·逆调论》云："胃不和则卧不安。"指出胃部疾病也可能导致不寐的发生。《伤寒杂病论》将"不寐"的病因分为外感和内伤，并记载了酸枣仁汤、黄连阿胶汤等治疗不寐的经方。《备急千金要方》提出通过脏腑辨证治疗不寐。金代李杲提出从脾胃入手治疗不寐。明代张介宾认为"不寐"的病机不外虚、实两方面。清代王清任在《医林改错》中运用血府逐瘀汤治疗不寐病证，开创了从瘀论治不寐的先河。

王松龄教授借鉴各代医家的思想，并结合多年的临床经验，认为不寐属心神病变，病位主要在心，与肝、胆、脾、胃、肾等脏腑有关，临床中把失眠分为 4 种证型，痰湿蕴蒸、痰热扰神证治宜祛湿泄浊、清热宁神，肝经郁火、扰动心神证治宜疏肝泄热、泻火安神，劳伤心脾、心神失养证治宜益气补血、健脾养心安神，阴亏阳亢、水不济火证治宜滋阴潜阳、交通心肾。此外，王松龄教授发现临床上少阴失眠的患者也不在少数，运用猪苓汤治疗取得了满意疗效。本文总结王松龄教授运用猪苓汤治疗少阴失眠的经验。

（二）少阴失眠的病因病机

《伤寒论》第 281 条言："少阴之为病，脉微细，但欲寐也。"王松龄教授认为"但欲寐"为手少阴心经亏虚之证，"心者，君主之官，神明出焉"。心经亏虚，君主失司，故出现但欲寐之证。《伤寒论》第 319 条言："少阴病，下利六七日，小便不利，咳而呕渴，心烦不得眠者，猪苓汤主之。"王松龄教授认为"不得眠"的病机为下利消耗津液，导致阴液亏虚，阴虚不能潜阳，心火上炎，故心烦不得眠。肾水缺乏，心火不能潜藏于肾水之中，君失其位，上聚胸中，若天之日，煎灼水液，肾水则愈加亏损。故王松龄教授根据"壮水之主，以制阳光"原则，以利水育阴为治法，运用仲景猪苓汤治疗少阴失眠，使水火既济，心肾相交，各安其位，自然安睡。

（三）猪苓汤

猪苓汤由猪苓、茯苓、泽泻、阿胶、滑石组成，见于《伤寒论》第223条及第319条，临床用于治疗水热互结、阴虚有热、水气不利的病证。猪苓味甘、淡，性平，故其利水而不伤阴。茯苓"味甘平，主胸胁逆气……口焦舌干，利小便"。脾胃为中宫，五行属土，且"甘"为土之正味，因而茯苓能渗中焦之湿。滑石"味甘，寒，主身热泄……利小便……益精气"。滑石既可清脏腑之热，又可利水道，因其具备益精气之效，还可滋阴。阿胶"味甘，平，主心腹内崩，劳极洒洒如疟状，腰腹痛，四肢酸疼，女子下血，安胎。久服轻身益气"。阿胶色黑属水，专入肾经，能大滋肾阴。肾居下焦，东阿井系济水所生，性急下趋，故阿胶补益肾脏之力尤著。泽泻"味甘，寒……消水，养五脏，益气力，肥健"，可渗利水湿，但无伤阴之虞。全方共奏育阴利水兼以清热功效。现代药理学研究表明，猪苓的主要成分甾体类化合物有明显的利尿作用。茯苓含有三萜类、多糖类、甾体类化合物，以及胆碱、氨基酸、组氨酸、挥发油、微量元素，共同发挥淡渗利水、健脾、宁心安神等功效。阿胶有效成分具有耐缺氧、抗疲劳、抗肿瘤、增强免疫、抗休克、促进造血功能等作用。泽泻的醇提物、水提物均具有利尿、抗炎等作用。

猪苓汤旨在益阴，不专利水也。方中阿胶色黑质润以养阴润燥，滑石泄热利水，佐以茯苓、猪苓淡渗利水，可清热利水，亦无伤阴之弊。运用猪苓汤治疗少阴失眠时，若患者心烦症状明显，则加黄连、生石膏等清泻心火；阴伤重者，则加玄参、生地黄等滋补肾阴。

（四）病案举隅

患者，女，73岁，2020年10月28日就诊。主诉：失眠6月余。刻下症：彻夜难眠，心烦，夜间口渴喜饮，每晚必饮两大杯水，且饮不解渴，舌尖红乏津，舌有裂纹，脉数有力。中医诊断：不寐，少阴失眠证。处方：猪苓汤加减。组成：猪苓、茯苓、泽泻、滑石（先煎）、阿胶（烊化兑服）各21g，玄参、生石膏（先煎）各15g，黄连片9g。6剂，水煎服，每日1剂。服用6剂后，患者睡眠时长由 2 小时增至 5 小时左右，较前明显好转，效不更方，继服 6 剂。后电话随访，患者睡眠已恢复如常。

按语： 患者心烦、舌尖红、脉数有力均为心火上炎之象，虽无小便不利的症状，但饮不解渴，仍说明患者体内水液布散障碍，口渴、舌质乏津为肾水不足之象，肾水不足无以潜藏君火，心肾不交，故出现失眠之证。因患者阴虚有热、水气不利，故予猪苓汤加减治之，在原方基础上加玄参滋肾水，配伍黄连、生石膏加强清热之功，方证对应，故效如桴鼓，覆杯而愈。

——原载：孟六阳，王松龄，李方方，等. 王松龄运用猪苓汤治疗少阴失眠经验［J］. 中国民间疗法，2021，29（24）：23-24.

九、孟毅教授治疗焦虑性失眠的经验

失眠通常指患者对睡眠时间和（或）质量不满足并影响日间社会功能的一种主观体验，主要表现为入睡困难、早醒、睡眠质量下降和总睡眠时间减少。西医对于该类共病的治疗，多以苯二氮䓬类、5-HT 受体部分激动剂等为主，这类药物多数副作用较大、疗程较长、不容易撤药，给患者带来额外的心理和经济负担，而中医对于其治疗有独特的优势，且临床疗效显著，值得临床推广应用。孟毅教授，河南省中医院主任中医师，河南中医药大学博士研究生导师，从医三十余载，善于治疗中风病、头痛、眩晕、失眠等神经内科常见病症，特别是运用中医药治疗焦虑性失眠疗效显著，现介绍如下。

（一）病因病机

焦虑性失眠主要是指失眠与焦虑并病，其可以见到失眠的症状，也可见到焦虑的症状，其失眠的特点主要是辗转反侧难以入睡或易醒，或从梦中惊醒出现恐惧感，或醒后无法入睡，或噩梦纷纭；其焦虑症状可见到心烦意乱、烦躁、易激惹、紧张和恐惧不安，合并有头痛、头晕、恶心、厌食、尿频、面红、出汗、心悸、胸闷、气短和颤抖等躯体症状。

中医古籍中无焦虑性失眠病名的记载，但根据其症状，中医经典多将其称为"不得卧""不得眠""惊悸"等病名，《金匮要略》有"虚劳虚烦不得眠，酸枣仁汤主之"。孟教授根据其临床经验认为其病因主要与情志因素、体质因素有关，其病机主要是脏腑功能失常，心神被扰。由于现代人生活压力大，气郁质、痰湿质、阴虚质等人群容易出现失眠症的情况，气郁质人群更容易出现肝郁化火，痰湿质人群更容易出现痰火扰心，均可导致脏腑功能失常，心神被扰而发病。

（二）辨治特色

1. 从郁火论治　焦虑性失眠常见的病因为情志因素、体质因素，孟教授认为其辨证时主要抓住郁，并认为本病始于郁。郁是指疾病过程中人体气血、脏腑功能郁滞而不能畅通的状态，《医贯·郁病论》云"郁者，抑而不通之义"；朱丹溪言有"六郁证"，包括气郁、热郁、痰郁、湿郁、血郁和食郁。孟教授认为焦虑性失眠主要和气郁、痰郁等相关。气郁是由情志不舒、气机郁滞引起，诸郁之起，多以气郁为先，现代人工作压力大，生活节奏快，或平素情绪容易暴怒、烦躁，皆可出现情志不畅，致肝失调达，气机郁滞，形成气郁。痰郁的产生或因情志失度，肝失疏泄，木郁土壅，升降失调，以致津气凝滞为痰或郁而化火，灼津为痰；或因饮食不节，损害脾胃，脾失健运，水湿内停，聚而为痰，形成痰郁。

孟教授根据焦虑性失眠的辗转反侧难以入眠、烦躁、噩梦纷纭、心烦意乱等症状，指出其阳性症状偏多，结合《素问·至真要大论》"诸躁狂越皆属于火"，提出其辨证时主要抓住火（热）之邪，而火有虚实之分，其实火多是在气郁、痰郁的基础上，日久郁而化火，停于上焦，扰动心神所致则失眠，或是因肝胆功能失司，肝胆同司疏泄、共主勇怯，胆之决断来自肝之谋虑，少阳之气升发又助肝之疏泄，胆腑升发失常则胆怯易惊，木郁不达，继而气郁生痰化热，痰热内扰，上扰心神则失眠；其虚火多责之肝肾阴虚不能制阳，属阴虚火旺、心肾不交，终至心神不宁，心神失养而失眠。其根据临床经验，将焦虑性失眠分为肝郁化火型、痰火扰心型、胆郁痰扰（化火）型、阴虚火旺（心肾不交）型等证型。

肝郁化火型常见于青年女性，主要表现为入睡困难，易醒，醒后无法入睡心烦不宁，急躁易怒，胸胁闷痛，目涩，口干口苦，大便干，小便黄赤，舌质红，舌苔黄，脉弦数。方选丹栀逍遥散加减。

痰火扰心型常见于体型肥胖之人，主要表现为入睡困难，胸闷烦躁，多梦，或噩梦纷纭，口苦而干，大便干，舌红，苔黄腻，脉弦滑。选用黄连温胆汤加减。

胆郁痰扰（化火）型常见于平素心思细腻、胆怯易惊之人，主要表现为入睡困难，多梦，从梦中惊醒出现恐惧感，烦躁不安，平素胆怯易惊，心悸不宁，头晕目眩，口苦，纳呆呕恶，舌质红，苔黄腻，脉弦。方选柴胡桂枝龙骨牡蛎汤加减。

阴虚火旺（心肾不交）型常见于绝经期前后女性、老年体衰之人，主要表现为入睡困难，情绪焦躁，五心烦热，伴失眠健忘、潮热盗汗、咽干口燥、面色潮红、舌红少苔、脉细数。方选黄连阿胶汤加减。

2. 善用专药　专药是指那些在治疗某种疾病时特别具有针对性的、疗效突出的，也往往是首选的药，是一方之主，必须用量较大，其他药必须与之相配。对于焦虑性失眠的治疗，需要在其辨证的基础上选用专药，孟教授治疗失眠常选的专药有，养心安神类：酸枣仁、柏子仁、夜交藤、茯神；重镇安神类：牡蛎、龙骨、磁石、紫石英、珍珠母；清心安神类：栀子、灯芯、豆豉、生地黄、百合、知母；解郁安神类：合欢皮、甘松、香附、郁金、佛手、柴胡；祛邪安神类：半夏、陈皮、胆南星、茯苓、夏枯草；并把夜交藤、酸枣仁、合欢皮被称为"睡眠三宝"。其中肝郁化火型可用丹栀逍遥散加珍珠母30~60g，痰火扰心型可用黄连温胆汤加法半夏30~50g，阴虚火旺型可用黄连阿胶汤加生地黄50~100g、五味子15~30g，胆郁痰扰（化火）型可用柴胡桂枝龙骨牡蛎汤加合欢皮30g；并强调半夏大剂量（30g以上）有镇静催眠作用，但半夏有毒，故用量应谨慎；重用生地黄（30g以上）可有促进睡眠的功效；而五味子（15g）、黄精（30g）有补气养血、养心安神之功。

3. 情志疗法　焦虑性失眠在药物治疗的同时，不可或缺情志疗法。情志疗法是采用心理疗法、中医情志学说的方法及理论治疗患者的心身疾病的方法。孟教授认为焦虑性失眠多与七情致病密切相关，在中医阴阳五行学说及情志相胜等理论的指导下，用中医情志相互制约关系来治疗疾病；并注重患者睡眠卫生教育，给予患者心理疏导，积极的心理暗示，移情易性，转移注意力，减轻焦虑情绪，打破患者因为怕失眠而焦虑，因焦虑而更加失眠的恶性循环，从而改善患者睡眠质量，并防止其复发。

（三）病案举隅

周某，男，60岁。2017年6月19日初诊。主诉：失眠3个月。现病史：患者3个月前无明显诱因出现失眠，入睡困难，遂来我院门诊就诊。刻诊：失眠，辗转反侧难以入睡，多梦，乱梦纷纭，睡眠浅，容易醒，心烦急躁，纳食少，乏力，二便调。舌红，苔黄腻，脉弦滑。西医诊断：焦虑性失眠。中医诊断：不寐，属痰热扰心型。治以清热化痰，和中安神。方用黄连温胆汤加减，处方：胆南星10g、竹茹15g、黄连10g、枳实10g、青礞石20g、陈皮10g、法半夏 20g、薏苡仁 30g、合欢皮 30g、栀子 15g、淡豆豉 15g、甘草 10g。7 剂，水煎服，每日 1 剂，早晚饭后温服；西药给予黛力新片，早 1 片、中午 1 片，阿普唑仑片睡前半片。二诊：睡眠改善，心烦、易醒减轻，舌红，苔黄腻，脉弦滑。原方不变。嘱患者再进 7 剂。停用西药。三诊：药后睡眠明显改善，仍多梦乱梦纷纭，舌淡红，苔腻，脉弦滑。守上方去青礞石，加磁石 30g、夜交藤 30g、白薇 20g。嘱患者再进 15 剂巩固治疗。电话回访，症状明显改善。

按语：孟师认为患者老年男性，平素形体偏胖，容易心烦急躁，因其情志失度，肝失疏泄，木郁土壅，以致津气凝滞为痰，痰郁化火，停于上焦，扰动心神所致，宜清热化痰，和中安神，用黄连温胆汤加减。方中黄连清热燥湿化痰，用于心烦不寐之痰热重甚者，青礞石坠痰下气、平肝镇惊，半夏燥湿化痰，理气和中，竹茹清胆和胃除烦，陈皮、枳实合用理气化痰，栀子、淡豆豉清心除烦，薏苡仁健脾渗湿，合欢皮养心安神，甘草调和诸药。患者三诊时，仍诉多梦，遂守上方，去青礞石，加磁石以重镇安神，夜交藤以养心安神，白薇以清热凉血，《本草述》"主治患痰虚烦"，可以治疗多梦。诸药合用，共奏清热化痰、和中安神之效。

（四）结语

孟教授治疗焦虑性失眠，根据其阳性症状偏多的特点，结合自己多年的临床实践，从郁火出发，在辨证治疗的基础上，重用专药，并采用情志疗法，形神俱治，疗效显著，值得临床借鉴。

——原载：乔明亮，赵童，赵继，等. 孟毅教授治疗焦虑性失眠的经验 [J]. 医学食疗与健康，2009，18（1）：215-216.

十、孟毅治疗失眠症的用药经验分析

孟毅教授为河南省名中医，河南省睡眠研究会副会长，对治疗失眠症颇有造诣。现使用聚类分析方法，将其治疗失眠症的用药经验总结如下。

（一）资料与方法

1. 一般资料　收集 2016 年 12 月至 2018 年 1 月河南省中医院内科脑病门诊孟毅教授诊治的 261 例失眠症患者资料，年龄 18~75 岁，平均年龄（35.17±5.83）岁，病程 1~28 个月，平均病程（11.38±3.72）个月。

2. 诊断标准　根据《中华神经科杂志》2012 年发布的《中国成人失眠诊

断与治疗指南》，失眠是对睡眠时间和（或）睡眠质量的不满足，且因睡眠障碍影响日常活动的一种主观体验。表现为入睡困难（超过 30 分钟）、睡眠维持障碍（觉醒次数 ≥ 2 次）、早醒、总的睡眠时间减少（一般少于 6 小时）、睡眠质量下降，且同时伴日间功能障碍。

3. 研究内容及方法 建立 EpiData3.0 软件数据库，收集孟毅治疗的失眠症患者病例及处方资料，每味中药作为一个统计变量，药物按照有 =1、无 =2 赋值。

4. 统计学方法 采用 SPSS16.0 统计软件进行统计分析，计量资料以均数 ± 标准差（$\bar{x} \pm s$）表示，计数资料以频数及频率描述，聚类分析采用指标聚类分析方法。

（二）结果

1. 药物频数及频率分析 统计分析后结果。

2. 药物的聚类分析 以筛选的频率 > 10% 的 46 味药为基础，将药物聚为 4~10 类，结合临床实际情况并在孟毅指导下取聚 7 类分析结果。每类代表 1 种常用药物组合，包括养心安神、清心安神、重镇安神、解郁安神、补益安神、化瘀安神、祛邪安神 7 个方面。

（三）讨论

《本草纲目》有"脑为元神之府"之说，其中元神是人体最重要的，禀受先天之精气而产生，为人之生命之根本，神志活动之原动力。《黄帝内经》认为，正常规律的睡眠有赖于安神。《素问·病能论篇》曰："脏有所伤，及精有所之寄则安，故人不能悬其病也。"此处的"精"可做"神"理解。《景岳全书·不寐》云："寐本乎阴，神其主也，神安则寐，神不安则不寐。"故治疗失眠，安神最为重要。失眠多是由于脏腑功能紊乱，气血亏虚，阴阳失调导致，病位主要在心，与肝脾肾密切相关。且有诸内必行诸外，故《灵枢·大惑论》云："必先明知其形志之苦乐，定乃取之。"以中医理论为指导，以脏腑辨证为基础，以达到"补其不足，泻其有余，调其虚实"之目的，脏腑功能恢复正常方可使心神得安。

孟毅教授认为，失眠症临床常见证型有肝郁化火型、痰热内扰型、心脾两虚型（气血不足）、心肾不交型（阴虚火旺型）、心胆气虚型，若患者常彻夜难眠，且伴有口干不欲饮、口唇或舌紫暗或舌有瘀点或瘀斑等，则辨为血瘀证。

西医学认为，毛细血管狭窄或痉挛可使大脑皮层缺血缺氧、神经递质 5- 羟色胺减少等，进而引起失眠，活血化瘀药物之所以可以改善睡眠状况，是因为其可改善血液循环，扩张毛细血管，使大脑血流量增加，使血液黏稠度降低。此型临床较少见。

失眠症临床治疗多选用养心安神、清热滋阴、疏肝解郁、重镇、补血、活血化瘀、化痰等功效的药物。孟毅又指出某些药物的特殊用法，如大剂量半夏（30g 以上）有镇静催眠作用，且用于痰热扰心型失眠患者。但半夏有毒，过大剂量又可引起中毒反应，故用量应谨慎；阴虚明显重用生地黄（30~90g），可有促进睡眠的功效；气虚明显者可加五味子（15g）、黄精（30g）等。

通过药物的频数、频率分析，将使用频率＞10% 的 46 味药归属以上 7 大类及常用药对，探讨孟毅治疗失眠症的学术思想及常用药物群。

1.7 大类常用药

（1）第 1 类养心安神类　代表药物夜交藤、酸枣仁、柏子仁、大枣、五味子，适用于心脾两虚证。养心安神药多为植物类种子或种仁，糖为其主要有效成分，味甘，甘润滋养，故有滋养心神、益阴补血等功效。主要适用于心悸怔忡、虚烦不得眠、食少懒言、倦怠乏力、盗汗、健忘多梦等虚证。如酸枣仁善养心阴、补肝血而安神，为养心安神之要药。《名医别录》谓"主烦心不得眠"。

（2）第 2 类清心安神药　代表药物栀子、牡丹皮、生地黄、淡豆豉、黄连、竹茹、枸杞、百合、夏枯草，临床适用于心火旺盛、心烦不得宁、口渴、口苦、咽干等实热或虚热证。百合养心阴、清心热，有安神定志之功效，常与麦冬、生地黄、知母、酸枣仁等同用，用以治疗虚热上扰、心悸失眠等症状。

（3）第 3 类解郁安神类　代表药物合欢皮、柴胡、香附、贯叶金丝桃、薄荷、佛手，适用于平素生气易怒、郁郁寡欢、肝郁气滞的失眠患者。合欢皮味甘、平，归心、肝二经，主要功效为安心神、解忧郁，对精神刺激所致失眠疗效较佳。郁金辛散苦泄，解郁开窍安神，可配远志、合欢皮、丹参等，以解郁清心、活血化瘀，治疗瘀血痰阻心窍、心神不宁、失眠健忘等症状。

（4）第 4 类重镇安神药　代表药物牡蛎、龙骨、磁石、煅青礞石，重镇安神类药物多为矿石、化石、介类等，有质重沉降之性。重者能镇，可祛怯，故可镇安心神、平肝潜阳、平惊定志，常用于心神不宁、心悸失眠、惊痫、狂妄等实证。如龙骨为骨骼化石、质重，可通过平抑肝阳以达安神之效，为镇肝安神常用药。牡蛎、贝壳入药，亦有重镇安神、平肝潜阳之功效，善治肝阳上亢之心神不安、头晕目眩、惊悸失眠等病证。

（5）第5类补益安神药 代表药物当归、白芍、大枣、酸枣仁，适用于气血不足伴或由血瘀导致的不寐，临床可常见：神疲食少，倦怠乏力，面色萎黄，头目眩晕，舌淡苔薄，脉细或沉细无力。常与养心安神药物配伍使用。

（6）第6类化瘀安神药 代表药物丹参、牡丹皮、川芎、桃仁、红花、当归。清代王清任始创血府逐瘀汤治疗失眠。陈可冀等研究表明，"血瘀"的病理本质是机体氧供障碍，血府逐瘀汤全方配伍有扩张血管、增加脑部能量代谢、改善脑部血液循环和营养状况，从而改善睡眠的状况。丹参具有活血化瘀、凉血安神之功效。

（7）第7类祛邪安神类 代表药物半夏、白术、陈皮、胆南星、枳实、薏苡仁、茯苓，适用于痰热扰乱心神导致的失眠，临床常见心烦不寐，同时伴胸闷脘痞、头昏沉、舌苔黄腻、脉滑数等。总结其病机多为湿食生痰，郁而化热，继而扰动心神，治疗应以清心降火、和胃化痰为主。

2. 常用药对 孟毅教授治疗失眠常用药对如下：

（1）夜交藤和合欢皮 两者均入心、肝二经，夜交藤养心血、安心神。合欢皮安神解郁、宁心定志，两者合用可有行气解郁安神之功效，用于肝郁血虚之失眠多梦、烦躁不安、情志抑郁等。

（2）夜交藤和酸枣仁 夜交藤用于阴虚血少之心神不宁、失眠多梦等；酸枣仁养心补肝、敛汗生津、宁心安神，两药合用滋心阴、养心神之效显著。

（3）栀子和淡豆豉 两者均可清心火、除烦热，尤以淡豆豉清宣郁火，通畅胸中气机，故常用于胸中烦闷或虚烦不得眠。

（4）龙骨和牡蛎 两药配伍可重镇安神、敛阴潜阳，可用于心悸失眠、神志不安、癫狂、惊痫等，尤其以就诊者出现夜间睡眠行为异常者最为常用。

（5）黄连和肉桂 此2味本为交泰丸组方，力专交通心肾，黄连清心火，肉桂温肾阳，两药一清一温，使得心火肾水升降协调，心肾交则心神安。

综上所述，药物的频率、频数分析及聚类分析方法揭示了孟毅教授治疗失眠症的思路及用药规律。孟毅在辨证的基础上，灵活运用养心安神、清热滋阴、疏肝解郁、重镇、补血活血化瘀、化痰类药物来治疗失眠症，效果满意。使得心火肾水升降协调，心肾交则心神安。

——原载：张林娜，赵童，郭佳莹，等. 孟毅治疗失眠症的用药经验分析[J]. 中国中医基础医学杂志，2019，25（8）：1086-1088.

十一、张磊治疗失眠经验介绍

张磊教授是全国名老中医，从事中医教学临床近 60 年，学验俱丰。笔者作为河南省第二期高级中医继承型人才班学员，有机会跟随张磊教授学习，受益匪浅。张师治疗失眠的经验可概括为八法，即天地交泰法、养血安神法、调和营卫法、水火既济法、敛肝安魂法、润肺强魄法、滋脾养心法、补肾健脑法。现将张磊教授治疗失眠的经验总结如下，以飨同道。

（一）天地交泰法

"交泰"一词出自《易经·泰卦》。泰卦体为下乾上坤。乾为天，天在上，而来居于下；坤为地，地在下，而往居于上。这样，天地相交而能变通，故称为泰。整个泰卦为通达之意，其所以通达，就是因为乾坤阴阳能上下往来，相反相成，构成对立面的辩证统一。天地之形体是不可交的，但其气可交，交则万物化生，阴阳昼夜正常更替。故《易经·泰卦》曰："天地交泰，后则成天地之道，辅相天地之宜，以左右民……天地交而万物通也，上下交而其志同。"对于人体生理来说，人是个小天地。《易经·说卦传》曰："乾为首，坤为腹。"张介宾《医易义》云："乾为首，阳尊居上也；坤为腹，阴广容物也。"天地相交，则阳入于阴，阴能敛阳，营卫调和，气血通畅，阴阳相交，神自潜藏，昼起夜卧，生理活动正常，而无失眠之患。

天地不交，则天在上，地在下，即天地否卦。天地不交，则清阳不升，浊阴不降，天地混浊而痞塞。或因外感诸邪，或因内伤诸不足，或因气血经络郁阻等，使脑之元神失养，五脏之神不能潜藏而失眠。其原因以气、血、痰、火、湿、食郁滞，胆胃不和，中焦痞塞为主。《黄帝内经》所谓"胃不和则卧不安"。清代沈金鳌曰："心胆俱怯，触事易惊，梦多不详，虚烦不眠。"治疗或化痰清热，或清胆和胃，或解郁，或活瘀，或祛湿，或消食，或散结消痞等。常选温胆汤、六郁丸、血府逐瘀汤等方加减治疗。药物常加郁金、小麦、百合、炒酸枣仁、夏枯草等。

（二）养血安神法

心主血，肝藏血，血舍神；心藏神，肝藏魂。人卧则魂归于肝，人动则魂出于目，神出于心。失眠虽与五脏藏五神有关，但主要与心神与肝魂失养失调关系密切。心肝血虚，多见心神不宁，神魂颠倒，魂不守舍，使神魂不能潜藏而失眠。治疗以生地四物汤加炒酸枣仁、远志、夜交藤等为主。此方能养五脏之精血，安五脏之神，而以养心肝为主，可加龙骨、牡蛎以镇静安神、收敛神精。

（三）调和营卫法

《素问·口问》曰："卫气昼行于阳，夜半则行于阴。阴者主夜，夜者卧……阳气尽，阴气盛，则目瞑；阴气尽而阳气盛，则寤矣。"如果"营卫之行，不失其常"，则能昼精而夜瞑。《灵枢·大惑论》说："病而不得卧者，何气使然……卫气不得入于阴，常留于阳。留于阳则阳气满，阳气满则阳跷盛；不得入于阴则阴气虚，故目不瞑矣。"《灵枢·邪客》也说："今厥气客于五脏六腑，则卫气独卫其外，行于阳，不得入于阴，行于阳则阳气盛，阳气盛则阳跷陷，不得入于阴，阴虚，故目不瞑。"以上条文阐述了睡眠与营卫之气的关系，说明阳不入阴、阴不敛阳、阳盛阴衰、营卫不和可以导致不寐。因此，张磊教授治疗失眠多从调和阴阳、调和营卫关系入手。常以桂枝加龙牡汤调和营卫、镇静安神为法。

（四）水火既济法

心属火而居上，肾属水而居下。是以心火下交，则肾得温煦，真阳充沛，气化乃行；肾水上济，则心得滋养，营卫调和，百脉通畅。心藏神属火，《类经》曰："心为脏腑之主，而总统魂魄，并赅意志，故忧动于心则肺应、思动于心则脾应、怒动于心则肝应、恐动于心则肾应，此所以五志唯心所使也。"又说："情志所伤，虽五脏各有所属，然求其所由，则无不从心而发。"肾藏精属水，肾受五脏六腑之精而藏之，五脏属阴，均藏阴精，并藏五神。肾水肾精不足可致心火上炎，五神失养。陈士铎《辨证录》云："夜不能寐者，乃心不交于肾也……心原属火，过热则火炎于上而不能下交于肾。"丹溪《金匮钩玄》说："气有余便是火。"若遇七情抑郁，五志内激，饮食伤中，气机受阻，则阳气堆积，化生亢烈之火，即"气有余便是火"。此火是病理之火，可耗伤精血，损津伤液，伤阳耗气，这样使五脏阴精不足，不能上济心火，心火亢盛变为病理之火，导致水火不能既济，心神失养，五脏神不安，出现怔忡、不寐等病证。治以清心泻火、滋阴补液、交通心肾，使水火既济，五神自安，失眠自愈。方选清宫汤为主，并以二阴煎、犀角地黄汤、导赤散、增液汤、泻心汤、黄连阿胶汤、交泰丸等配合应用。

吴鞠通《温病条辨》中的清宫汤由玄参心、莲子心、竹叶卷心、连翘心、犀角尖、连心麦冬组成。此方系治温邪逆传厥阴心包而致的神昏谵语证。吴氏把神昏谵语的病理以水火概之，即"火能令人昏，水能令人清，神昏谵语，水不足则火有余，又有秽浊也"。张师认为，这也正是水火不能既济、心肾不交失眠的病机。方中玄参味苦，属水，能补肾水，清浮游之火；犀角味咸，辟秽解毒，善通心气，清解心热；莲子心甘苦咸，能使心火下通于肾，使肾水上潮于心；连翘能退心热；竹叶能通窍清心养心；麦冬"享少阴癸水之气"养心，"以散心中秽浊之结气"。此方含水火既济之义，构思精到，药味精炼，君臣佐使有序，能清心开窍、交通心肾水火、辟秽祛浊，借用治疗失眠有很好疗效。当今犀角已禁用，可改用水牛角，并辨证加用丹参、生地黄、当归、柏子仁养心肝阴血；茯苓、山药以滋脾阴；五味子、芦根以养肺生津；山茱萸、墨旱莲、女贞子以养肾阴。

（五）敛肝安魂法

肝主疏泄，调畅情志，主藏血，藏魂，在志为怒，在窍为目。如果肝血不足，魂不归肝，或肝热煎熬阴血，则见失眠多梦、易惊恐发怒、睡眠不深、易醒、情绪急躁易怒，常伴眼昏、眼胀。柯琴《伤寒论注》曰："调血者，当责之于肝也。"或清肝热，或养肝血肝阴，或潜肝阳，总以敛肝安魂为法。常选酸枣仁汤、安魂汤，可加枳实芍药散、夏枯草等方药。

（六）润肺强魄法

《灵枢·本神》曰："肺藏气，气舍魂，肺气虚则鼻塞不利，少气，实则喘喝，胸盈仰息。"又曰："并精而出入者谓之魄。"《左传》曰："魄主运动。"肺气阴亏虚，肾不藏精，则魄不附精，魄神无所藏，可见夜不能寐、夜卧梦多、卧不解乏、精神萎靡、盗汗、自汗、悲观失望等症。治疗以养阴润肺、强魄安神为法，佐以补肾填精。方常选百合地黄汤、百合知母汤、百合固金汤、当归六黄汤等加减。

（七）滋脾养心法

《灵枢·本神》曰："脾藏营，营舍意，脾气虚则四肢不用。五脏不安，实则腹胀，泾溲不利。"脾主运化，主升清，为气血生化之源，在志为思，主意。忧思伤脾，思则气结，或饮食不当伤脾，脾失运化，气血郁结，气血不足，则心神失养，五脏不安，而失眠。症状常见入睡困难或整夜难眠或醒后不易入睡、卧不解乏、心情抑郁、悲伤欲哭、多思多虑、腹胀、乏力等。治疗以滋脾养心、开郁安神为法。常选归脾汤、逍遥散、甘麦大枣汤加减。

（八）补肾健脑法

《灵枢·本神》曰："肾藏精，精舍志，肾气虚则厥，实则胀，五脏不安。"《素问·六节藏象论》曰："肾主蛰，封藏之本，精之处也……肾受五脏六腑之精而藏之。"李中梓说："血之源头在乎肾。"《普济方》说："髓者，精之根……精者，血之本。"精是生理活动的重要物质，神志活动与精的关系密切，肾主骨、生髓造血，脑为髓海，髓之生成皆由肾精所化，故肾气强健、肾精充盈与脑髓发育之健旺有密切关系。脑为元神之府，神机之源，脑肾健则五脏六腑、四肢百骸活动正常，人体形神若一，精力充沛，意志安定，精神焕发，无失眠之患。如果肾精不足，脑髓失养，则可见脑转耳鸣、记忆力下降、失眠、多梦、腰酸、乏力等。治疗则遵《素问·阴阳应象大论》"精不足者，补之以味"之旨，以补肾健脑为法。方选六味地黄丸加味。

（九）典型病例

病案1　患者，女，34岁，2007年8月31日初诊。患者从事文字工作，劳累。诉6年来一直失眠，入睡困难，多梦，睡眠表浅，伴气短、乏力、左胁下胀痛、胃脘胀满。曾用中药治疗1年，症状有所减轻，但失眠始终未愈。现症见：入睡困难，多梦，睡眠表浅，记忆力下降，食后胃脘胀，时感左胁下胀硬，腰、背、膝足跟酸沉，手足凉，大便难解，2日1次，经常乳胀，月经有血块，白带多，色略黄，质稠，阴痒，舌质淡红略暗、有齿痕，苔薄，脉细。证属肝血不足，血不藏魂，兼有虚热。治以敛肝安魂。以酸枣仁汤加味：炒酸枣仁30g，茯苓10g，茯神10g，川芎3g，知母10g，夜交藤30g，生甘草10g，小麦30g，大枣6个为引。7剂，每日1剂，水煎服。9月7日二诊：述服上方7剂后，失眠愈，能入睡，做梦减少，但睡起后不解乏。嘱续服7剂，病愈。

病案2　患者，女，60岁，2007年8月17日初诊。主诉：失眠10余年。诉因丈夫早逝，操心劳力生气引起失眠，多方治疗效果欠佳，每天只能睡2~3小时，有时彻夜难眠。为能睡觉，每隔几天即服1次安定片，6~7片/次。现症见：失眠，心烦，易怒，烘热汗出，口苦，身困乏力，饮食、二便正常，舌边尖红、边有红点，苔白，脉细。辨证：悲则伤肺，操劳则伤心脾，生气则生郁火，病久则心、脾、肺、肝、肾阴血不足，心肾不交，心火上炎而失眠。治以水火既济、清热养阴、润肺强魄为法。以清宫汤合百合地黄汤、百合知母汤、枳实芍药散加减化裁。处方：连翘10g，莲子心3g，麦冬30g，竹叶10g，玄参15g，炒枳实15g，生白芍30g，怀牛膝10g，黄连6g，夜交藤30g，生甘草10g，百合30g，知母10g，生地黄15g。每日1剂，水煎服。9月17日复诊：服上方20剂，失眠有所好转，安定片减为4片，近几日未耳鸣。症见：不易入睡，每晚能睡3~4小时，多梦易醒，心烦，心跳乏力，出虚汗，睡起口苦、口干，饮食、二便调，舌边尖红，苔白，脉细。治以天地交泰、养血安神、活血解郁为法。方以血府逐瘀汤加味：当归10g，生地黄15g，桃仁12g，红花10g，赤芍15g，炒枳壳6g，柴胡6g，川芎6g，桔梗6g，怀牛膝10g，生龙牡各30g，浮小麦30g，生甘草6g，夏枯草15g，栀子10g。续服20剂。三诊：心烦好转，失眠减轻。二诊方去栀子继服10剂。四诊：失眠明显好转，安定片减为2片或1片即能入睡，每晚能睡6~7小时，做梦减少，心烦减轻，已无虚汗、心跳乏力症状。守三诊方继服10剂。病愈。

——原载：续海卿，李彦杰. 张磊治疗失眠经验介绍［J］. 中国中医药信息杂志，2008，15（12）：89-90.

十二、王立忠治疗失眠经验

王立忠教授系河南省中医院主任医师，"名师传承研究室"终身导师，第四批全国老中医药专家学术经验继承指导老师。王教授从医四十余年，广纳古今各家之长，积累了丰富的临床经验，擅治内科疑难杂症，尤其对于临床难治之顽固性失眠的辨治，独具匠心，屡获奇效。笔者有幸跟从王立忠教授学习，获益良多。现将王教授治疗失眠之临证经验介绍如下。

失眠是临床常见病症之一，以入眠困难，或眠而易醒，再眠难睡，或眠而多梦，严重者可见彻夜不寐等表现为主的症状，中医学称为"不寐"。西医学多属"神经衰弱"的范畴。王立忠教授根据长期临床观察与治疗体会，认为失眠的病机主要有脾胃不和，痰热内扰；肝气失和，心肾阴虚；心脾两虚，心神失养；瘀血内阻，心脉不畅等4型，临床治疗须辨证治之。

（一）脾胃不和，痰热内扰

《素问·逆调论》载有"胃不和则卧不安"，后世医家延伸为凡脾胃不和，痰湿、食滞内扰，以致寐寝不安者，皆属于此。饮食不节，宿食停滞，脾胃受损，酿生痰热，壅遏于中，胃气失和，阳气浮越于外而卧寐不安，如《张氏医通·不得卧》云："脉滑数有力不得卧者，中有宿滞痰火，此为胃不和则卧不安也。"

例1　患者某，男，36岁，2008年9月2日初诊。主诉：入睡困难2个多月。症见：心烦不眠，伴胸闷、嗳气、口干口苦，头部昏沉，记忆力减退，平均每晚睡眠不足4小时。纳食差，二便可，舌红苔厚腻微黄，脉弦滑。西医诊断为神经衰弱，服用镇静及抗神经衰弱药物疗效不佳，前来求治。辨证为脾胃不和，痰热内扰，治以清热化痰，和中安神。方用黄连温胆汤合栀子豉汤：竹茹10g，枳实10g，陈皮10g，法半夏12g，茯苓15g，黄连6g，龙齿15g，淡豆豉10g，栀子10g，茯神20g，酸枣仁30g，生龙骨、生牡蛎各20g，甘草6g。每日1剂，水煎服。服上药7剂，2008年9月8日复诊，患者诉睡眠较前明显好转，平均每晚睡眠可达6小时左右，但仍有嗳气、胃脘胀满。守原方加炒莱菔子12g，继服7剂，患者诸症均已消失。嘱患者平素注意饮食清淡，忌食肥甘厚腻以调养脾胃。

按语：本案属脾胃运化失常，酿生痰浊，痰火扰心所致之失眠。方中黄连温胆汤清热化痰和胃，栀子豉汤清心泻火除烦，龙齿、茯神、酸枣仁、生龙骨、生牡蛎等重镇养心安神，共奏清热化痰，和中安神之功。

（二）肝气失和，心肾阴虚

情志不遂，肝气郁结，肝郁化火，邪火扰动心神，神不安而不寐。或肝肾阴虚，肝阳偏亢，火盛神动，心神失交而神志不宁。如《景岳全书·不寐》所说："真阴精血不足，阴阳不交，而神有不安其室耳。"亦有因心虚胆怯，暴受惊恐，神魂不安，以致夜不能寐或寐而不酣。

例2　患者某，女，48岁，2008年9月14日初诊。主诉：多梦易醒，醒后难以入睡3个月。症见：心烦多梦，睡后易醒，咽干口燥，心悸不安，胆怯易惊，情绪易波动紊乱。纳食正常，大便干结。西医诊断为自主神经功能紊乱，给予营养神经药物治疗，效果欠佳。遂求治于中医。王教授辨证为肝气失和，心阴受损。治以滋阴柔肝，养心安神。采用甘麦大枣汤加味：甘草15g，生地黄12g，枸杞子12g，生白芍15g，竹茹10g，茯神20g，桑椹20g，黑芝麻20g，合欢皮20g，酸枣仁30g，百合30g，陈小麦30g，大枣8枚。每日1剂，水煎服。服药7剂，2008年9月21日复诊，患者心烦多梦、睡后易醒等、大便干结等症状均减轻，自觉情绪较前愉快，仍有口干、心悸易怯。守原方加麦冬 12g，生龙骨、生牡蛎各 20g，继服 7 剂，诸症均基本消失，继服逍遥丸合六味地黄丸以调理善后。

按语：肝气不和，阴血不足，临床常见：不寐多梦，多伴有头晕头胀，目赤耳鸣，或伴心悸不安，胆怯易惊，或口干津少，五心烦热，情绪易波动，或急躁易怒，或常悲伤欲哭，舌红苔少，脉弦或细数。甘麦大枣汤为仲景《金匮要略》中治妇人脏躁之方，甘润缓急，恰合本证之症状表现，加入生地黄、生白芍柔肝敛阴，桑椹、黑芝麻、枸杞子滋阴补肾，茯神、酸枣仁养心安神，百合、竹茹、合欢皮清心除烦。复诊加以养阴重镇之品，共奏奇效。

（三）痰瘀阻络，心脉不畅

痰瘀导致血行不畅，营阴不能正常上濡元神，阴血不足，阴虚不能涵阳而致失眠。

例 3 患者某，女，46 岁，2008 年 8 月 10 日初诊。主诉：入睡困难 2 年。患者近两年来每晚辗转难以入睡，需服用安定 2.5~5mg 方能入睡。患者曾多方求治，前医多予重镇安神之剂，症状丝毫不减。详问病史得知患者平素急躁易怒，伴胸闷心悸、胸胁刺痛，舌暗红苔滑腻，脉弦。证属痰瘀阻络，心脉不畅。方用血府逐瘀汤化裁治之。处方：当归 12g，生地黄 12g，生白芍 12g，柴胡 12g，桔梗 10g，牛膝 10g，桃仁 10g，红花 10g，法半夏 30g，酸枣仁 30g，黄连 6g，甘草 6g。每日 1 剂，水煎服。连服 7 剂，睡眠明显好转，无需服用安定已能入睡，原方再服 7 剂，已告痊愈，随访半年未发。

按语：临床上因痰瘀导致失眠者甚多，本例即属痰瘀阻络，心脉不畅型，痰瘀导致血行不畅，故见胸闷心悸、胸胁刺痛，气血瘀滞，心失濡养，故见失眠。本方在血府逐瘀汤基础上重用半夏即活血化瘀祛痰之理。方中当归、生地黄、白芍、柴胡、桔梗、牛膝、桃仁、红花共奏活血化瘀之功，大量半夏祛痰化湿，黄连、酸枣仁清心安神。辨证用药直中病所，故能效如桴鼓。

（四）心脾两虚，心神失养

心藏神而主血，脾主思而统血，思虑劳倦过度，损伤心脾，或女子月经过多均可导致气血不足，心失所养，而出现失眠。

例 4 患者某，女，27 岁，2008 年 8 月 16 日初诊。主诉：失眠多梦半年余。症见：心悸健忘，神疲食少，伴头晕目眩，倦怠乏力，面色少华。平素月经量多。纳差，大便溏。舌淡苔薄，脉沉细无力。辨证为心脾两虚，心神失养，治以补益心脾，养血安神。处方：党参 15g，炒白术 12g，炙黄芪 15g，当归 12g，熟地黄 10g，炙远志 10g，龙眼肉 12g，酸枣仁 30g，柏子仁 10g，茯神 20g，夜交藤 30g，木香 5g，甘草 6g，大枣 4 枚，生姜 2 片。每日 1 剂，水煎服。连服 7 剂。2008 年 8 月 23 日复诊，患者失眠多梦已明显减轻，食欲增强，仍有倦怠乏力、便溏，原方炒白术改为 15g，炙黄芪改为 18g，继服 7 剂，诸症消失。后以归脾丸坚持服用以资巩固。

按语： 脾胃为气血生化之源，脾虚则气衰血少，心无所养，不能藏神，故见失眠多梦，心悸怔忡。方用党参、白术、黄芪、甘草益气健脾，当归、熟地黄补血，远志、酸枣仁、柏子仁、龙眼肉、茯神、夜交藤健脾安神，生姜、大枣为引，调和脾胃，木香行气健脾，使全方补而不滞，使气血足而心脾健，心神得养，故失眠愈矣。又以归脾丸健脾益气，补血养心，而收全功。

临床失眠患者甚多，此病应用西药镇静药物虽暂时有效，但长期服用易形成药物依赖或耐药。而辨证应用中药治疗，疗效满意，且安全无害。根据失眠的病因病机特点结合临床诊疗经验，王教授还总结出失眠患者应注意平素调摄：①进行适当的体力活动或体育锻炼，持之以恒，增强体质，促进身心健康。②生活起居有常，养成良好的作息习惯，早睡早起。睡眠环境宜安静整洁，光线应柔和。③调畅情志，保持心情舒畅，避免生气及思虑太过。④注意饮食调养，晚餐要清淡，不宜过饱，睡前忌饮浓茶、咖啡及吸烟等。如能从以上几方面注意调摄，则能促进疾病康复，且不易复发。

——原载：赵润杨. 王立忠治疗失眠经验［J］. 世界中医药，2009，4（4）：198-199.

十三、常学辉教授治疗顽固性失眠经验总结

常学辉教授、主任中医师、医学博士，河南中医学院硕士研究生导师，中国睡眠研究会中医专业委员会常务委员，师承湖北中医药大学涂晋文、张介眉等全国著名中医专家，长期从事中医脑病、老年病中医药防治研究，对顽固性失眠等内科疑难杂症的研究与诊治形成了独到的学术思想，临床疗效显著。笔者有幸聆教，获益良多，现简述其要，供同道参考。

（一）病因病机

中医学认为失眠总属阳盛阴衰，阴阳失交，不寐的病机多有虚实之分，而实证多为痰热扰心，阳盛不得入于阴所致。《景岳全书·不寐》指出："不寐证

虽病有不一，然惟知邪正二字则尽之矣。盖寐本乎阴，神其主也。神安则寐，神不安则不寐；其所以不安者，一由邪气之扰，一由营气之不足耳。有邪者多实，无邪者皆虚。"常师经多年临证经验认为顽固性失眠病因病机主要为情志失调、饮食失宜、年老体弱导致痰、瘀、虚结合，引发心神被扰或心神失养出现顽固性失眠。顽固性失眠患者因长期治疗效果欠佳，均有不同程度的情志病变，情志不畅必会导致气机郁滞，气机郁滞津液运行失常，停而为痰；气机郁滞，气血失调，瘀血内停，痰瘀互结，则影响津血正常输布，则心神失养，阳不入阴、脑府阴阳失调，神机不能守舍，而致失眠。顽固性失眠患者病程较久，久病伤肾，肾虚温煦生化失调，损脾伤肾，本元亏虚，脑髓失养，而致失眠。即中医所说的"久病多虚"《景岳全书·不寐》曰："痰火扰乱，心神不宁，思虑过伤，火炽痰郁而致不眠者多矣。"《医林改错》云："不寐一证乃气血凝滞。"可见痰、瘀是顽固性失眠的重要的致病因素。

（二）临证用药经验

常师临证治疗中针对顽固性失眠的患者主要从痰、瘀、虚论治，治疗用药以豁痰安神为主，辅以活血化瘀、重镇安神、培补肝肾。临证用药以半夏秫米汤为主加减应用。《灵枢·邪客》云："补其不足，泻其有余，调其虚实，以通其道而去其邪……饮以半夏汤一剂，阴阳已通，其卧立至。"方中半夏辛温通阳，化痰浊，秫米甘凉益阴，通利大肠。补泻兼施，调和阴阳。用量上重用法半夏，一般临床用量 30~60g；秫米以高粱米代替，一般临床用量 30~60g。在半夏秫米汤基础上加用夏枯草清火明目，一般用量 10~15g。清肝痰浊、痰热为主者，治以豁痰化瘀，安神除烦，加用黄连温胆汤加减应用；瘀血阻滞为主者，治以活血化瘀，加用血府逐瘀汤加减应用；气血亏虚、肝肾不足者，治以补虚，应用归脾汤、黄连阿胶汤加减。常师认为顽固性失眠均因心神不宁，临证时在辨证论治基础上，酌加养心、清心、镇心安神药，如合欢皮、柏子仁、酸枣仁、远志、何首乌藤、茯神等养心安神，黄连、淡豆豉等清心安神，龙齿、珍珠母、龙骨、磁石等镇心安神等。

（三）典型验案

患者朱某，女，42 岁，2012 年 6 月 4 日初诊。主诉：睡眠不足 2 年余，加重 1 周。患者 2 年前生气后出现难以入睡，寐而易醒，甚至彻夜不眠，间断口服中、西药（枣仁安胶囊、舒乐安定等），效果时好时差。1 周前与人吵架后上述症状加重，自诉每晚睡眠不足 3 小时，甚则彻夜不眠，伴见头痛，头晕，脘腹胀满，耳鸣，口干口苦，纳欠佳，小便调，大便干，舌质暗红，苔黄腻，脉滑数。中医诊断：不寐。证型：痰瘀扰神，治以清热化痰、活血安神。方以半夏秫米汤合黄连温胆汤加减：法半夏 30g，高粱米 30g，夏枯草 10g，黄连 8g，竹茹 10g，枳实 10g，陈皮 10g，茯神 15g，白术 10g，天麻 10g，川芎 10g，酸枣仁 30g，生龙齿 30g，焦山楂 10g，甘草 6g。7 剂，每日 1 剂，水煎，分 2 次服。并嘱患者调畅情志，清淡饮食，遇事乐观。患者服用 7 剂后，睡眠改善，每晚睡眠时间超过 4 小时，头晕头懵、耳鸣、口干口苦等症状明显减轻，头痛，大便已行。舌质暗，舌下有瘀点，脉弦滑。守上方法半夏加至 50g，加菊花 10g，郁金 10g，继服 7 剂后，患者诉每晚睡眠时间已超过 7 小时，无其他不适。

按语： 患者失眠顽固难愈，迁延 2 年余，病程长，精神压力大，情志不畅，易致痰、瘀内生，扰动心神，则见不寐；痰浊、痰火上扰清窍，则见头痛，头晕，脘腹胀满、纳呆、大便干结为痰浊停留脾胃，脾胃运化失常。辨证以痰火扰心为主，兼以瘀血内停。方药半夏秫米汤合黄连温胆汤加减，配用活血化瘀、重镇安神药物，收效显著。

（四）体会

临床上失眠的病因繁多，临证变化多端，痰浊、瘀血为其主要的致病因素，临证中又多兼他证，治疗化痰、活血为主，针对兼虚的患者，应该辨清虚实主次，灵活运用。在药物治疗的基础上，常师非常重视情志调节、饮食调节在顽固性失眠治疗中的作用，常嘱患者清淡饮食，调畅情志，注意睡眠卫生教育，以达改善睡眠的效果。

——原载：杜萌萌，常学辉. 常学辉教授治疗顽固性失眠经验总结［J］. 光明中医，2015，30（9）：1856-1857.

十四、崔应麟教授运用经方辨治失眠验案三则

失眠，是指难以启动或维持睡眠或与白天功能受损相关的清晨醒来，如认知功能下降、疲劳或情绪紊乱。目前，失眠症是一种普遍存在的疾病，发病率较高。据统计，我国成年人失眠发生率为 38.2%，这已严重影响人们的工作及生活质量，长期下去易导致多种精神疾病。目前西医用苯二氮䓬类及唑吡坦、佐匹克隆等治疗失眠，虽证据充分，但依旧存在很多副作用，包括药物依

赖、认知障碍、停药反应等。而中医对失眠的诊治历史悠久，经验丰富，疗效确切。失眠属中医"不寐""不得眠"范畴，病因病机有营卫失和、阴阳失调、脏腑失调、外邪致病等常见观点。崔应麟教授是全国首批名老中医石冠卿教授入室弟子，河南省名中医，博士研究生导师，从事中医内科临床、科研和教学工作 30 余年，精研内科疑难杂症，治学严谨，医理纯熟。现任河南省政协委员，中华中医药学会中风病专业委员会常委，中华中医药学会急诊专业委员会常委；世界中医药学会联合会急症专业委员会副会长；河南省睡眠研究会会长等职务。擅长运用中医传统思维整体论治中风、失眠、头痛、眩晕、发热、冠心病、糖尿病等内科疑难杂症。崔应麟教授领悟前贤，回归经典，承古不泥，笔者有幸随师侍诊，获益匪浅。兹遴选崔应麟教授运用经方治疗失眠验案三则，零光羽片，不揣鄙陋，以供同道。

（一）心脾两虚神不安，健脾安神归脾汤

马某，女，36 岁。2018 年 1 月 3 日初诊。主诉：失眠 3 月余。患者因母病忧心过度，3 个月前出现入睡困难，夜梦较多，寐浅易醒，醒后复睡困难，每晚平均睡眠 4 小时左右，伴心烦急躁，观其面色暗淡无泽，晨起头晕乏力感，目睛干涩，无精打采，食欲减退，口苦纳呆，小便可，大便稀溏不成形，每日 3~4 次。舌质淡，苔薄白，脉细弱。月经提前，量少色淡。现病症已影响生活质量，遂至河南省中医院（以下简称"我院"）就诊。中医诊断：不寐；辨证：心脾两虚，气血不足；治则：补气健脾，养血安神；方药：黄芪 15g，麸炒白术 12g，党参 15g，酸枣仁 20g，当归 15g，远志 20g，茯神 12g，木香 6g，龙眼肉 8g，甘草 6g，砂仁 8g（后下），干姜 6g，大枣 8g。取 6 剂，400mL 水煎服，分早晚 2 次温服。

2018 年 1 月 10 日复诊：患者服上方 6 剂后，睡眠质量好转，入睡可，夜梦减少，仍寐浅易醒，伴心烦急躁，头晕乏力感消失，食欲增进，大便成形，每日 1 次，舌质红，苔薄白，脉细。上方加龙骨、牡蛎各 20g，合欢皮、郁金各 12g，续服 6 剂。

2018 年 1 月 18 日三诊：患者整体症状缓解，精神可，面华有神，夜寐踏实，无夜醒梦惊，每晚平均睡眠 6 小时左右，情绪平稳，纳食可，大便成形。舌淡红，苔薄，脉细。续服 6 剂以巩固疗效，2019 年 1 月来郑州，诉近 1 年睡眠质量甚好，未再出现失眠。

按语：《黄帝内经》曰："思伤脾。"患者因母病忧思过度，耗损心脾气血，

从五脏论之，心藏神，脾统血，脾胃乃气血生化之源，心脾亏虚则气血生化不足，无以濡养心神，则神不守舍，故见本病，诚如《景岳全书·不寐》云："血虚则无以养心，心虚则神不守舍。"心为脾之母，子病可及母，脾虚则致心血虚，心血虚则无以藏神，烦躁易怒，肝郁化火，扰动心神，故而夜寐不安；脾虚失运，津液无以上承脑窍，见头晕乏力；脾虚失健，消化水谷能力减弱，可见口苦纳呆；脾主统血，脾虚则统血失常，故而月经提前，血虚则色淡量少；舌脉之象，亦示气血不足之症，故治则当以养血安神，健脾益气为主，脾健则有源，血足则神安。

方以"归脾汤"为基础方，此方出自《济生方》，有健脾益气，补血养心功效。方中黄芪甘温，益气健脾；配伍党参、麸炒白术益气补中生津，增强补脾之功；酸枣仁宁心安神之佳品，相伍当归补血养心，切合不寐及月事量少色淡，加龙眼肉补心脾，安神志，更增强补血之效；远志安神益智，解郁，佐以理气醒脾之木香，使得全方补其不足，补而不滞；砂仁开胃消食疗纳差，甘草补益心脾，以姜、枣为引，调脾胃，资化源。复诊加合欢皮，郁金以增强疏肝解郁之效，牡蛎、龙骨相伍，增强安神定志之功。全方以补脾为主，兼以养心，脾旺则气血生化有源，气血充足则心安神宁，以补为主，兼以理气，气旺则有益于生血。每遇心脾两虚病症，吾师喜用此方化裁，常用党参代人参，既治脾虚便清，又可和胃生津；随症加减：血虚甚者喜用阿胶、白芍，血虚有热者，常加地骨皮、黄柏等；吾师强调若方药以补药为主，需加少许理气药，如木香、陈皮等，使补而不滞，方可奏效。相关临床研究亦证明，归脾汤对失眠心脾两虚证有确切疗效。如李天雨加减归脾汤治疗心脾两虚型失眠42例效果观察，临床总有效率为90.48%。刘英杰归脾汤加减治疗心脾两虚型失眠66例效果评价，临床治愈率为75.8%。

（二）肝血不足致不寐，酸枣仁汤用之却

王某，女，教师，38岁，2017年3月20日初诊。主诉：失眠半年余。半年前患者无明显诱因出现夜间入睡困难，伴夜梦多，心烦急躁，每晚间断性睡眠3小时左右，白日头晕目眩，神疲乏力，口燥咽干，食欲不佳，小便可，大便干结。舌质红，苔少，脉弦细。观其面色淡，形体消瘦。近2年月事量少色淡，经期较短。其间夜晚间断服用阿普唑仑片，起初有效，日久效不佳，遂至我院就诊。中医诊断：不寐；辨证：肝血不足，虚热扰动。治法：养血安神，清热除烦。方药：炒枣仁30g，知母12g，茯神12g，川芎12g，当归9g，合欢

皮9g，甘草6g，砂仁6g（后下）。取6剂，400mL水煎服，分早晚2次温服。

2017年3月28日复诊：患者自诉服药后症状有所改善，每晚睡眠4小时左右，夜梦减少，仍卧床后入睡困难，头晕目眩感消失，口燥咽干缓解，情绪趋向平稳，纳食可，二便调，余未见明显不适。患者症状大解，乃方证相和，故守上方加夜交藤30g，远志15g。续服6剂。

2017年4月4日三诊：患者欣喜相告卧床可入睡，每晚睡眠5~6小时，夜安无梦，再无烦躁感，口不干，纳食可，二便调。前方奏效，守上方续服7剂，以巩固疗效。

随访半年，患者入睡可，未再发作。

按语：《灵枢·本神》曰："肝藏血，血舍魂。"昼日魂出肝则目开而寤，夜晚则魂归肝而目瞑则寐，若肝血不足，心神失养，魂不守舍，阳浮于外，则发不寐；患者入睡困难，心烦急躁，月经量少色淡，舌红少苔，脉弦细，均肝血不足，虚热内扰，神不得安之象。肝血不足，气血匮乏无以上承濡养脑窍，可见头晕目眩；木生火，木乏则火生化无源，心亏阴虚，易生内热，则口燥咽干；肝藏血，储藏血液，调节血量，肝血不足，月事量少色淡，经期较短；舌质红，苔少，脉弦细均为阴虚内热之象，故治则当以养血安神，清热除烦为主，肝血足，烦热除，则神安。方药从肝血不足，心神失养入手，以"酸枣仁汤"为基础方化裁，方中炒枣仁入心肝经，养肝宁心，安神志，《别录》述："主烦心不得眠……补中，益肝气，助阴气，令人肥健。"知母苦寒之性，可生津润燥，降虚火；用茯神易茯苓，增强安神定志，补劳之功；川芎走而不守，既能行散，又入血分，既调肝血，又可疏肝气，与炒枣仁配伍，寓散于收，补中有散；择当归，一则有养肝血之功，肝血足则心神宁，魂魄安，经血调，二则当归与知母共达润燥之效，以疗大便干结之症；合欢皮性味甘平，有解郁和血宁心之效，增强疏肝宁心安神之功；砂仁后下，理气开胃疗纳差；甘草调和诸药，全方紧扣养肝血，安神志治则，心肝同治，重在养肝血，补中寓行，以疏肝性，如此，则诸症皆消。此方要点：枣仁需炒而非生，正如《本草拾遗》所述："睡多生使，不得睡炒熟。"炒枣仁量必须大，以30g为基础，严重者应据病情加量；补其肝血之中，加疏肝之品，木畅条达，方可补。若疗效欠佳，可加夜交藤、远志、生龙牡镇静养心安神。相关临床研究亦证明，归脾汤对失眠心脾两虚证有确切疗效，如徐建峰酸枣仁汤加减治疗慢性失眠54例临床观察，总有效率90.7%。何红帅焘运用加味酸枣仁汤治疗失眠150例临床观察，总有效率达86.66%。

（三）痰湿阻滞寐不寐，化痰理气温胆汤

刘某，女，49岁，2017年9月2日初诊。失眠5月余。患者体型肥胖，5个月前患者与人发生争执，随后睡眠质量严重下降，每晚睡眠时间3~4小时，寐浅易惊，甚时彻夜不寐，入睡时偶有肢体抽搐，胸闷痰多，素性情急躁，纳食无味，小便可，大便黏排不尽感。舌质红，苔黄厚腻，脉滑。既往高脂血症5年余，至我院就诊。中医诊断：不寐；辨证：痰湿阻滞，心神不安；治则：化痰理气，和胃安神；方药：法半夏9g，竹茹12g，麸炒枳实12g，陈皮12g，茯苓30g，全蝎6g，砂仁6g（后下），淡豆豉9g，焦栀子9g，炙甘草6g，大枣6g，干姜9g，肉桂6g。取6剂，400mL水煎服，分早晚2次服用。

2017年9月10日复诊：患者述睡眠时间延长，可入睡4~5小时，服药期间未见肢体抽搐，心烦急躁好转，纳食可，二便调，唯夜寐浅易惊依旧困扰。舌质红，苔薄黄腻，脉弦滑。患者症状相继好转，示药已中病，守上方加生牡蛎、生龙骨各20g，取6剂续服。

2017年9月18日三诊：患者喜开颜面，诉许久未睡得如此踏实，情绪稳定，夜寐惊醒已消，睡眠时长6小时左右，纳食可，二便调，基本已达痊愈。为巩固疗效，嘱患者续服6剂，平时可用红豆及薏苡仁泡水，可消肿祛湿，多锻炼身体，减轻体重，切忌生冷肥厚油腻之品。

随访半年，患者谨遵医嘱，未再发作。

按语：《血证论·卧寐》曰："肝经有痰，扰其魂而不得寐者，温胆汤加枣仁治之。"本案患者体型肥胖，痰多胸闷，大便不畅，舌脉之象皆示痰浊集聚，阻滞气机。肝藏血主疏泄，胆性柔喜舒畅，患者素性情急躁，复与人争执，气机阻滞，气郁生涎，木郁化火，涎与气博，酝痰之源。又遇体胖，多湿多痰之形，脾胃健运失常，痰湿遇火，邪扰胆怯，胆虚则神乱，则发不寐；肝胆气机调达有助于脾胃升降功能的正常，且胆汁有助消化之功，若肝郁胆虚，则脾胃升降必受影响，土滞湿聚更易生痰，痰湿阻滞中焦则纳差；痰湿邪黏滞，故见大便不爽；舌脉之征，均示痰湿阻滞，胆胃失和之象，治则当以化痰理气，和胃安神，痰化气畅则神安。方药以"温胆汤"为基础方化裁，法半夏性温味辛，燥湿化痰，降逆止呕；竹茹甘淡微寒，清胆和胃除烦，与半夏相伍，可使胃降胆清；麸炒枳实配伍陈皮理气燥痰，气顺则痰易消；茯苓健脾渗湿之佳品，以绝生痰之源；生姜、大枣培土和中，且制半夏之毒；甘草调和诸药，益气和中，全蝎息风镇痉，以疗夜间抽搐；砂仁开胃消食疗纳差；淡豆豉、焦栀

子清热除烦；不寐总的病因乃阴虚阳盛，复诊患者仍夜间惊醒，故加生龙骨、生牡蛎潜阳安神，神安则寐佳。吾师运用此方，喜佐少许温阳之品，如干姜、肉桂之类，温可化湿，效倍增；善治痰者，以治气为先，气顺则痰消，故此方必不可少理气药；若夜寐易惊者，加生龙牡药对，有镇惊潜阳安神之效，夜间抽搐癫痫者可加虫类药物，有息风止痉之功。此外吾师善用此方治疗痰湿阻滞之眩晕、头痛及高脂血症等病症，效果明显。相关临床研究亦证明，归脾汤对失眠心脾两虚证有确切疗效，如卓彩琴耳穴联合温胆汤治疗痰热内扰型失眠效果观察，总有效率为90.63%。王献彬温胆汤加减治疗失眠症93例效果观察，临床总有效率85.0%。

（四）心得体会

崔应麟教授娴熟经典，工于临床，承古不泥，门诊失眠患者颇多，经验颇丰。吾师回归经典，善用经方论治失眠，临床效果甚好。鄙人待诊于旁，得只鳞片爪，总结吾师诊治失眠核心特征如下：辨清虚实择安神、养血重镇需分清、化痰开窍晰理法、行气活血助疗效、肝肾滋补标本兼等。选方用药上常以经方为本，以经化裁，重病久病者可加地龙、僵蚕、全蝎等通络虫类药，脉络通畅神易安；善用酸枣仁、夜交藤及龙骨、牡蛎配伍，其中酸枣仁和夜交藤常以30g为基量，随病情加减，龙骨、牡蛎宜生用，共奏重镇安神之效。吾师常教育弟子学术上要读经典，研经典，悟经典；临床上强调治病必求其本，分清表里，辨其虚实，调其阴阳，攻补兼施，随证化裁，切忌一方一法论治。吾辈只有勤思、常悟、勤临床，才能成为一名合格的医者。

——原载：王雪可，崔应麟，丁培娜，等. 崔应麟教授运用经方辨治失眠验案三则［J］. 中国医药导报，2019，16（30）：155-158.

十五、韩丽华从阴阳调和论治失眠经验拾零

失眠是指睡眠的时间或深度不足，或入睡困难，或眠浅易醒、醒后难以入睡、甚则彻夜不寐的一类疾病。随着生活方式的改变和工作压力的增大，失眠成为亟待解决的公共卫生问题。失眠会导致健忘、注意力不集中、学习工作效率低下等，困扰着人们的生活。目前，西药治疗失眠多采用巴比妥、苯二氮等镇静安眠药，但由于这类药物有一定毒副作用并容易产生依赖性，患者使用这类药物有较大的心理压力。中医辨证治疗失眠有良好的效果，并因其安全、毒副作用小，越来越受到广大患者的认可。韩丽华教授是河南省优秀专家，国家

中医药管理局重点学科中医心病学学科带头人，从事临床三十余年，学验俱丰。其在多年的临床诊疗实践中，对失眠的治疗有独特的学术见解。笔者有幸跟师学习，现将韩丽华教授从阴阳调和论治失眠的经验整理如下。

（一）病因病机

失眠在中医学中病名为"不寐"，《黄帝内经》将失眠描述为"不得卧""目不瞑""不得眠"，并言："卫气不得入于阴，常留于阳。留于阳则阳气满，阳气满则阳跷盛；不得入于阴，则阴气虚，故目不瞑矣。"最早将失眠的病机归为阳不入阴。历代医家从不同角度阐述失眠的病因，如《难经·四十六难》曰："血气衰，肌肉不滑，荣卫之道涩，故昼日不能精，夜不得寐也。"《景岳全书·不寐》谓："劳倦思虑太过者，必致血液耗亡，神魂无主，所以不眠。"《张氏医通·不得卧》记载："脉滑数有力不眠者，中有宿食痰火，此为胃不和则卧不安也。"凡此种种，不胜枚举。韩丽华教授综前人所述，结合临床经验，认为失眠的病位在心，但与肝、胆、脾、胃、肾等脏腑关系密切，基本病机为七情内伤、饮食失度、劳倦体虚、年迈久病等导致气血阴阳失和，脏腑功能失调，阴阳不交，阳不入阴而致神明被扰，神不安舍。"阴平阳秘，精神乃治"（《素问·生气通天论》），韩丽华教授在治疗失眠时，注重把握病证的阴阳属性，从阴阳调和辨证治疗失眠。

（二）从阴阳调和论治

韩丽华教授认为，失眠之阳不入阴可从 3 个角度考虑，一则阳气的多少，或阳热旺盛，不能入阴，导致阴阳不交，或阳气衰弱，不能涵养心神；二则阴液是否充足，阴液充足才能潜敛阳气；三则阳气与阴气交汇是否出现问题，营卫相合，心肾相交才能阴阳调和。

1. 从阳论治失眠 韩丽华教授采用阳盛则热、热者寒之的原则治疗因阳热导致的失眠。若心火偏亢，火热惊扰神明，方用朱砂安神丸加减清心泻火，宁心安神；若肝郁气滞，郁而化火，魂不入肝，心神不宁，则用龙胆泻肝汤加减清肝泻火，镇心安神；若热扰胸膈，方用栀子豉汤加减清热除烦，宣发郁热；若脾胃失和，食积停滞导致失眠，方用保和丸加减消食导滞；若痰热内扰，方用黄连温胆汤加减清化痰热，宁心安神；若肝郁血瘀，疼痛拒按，影响睡眠，方用血府逐瘀汤加减活血化瘀，疏肝理气。韩丽华教授采用益火之源法治疗阳虚导致的失眠。若心阳虚弱，不能涵养心神，方用保元汤加减益气温阳；若因脾阳虚导致痰湿内阻，喘息咳嗽不得眠，方用二陈汤合三子养亲汤加减化痰降逆；若命门火衰，水湿泛滥，影响睡眠，方用真武汤加减温肾助阳，化气利水安眠；若心胆气虚，心无所主，方用安神定志丸加减，益气镇惊，安神定志。

病案 1 患者，女，42 岁，2018 年 7 月 21 日初诊。主诉：发作性入睡困难半年余，加重 7 天。患者半年前无明显诱因出现间断性失眠，入睡困难，未进行治疗，近 7 天病情加重，心烦彻夜不寐，平素急躁易怒，常叹息，头晕耳鸣，食欲不振，嗳气吞酸，两胁疼痛，口苦口干，月经时多时少，质稠有血块，小便黄，大便时干时稀，舌暗红、苔黄，脉弦数。中医诊断：不寐，证属肝郁化火，扰动心神；治以清肝泻火、镇心安神，以龙胆泻肝汤加减治疗。处方：龙胆草 12g，生地黄 12g，车前子 9g，黄芩片 12g，生栀子 12g，木通 6g，甘草片 9g，柴胡 9g，当归 9g，泽泻 6g，白术 6g，茯神 9g。7 剂，水煎服，每日 1 剂，早晚温服。二诊时症状明显好转，纳眠可，头晕耳鸣消失，轻微心烦，舌红苔黄，脉弦，上方加淡豆豉 9g，继服 7 剂，巩固疗效。随访，失眠得愈，诸症好转。

按语：患者平素急躁易怒，肝郁气滞，郁而化火，火性炎上，扰乱心神，故见失眠、叹息、头晕耳鸣等症；肝气横逆犯脾，故见食欲不振、嗳气吞酸、两胁疼痛、口苦口干等症；肝郁气滞则大便时干时稀；热扰冲任，伴见经量时多时少，有血块，总属肝郁化火证。方中龙胆草、黄芩、栀子清肝泻火，车前子、木通、泽泻利小便、泄热，当归、生地黄养血柔肝，柴胡疏肝解郁，白术健脾和胃，茯神宁心安神，甘草调和诸药，共奏清肝泻火、镇心安神之功。二诊时患者轻微心烦，加淡豆豉以宣发郁热。

2. 从阴论治失眠 韩丽华教授采用壮水之主法治疗阴虚导致的失眠。若心血不足，心神失养，方用养心汤加减养血宁心；若心阴不足，心中烦乱，睡眠不安，方用甘麦大枣汤加减养心安神，和中缓急；若心脾两虚，方用归脾汤加减补益心脾；若肝血不足，血虚生内热，虚热内扰，神魂不宁，方用酸枣仁汤加减养血安神，清热除烦；若肝肾阴虚，水不涵木，肝阳亢扰于上，引起失眠多梦，方用天麻钩藤饮加减平肝潜阳，清热安神；若肾精不足，髓海空虚，清窍失养，方用七福饮加减补肾益髓，填精养神。

病案 2 患者，女，57 岁，2018 年 9 月 5 日初诊。主诉：失眠 1 年余。患者近 1 年余夜间难以入睡，多梦易醒，伴心烦心悸，时有头目眩晕，面色白，爪甲色淡，舌淡，苔薄白，脉弦细数。中医诊断：失眠，证属肝血不足，虚热内扰；治以养血安神，清热除烦，以酸枣仁汤合四物汤加减治疗。处方：

炒酸枣仁 15g，川芎 12g，炙甘草 9g，知母 12g，茯神 9g，首乌藤 15g，柏子仁 6g，当归 6g，熟地黄 6g，白芍 6g。14 剂，水煎服，每日 1 剂，早晚温服。二诊时心烦心悸减轻，入睡好转，继服 14 剂，巩固疗效。随访，患者入睡可，诸症好转。

按语：患者失眠，心烦心悸，多梦易醒，而无实热之象，又见面色㿠白，爪甲色淡，查脉见弦细，总属肝血不足，虚热内扰。方中酸枣仁养血补肝、宁心安神，知母滋阴润燥、清热除烦，首乌藤、柏子仁、茯神养心安神，川芎、当归、熟地黄、白芍滋补阴血，全方标本兼治，共奏养血安神、清热除烦之功。

3. 从阴阳不交论治失眠　韩丽华教授指出，在治疗失眠时，除了损有余、补不足，还应特别注意交通心肾、调和营卫。《格致余论·房中补益论》云："人之有生，心为火，居上，肾为水，居下；水能升而火能降，一升一降，无有穷已，故生意存焉。"若心火不能下将于肾，温煦肾水，肾水不能上济于心，涵养心阳，则阴阳失交，心烦失眠。韩丽华教授常运用黄连阿胶汤加减泻火滋水，交通心肾，若失眠较重，甚则彻夜不寐，可加茯神、远志、酸枣仁之品；若心胸烦热较甚，可加栀子、淡竹叶等清心火之品。《灵枢·卫气行》云："卫气之行，一日一夜五十周于身，昼日行于阳二十五周，夜行于阴二十五周，周于五脏。"指出卫气日行于阳分，夜行于阴分。《医门法律》曰："营卫同行经脉中，阴自在内为阳之守，阳自在外为阴之护，所谓并行不悖也。"营卫相和，则昼精夜暝，若营卫失和，则阳不入阴，引发包括失眠在内的各种疾病。韩丽华教授常运用桂枝加龙骨牡蛎汤加减调和营卫，若卫气虚弱明显，可加黄芪、人参益气补虚，若营气虚弱明显，可加当归、熟地黄滋补阴血。

病案 3　患者，男，43 岁，2018 年 4 月 17 日初诊。主诉：失眠 4 月余，彻夜不寐 3 天。患者平素因工作原因，生活无规律，经常熬夜，4 个月前开始出现间断性入睡困难，浅眠易醒，心烦心悸，健忘，潮热盗汗，腰膝酸软，头晕耳鸣，咽干口燥，舌红，脉细数。中医诊断：失眠，证属心肾不交；治以滋阴降火、交通心肾，以黄连阿胶汤加减治疗。处方：黄连片 12g，黄芩片 6g，阿胶 12g，芍药 6g，鸡子黄 15g，酸枣仁 9g，柏子仁 9g，知母 6g。7 剂，水煎服，每日 1 剂，早晚温服。二诊时失眠、潮热盗汗等症状减轻，但心烦减轻不明显，原方加栀子 6g，淡竹叶 6g，继服 7 剂。三诊诸症好转，继服上方 7 剂巩固疗效。

按语：患者因生活无规律、劳逸失度引起心肾功能失调，心火亢于上，见入睡困难、浅眠易醒、心烦心悸、健忘等症，肾水亏于下，见潮热盗汗、腰膝酸软、头晕耳鸣、咽干口燥等症，总属心肾不交。方用黄连、黄芩泻心火，阿胶、芍药、鸡子黄滋补肾阴，酸枣仁、柏子仁宁心安神，知母滋阴润燥，全方降心火与滋肾阴并举，治疗阴虚火旺、心肾不交之失眠。二诊患者仍旧心烦，加栀子、淡竹叶清心火，除躁烦。

（三）小结

总之，韩丽华教授认为，在论治失眠过程中，医者当考虑患者阴阳盛衰，把握患者阴阳偏盛偏衰情况，辨证施治。若因阳热亢盛，惊扰神明，当清火安神；若因阳气不足，心神失养，当补阳以涵养心神；若阴血不足，不得潜敛阳气，当滋阴补血；若属阴阳不交，当交通心肾，调和营卫。

——原载：樊亚琦，韩丽华. 韩丽华从阴阳调和论治失眠经验拾零［J］. 中国民间疗法，2020，28（2）：8-10.

参考书目

1. 赵忠新. 睡眠医学［M］. 北京：人民卫生出版社，2016.

2. 徐建. 失眠症的中西医结合治疗［M］. 北京：科学出版社，2020.

3. 杨志敏. 失眠症［M］. 北京：人民卫生出版社，2015.

4. 杨甫德，陈彦方. 中国失眠防治指南［M］. 北京：人民卫生出版社，2012.

5. 周仲英. 中医内科学［M］. 北京：中国中医药出版社，2014.

6. 张伯礼，吴勉礼. 中医内科学［M］. 北京：中国中医药出版社，2017.

7. 国家药典委员会. 中华人民共和国药典［M］. 北京：中国医药科技出版社，2020.

8. 郭长青，陶琳，张秀芬. 图解耳针疗法［M］. 北京：中国医药科技出版社，2012.

9. 张耕田. 张氏耳针治急难杂症［M］. 北京：中国医药科技出版社，2013.

10. 杨志敏，李艳，周雯，等. 失眠症［M］. 北京：人民卫生出版社，2015.

11. 徐建，许良，李庆云，等. 失眠症的中西医结合治疗［M］. 北京：科学出版社，2020.

12. 程爵棠. 梅花针疗法治百病［M］. 北京：人民军医出版社，2015.

13. 范炳华. 推拿治疗学［M］. 北京：中国中医药出版社，2021.

14. 肖少卿，陶航. 中国灸法治疗学［M］. 银川：宁夏人民出版社，1996.

15. 沈钦荣. 灸疗法［M］. 北京：中国中医药出版社，2002.

16. 温木生. 中国穴位灸疗大全［M］. 赤峰：内蒙古科学技术出版社，2016.

17. 程爵棠，程功文. 穴位贴敷治百病［M］. 郑州：河南科学技术出版社，2020.

18. 魏振装，王宜新. 中医脐疗［M］. 北京：解放军出版社，1992.

19. 莫文丹. 穴敷疗法聚方镜［M］. 南宁：广西民族出版社，1988.

20. 温木生，魏光祥. 实用穴位埋线疗法［M］. 北京：中国医药科技出版社，1991.

21. 马玉泉. 中华埋线疗法指南［M］. 北京：中国医药科技出版社，1994.

22. 张瑞润，卢文玉. 耳穴与临床［M］. 太原：山西科学技术出版社，1993.

23. 陈抗美，高晓兰. 耳穴治百病：实用耳穴治疗学［M］. 北京：人民军医出版社，1993.

24. 张学勋. 耳穴疗法治百病 [M]. 北京：人民卫生出版社，1997.

25. 单秋华. 耳穴贴压疗法 [M]. 济南：山东科学技术出版社，1998.

26. 陈光，马文颖，李冰. 足浴良方 1000 则 [M]. 北京：金盾出版社，2016.

27. 江红兵. 刮痧疗法 [M]. 南宁：广西科学技术出版社，2001.

28. 艾长山. 精准取穴巧刮痧——祛邪排毒、活血化瘀巧治病 [M]. 长春：吉林科学技术出版社，2001.

29. 齐凤军. 刮痧疏络——通经排瘀毒 [M]. 武汉：湖北科学技术出版社，2015.

30. 盖国忠，李树林. 药枕治百病 [M]. 长春：吉林科学技术出版社，1993.

31. 梅全喜，何庭华. 中药熏蒸疗法 [M]. 北京：中国中医药出版社，2017.